PRAKTISCHE ANATOMIE

EIN LEHR- UND HILFSBUCH DER
ANATOMISCHEN GRUNDLAGEN
ÄRZTLICHEN HANDELNS

BEGRÜNDET VON T. VON LANZ W. WACHSMUTH

FORTGEFÜHRT UND HERAUSGEGEBEN VON
J. LANG W. WACHSMUTH

ZWEITER BAND SIEBTER TEIL

RÜCKEN

VON

J. RICKENBACHER

A. M. LANDOLT   K. THEILER

IN ZUSAMMENARBEIT MIT

H. SCHEIER   J. SIEGFRIED   F. J. WAGENHÄUSER

MIT 373 ZUM GRÖSSTEN TEIL FARBIGEN ABBILDUNGEN

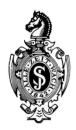

SPRINGER-VERLAG

BERLIN   HEIDELBERG   NEW YORK 1982

J. Rickenbacher, Professor Dr. med., Anatomisches Institut der Universität Zürich/Schweiz

A.M. Landolt, Professor Dr. med., Universitätsspital, Neurochirurgische Klinik, Zürich/Schweiz

K. Theiler, Professor Dr. med., Anatomisches Institut der Universität Zürich/Schweiz

H. Scheier, Professor Dr. med., Klinik Wilhelm Schulthess, Zürich/Schweiz

J. Siegfried, Professor Dr. med., Universitätsspital, Neurochirurgische Klinik, Zürich/Schweiz

F.J. Wagenhäuser, Professor Dr. med., Universitätsspital, Rheumaklinik und Institut für physikalische Therapie, Zürich/Schweiz

---

ISBN 3-540-11244-8 Springer-Verlag Berlin Heidelberg New York
ISBN 0-387-11244-8 Springer-Verlag New York Heidelberg Berlin

---

CIP-Kurztitelaufnahme der Deutschen Bibliothek. Praktische Anatomie: e. Lehr- u. Hilfsbuch d. anatom. Grundlagen ärztl. Handelns / begr. von T. von Lanz; W. Wachsmuth. Fortgef. u. hrsg. von J. Lang; W. Wachsmuth. – Berlin; Heidelberg; New York: Springer. NE: Lang, Johannes [Hrsg.]; Lanz, Titus von [Begr.]. Teil 7: Bd. 2. Rücken / von J. Rickenbacher ... In Zusammenarb. mit H. Scheier ... 1982. ISBN 3-540-11244-8 (Berlin, Heidelberg, New York). ISBN 0-387-11244-8 (New York, Heidelberg, Berlin). NE: Rickenbacher, Josef [Mitverf.]

Das Werk ist urheberrechtlich geschützt. Die dadurch begründeten Rechte, insbesondere die der Übersetzung, des Nachdrucks, der Entnahme von Abbildungen, der Funksendung, der Wiedergabe auf photomechanischem oder ähnlichem Wege und der Speicherung in Datenverarbeitungsanlagen bleiben, auch bei nur auszugsweiser Verwertung, vorbehalten.

Die Vergütungsansprüche des § 54, Abs. 2 UrhG werden durch die „Verwertungsgesellschaft Wort", München, wahrgenommen.

© by Springer-Verlag Berlin·Heidelberg 1982
Printed in Germany.

Die Wiedergabe von Gebrauchsnamen, Handelsnamen, Warenbezeichnungen usw. in diesem Werk berechtigt auch ohne besondere Kennzeichnung nicht zu der Annahme, daß solche Namen im Sinn der Warenzeichen- und Markenschutz-Gesetzgebung als frei zu betrachten wären und daher von jedermann benutzt werden dürften.

Die Abbildungen wurden gezeichnet von: Atelier Struchen, Farner & Bertoli, Zürich; Kirsten Siedel, Bernried; Luitgard Kellner, München.

Reproduktion der Abbildungen: Gustav Dreher GmbH, Stuttgart.

Satz, Druck und Buchbindearbeiten: Universitätsdruckerei H. Stürtz AG, Würzburg.

2122/3130-543210

Geleitwort

Mit dem Erscheinen des Rückenbandes der Praktischen Anatomie ist ein weiterer und wesentlicher Schritt zur Vollendung des Gesamtwerkes getan, dessen mühevolle und langjährige Entstehungsgeschichte nicht nur von der Schwierigkeit zeugt, so unterschiedliche medizinische Disziplinen zum gemeinsamen Denken und Gestalten zusammenzuführen, sondern auch von dem zerstörenden Einfluß elementarer äußerer Ereignisse. Daß dieses Werk trotzdem lebt und die restlichen Bände in Vorbereitung sind, ist ein Beweis für die Richtigkeit der Idee, die meinen verstorbenen Freund TITUS V. LANZ und mich bei der Gründung dieses Werkes mit Begeisterung erfüllte.

Dem Wunsche der Autoren, diesem Bande ein Geleitwort vorauszuschicken, folge ich mit besonderer Freude. In einer Zeit zunehmender Spezialisierung haben im Rückenband wieder mehrere Disziplinen zusammenwirken müssen, um die Aufgabe zu meistern, „die anatomischen Grundlagen ärztlichen Handelns" zu schaffen: Anatom und Neurochirurg, Orthopäde, Rheumatologe und Physikalischer Mediziner.

Es ist ein besonders glücklicher Umstand, daß die Bearbeitung in die bewährten Hände der anatomisch und klinisch hochangesehenen Schweizer Schule gelegt werden konnte und so eine vollendete Übereinstimmung der Grundauffassung gewährleistet war. Für diese spricht auch die gleichwertige Nennung der anatomischen und klinischen Autoren, wie sie den Gründern bei der Konzeption des Werkes ursprünglich vorschwebte, weil nur sie die gemeinsame Ausrichtung und Durchdringung der Arbeit durch Anatom und Kliniker deutlich zum Ausdruck bringt.

Die gewichtige Rolle des Anatomen, dem Ganzen Struktur und Gesicht zu geben, darf dabei nicht unterschätzt werden. Ein besonderes Verdienst in dieser Richtung hatte Professor Dr. J. RICKENBACHER, auf dem die Hauptlast der Gestaltung und Koordinierung lag und dem ich hierfür besonders herzlichen Dank schulde.

In unserem Vorwort zur ersten Lieferung (1935!) haben TITUS V. LANZ und ich darauf hingewiesen, daß dieses Werk innige Verbindung mit dem ärztlichen Erleben sucht und daß wir die Praktische Anatomie als Dienst am Kranken ansehen. Ich bin sicher, daß der nun vorliegende Band bei den vielfachen, oft schwierigen, gelegentlich unlösbaren diagnostischen und therapeutischen Problemen, die der Rücken dem Arzt fast täglich stellt, diesem eine wertvolle Hilfe sein und zur Klärung vieler Fragen beitragen wird. Wenn er dies erreicht, woran ich nicht zweifele, dann erfüllt er seine Aufgabe, denn die Fürsorge für den Kranken muß immer noch im Mittelpunkt ärztlicher Zielsetzungen stehen.

Würzburg   W. WACHSMUTH

Vorwort

Der Rücken ist ein Teil des menschlichen Körpers, an welchem sich Abnützungserscheinungen und Erkrankungen in vielfältigen Formen und in immer größer werdender Häufigkeit bemerkbar machen. Fast jeder Arzt wird häufig mit Rückenpatienten konfrontiert. Seine Diagnostik und Therapie müssen dabei direkt auf den anatomischen Gegebenheiten dieser Körpergegend gründen.

Wir haben uns daher zum Ziel gesetzt, die Morphologie des Rückens unter klinischen Aspekten zu beschreiben, wie dies den Begründern der Praktischen Anatomie immer vorschwebte. Zur besseren Übersicht wurden die klinischen Gesichtspunkte meist in eigenen Kapiteln oder Abschnitten zusammengefaßt. Dabei wurde uns erst im Lauf der Arbeit so richtig bewußt, in welchem Maß der Rücken mit dem übrigen Körper eng zusammenhängt. Da er nicht nur die zentralen Stützeinrichtungen, sondern auch zentrale Leitungsorgane enthält, können sich Veränderungen innerhalb seiner Grenzen im ganzen übrigen Organismus bemerkbar machen.

Einige Mühe hat uns die Nomenklatur bereitet. Im allgemeinen hielten wir uns an die Nomina anatomica wie sie 1975 in Tokio genehmigt wurden. Da viele dieser Bezeichnungen in der Klinik noch keinen allgemeinen Eingang gefunden haben, fügten wir in diesen Fällen die älteren Termini in Klammern bei. Da wo die Nomina anatomica Lücken aufweisen, wie etwa bei den Rückenmarksgefäßen, verwendeten wir Begriffe aus der klinischen Literatur, auch wenn diese gelegentlich Inkonsequenzen enthalten (z.B. Aa. sulci in der Fissura mediana ventralis und Aa. fissurae im Sulcus medianus dorsalis). Als humanistisch gebildete Europäer haben wir uns geweigert, offensichtliche Lateinfehler der Nomina anatomica (z.B. Foramen processus transversus) zu übernehmen.

Die Abbildungen wurden von den Damen Frau Siedel und Frl. Kellner, München, sowie von den Herren Struchen, Farner und Bertoli, Zürich, erstellt. Wir wurden dabei in kompetenter Weise von Herrn Pupp, Würzburg, beraten und unterstützt. Wir danken allen Zeichnerinnen und Zeichnern für ihre Anstrengungen, mit denen sie unsere Wünsche erfüllten, was nicht immer leicht war.

Wir danken sodann allen Kollegen, welche unser Unterfangen unterstützten. Wir möchten besonders nennen: Prof. Dr. J. Wellauer, Direktor des röntgendiagnostischen Zentralinstituts des Zürcher Universitätsspitals, der uns die Röntgenbilder zur Verfügung stellte, Dr. E. Mattmann, Institut für Neuroradiologie, Zürich, für die Überlassung der Computertomogramme und Prof. Dr. A. Bollinger, Medizinische Universitätspoliklinik Zürich, für die Idee zur Abbildung 250. Einen ganz besonderen Dank möchten wir unserem Lehrer Prof. Dr. G. Töndury, Zürich, abstatten. Er hat uns die Augen für die besondere Bedeutung der Wirbelsäule geöffnet und durch seine eigenen beispielhaften Untersuchungen viel zum Verständnis dieses zentralen Stützorganes beigetragen. Wir möchten aber auch Prof. Dr. W. Wachsmuth, Würzburg, in unseren Dank einschließen. Er hat sich stets lebhaft für das Fortschreiten unserer Arbeit interessiert und uns bei seinen häufigen Besuchen in Zürich immer wieder mit Anregungen bereichert.

Schließlich gebührt unser Dank den Damen und Herren des Springer-Verlages, die uns mit Großzügigkeit zur Seite standen und mit enormer Geduld auf das Resultat unserer Arbeit warteten.

Zürich

J. Rickenbacher A.M. Landolt
K. Theiler H. Scheier
J. Siegfried F. J. Wagenhäuser

Inhaltsverzeichnis

Allgemeiner Teil 1

I. Bedeutung und Form des Rückens 3

    A. Bedeutung des Rückens 3
        1. Anatomisch 3
        2. Klinisch 3
    B. Form des Rückens 6
        1. Oberflächenrelief 6
        2. Proportionen 7
        3. Krümmungen und ihre Entwicklung 8

II. Gliederung des Rückens 12

    A. Grenzen des Rückens 12
    B. Regionärer Aufbau des Rückens 12
        1. Regio vertebralis 12
            a) Pars cervicalis 13
            b) Pars thoracalis 13
            c) Pars lumbalis 13
            d) Pars sacralis 13
        2. Regiones paravertebrales 13
            a) Regio scapularis 13
            b) Regio infrascapularis 13
            c) Regio lumbalis 13
    C. Gesetzmäßigkeit des Aufbaus 13
        1. Die segmentale Gliederung 13
        2. Elemente dorsaler und ventraler Herkunft . 13

III. Das Skelet des Rückens 14

    A. Die Wirbelsäule 14
        1. Entwicklung 14
            a) Blastemstadium 14
            b) Knorpelstadium 14
            c) Ossifikation 15
        2. Wirbeltypen 19
        3. Regionengrenzen 23
        4. Zwischenwirbelscheiben (Bandscheiben, Disci intervertebrales) 27
        5. Wirbelgelenke und Bewegungsumfang . . . 30
            a) Stellung der Gelenkfortsätze 30
            b) Meniskoide Gelenkeinschlüsse 30
                α) Vorkommen 31
                β) Aufgaben 31
            c) Innervation der Gelenkkapseln 31
            d) Besonderheiten im Halsgebiet 32
            e) Bewegungsumfang 32
                α) Seitenneigung 32
                β) Flexion-Extension 32
                γ) Rotation 32
        6. Bänder der Wirbelsäule 35
            a) Wirbelkörpersäule 35
                α) Ligamentum longitudinale anterius . . 35
                β) Ligamentum longitudinale posterius . . 35
            b) Wirbelfortsätze 35
        7. Das Bewegungssegment 36
        8. Der Wirbelkanal 37
    B. Dorsaler Brustkorb 40
        1. Rippen 40
        2. Wirbelrippengelenke 40
    C. Articulatio sacroiliaca 42
    D. Mißbildungen der Wirbelsäule 44
        1. Entwicklungsphysiologische Grundlagen . . 44
        2. Fehlbildungen der Wirbelkörper 44
            a) Spaltbildungen der Wirbelkörper 44
            b) Persistierende Chorda dorsalis 45
            c) Unvollständige Wirbelkörper 45
            d) Blockwirbel 45
            e) Persistierende Wirbelkörperepiphyse . . . 47
        3. Fehlbildungen des Wirbelbogens und seiner Fortsätze 48
            a) Spina bifida 48
            b) Spalten des Wirbelbogens, Spondylolyse, Spondylolisthesis 48
            c) Fehlbildungen der Querfortsätze 49
            d) Wirbelbogenapophysen 49

IV. Die Muskulatur des Rückens 54

    A. Die Entwicklung der Muskeln am Rücken . . . 54
        1. Somatische Muskeln 54
            a) Das Myotom und seine Differenzierung . 54
            b) Die Entwicklung des Epimers 55
            c) Die Entwicklung des Hypomers 55
            d) Extremitätenmuskulatur 57
        2. Viscerale Muskeln 57
    B. Die Muskeln ventraler Herkunft am Rücken . . 57
        1. An der Wirbelsäule verankerte ventrale Muskeln 57
            a) Zum Schultergürtel und Arm ziehende Muskeln 57

α) M. trapezius 57
β) M. sternocleidomastoideus 60
γ) M. rhomboideus 60
δ) M. levator scapulae 62
ε) M. latissimus dorsi 62
b) Am Thorax angreifende Muskeln 63
α) Mm. scaleni 63
β) Mm. serrati posteriores 64
γ) Mm. levatores costarum 66
c) Prävertebrale Muskeln 66
α) M. longus colli 66
β) M. longus capitis 68
γ) M. rectus capitis anterior 68
δ) M. rectus capitis lateralis 69
d) Am Bein angreifende Muskeln 69
α) M. psoas 69
β) M. piriformis 71
e) Zur Bauchwand gehörende Muskeln . . . 72
α) M. quadratus lumborum 72
β) M. transversus abdominis 73
f) Die Pars lumbalis des Zwerchfells 74
2. Partiell am Rücken gelegene Muskeln ohne direkten Bezug zur Wirbelsäule 75
a) Rumpfwandmuskeln 75
α) Mm. intercostales externi 75
β) Mm. intercostales interni et intimi . . 76
γ) Mm. subcostales 76
δ) M. obliquus externus abdominis . . . 77
ε) M. obliquus internus abdominis . . . 77
b) Schultermuskeln 77
α) M. serratus anterior 77
β) M. subscapularis 78
γ) M. supraspinatus 78
δ) M. infraspinatus 78
ε) M. teres minor 78
ζ) M. teres major 78
C. Die autochthone Rückenmuskulatur 78
1. Der laterale Trakt 78
a) M. iliocostalis 80
b) M. longissimus 81
c) M. splenius 81
d) Mm. intertransversarii 83
α) Dorsale Mm. intertransversarii 83
β) Ventrale Mm. intertransversarii 84
2. Der mediale Trakt 84
a) Das spinale System 84
α) M. spinalis 84
β) Mm. interspinales 85
b) Das transversospinale System 86
α) M. semispinalis 86
β) M. multifidus 89
γ) Mm. rotatores 90
3. Mm. suboccipitales 91
a) Mm. recti capitis posteriores 91
α) M. rectus capitis posterior major . . . 91
β) M. rectus capitis posterior minor . . . 91
b) Mm. obliqui capitis 92
α) M. obliquus capitis superior 92
β) M. obliquus capitis inferior 92

4. Zur Funktion der autochthonen Rückenmuskulatur 93
D. Die Fascienverhältnisse am Rücken 98

V. Übersicht über die Arterien des Rückens 101
A. Arterien der Nackenregion 101
1. A. occipitalis 101
2. A. cervicalis ascendens 101
3. A. vertebralis 101
4. A. cervicalis profunda 103
5. A. transversa colli, R. superficialis 103
B. Arterien der Regiones scapularis et infrascapularis 104
1. A. transversa colli, R. profundus 104
2. A. suprascapularis 104
3. A. subscapularis 104
a) A. circumflexa scapulae 104
b) A. thoracodorsalis 104
C. Arterien der thoracolumbalen Regionen . . . 104
1. A. intercostalis suprema 104
2. Aa. intercostales posteriores 3–11 104
3. A. subcostalis 104
4. Aa. lumbales 1–4 105
D. Längsanastomosen der segmentalen Rückengefäße 106
E. Arterien der lumbosacralen Region 106
1. A. sacralis mediana 106
2. A. iliolumbalis 106
3. A. sacralis lateralis 106
4. A. circumflexa ilium profunda 106

VI. Übersicht über die Venen des Rückens 107
A. Venen der Nacken- und Schulterregion . . . 107
1. V. jugularis externa 107
a) V. occipitalis 107
b) V. auricularis posterior 107
c) V. suprascapularis 107
2. V. subclavia 107
a) V. vertebralis 107
b) V. vertebralis accessoria 107
c) V. vertebralis anterior 109
d) V. cervicalis profunda 109
e) V. transversa colli 109
f) V. subscapularis 109
B. Venen der thoracolumbalen Regionen 110
1. V. intercostalis suprema 110
2. V. intercostalis superior sinistra 110
3. V. intercostalis superior dextra 110
4. Vv. intercostales posteriores 4–11 110
5. V. subcostalis 110
6. Vv. lumbales 1–5 110
7. Plexus venosi vertebrales 110
8. V. lumbalis ascendens 110
9. Vv. azygos, hemiazygos et hemiazygos accessoria 112

C. Venen der Lumbosacralregion 112
   1. V. iliolumbalis 112
   2. V. sacralis mediana 112
   3. V. sacralis lateralis 112
   4. V. circumflexa ilium profunda 112

VII. Übersicht über das Lymphsystem des Rückens . . . 113

A. Die Lymphbahnen des Nackens 113

B. Der Lymphabfluß aus der Regio scapularis . . 113

C. Der Lymphabfluß aus den thoracolumbalen Rückenregionen 113
   1. Oberflächliche Abflüsse 113
   2. Tiefe Abflüsse 113

D. Der Lymphabfluß aus der Regio sacralis . . . 116

E. Die großen Lymphstämme 116

VIII. Das Nervensystem des Rückens 118

A. Das Rückenmark 118
   1. Entwicklung 118
      a) Die Neurulation 118
      b) Differenzierung und Wachstum . . . 121
      c) Myelinisierung 121
   2. Äußere Form des Rückenmarks 121
      a) Grenzen und Ausdehnung 121
      b) Intumescenzen 122
      c) Maße 122
         α) Länge 122
         β) Durchmesser 122
         γ) Gewicht 124
      d) Oberflächenrelief 124
      e) Gliederung 124
      f) Zentralkanal 124
   3. Innerer Aufbau 124
      a) Allgemeines über graue und weiße Substanz 124
      b) Feinbau der grauen Substanz 125
         α) Cornu dorsale 128
         β) Zona intermedia 128
         γ) Cornu ventrale 128
         δ) Gliederung des Rückenmarkgraus in Laminae 129
      c) Aufsteigende Bahnen 129
         α) Bahnen für die Somatosensibilität . . 130
         β) Bahnen für die Viscerosensibilität . . 137
      d) Absteigende Bahnen 137
         α) Tractus corticospinales (pyramidales) lateralis et ventralis 137
         β) Die extrapyramidalen motorischen Bahnen 137
         γ) Absteigende autonome Bahnen . . . 140
      e) Intra- und intersegmentale Verbindungen, Reflexe 140
         α) Die Leitungen des Eigenapparates des Rückenmarks 141
         β) Reflexbögen 141
         γ) Reflexstörungen 143
      f) Übergang des Rückenmarks in den Hirnstamm 143
         α) Modifikationen im Bereich der Faserzüge 143
         β) Die Pyramidenkreuzung (Decussatio pyramidum) 144
         γ) Umordnung der grauen Substanz . . . 144
   4. Mißbildungen des Rückenmarks 144
      a) Amyelie, Sacralagenesie 144
      b) Diastematomyelie 145
      c) Enterogene Cysten 145
      d) Spina bifida 147
      e) Dermalsinus 147
      f) Hydromyelie, Syringomyelie 147
      g) Abnormes Filum terminale 148

B. Die Spinalnervenwurzeln 150
   1. Die ventralen Wurzeln 150
   2. Die dorsalen Wurzeln 150
   3. Die Spinalganglien 150
   4. Beziehung der Spinalnervenwurzeln zur Dura mater spinalis 151
      a) Pars intrasaccularis 151
      b) Pars intravaginalis 151

C. Die Spinalnerven und ihre Äste 151
   1. Ramus dorsalis 151
   2. Ramus ventralis 151
   3. Ramus meningeus (N. sinuvertebralis) . . . 152
   4. Rami communicantes 152
      a) Ramus communicans albus 152
      b) Ramus communicans griseus 152

D. Der Grenzstrang des Sympathicus (Truncus Sympathicus) 152
   1. Zusammensetzung 152
   2. Verbindungen des Grenzstranges 154
      a) Rami communicantes 154
         α) Rami communicantes albi 154
         β) Rami communicantes grisei . . . 154
      b) Rami vasculares 154
      c) Rami viscerales 154
      d) Nervi splanchnici 154
   3. Abschnitte 154
      a) Pars cervicalis 154
         α) Das Ganglion cervicale superius . . . 154
         β) Das Ganglion cervicale medium . . . 154
         γ) Das Ganglion vertebrale 155
         δ) Das Ganglion cervicale inferius 155
      b) Pars thoracica 155
      c) Pars lumbalis 155
      d) Pars sacralis 156
   4. Grenzstrangdurchtrennung 156

E. Die segmentale Innervation 156
   1. Dermatome 157
      a) Anatomische Präparation 157
      b) Experimentell-physiologische Untersuchungen 162
      c) Auswertung klinischer Beobachtungen . . 162
   2. Myotome 162
   3. Enterotome 163

IX. Die Haut und die Subcutis des Rückens 167

    A. Haut 167
        1. Beschaffenheit 167
            a) Struktur 167
            b) Anhangsgebilde 168
            c) Pigmentgehalt 168
        2. Verankerung 168
        3. Gefäßversorgung 168
            a) Arterien 168
            b) Venen 168
            c) Blutverteilung 169
            d) Lymphgefäße 169
        4. Innervation 172
            a) Grenze zwischen dorsalen und ventralen Ästen der Spinalnerven 172
            b) Dorsomediale und dorsolaterale Hautäste . 173
            c) Das Hiatusproblem 173
            d) Segmentverschiebung Rückenmark – Wirbelsäule – Haut 174
    B. Subcutis 174

X. Die klinische Untersuchung des Rückens 176

    A. Allgemeines 176
    B. Symptomatik der Wirbelsäulenerkrankungen . . 177
        1. Allgemeine klinische Symptomatik 177
        2. Leitsymptome 178
            a) Das vertebrale Syndrom 178
                α) Die segmentale Haltungsveränderung . 178
                β) Die Funktionsstörung 178
                γ) Die reaktiven Weichteilveränderungen . 178
            b) Die spondylogenen Syndrome 178
            c) Kompressionssyndrome 180
    C. Die Wirbelsäulenanamnese 181
    D. Technik der klinisch-körperlichen Wirbelsäulenuntersuchung 182
        1. Inspektion 182
            a) Allgemeines 182
            b) Das Problem der Haltung 184
                α) Allgemeines über das Problem der Haltung 184
                β) Die Haltung als Evolutionsproblem . . 185
                γ) Die Haltung als klinisches Problem . . 186
                δ) Die Haltung als terminologisches Problem 193
                ε) Die Haltung als psychologisches Problem 193
            c) Die klinische Haltungsbeurteilung . . . 195
            d) Die morphologische Beurteilung der Haltung 196
        2. Die Funktionsprüfungen 197
            a) Aktive Bewegungsprüfung 197
            b) Passive Bewegungsprüfungen 202
            c) Parameter der Wirbelsäulenbeweglichkeit . 204
        3. Palpatorische Untersuchung 205
        4. Ergänzende klinische Prüfungen zur Diagnostik 206

XI. Anatomie der Schmerzleitung und Schmerzverarbeitung 207

    A. Die schmerzleitenden und schmerzverarbeitenden Systeme 207
        1. Schmerzreception in der Peripherie 207
        2. Schmerzleitung und Schmerzverarbeitung im Rückenmark 207
        3. Schmerzleitung und Schmerzverarbeitung im Gehirn 207
    B. Therapeutisch-neurochirurgische Konsequenzen . 208
        1. Operativ-destruktive Methoden 209
            a) Rhizotomie 209
            b) Anterolaterale Chordotomie 209
            c) Stereotaktische Thalamotomien 209
        2. Stimulationsmethoden 209

Spezieller Teil 211

I. Regio vertebralis 213

    A. Klinische Bedeutung 213
    B. Bauplan 213
        1. Bauelemente und ihre Anordnung 213
            a) Skelet 214
                α) Das Röntgenbild der Wirbelsäule . . . 214
                β) Variationen der Wirbelzahl 214
            b) Muskulatur 220
        2. Versorgung 220
            a) Die segmentalen Leitungen 220
                α) Blutgefäße 220
                β) Nerven 223
            b) Blut- und Nervenversorgung der Haut und Subcutis 223
            c) Blut- und Nervenversorgung der Rückenmuskulatur 231
            d) Blut- und Nervenversorgung der Wirbelsäule 231
                α) Arterien 231
                β) Venen 234
                γ) Nerven 234
    C. Einbau des Rückenmarks in den Wirbelkanal . 235
        1. Die Rückenmarkshäute 235
            a) Die Pia mater spinalis 235
                α) Bau und Gliederung 235
                β) Ligamentum denticulatum 235
            b) Die Arachnoidea spinalis 239
                α) Cavitas subarachnoidealis 240
                β) Der Liquor cerebrospinalis 240
            c) Die Dura mater spinalis 240
                α) Bau und Gliederung 241
                β) Die epiduralen Verstärkungsbänder . . 241
                γ) Verhältnisse bei der Rotation 244
            d) Mißbildungen der Rückenmarkshäute . 244
                α) Anteriore und laterale Meningocelen . 244
                β) Arachnoidealcysten 245
                γ) Fehlbildungen und Variationen des Duralsackes 245

2. Cavitas epiduralis 245
    a) Ausdehnung und Verbindungen 245
    b) Inhalt 245
    c) Druckverhältnisse 250
3. Beziehungen der Rückenmarkssegmente zur Wirbelsäule 250
4. Topographie der Foramina intervertebralia . 251

D. Die Wurzelläsion 255
1. Allgemeine Bemerkungen 255
2. Charakteristika der klinisch wichtigen Wurzelsyndrome 255
    a) Wurzelsyndrom C_3/C_4 255
    b) Wurzelsyndrom C_5 255
    c) Wurzelsyndrom C_6 257
    d) Wurzelsyndrom C_7 257
    e) Wurzelsyndrom C_8 257
    f) Thorakale und obere lumbale Wurzeln . . 257
    g) Wurzelsyndrom L_3 258
    h) Wurzelsyndrom L_4 258
    i) Wurzelsyndrom L_5 259
    k) Wurzelsyndrom S_1 259
3. Bandscheibenhernien 259
    a) Lokalisation und Pathogenese 259
    b) Symptomatik 262
    c) Operation der Discushernien 265
    d) Operationskomplikationen 267

E. Die Blutversorgung des Rückenmarks 268
1. Entwicklung der Rückenmarksgefäße 268
2. Die extramedullären Zuflüsse zum Rückenmark 269
    a) Aa. nervomedullares 270
    b) Aa. radiculares 270
       α) Aa. radiculares anteriores 270
       β) Aa. radiculares posteriores 272
3. Das oberflächliche Arteriennetz des Rückenmarks 274
    a) A. spinalis anterior 274
    b) Aa. spinales posterolaterales 275
    c) Kleine Längsketten und Querverbindungen 275
       α) Die Aa. spinales anterolaterales . . . 275
       β) Die Aa. spinales laterales 275
       γ) Die Aa. spinales posteriores 275
4. Die Binnengefäße des Rückenmarks 275
    a) Zentrales System: Aa. sulci 275
    b) Peripheres System: Corona vasorum . . 276
    c) Intramedulläre Capillaren 276
5. Venen des Rückenmarks 276
    a) Binnenvenen 276
       α) Die peripheren Vv. marginales . . . 276
       β) Das zentrale System 276
    b) Oberflächenvenen 277
       α) V. mediana spinalis anterior 277
       β) V. (mediana) spinalis posterior . . . 277
       γ) Vv. spinales anterolaterales 277
       δ) Vv. spinales posterolaterales 277
       ε) Quervenen 277
    c) Vv. radiculares 277
       α) Vv. radiculares anteriores 277
       β) Vv. radiculares posteriores 278
    d) Extradurale Abflüsse 278
       α) Extraduraler Abschnitt der Wurzelvenen 278
       β) Die Plexus venosi vertebrales interni posterior et anterior 278
       γ) Vv. intervertebrales 278
6. Funktionelle Gliederung des Rückenmarks-Gefäßsystems 278
    a) Arterielle Längsterritorien 278
    b) Querschnittsterritorien 280
7. Vasculäre Erkrankungen des Rückenmarks . 280
    a) Rückenmarksischämie 280
    b) Gefäßmißbildungen (Angiome) 281

F. Rückenmarksläsionen 283
1. Symptomatik 283
    a) Totale Querschnittsläsion 283
       α) Totaler Halsmarkquerschnitt 283
       β) Totaler Thorakal- und Lumbalmarkquerschnitt 283
       γ) Conusläsionen 283
       δ) Caudaläsionen 283
       ε) Blasenlähmung 283
    b) Partielle Querschnittsläsionen 285
       α) Läsionen der grauen Substanz . . . 285
       β) Läsionen des Rückenmarkszentrums . 285
       γ) Läsionen im Tractus dorsolateralis (Lissauer) 285
       δ) Läsionen im vorderen Seitenstrang . . 288
       ε) Läsionen im hinteren Seitenstrang . . 288
       ζ) Läsionen im Hinterstrang 288
       η) Halbseitenläsion nach Brown-Séquard . 288
2. Ursachen von Rückenmarksläsionen 289
    a) Verletzungen der Wirbelsäule und des Rückenmarks 289
    b) Tumoren der Wirbelsäule und des Rückenmarks 294
       α) Grundsätzliches 294
       β) Metastasen 299
       γ) Chordome 299
       δ) Neurinome 300
       ε) Meningeome 300
       ζ) Astrocytome 300
       η) Ependymome 300

II. Besonderheiten der einzelnen Abschnitte der Regio vertebralis 301

A. Pars cervicalis (Regio nuchalis) 301
1. Haut und Subcutis 301
    a) Subcutane Gefäße 302
    b) Subcutane Nerven 302
2. Muskulatur und Fascienverhältnisse 302
3. Versorgung 303
    a) Gefäße 303
       α) Die wirbelsäulenfernen Gefäße . . . 303
       β) Die wirbelsäulennahen Gefäße . . . 305
    b) Spinalnerven 308
       α) Der N. spinalis C_1 308
       β) Der N. spinalis C_2 309
       γ) Die Nn. spinales C_{3-8} 309
       δ) Die Radices spinales n. accessorii . . 310

4. Der cervicale Wirbelkanal 311
   a) Epiduralraum 311
   b) Subarachnoidealraum 315
5. Der Halsgrenzstrang 315
   a) Lage und Varianten 315
   b) Sympathicusläsionen 315
   c) Freilegen des Halsgrenzstrangs 318
   d) Punktion des Ganglion cervicothoracicum (stellatum) 319
6. Zugänge zur Halswirbelsäule 320
   a) Dorsaler Zugang 320
   b) Ventrale Zugänge 320
      α) Der ventrolaterale Zugang 320
      β) Der ventromediale Zugang 321
   c) Zugänge zu Atlas und Axis 321
      α) Transoraler Zugang 321
      β) Lateraler Zugang 323

B. Pars thoracalis 324
   1. Haut und Subcutis 324
      a) Subcutane Gefäße 324
      b) Subcutane Nerven 324
   2. Muskulatur und Fascienverhältnisse 325
   3. Versorgung 326
      a) A. intercostalis suprema 326
      b) Hauptstämme 327
         α) Aorta thoracica 328
         β) Das Azygossystem 328
   4. Der thorakale Wirbelkanal 328
      a) Epiduralraum 328
      b) Subarachnoidealraum 328
   5. Die Verbindung Wirbelkanal-Intercostalraum. 328
   6. Der thorakale Grenzstrang 334
      a) Lage 334
      b) Zugang zum thorakalen Grenzstrang . . 334
   7. Die Zugänge zur Brustwirbelsäule 334
      a) Dorsomediale Zugänge 334
      b) Dorsolateraler Zugang 335
      c) Laterale Zugänge 335
         α) Links 335
         β) Rechts 337
         γ) Transaxillärer Zugang 337
      d) Zugang zum thorakolumbalen Übergang der Wirbelsäule 338

C. Pars lumbalis 338
   1. Haut und Subcutis 338
      a) Subcutane Gefäße 338
      b) Subcutane Nerven 341
   2. Muskulatur und Fascienverhältnisse 341
   3. Versorgung 342
      a) Aa. lumbales 342
      b) A. phrenica inferior 342
      c) V. lumbalis ascendens 342
      d) Lumbale Spinalnervenäste 342
   4. Der lumbale Wirbelkanal 342
      a) Epiduralraum 342
      b) Subarachnoidealraum 342
   5. Die Regio prevertebralis lumbalis 347
      a) Aorta abdominalis 347
      b) V. cava inferior 347
      c) Nodi lymphatici lumbales 348
      d) Lumbaler Grenzstrang 348
   6. Zugänge zur Lendenwirbelsäule 349
      a) Dorsale Zugänge 349
      b) Laterale und ventrale Zugänge 349

D. Pars sacralis (Regio sacralis) 350
   1. Der lumbosacrale Übergang 350
   2. Haut und Subcutis 350
   3. Muskulatur und Fascienverhältnisse 351
   4. Versorgung 352
   5. Der Sacralkanal 352
      a) Epiduralraum 352
      b) Subarachnoidealraum 352
   6. Regio presacralis 352
      a) A. iliolumbalis 352
      b) A. sacralis lateralis 352
      c) A. sacralis mediana 354
      d) Plexus venosus sacralis 354
      e) Nodi lymphatici sacrales 354
      f) Sacraler Sympathicus 357
      g) Plexus sacralis 357
   7. Die Articulatio sacroiliaca 357
      a) Die klinische Untersuchung der Iliosacralgelenke 357
         α) Inspektion 358
         β) Beurteilung der Beinlänge 358
         γ) Beurteilung der Beckenverwringung . . 359
         δ) Spezielle Tests 360
         ε) Röntgenuntersuchung 360
      b) Zugang zum Iliosacralgelenk 360

E. Punktionen im Bereich der Wirbelsäule 362
   1. Suboccipitalpunktionen 363
      a) Punktion der Cisterna cerebellomedullaris . 363
      b) Laterale Punktion C I/C II 363
   2. Die Lumbalpunktion 363
   3. Die Sacralanästhesie 364

III. Regiones paravertebrales 365

A. Regio scapularis 365
   1. Bauplan 365
   2. Haut und Subcutis 365
      a) Subcutane Gefäße 365
      b) Subcutane Nerven 365
   3. Muskulatur und Fascienverhältnisse 365
      a) Schulterblatt-Arm-Muskeln 365
      b) Verankerungsmuskeln des Schulterblattes . 369
         α) M. trapezius 369
         β) M. levator scapulae 369
         γ) M. serratus anterior 369
      c) Bewegungsmechanik des Schulterblattes . 369
   4. Versorgung 370
      a) Leitungen entlang des Margo medialis scapulae 370
         α) Vasa transversa colli 370
         β) Nerven 372
      b) Leitungen im Bereich der Incisura scapulae 375
         α) Vasa suprascapularia 375
         β) N. suprascapularis 375

c) Hiatus axillaris medialis 375
d) Hiatus axillaris lateralis 375
e) Versorgung des Raumes zwischen Schulterblatt und Brustwand 375
f) Lymphabfluß 376
5. Zugänge zum Schulterblatt 376
B. Regio infrascapularis 377
1. Bauplan 377
2. Haut und Subcutis 377
a) Subcutane Gefäße 377
b) Subcutane Nerven 377
3. Muskulatur und Fascienverhältnisse 377
4. Versorgung 378
a) Gefäße 378
b) Lymphknoten 379
c) Nerven 379
5. Die musculocutane Latissimuslappentransplantation 380

a) Versorgung 380
b) Lappengröße 380
c) Funktionsausfall am Arm 380
C. Regio lumbalis 381
1. Bauplan 381
2. Haut und Subcutis 381
a) Subcutane Gefäße 381
b) Subcutane Nerven 381
3. Muskulatur und Fascienverhältnisse 381
a) Muskelanordnung 381
b) Lendenhernien 381
4. Versorgung 383
5. Der translumbale Weg zur Niere 383

Literatur 389

Sachverzeichnis 397

Allgemeiner Teil

I. Bedeutung und Form des Rückens

A. Bedeutung des Rückens

1. Anatomisch

Im Sprachgebrauch steht immer die Stütz- und Schutzfunktion der Wirbelsäule und des Rückens im Vordergrund: „Rückgrat besitzen" heißt unbeugsam fest bleiben. „Einen breiten Rücken haben" bedeutet, Anfeindungen und Belastungen ertragen können. Das Rückgrat, die Wirbelsäule, ist das wesentliche Skeletelement des Rückens. Daneben sind aber auch andere Skeletabschnitte beteiligt: Schulterblatt und Rippen, Hinterhaupt und Hüftbein (Abb. 1). Keiner ist aber für den Rücken so charakteristisch wie die Wirbelsäule. Sie bildet die eigentliche Stütze des Körpers. Sie ist als gegliederter Stab ausgebildet, dessen Muskulatur teilweise noch die ursprüngliche Segmentierung des Bewegungsapparates erkennen läßt. Die metamere Gliederung ist ein uraltes Erbe, und der gegliederten Wirbelsäule verdankt die ganze Klasse der Vertebraten ihren Namen. Die Form und Funktion des Rückens wird maßgeblich durch die Art und Weise der Fortbewegung beeinflußt. Anatomisch ist es hauptsächlich der *aufrechte Gang,* der die Form des menschlichen Rückens prägt.

Während beim Quadrupeden die Wirbelsäule nur im unteren Halsabschnitt und über der Schwanzwurzel stärker gekrümmt erscheint, sind beim Menschen 4 Krümmungen vorhanden, wobei die Abknickung im Promontorium und die darüber sichtbare Lendenlordose besonders auffallen (Abb. 2, 9). Die dorsale Zuggurtung ist in diesem Bereich enorm verstärkt, und der hintere Abschnitt des Beckenkammes springt stark nach dorsal vor, um einen verbesserten Hebelarm für die daran entspringenden Muskeln zu bilden.

Durch die aufrechte Haltung wird der Querschnitt des Rumpfes stark verändert: Die Wirbelsäule wird näher an die Schwerelinie herangerückt und springt im Querschnitt stärker vor. Beidseits der Wirbelsäule entstehen tiefe Rinnen, die von den Lungen ausgefüllt werden (*Sulci pulmonum*). Der Querschnitt wird quer- statt längsoval. Auch das Herz ändert dadurch seine Lage. Während das Perikard beim Menschen mit dem Zwerchfell und der vorderen Brustwand teilweise verwachsen ist, ist dies beim Quadrupeden nicht der Fall. Vielmehr schieben sich bei ihm die Lungen zwischen Herz und Brustbein vor. Sein Herz erscheint deshalb tief im Brustkorb versteckt.

Die Wirbelsäule erfüllt ihre Funktion als stützender Stab nur, wenn sie gleichzeitig eine bedeutende Elastizität aufweist, welche auf verschieden gekrümmte Abschnitte verteilt ist. Wie schon der Anatom HYRTL (1882) bemerkte, kann die Körperstütze keinesfalls als gerader Stab ausgebildet sein, weil sonst jede Erschütterung sich geradlinig auf den Kopf fortpflanzen würde. Die Biegungen stellen wirksame Federn dar. Damit diese aber nicht überbeansprucht werden, sind die Krümmungen auf verschiedene Abschnitte verteilt: Die biegende Kraft wird mit doppelter Höhe der Säule etwa viermal größer. Die federnde Wirbelsäule setzt sich deshalb eigentlich aus mehreren relativ kurzen Säulen mit entgegengesetztem Krümmungssinn zusammen, der Hals-, Brust- und Lendenwirbelsäule.

Beim Tragen schwerer Lasten wirken trotz der dämpfenden Krümmungen außerordentliche Kräfte auf Wirbel und Bandscheiben, größer als sie die Arme aufzunehmen vermögen. In der ungünstigen Beugestellung kann der Belastungsdruck in den unteren Lendenbandscheiben auf über 1 000 kg ansteigen, wenn mit vorgehaltenen Armen ein nur 20 kg schwerer Gegenstand angehoben wird (KRÄMER 1973).

Die Wirbelsäule ist nicht nur Stütz-, sondern auch Bewegungsorgan. Mit ihrer Hilfe erfolgen Vor-, Rück- und Seitenneigung sowie Drehungen des Körpers. Beim Aufrichten des gebeugten Rumpfes kontrahieren sich die Mm. erectores spinae mit großer Kraft. Aber nicht nur bei Bewegungen des Rumpfes, sondern auch bei jedem Schritt wirken diese Muskeln mit, indem sie sich stets auf der Seite des Spielbeins kontrahieren. Davon kann man sich durch Betasten des Rückens beim Gehen leicht überzeugen. Der Geh-Akt ist ein besonders eindrückliches Beispiel, wie die Rückenmuskulatur nicht nur bei ausgesprochenen Rumpfbewegungen ständig mitarbeitet.

2. Klinisch

Angeborene und erworbene Veränderungen der Wirbelsäule und der ihr zugeordneten Muskulatur beschäftigen nicht nur operativ tätige Mediziner, sondern sozusagen die ganze Ärzteschaft. Die engen Beziehungen des Rückenmarks und seiner Verbindungen sowie des sympathischen Grenzstranges zur Wirbelsäule führen zu Leiden, welche den ganzen Körper erfassen können. Die epidemiologische Häufigkeit von Rückenleiden ist beeindruckend (KELSEY u. WHITE 1980, WAGENHÄUSER 1969). Nach den verglei-

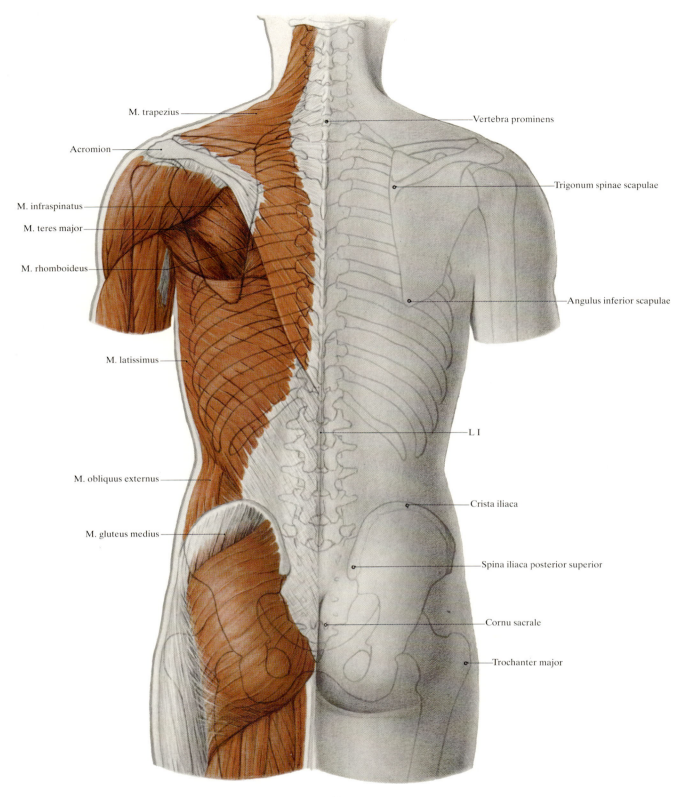

Abb. 1. Rücken, Übersicht

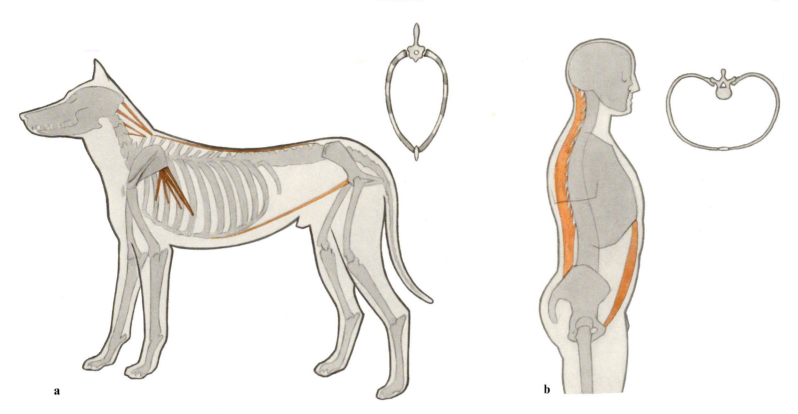

Abb. 2a, b. Änderung von Form und Verspannung des Rumpfes mit dem aufrechten Gang
Beim Vierfüßler besitzt die Wirbelsäule nur zwei Hauptkrümmungen, und der Thoraxquerschnitt ist längsoval (**a**). Beim Menschen sind vier Krümmungen vorhanden, und der Thoraxquerschnitt ist queroval (**b**), wobei die Wirbelsäule nach ventral verlagert erscheint. Die Lendenlordose wird von einer starken dorsalen Zuggurtung verspannt. Die Lendenwirbel werden nach caudal stetig kräftiger, während beim Quadrupeden die untersten Lendenwirbel wieder schwächer werden

chenden Studien von NACHEMSON (1979) sind Rückenschmerzen für einen Anteil von 43% aller geklagten rheumatischen Beschwerden verantwortlich. Der gleiche Grundlagenforscher auf diesem Gebiet schätzt aufgrund des Studiums verschiedener epidemiologischer Untersuchungen (HULT 1954, HORAL 1969) die Häufigkeit von Kreuzschmerzen (im englischen Sprachgebrauch „low back pain") bei einer Durchschnittspopulation in Mitteleuropa auf 80%, wobei dies speziell für die Altersklasse zwischen dem 30. und 60. Lebensjahr gültig ist. Erstaunlich ist, daß trotz Erweiterung der modernen diagnostischen technischen Möglichkeiten in zahlreichen Fällen eines klinischen Wirbelsäulensyndroms die zugrunde liegende Krankheit nicht eindeutig erfaßt werden kann (HADLER 1972, MOONEY u. CAIRNS 1978), unabhängig davon ob es sich dabei um eine akute Episode handelt oder aber um ein chronifiziertes invalidisierendes Leiden. Umfassende diagnostische Strategiepläne bei der Abklärung von Rückenschmerzen mit dem Ziel möglichst prompter Genesung, kostenbewußter Abklärung, effizienter konservativer Therapie und einer Vermeidung von erfolglosen neurochirurgischen Eingriffen haben zum berühmten *Pennsylvania-Plan* geführt (HOLMES u. ROTHMAN 1979), wobei hier nicht nur eine konsequente, logisch durchdachte somatische Diagnostik betrieben wird, sondern auch psychosoziale Aspekte mitberücksichtigt werden. Eingehende Untersuchungen bei einer Landbevölkerung in der Schweiz durch WAGENHÄUSER (1969) haben gezeigt, daß 53% der adulten Population an Kreuzschmerzen litten, davon 26% aktuell zum Zeitpunkt der Untersuchung. Bei 66% dieser Patienten fand sich klinisch ein eindeutig pathologischer Befund, was bestätigt, daß die klinisch-pathologische Manifestation nicht unbedingt mit entsprechenden subjektiven Beschwerden einhergeht. Dies gilt natürlich ebenso beim Vergleich des Ausmaßes radiologischer Befunde einerseits und der Quantität der subjektiven Beschwerdesymptomatik andererseits, eine Tatsache, die für den unerfahrenen Kliniker immer wieder verwirrend ist. Die außerordentliche Bedeutung des lumbalen Wirbelsäulensyndromes wird durch ähnliche Studien (BENN u. WOOD 1975) in England bestätigt. Diese Autoren stellten fest, daß jährlich 13,2 Millionen Arbeitstage wegen lumbo-vertebraler Beschwerden verloren gehen. Im Vergleich dazu sind es in der Schweiz 1,5 Millionen Arbeitstage. Es zeigt sich eine gute Übereinstimmung, wenn man das Verhältnis der Einwohnerzahlen betrachtet. Die Zahl 1,5 Millionen entspricht 3,6% sämtlicher krankheitsbedingter Arbeitsausfälle überhaupt. Die hohen Morbiditätsquoten allein verleihen den Rückenkrankheiten noch nicht ihre betonte sozialmedizinische Bedeutung. Diese ist im

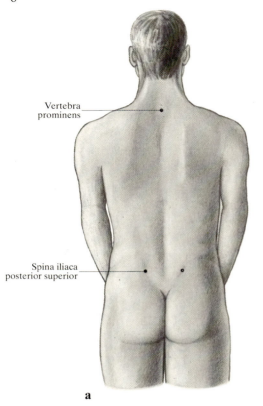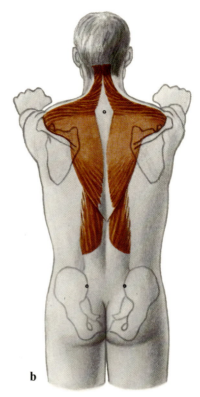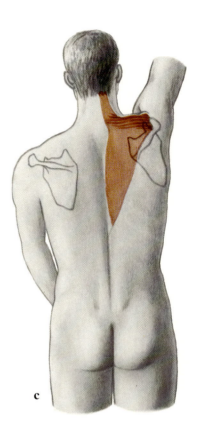

Abb. 3a–c. Reliefänderung mit der Muskelkontraktion
a Ruhehaltung
b Vorgestreckter Arm: Kontraktion von M. erector spinae, M. trapezius pars ascendens et descendens
c Erhobener Arm: M. trapezius pars transversa

weiteren gegeben durch den größtenteils chronischen, langwierigen, therapeutisch oft schwer zu beeinflussenden Verlauf, der meist verbunden ist mit einer Funktionseinbuße, welche häufig vorübergehend oder dauernd die Arbeitsfähigkeit beeinträchtigt und nicht selten zu einer Invalidität führt.

Zwar werden die meisten Patienten mit einem lumbalen Wirbelsäulensyndrom innerhalb weniger Wochen beschwerdenfrei (NACHEMSON 1979), 35% der Fälle aber zeigen eine Beschwerdesymptomatik von mehr als 3 Monaten, und schließlich bleiben die Symptome bei 12% der Patienten über 1 Jahr bestehen, was auf die außerordentliche sozioökonomische Bedeutung hinweist.

Die Rückenleiden dürfen als Massenerkrankung bezeichnet werden. Klinisch sind sie bei relativ einförmiger Symptomatik bedingt durch zahlreiche ätiopathogenetisch höchst verschiedene Grundleiden mit den daraus resultierenden wesentlichen Unterschieden in Therapie und Prognose. Die moderne Klinik weist immer mehr darauf hin, daß der menschliche Rücken nicht nur ein enormes Krankheitspotential darstellt, sondern – durchaus vergleichbar dem Gesicht – am körperlichen Ausdruck der gesamten menschlichen Persönlichkeit wesentlich beteiligt ist, dies gilt vor allem für die menschliche Haltung (s.S. 186). Die Klinik der Rückenleiden hat sich somit nicht nur mit den somatisch-biologischen, sondern auch den psychologischen Aspekten zu befassen.

B. Form des Rückens

1. Oberflächenrelief

Subcutangewebe, Muskulatur und Skelet prägen das Relief in individuell außerordentlich variabler Weise. Je nach Stellung ändert sich die Oberfläche über verschiedenen Skeletteilen, die bald als Eindellungen, bald als Vorsprünge in Erscheinung treten. Die Haut ist über Knochenvorsprüngen besonders fest verankert und das Subcutanfett ist an solchen Stellen reduziert, so daß die Oberfläche über Knochenvorsprüngen eingetieft erscheinen kann.

In aufrechter Haltung ist die Rückenmittellinie das dominierende Merkmal. Sie erscheint in der Lumbalregion als Rinne, die sich cranial vertieft, mit Maximum am thoracolumbalen Übergang (Abb. 3a). Sie verflacht sich rasch über der mittleren Brustregion, um kurz vor dem Halsgebiet einer leichten Erhebung Platz zu machen, bedingt durch die vorspringenden Dornfortsätze Th I und C VII. Auch C VI springt meist noch leicht vor. Weiter cranial erscheint erneut eine flache Rinne zwischen den wieder stärker vorspringenden Nackenmuskeln.

Seitlich geht die Kontur des Halses in flachem Bogen in die Schulter über. Die höchste Erhebung des Schulterskelets bildet aber nicht, wie der Name vermuten läßt, das Acromion („Schulterhöhe"), sondern das äußere Ende

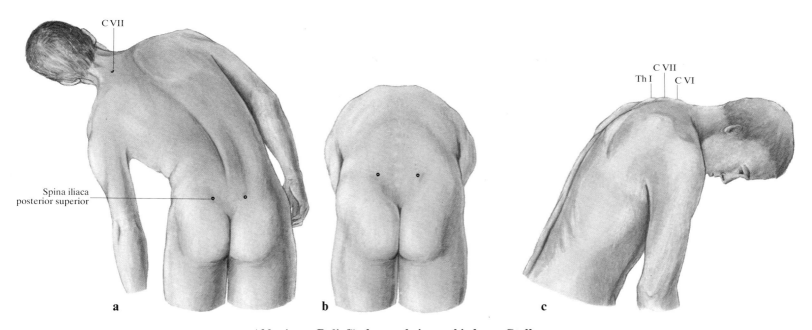

Abb. 4a–c. Reliefänderung bei verschiedenen Stellungen
a Rumpfneigen seitwärts zeigt eine gleichmäßig gekrümmte Rückenrinne
b Rumpfbeugen vorwärts läßt im Lendengebiet die Dornfortsätze besonders hervortreten. Beachte die symmetrische Krümmung des Rippenbuckels
c Vorneigen des Kopfes läßt in der Kontur die Dornfortsätze des Hals-Brustüberganges erscheinen

des Schlüsselbeins, welches das Acromion stets deutlich überragt (Abb. 1). Bei Rumpfbeugung verwandelt sich die Rückenrinne in einen charakteristischen Grat, was wohl zur Bezeichnung „Rückgrat" geführt haben mag. Wo die ursprüngliche Rinne am tiefsten war, sind jetzt die stärksten Erhebungen zu finden: die Dornfortsätze im Bereich des thoracolumbalen Übergangs (Abb. 4b). Auch am Übergang Hals – Brust treten die Dornfortsätze nun stärker hervor (Abb. 4c).

Die sog. *Vertebra prominens* braucht jedoch nicht am stärksten vorzuspringen. Häufiger überragt nämlich Th I noch C VII. Aber der Unterschied zu C VI ist beim Betasten so auffällig, daß C VII die Bezeichnung „prominens" erhalten hat (Abb. 4c, 200b). Oberhalb C VI und unterhalb Th II sind die Dornfortsätze nicht mehr deutlich zu lokalisieren: oberhalb, weil die vorspringenden Nackenmuskeln sie überragen, unterhalb, weil sich die Dornfortsätze der mittleren Brustwirbel dachziegelartig überlagern.

Drei Orientierungspunkte sind bei der Rückeninspektion in jedem Fall zu beachten: Die Vertebra prominens und linke und rechte Spina iliaca posterior superior (Abb. 3, 4). Letztere markieren das dorsale Ende der Darmbeinkämme. Auch sie erscheinen bei aufrechter Haltung als oberflächliche Eindellungen, genau wie die Lendendornfortsätze, und treten erst beim Rumpfbeugen als eigentliche Erhebungen hervor. Zusammen mit dem oberen Ende der Gesäßspalte bilden sie die Eckpunkte eines gleichseitigen Dreiecks, *Trigonum sacrale*. Es entspricht der Projektion des Kreuzbeines auf die Frontalebene.

Knapp oberhalb davon macht sich bei gut entwickeltem Fettgewebspolster der Dornfortsatz LV als leichte Einziehung bemerkbar. Zusammen mit den Eckpunkten des Trigonum sacrale entsteht so ein Viereck, das als *Michaëlis-Raute* bezeichnet wird, obschon es keineswegs die Form eines Rhombus besitzt (Abb. 5b).

Wenn die Muskulatur stärker und das Subcutanfett spärlicher ausgebildet ist, fehlt die Michaëlis-Raute und die Oberflächengestalt ändert sich völlig. Die Muskelwülste des *Erector spinae* beherrschen nun das Bild, und der Übergang seines oberflächlichen Muskelfleisches in die caudale Sehnenplatte kann im Relief deutlich werden (Abb. 3b).

2. Proportionen

Die Proportionen des Rückens werden bestimmt durch die Relation Größe, respektive Lage von Kopf, Wirbelsäule und Bein.

Das Verhältnis Bein zur Rumpf-Kopf-Länge beträgt beim gesunden Erwachsenen recht konstant annähernd 1:1, wobei die Symphyse als Grenze angenommen wird. Bei Frauen ist die relative Beinlänge etwas kleiner. Die Kopfhöhe ist ca. $1/8$, macht also $1/4$ der oberen Körperhälfte aus.

Diese Proportionen erfahren im Laufe des Wachstums erhebliche Verschiebungen. Beim Neugeborenen macht die Kopfhöhe $1/4$ der gesamten Körperlänge aus, wobei von vorne gesehen der Gesichtsschädel die Hälfte der Kopfhöhe ausmacht. Die restlichen $3/4$ der Körperlänge vertei-

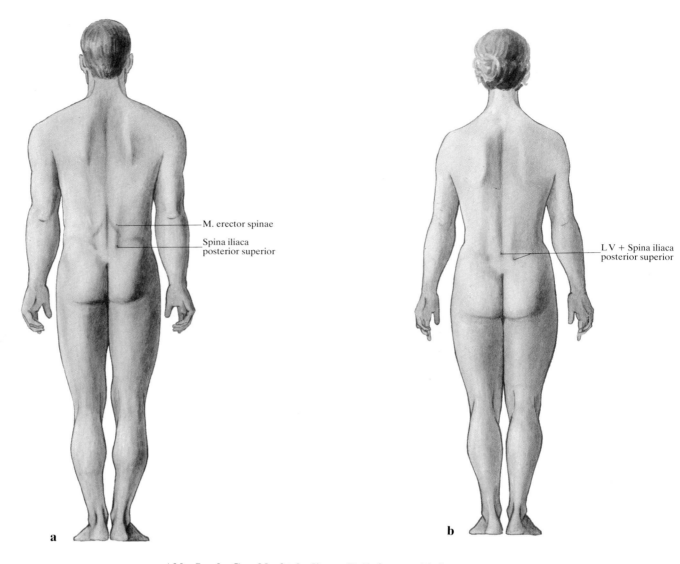

Abb. 5a, b. Geschlechtsbedingte Reliefunterschiede
a Beim Mann erscheint in der Lende ein langgezogenes Sechseck, dessen Oberrand durch den Muskel-Sehnenübergang des M. erector spinae bedingt ist
b Bei der Frau bewirken Eindellungen im Fettpolster die „MICHAËLIS-Raute": Begrenzt durch Dornfortsatz LV, Spina iliaca posterior superior, Oberrand Gesäßspalte

len sich ungefähr zu gleichen Teilen auf Rumpf- und Beinlänge, so daß es für beide ca. $^3/_8$ trifft. Im Laufe des weiteren Wachstums bleibt der Kopf relativ zurück, während die Beine das stärkste Wachstum aufweisen, die Wirbelsäule hält die Mitte. So entstehen bis zum Wachstumsabschluß die Verhältnisse: Kopf – Rumpf – Beine von $^1/_8 - ^3/_8 - ^4/_8$ (Abb. 6).
Störungen des Wachstums können zu erheblichen Verschiebungen dieser Proportionen des Erwachsenen führen. Bei pathologischer Verminderung des epiphysären Wachstums sind meist die stärker wachsenden Epiphysen der langen Röhrenknochen mehr betroffen als die weniger stark wachsenden knorpeligen Endplatten der Wirbelkörper, was zu einer relativen Verlängerung des Rumpfes führt, so z.B. bei der Achondroplasie oder Chondrodystrophie. Umgekehrt sehen wir z.B. bei der Arachnodactylie, die mit einem pathologisch gesteigerten epiphysären Wachstum einhergeht, eine Proportionsverschiebung zugunsten der Extremitäten.
Eine weitere häufige Ursache für Proportionsverschiebungen sind Deformitäten der Wirbelsäule wie Skoliosen und Kyphosen. Sie führen zu einer Verkürzung der Wirbelsäule. Je nach Ausmaß der Krümmung kann diese sehr ausgeprägt sein.

3. Krümmungen und ihre Entwicklung

Bevor die Wirbelsäule entsteht, ist der menschliche Keimling am Kopf-Rumpfübergang *lordotisch* gekrümmt, bedingt durch die formbildende Kraft der sich frühzeitig entwickelnden Nervenplatte. Da die Unterlage nicht mit dem sich in die Länge streckenden Embryo Schritt hält,

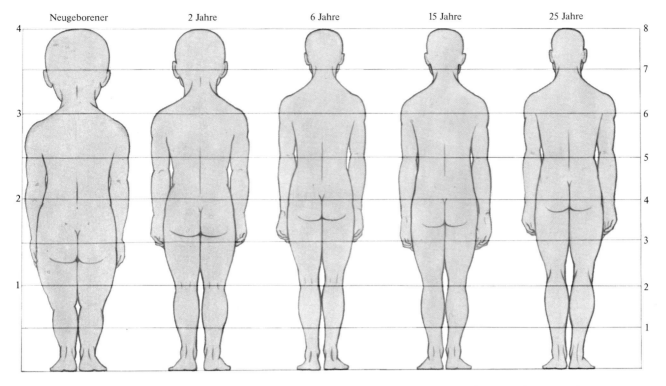

Abb. 6. Proportionsverschiebung im Lauf des Wachstums. (Umgezeichnet nach STRATZ)

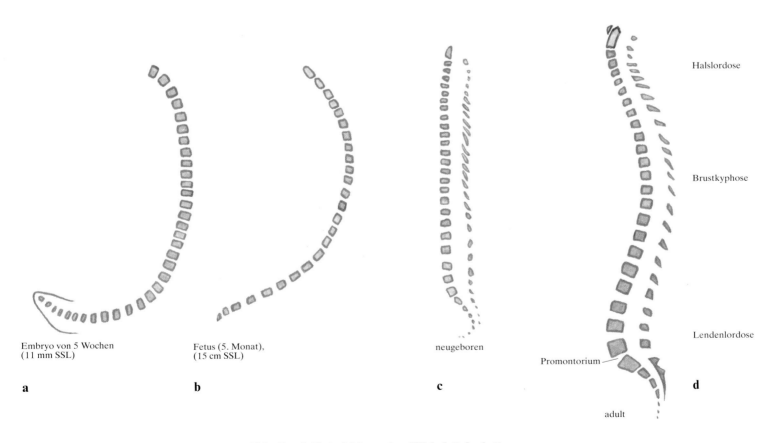

Abb. 7a–d. Entwicklung der Wirbelsäulenkrümmungen
„Entrollung" bis zur Geburt (**a–c**) und postnatale Erwerbung lordotischer und kyphotischer Krümmungen mit scharfer Abknickung im Promontorium (**d**). (Zeichnungen in zunehmend verkleinertem Maßstab)

entsteht am Ende der 3. Schwangerschaftswoche eine zunehmende *Kyphose,* die in der 4. Woche ihr Maximum erreicht und besonders im hinteren Körperabschnitt ausgeprägt ist. Die Bildung der Wirbelsäule findet also bereits in gebogener, nämlich in dorsal konvexer (=kyphotischer) Haltung statt (Abb. 7a). Diese kann nicht einfach mit „Platzmangel in utero" erklärt werden, sondern hängt eher mit der Streckungstendenz des dorsal liegenden Nervenrohres zusammen. Erst später nehmen die Platzverhältnisse Einfluß auf die Biegung der Wirbelsäule. Sie bedingen, daß die Kyphose beibehalten wird, obschon sie die Tendenz hat, sich besonders caudal zurückzubilden (Abb. 7b), um allmählich im lumbosacralen Übergang einer leichten Lordose zu weichen.

a) Beim **Neugeborenen** ist die Wirbelsäule noch außerordentlich elastisch und zeigt noch keine fixierten Krümmungen (PLATZER 1975). Sie hat aber die Tendenz, als mehr oder weniger gestreckter Stab zu erscheinen, der im Lumbosacralbereich eine flache lordotische Krümmung aufweist, die in eine ausgeprägte sacrale Kyphose übergeht (Abb. 7c).

b) Beim **Säugling** wirkt sich schon in den ersten Tagen der Muskelzug auf die elastische Wirbelsäule aus. Die kräftigen Nackenmuskeln erzwingen die Hals-, der kräftige Erector spinae der Lendenregion die Lendenlordose. Mit dem Sitzen wird die Muskelwirkung verstärkt, die Krümmungen ausgeprägter. Die flachbogige lumbosacrale Kyphose erfährt aber erst mit dem Strecken der Beine, besonders bei den ersten Gehversuchen, eine schärfere Abknickung: ein eigentliches *Promontorium* entsteht erst mit

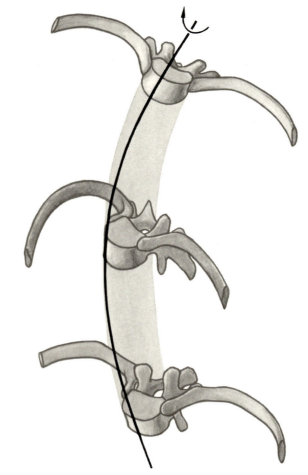

Abb. 8a. Rotation der skoliotischen Wirbelsäule
Die Wirbelkörper drehen sich auf die konvexe Seite. In der BWS entsteht deshalb bei Ausbiegung nach rechts ein Rippenbuckel rechts

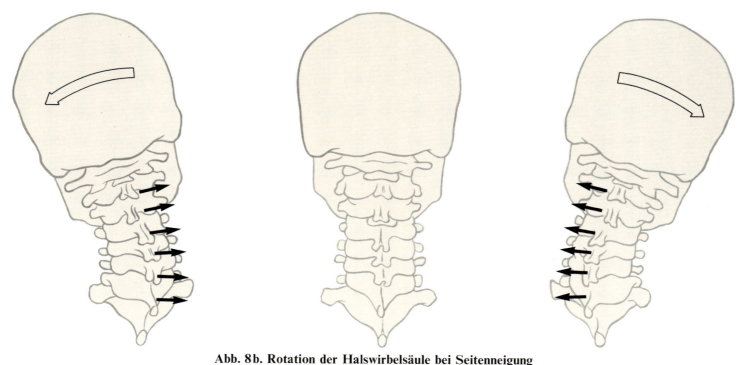

Abb. 8b. Rotation der Halswirbelsäule bei Seitenneigung
Die Dornfortsätze bewegen sich nach der entgegengesetzten Seite. (In den übrigen Wirbelsäulenregionen, z.B. im Brustbereich, bewegen sie sich jedoch nach der gleichen Seite, s. Abb. 8a) (Nach PANJABI u. WHITE 1980)

etwa 2 Jahren. Die Streckung der Beine bedingt ein Kippen des Beckens, das seinerseits wieder die Lendenlordose zur Dauerform werden läßt. Das Kind weist damit bereits alle Biegungen des Erwachsenen auf.

c) Beim **Adulten** bildet die Wirbelsäule einen doppelt gebogenen, elastischen Stab. Bei aufrechter Haltung geht die *Halslordose* allmählich in die *Brustkyphose* über, an welche sich die als Feder außerordentlich wirksame *Lendenlordose* anschließt (Abb. 7d). Das Kreuzbein ist im Bereich der untersten Lendenbandscheibe, dem *Promontorium,* scharf abgeknickt. Neben diesen Krümmungen in der Sagittalebene, den Lordosen und Kyphosen, sind normalerweise keine nennenswerten Krümmungen in der Frontalebene (*Skoliosen*) vorhanden. Skoliosen sind stets von einer Rotation der Wirbelsäule und kompensatorischen Gegenkrümmungen in den angrenzenden Abschnitten begleitet (Abb. 8).

Worauf beruhen die Krümmungen in der Sagittalebene? Die Entstehungsgeschichte legt nahe, sie in der Deformation der elastischen Bandscheiben durch den Muskelzug zu suchen. In der Tat nehmen die Bandscheiben allmählich eine leichte Keilform an und sind somit hauptsächlich für die Krümmungsrichtung verantwortlich. Eine Ausnahme macht nur der Wirbelkörper L V, der stets eine ausgesprochene Keilform aufweist, indem er ventral höher ist als dorsal. Auch der 4. Lendenwirbelkörper kann noch eine leichte Keilform aufweisen. Der keilförmige 5. Lendenwirbel bewirkt zusammen mit der keilförmigen untersten Lendenbandscheibe den starken Vorsprung des Promontoriums. Wie BERQUET (1964) erwähnt, scheint die stärkste Krümmung zunächst weiter caudal zu liegen, zwischen S I und S II, und lokalisiert sich erst gegen die Pubertät als scharfe und fixierte Abknickung zwischen L V und S I.

Die Art und Ausprägung der sagittalen Krümmung ist stark vom Alter und auch etwas vom Geschlecht abhängig. Nach DREXLER (1962) kommt bei Erwachsenen im 3. Lebensjahrzehnt recht häufig eine zusätzliche Biegung der Halswirbelsäule, eine „doppelte Lordose" vor, indem die Halswirbelsäule zwischen C IV und C V weniger stark gekrümmt erscheinen kann.

Die sagittalen Krümmungen bedingen, daß Teile der Wirbelsäule bald vor, bald hinter der Schwerelinie liegen (Abb. 9).

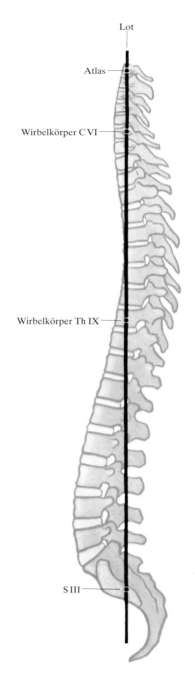

Abb. 9. Wirbelsäulenkrümmungen in der Sagittalebene
In aufrechter Haltung trifft das Lot durch den höchsten Punkt des Atlas die Wirbelkörper C VI, Th IX und S III und berührt gewöhnlich noch die Steißbeinspitze

II. Gliederung des Rückens

A. Grenzen des Rückens

Die Grenzen des Rückens werden verschieden angegeben. Während die einen Autoren (z.B. HAFFERL 1969) als obere Grenze die Linea nuchae suprema nennen und damit den Nacken dem Rücken zurechnen, begrenzen ihn andere (z.B. TÖNDURY 1981) nach oben mit der Verbindungslinie vom 7. Halswirbeldorn zum jederseitigen Acromion. Unten endet der Rücken für die einen Autoren am Sacrum, welches sie dem Becken zurechnen, für die andern an der Steißbeinspitze. Da ohne Zweifel die Wirbelsäule mit ihrem Inhalt sowohl anatomisch wie klinisch der wichtigste Bauteil des Rückens ist, betrachten wir ihre Ausdehnung als maßgebend für die Abgrenzung des Rückens nach oben und unten. Daher grenzt für uns der Rücken oben bei der Linea nuchae suprema an die Occipitalregion. Unten wird er durch die Darmbeinkämme und die Konturen des Kreuz- und Steißbeins von der Gesäßregion getrennt (Abb. 10).

Seitlich könnte streng genommen die Grenzlinie zwischen den Versorgungsgebieten der dorsalen und ventralen Äste der Spinalnerven als Rückengrenze angenommen werden (Abb. 160a). Aus praktischen Gründen rechnet man aber das zum Rücken, was man von hinten sieht. Somit verläuft diese Grenzlinie entlang der Nackenkontur, über das Acromion zur hintern Achselfalte und von da entlang der hintern Axillarlinie zum Darmbeinkamm.

B. Regionärer Aufbau des Rückens
(Abb. 10)

Zieht man links und rechts eine senkrechte Linie durch die Rippenwinkel, wird der Rücken in drei streifenförmige Regionen gegliedert: die mittelständige *Regio vertebralis* und die seitlichen *Regiones paravertebrales*.

1. Regio vertebralis

Die seitliche Grenzziehung im Bereich der Rippenwinkel findet ihre Begründung im Verhalten des Hauptmuskelsystems der Wirbelsäule, welches Ansatzpunkte bis zu diesen Knochenstellen aufweist. Wie bereits erwähnt, rechnen wir aus praktischen Überlegungen den Nacken zum Rücken.

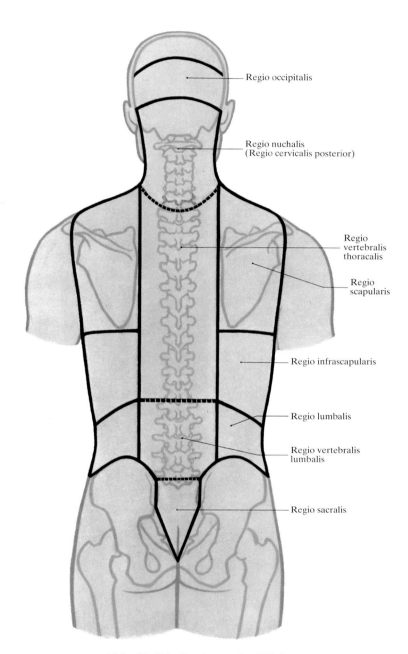

Abb. 10. Die Regionen des Rückens

Der mittelständige Streifen umfaßt daher eine *Pars cervicalis* (*nuchalis*), *thoracalis*, *lumbalis* und *sacralis*.

a) Pars cervicalis

Der cervicale Teil der Regio vertebralis oder die *Regio nuchalis* erstreckt sich von der Linea nuchae suprema bis zur Verbindungslinie des 7. Halswirbeldorns mit dem Übergang der Hals- in die Schulterkontur. Er enthält die Halswirbelsäule mit dem entsprechenden Abschnitt des Rückenmarks und die Nackenmuskulatur. Er ist durch eine nicht segmentale Anordnung der Gefäße gekennzeichnet.

b) Pars thoracalis

Eine Horizontale durch die Dornfortsatzspitze des 12. Brustwirbels begrenzt den thorakalen Teil der Regio vertebralis nach unten. Neben der Brustwirbelsäule und dem längsten Teil des Rückenmarks enthält er die Hauptansatzportionen des Rückenstreckers.

c) Pars lumbalis

Sie ist durch eine Waagrechte durch den Processus spinosus des 5. Lendenwirbels und die hintern Partien des Darmbeinkamms nach unten begrenzt. In ihr findet man die Lendenwirbelsäule mit dem untern Ende des Rückenmarks und der Cauda equina sowie die Hauptursprungsportionen des Rückenstreckers.

d) Pars sacralis

Da die Ossa sacrum et coccygis herkunftsmäßig Bestandteile der Wirbelsäule sind, rechnen wir sie zur Regio vertebralis. Morphologisch und funktionell sind sie aber ebenso Teile des Beckens. Wir wollen die Pars sacralis jedoch nicht als eine selbständige Region aufführen, da sie den untersten Teil des Wirbelkanals mit den letzten 5–6 Spinalnervenwurzelpaaren enthält und von daher ihre klinische Hauptbedeutung aufweist. Außerdem findet sich hier die caudale Verankerung des Rückenstreckers.

2. Regiones paravertebrales

Die seitlichen Partien des Rückens erstrecken sich von der Schulterwölbung zum Darmbeinkamm und können durch horizontale Linien in je 3 weitere Regionen unterteilt werden.

a) Die **Regio scapularis** wird oben durch die Schulterkontur, unten durch eine Horizontale auf Höhe des 7. Brustwirbeldornfortsatzes begrenzt. Sie enthält das ganze Schulterblatt und Teile des Schultergelenkes.

b) Die **Regio infrascapularis** schließt sich caudalwärts an die Scapularregion an. Sie wird unten durch die 12. Rippe und ihre Fortsetzungslinie begrenzt. Sie bietet Zugang zur Lunge und ist in der modernen Transplantionschirurgie von Bedeutung (s.S. 380).

c) Die **Regio lumbalis** liegt zwischen der 12. Rippe und dem Darmbeinkamm. Sie bildet einen wesentlichen Teil der hintern Bauchwand und bedeckt die Zugänge zu den Nieren sowie zum auf- bzw. absteigenden Teil des Dickdarms.

C. Gesetzmäßigkeiten des Aufbaus

1. Die segmentale Gliederung

Der Rücken zeigt eine große Gleichförmigkeit in seinem Aufbau, welche von manchen Autoren geradezu als Eintönigkeit bezeichnet wird. Ursache dafür ist die strenge segmentale Gliederung, welche am Rücken mit einer Deutlichkeit zu Tage tritt wie sonst an keinem andern Körperteil. Am ausgeprägtesten ist sie beim Skelet sowie der Nerven- und Blutversorgung zu beobachten. Aber auch Teile der Muskulatur zeigen eine deutliche Metamerie. Einzig im Nackenbereich ist diese Gliederung etwas verwischt, weil das Skelet von kräftigen langen Muskelzügen überlagert wird und die Gefäße keine segmentale Anordnung zeigen.

2. Elemente dorsaler und ventraler Herkunft

Beim ganz jungen Keim findet man zunächst nur den Rücken, welcher zentral in der Keimscheibe liegt. Erst mit der Abfaltung zu einem walzenförmigen Körper erscheinen laterale und ventrale Rumpfwand, die Extremitäten noch später. Wir können daher am Rücken urtümliche, von allem Anfang an hier vorhandene dorsale Elemente und solche, die erst mit der Ausbildung der seitlichen und ventralen Rumpfwand zugewachsen sind, unterscheiden. Zu den dorsalen Elementen zählen das Rückenmark, die Wirbelsäule und ein Großteil der Muskulatur und der Haut. Ventrale Elemente finden wir in den Rippen, einem Teil der Muskulatur und den lateralen Bezirken der Rückenhaut.

Die Gefäß- und Nervenversorgung stammt zur Gänze aus dorsalen Elementen, der Aorta und dem Rückenmark. Die segmental davon ausgehenden Leitungen teilen sich aber schon frühzeitig in dorsale und ventrale Äste auf, welche sich mit den Elementen der entsprechenden Herkunft verbinden und diese so markieren.

III. Das Skelet des Rückens

A. Die Wirbelsäule

1. Entwicklung

Bei allen Wirbeltieren wird zuerst eine *Chorda dorsalis* angelegt. Sie gehört zu den primitiven Achsenorganen des Embryo wie das Nervenrohr, die Aorta und der Darm, zwischen denen sie sich befindet (Abb. 11).
Die Chorda ist mehr als eine phylogenetische Reminiszenz. Sie induziert zunächst die Bodenplatte der Rückenmarksanlage. Später verhindert sie die Verschmelzung der bilateralen Ursegmente über die Mittellinie hinweg und induziert die Verknorpelung des Wirbelkörperblastems (THEILER 1959). Bei höheren Wirbeltieren verliert die Chorda ihre Bedeutung als Stützorgan. Dementsprechend bleibt ihr Kaliber klein und die Chordascheide zart. Die axiale Stütze des Körpers wird bei Säugetieren und beim Menschen nicht mehr durch die Chorda, sondern durch die Wirbel gebildet. Die Chorda wird jedoch beibehalten. Sie ist entwicklungsphysiologisch unentbehrlich und beteiligt sich schließlich am Aufbau des Gallertkerns.
Die Wirbelbildung verläuft in drei Etappen: Blastemstadium, Verknorpelung und Ossifikation.

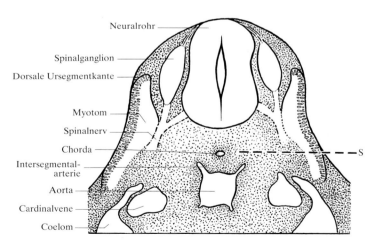

Abb. 11. Wirbelentwicklung
Blastemstadium, Querschnitt durch menschlichen Embryo von 6 mm Länge (4 Wochen). Die Chorda wird von einem Mesenchymlager umgeben, das den Sklerotomabschnitten der Ursegmente (=Somiten) entstammt. *S* Schnittführung der Abb. 12

a) Blastemstadium

Die Sklerotomzellen lösen sich als erste aus dem Verband des Ursegmentes. Längs der Chorda, die als Sammellinie für das Wirbelsäulenblastem betrachtet werden kann, bilden sie eine lockere Ansammlung von Mesenchym. Die ursprünglichen Grenzen der Ursegmente bleiben während längerer Zeit durch die Intersegmentalarterien markiert, die von der Aorta aussprossen (Abb. 12).
Seitlich beginnen sich die Sklerotomzellen in jedem caudalen Ursegmentabschnitt zu verdichten, im cranialen bleiben sie locker. Zwischen beiden Anteilen bildet sich eine scharfe Grenze aus. In stark geschrumpften Schnitten erscheint eine Spalte (v. EBNER's *„Intervertebralspalte"*). Da man früher annahm, daß die Intervertebralspalte die zukünftigen Wirbelkörper trennt, bezeichnete man diesen Vorgang als „Neugliederung", obschon die Spalte nie durchgehend ist, sondern nur seitlich ausgebildet erscheint (Abb. 12a).
Die Verdichtung der caudalen Sklerotomhälfte verschiebt sich allmählich nach medial und cranial, während die Intervertebralspalte verschwindet (Abb. 12b). Die Verdichtung stellt nunmehr die Anlage der Intervertebralscheibe dar. Sie geht seitlich ohne scharfe Grenze in die Rippenanlage und in die Mesenchymverdichtungen der Neural- und Gelenkfortsätze über.
Im Bereich der Schädelbasis fehlt jegliche Sklerotomgliederung. Um die Chorda entsteht im Clivus frühzeitig eine zusammenhängende Knorpelplatte.

b) Knorpelstadium

Bei 12 mm langen Embryonen bildet sich in jeder Wirbelanlage ein Knorpelkern, der die Chorda konzentrisch umgibt. Seitlich entsteht zu gleicher Zeit jederseits ein knorpliger Bogenkern, der vom Neuralrohr induziert wird. Bereits mit 6 Wochen (ca. 15 mm Länge) verschmelzen diese Kerne zu einer einheitlichen knorpligen Wirbelanlage (TÖNDURY 1958). Durch den konzentrischen Druck der verknorpelnden Wirbelkörper wird die Chorda zusammengepreßt. Die Chordazellen verschieben sich in die Bandscheibenabschnitte. Die entstehenden Auftreibungen werden als *Chordasegmente* bezeichnet (Abb. 12c, 15).

Die knorpligen Wirbelbogen sind zunächst dorsal noch offen. Ihre Enden werden durch eine bindegewebige Membran verbunden. Die Bögen schließen sich erst im 3. Monat

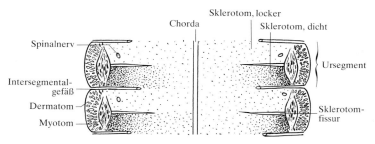

a 6 mm Scheitel-Steißlänge (SSL)

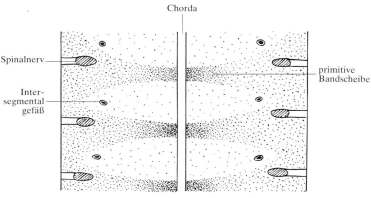

b 12 mm SSL

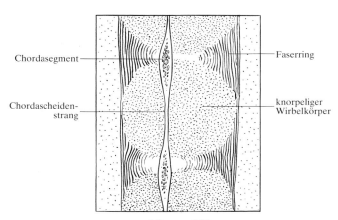

c 28 mm SSL

Abb. 12 a–c. Entwicklung der Wirbelkörper
a Frontalschnitt zeigt die Gliederung der lateral liegenden Sklerotomzellen in einen cranial lockeren und einen caudal dichten Abschnitt
b Die Sklerotomverdichtung verschiebt sich und wird zur Anlage der Bandscheibe. Frontalschnitt
c Sagittalschnitt. Der konzentrische Druck der verknorpelnden Wirbelkörper führt zur Entstehung von Chordascheidenstrang und Chordasegmenten. Die Chorda liegt beim Menschen etwas ventral von der Mittellinie der Wirbelkörper

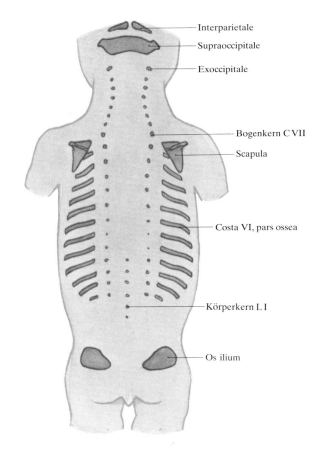

Abb. 13. Skeletentwicklung bei einem Fetus von 50 mm Scheitel-Steißlänge (Ende 2. Monat)
Alizarin-Knochenfärbung. Sämtliche Bogenkerne der Hals- und Brustwirbel sind bereits sichtbar. Die Körperkerne entwickeln sich dagegen zuerst in der unteren Brustwirbelsäule

der Gravidität, beginnend in der Brustwirbelsäule. Von hier aus schließt sich der Wirbelkanal reißverschlußartig nach cranial und caudal. Bei einer Scheitel-Steißlänge von 8 cm (4. Mt.) sind die Wirbelbogen im Halsgebiet geschlossen, während im Kreuzbein noch für kurze Zeit eine physiologische „Spina bifida" besteht. Sie ist in der zweiten Hälfte der Schwangerschaft bereits verschwunden.

c) Ossifikation

Die Verknöcherung beginnt im unteren Brustgebiet Ende des 2. Monats der Schwangerschaft (Abb. 13).
In jedem Wirbelkörper entsteht ein unpaarer Kalkknorpelkern am Ort der früheren Chorda dorsalis. Die Ossifikation beginnt im Wirbelkörper enchondral. Im Bogenabschnitt entsteht hingegen zuerst eine perichondrale Knochenlamelle jederseits auf der Innenseite des Wirbelbogens, von der aus die Ossifikation in den Knorpel vordringt (Abb. 14). Die Verknöcherung beginnt im Wirbelbogen also perichondral.
Damit sind im Röntgenbild oder in Aufhellungspräparaten in jedem Wirbel 3 Knochenkerne zu sehen, 1 Körper-

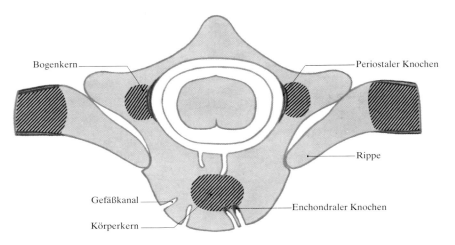

Abb. 14. Beginnende Verknöcherung
Brustwirbel, anfangs des 4. Monats der Gravidität (7 cm Scheitel-Steißlänge). Kalkknorpelkerne schraffiert

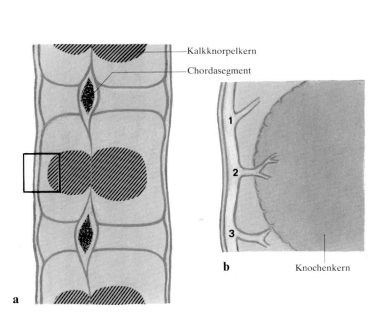

Abb. 15a, b. Ossifikation der Wirbelkörper
a Sagittalschnitt bei 7 cm Scheitel-Steißlänge. Die Chorda ist in den Kalkknorpelkernen zum Chordascheidenstrang verdünnt.
b Ausschnitt bei etwa 10 cm Scheitel-Steißlänge. Einwachsende Gefäße: *1* Rand-, *2* Zentral-, *3* Anastomosierendes Gefäß

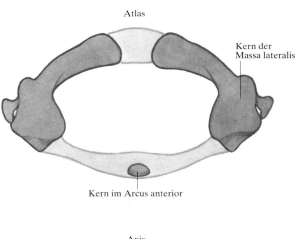

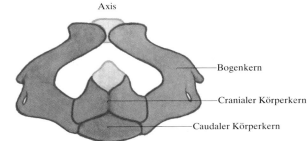

Abb. 16. Knochenkerne von Atlas (Ansicht von oben) **und Axis** (von oben-vorn) eines Kindes im 2. Lebensjahr

kern und 2 Bogenkerne. Die Bogenkerne erscheinen etwas früher als die Körperkerne (Abb. 13).

Nur im unteren Brust- und oberen Lendengebiet gehen die Körperkerne etwas voraus.

Die Form der Knochenkerne hängt weitgehend vom Verlauf der einsprossenden Gefäße ab. Vorübergehend können sanduhrförmige oder bilaterale Körperkerne beobachtet werden, die aber ohne Einfluß auf die Form des entstehenden Wirbelkörpers sind. Entscheidend ist die Ausdehnung des Terrain (Knorpel), in dem die Ossifikation abläuft. Die Gefäße sprossen entweder direkt in den Kern ein oder umkreisen ihn bogenförmig auf eine längere Strecke (Abb. 15). **Atlas** und **Axis** zeigen ein abweichendes Verhalten, bedingt durch ihre besondere Form. Im Atlas sind zunächst nur die Bogenkerne entwickelt (Abb. 16), denen sich erst später ein kleiner Kern im vorderen Bogen zugesellt. Im Axis entstehen hingegen 2 Körperkerne: Ein Kern an der Basis und ein schmetterlingsförmiger Denskern, der aber ebenfalls aus einem unpaaren Kalkknorpelkern hervorgeht (TÖNDURY 1958). Erst im 4. Lebensjahr tritt noch ein zusätzlicher Apophysenkern in der Densspitze auf. Er entspricht vergleichend-anatomisch einem „Proatlas" und kann selbständig bleiben.

Zwischen Körper- und Bogenkernen (Abb. 14) bleibt längere Zeit ein Knorpelbezirk bestehen, der allmählich die Form einer Platte annimmt (Epiphysenfuge, Abb. 17). Diese Epiphyse, die eine Ausweitung des Wirbelkanals gestattet, schließt sich zwischen 5 und 9 Jahren. Nach diesem Zeitpunkt sind die Wirbel einheitlich knöchern. Nur auf der Seite der Bandscheiben sind noch Knorpelplatten zu finden.

Als Überrest einer bei Vierfüßlern ausgebildeten scheibenförmigen Epiphyse an der Grenze zur Bandscheibe treten beim Menschen spangenförmige „Randepiphysen" auf, die zwischen 8 und 15 Jahren zu beobachten sind. Aus ihnen geht die knöcherne *Randleiste* hervor, die mit dem Wirbelkörper auffällig verzahnt erscheint (Abb. 18).

Die „Verzahnung" ist durch feine radiär verlaufende Gefäßkanäle während der Ossifikation bedingt.

Apophysen. Zusätzliche oder sekundäre Epiphysen, auch Apophysen genannt, treten erst im Schulalter auf (Abb. 76). Man findet sie an den Gelenkfortsätzen und an den Spitzen der Dorn- und der Querfortsätze. Die Processus costales der Lendenwirbel erhalten im 16. Jahr Apophysen, die Processus mamillares dagegen erst im 18. Jahr (PAUTOT 1975).

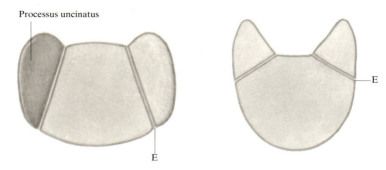

Abb. 17. Lage der Epiphysenfuge *E* im Halswirbelkörper (*links*) und im Brustwirbelkörper (*rechts*)

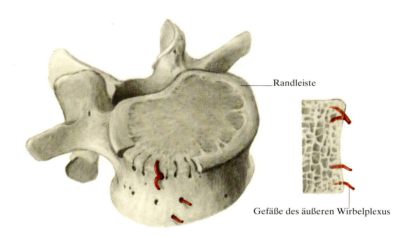

Abb. 18. Verzahnung der Randleiste, mittlerer Lendenwirbel
Ein Stück Randleiste ist herausgebrochen und gibt den Blick auf die Gefäßfurchen frei, welche eine Verzahnung bedingen.
Rechts: Schnitt mit Gefäßen des Wirbelkörpers

18 Die Wirbelsäule

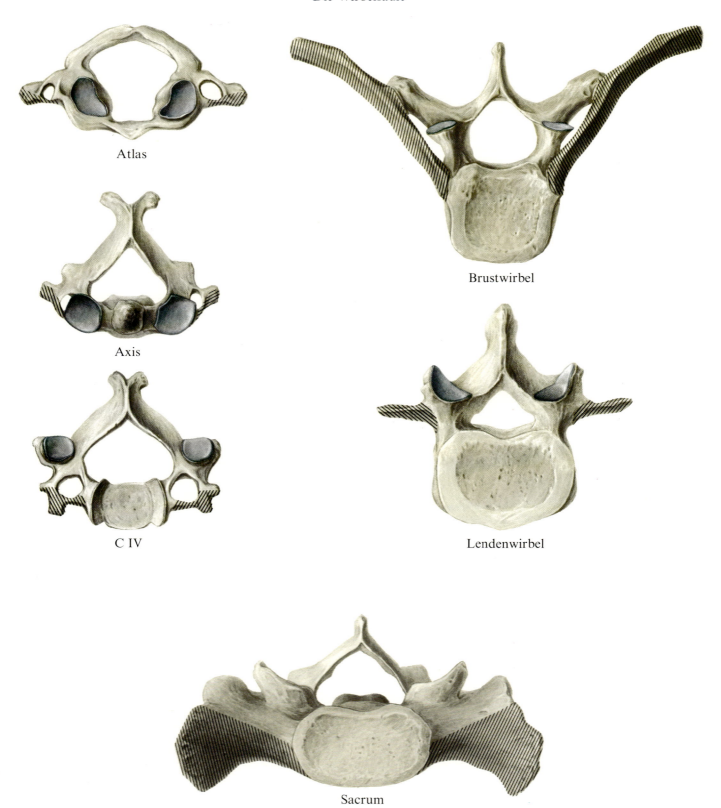

Atlas

Axis

C IV

Brustwirbel

Lendenwirbel

Sacrum

Coccygealwirbel

Abb. 19. Wirbeltypen
Ansicht von cranial, Rippen und ihre Homologa schraffiert. *Grau*: regionär verschieden geformte Wirbelkörper. *Blau*: Gelenkflächen

2. Wirbeltypen

Die ursprünglich einheitliche Anlage entwickelt sich regionär sehr verschieden. Die Verschiedenheiten betreffen die Ausgestaltung der Wirbelkörper, der Wirbelbogen und der angrenzenden Fortsätze. Die **Rippenanlagen** (Abb. 19a, b) sind nur in den Steißwirbeln nicht mehr zu erkennen. Im Halsgebiet bilden sie das *Tuberculum anterius,* während im Lendengebiet die kräftigen *Processus costales* (costarii) daraus hervorgehen. Im Kreuzbein liefern sie den vorderen Abschnitt der *Partes laterales.*

Die **Wirbelkörper** zeigen in der Aufsicht im Halsgebiet beiläufig rechteckige, im Brustgebiet halbrunde und im Lendengebiet nierenförmige Konfiguration.

Die **Dornfortsätze (Processus spinosi)** sind bei den Halswirbeln gabelförmig gestaltet, außer bei C VII. C I besitzt keinen Dornfortsatz, nur ein flaches *Tuberculum posterius atlantis.* Die Variabilität der Dornfortsätze ist beträchtlich. Der Dornfortsatz des Axis (C II) ist meist nur schwach gegabelt. Selten ist bei C VI die Gabelung nur angedeutet. Der Dornfortsatz kann andererseits in vereinzelten Fällen auch vollständig gespalten sein.

Die **Querfortsätze (Processus transversi)** entstehen im Halsgebiet aus der dorsal gelegenen, eigentlichen Querfortsatzanlage und der rudimentären Rippenanlage, die durch das *Foramen processus transversi* getrennt sind. Der eigentliche Querfortsatz liefert das *Tuberculum posterius,* die Rippenanlage das *Tuberculum anterius.* Im Brustgebiet sind die Querfortsätze stark nach hinten gerichtet. Im Lendengebiet liefern die eigentlichen Querfortsätze nur die sehr variabel ausgebildeten *Processus accessorii.* Sie sind cranial meist besser entwickelt. Überschreitet ihre Länge 4 mm, werden sie im französischen Sprachgebrauch als „Apophyses styloides" bezeichnet (PAUTOT 1975). Der auffällige seitliche Fortsatz der Lendenwirbel ist einer Rippe homolog und wird sinngemäß als *Processus costalis* (costarius) bezeichnet (Abb. 19a). Er ist beim 3. Lendenwirbel am längsten (Abb. 20). Merkmale der einzelnen Wirbeltypen s. Abb. 19, 21–24, 29.

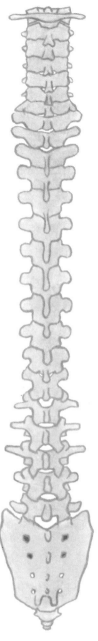

Abb. 20. Wirbelsäule, Dorsalansicht

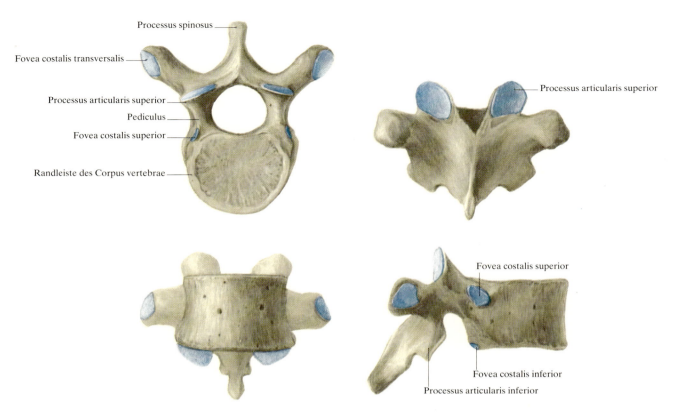

Abb. 21. Siebenter Brustwirbel eines Erwachsenen. Gelenkflächen blau hervorgehoben

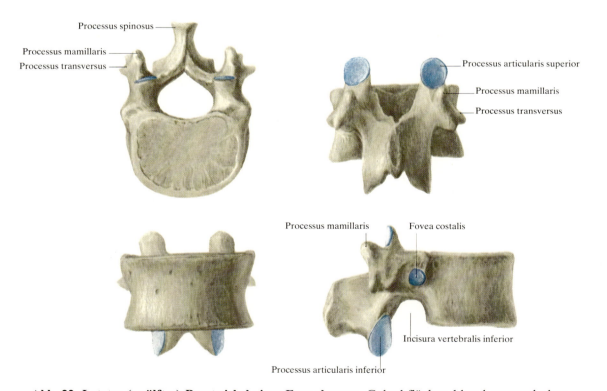

Abb. 22. Letzter (zwölfter) Brustwirbel eines Erwachsenen. Gelenkflächen blau hervorgehoben

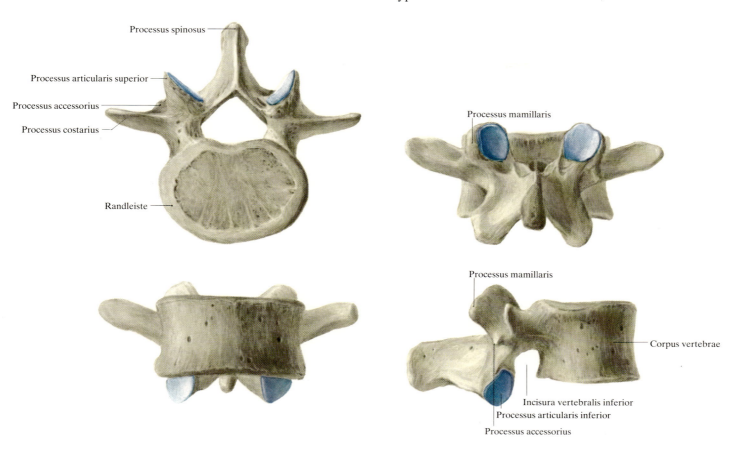

Abb. 23. Dritter Lendenwirbel eines Erwachsenen. Gelenkflächen blau hervorgehoben

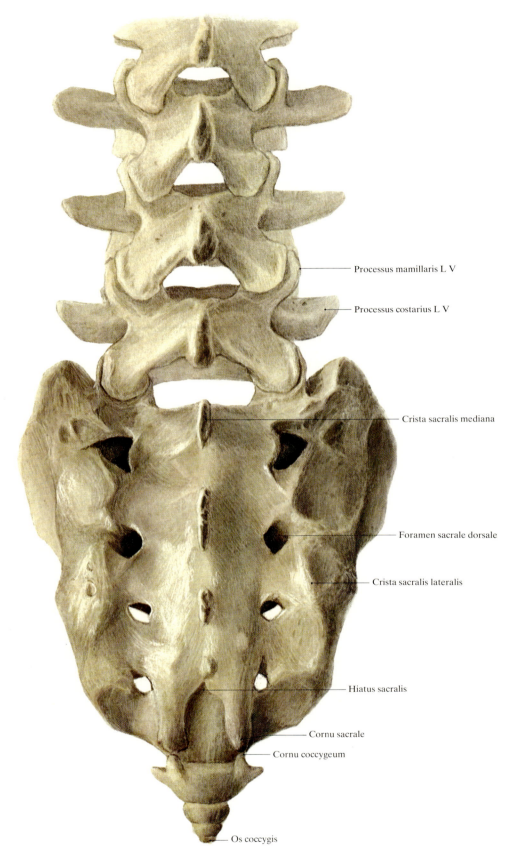

Abb. 24. Kreuzbein und untere Lendenwirbel von dorsal

3. Regionengrenzen

In der Ontogenese scheint die Lage der Beinknospe die regionäre Ausgestaltung der angrenzenden Wirbel zu bestimmen (HODLER 1949). Erbmäßig ist die Regionenbildung wohl polygen bedingt (HUMES u. SAWIN 1938), nicht durch ein einziges Allelpaar, wie KÜHNE (1934) angenommen hatte. Die Zahl der Wirbel ist in den einzelnen Regionen großen Schwankungen unterworfen. Verhältnismäßig konstant ist einzig die Zahl der Halswirbel, die bei fast allen Säugetieren stets sieben beträgt. Sehr variabel ist dagegen die Zahl der Wirbel in der Brust-, der Lenden- und der Kreuzgegend wie auch die Lage der Regionengrenzen dieser Abschnitte.

Die Regionengrenzen können nach cranial oder häufiger nach caudal verschoben sein. Meist betrifft die Verschiebung nur eine einzige Grenze. Sehr selten ist die occipitocervicale, selten die cervicothorakale, häufig die thorakolumbale, die lumbosacrale oder die sacrocaudale Grenze verschoben. Nur etwa 40% aller Menschen haben diese Grenzen am normalen Ort (TÖNDURY 1968).

Die verschiedenen Variationsmöglichkeiten der Zonengrenzen sind in der Abb. 25 zusammengefaßt. Über deren Häufigkeit s. Kap. „Regio vertebralis" S. 215. Durch die **Cranialverlagerung** der Kopf-Hals-Grenze um eine Wirbelhöhe verbindet sich der Atlas mit dem Os occipitale *(Assimilation des Atlas)*. An der Hals-Brust-Grenze erhält der 7. Halswirbel durch die Cranialverschiebung eine *Halsrippe* (Abb. 26), während die gleichsinnige Verschiebung der Brust-Lenden-Grenze eine starke Verkürzung oder gar ein Fehlen der letzten Rippe bedingt. An der Lenden-Kreuzbein-Grenze erzeugt eine Cranialvariation eine mehr oder weniger starke Verschmelzung des 5. Lendenwirbels mit dem Kreuzbein. Das umgekehrte Verhalten, die **Caudalverschiebung** von Abschnittsgrenzen, ist in Abb. 21 rechts dargestellt. Der Querfortsatz des 7. Halswirbels wird verkürzt, die 12. Rippe verlängert und der 1. Lendenwirbel trägt noch eine bewegliche kurze Rippe (Lendenrippe). Der oberste Kreuzbeinwirbel trennt sich mehr oder weniger vom Kreuzbein und gleicht sich einem Lendenwirbel an (Lumbalisation) (Abb. 25). Rein formal ist die *Lumbalisation* eines Sacralwirbels nicht von der *Sacralisation* eines Lumbalwirbels zu trennen. Einzig die Anzahl Wirbel der angrenzenden Regionen bestimmt die Bezeichnung „Sacralisation" oder „Lumbalisation". Werden beispielsweise nur 4 statt 5 Lendenwirbel über dem Übergangswirbel gezählt, wird dieser als sacralisierter Lendenwirbel aufgefaßt. (Über die abweichende Interpretation der Kliniker s. jedoch S. 220). Noch stärker als die lumbosacrale variiert die sacrococcygeale Grenze, im Zusammenhang mit der starken Variabilität des Kreuzbeins (Abb. 28).

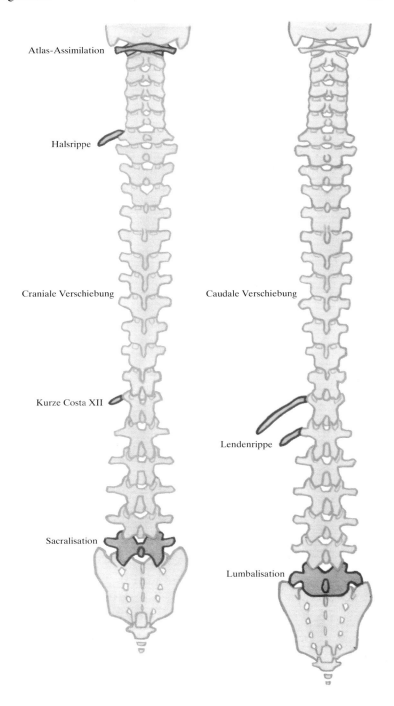

Abb. 25. Verschiebemöglichkeiten der einzelnen Regionengrenzen
Die Regionengrenzen können unabhängig voneinander variieren. Für die Variation scheinen zahlreiche Erbfaktoren verantwortlich zu sein

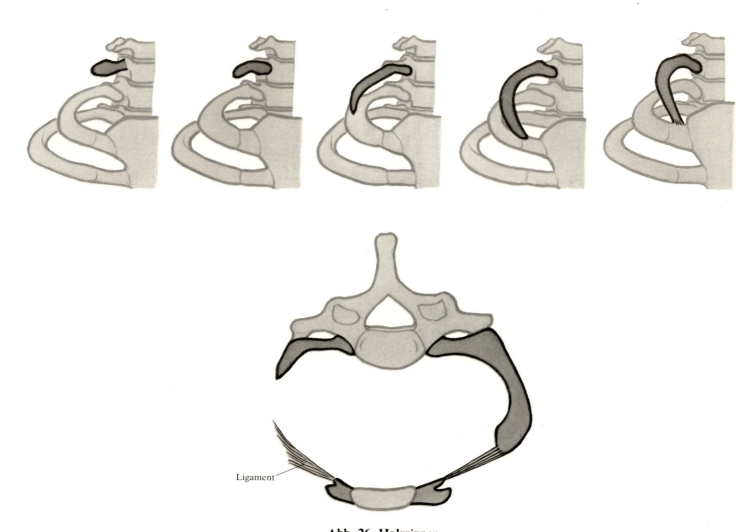

Abb. 26. Halsrippen
Sie variieren vom kleinen Rudiment bis zur voll ausgebildeten Rippe. Die Insertion an der 1. Rippe erfolgt gewöhnlich durch ein Ligament

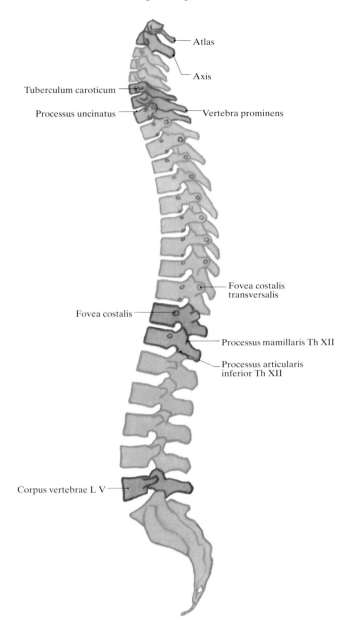

Abb. 27. Regionäre Merkmale
Übergangszonen *dunkelgrau*. Spezielle Kriterien sind:
Tuberculum caroticum, Processus uncinatus, Rippen-Gelenkflächen, Stellung der Gelenkfortsätze, Keilform von LV, Processus mamillaris Th XII

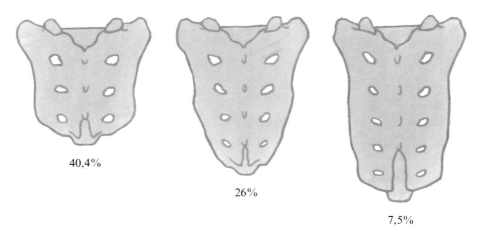

Abb. 28a. Variationen in der Zahl der Sacralwirbel
Ein- oder beidseits, ohne Berücksichtigung des Geschlechts. (Nach Angaben von ADOLPHI 1911 und FISCHER 1906)

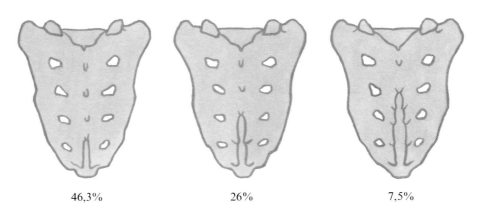

Abb. 28b. Ausdehnung der dorsalen Spaltbildung im Kreuzbein
Häufigkeitsverteilung. (Nach ADOLPHI 1911)

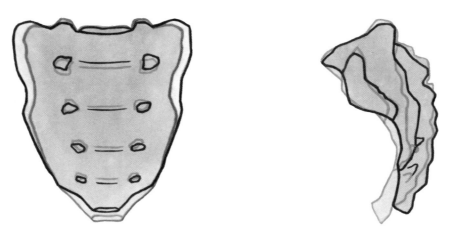

Abb. 28c. Geschlechtsunterschiede
Konturen eines männlichen (*hell*) und eines weiblichen Kreuzbeins (*dunkel*). (Nach FRICK et al. 1977)

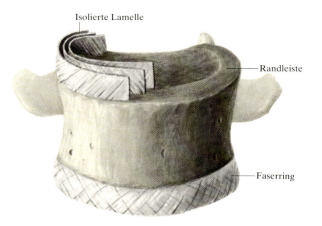

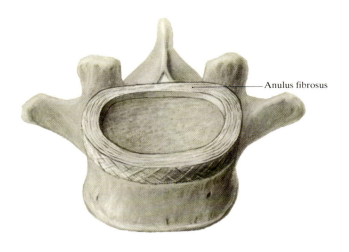

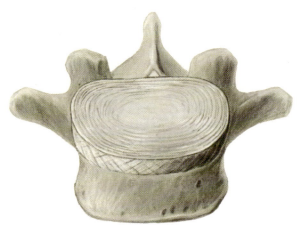

Abb. 29. Struktur der Bandscheiben, Lendengebiet
In der quergeschnittenen Bandscheibe oben ist der weiche Inhalt (Nucleus pulposus) entfernt. Zwiebelschalenartige Anordnung der Lamellen. Sie umspannen nicht die ganze Circumferenz, sondern sind unterbrochen und untereinander verbunden

Abb. 30. Isolierte Lamellen des Faserringes
Drei Lamellen des Faserringes zeigen den gekreuzten Faserverlauf benachbarter Lamellen

4. Zwischenwirbelscheiben
(Bandscheiben, Disci intervertebrales)

Anfänglich bilden sich zwischen sämtlichen Wirbelkörpern Zwischenwirbelscheiben aus. Diese werden bald regionär abgewandelt. Im Kreuzbein sind die Bandscheiben schon vor der Geburt schlecht differenziert, mit Ausnahme der obersten Sacralbandscheibe. Nach caudal nimmt der Differenzierungsgrad stetig ab. Zwischen den Steißwirbeln ist nur noch Bindegewebe zu finden, an dem sich Faserring und Gallertkern nicht mehr unterscheiden lassen.

Der **Faserring (Anulus fibrosus)** besteht aus zwiebelschalenartig geschichteten Lamellen von Kollagenfasern, die nach innen allmählich zarter werden (Abb. 29). Die Fasern strahlen als Sharpey-Fasern in den Knochen der Randleiste ein, innen davon auch in die Kalkknorpelplatte, welche die Deckplatte des Wirbelkörpers bildet.

Jede Lamelle besteht aus unter sich parallelen kollagenen Fasern, welche gekreuzt zur Nachbarlamelle verlaufen (Abb. 30). Knorpelzellen sind spärlich und nur in der inneren Zone anzutreffen. Blutgefäße fehlen beim Erwachsenen vollständig. Nur bis zum 4. Lebensjahr ist eine eigene, vom Wirbelkörper unabhängige Vascularisation des Faserringes zu beobachten. Die Bandscheiben sind praktisch nervenfrei, mit Ausnahme des hintersten Abschnitts (vgl. S. 234). Der **Gallertkern (Nucleus pulposus)** entsteht durch gallertige Umwandlung der embryonalen knorpligen Innenzone der Bandscheibe. Überreste der zentralen, mikroskopisch kleinen *Chordasegmente* lassen sich in Form vereinzelter Zellgruppen noch lange nach der Geburt in der Chondromukoidgallerte nachweisen. Der Gallertkern funktioniert als inkompressibles Wasserkissen, das die Kollagenfasern des Anulus fibrosus spannt. Die Bandscheiben vermitteln auf diese Art die elastische Widerstandsfähigkeit der Wirbelsäule.

In der *Halswirbelsäule* entstehen zwischen dem 9. und 20. Lebensjahr seitliche Einrisse in den Faserringen (TÖNDURY 1958), die als physiologisch anzusehen sind. Unter dem Einfluß der Bewegungen entwickeln sich diese Risse zu Gelenkspalten in den faserknorplig umgewandelten Außenzonen (Abb. 31). Sie werden als Uncovertebralgelenke bezeichnet.

Im *Kreuzbein* läuft unter dem Einfluß der Immobilisierung der gegenteilige Prozeß ab. Ausgehend von den Randepiphysen setzt, beginnend mit dem 15. Lebensjahr, eine langsame Verknöcherung der mittleren sacralen Bandscheiben ein. Erst viel später wird auch die erste sacrale Bandscheibe erfaßt. Gegen Lebensende sind nur noch einzelne Rudimente der Zwischenwirbelscheiben im Kreuzbein zu erkennen.

Überlastung der Bandscheiben kann durch falsche (Hohlkreuz-) Haltung beim Sprung von Turngeräten erfolgen (Abb. 32). Beim Druckversuch unter Verkleinerung des Lumbosacralwinkels, d.h. beim Vorwärtskippen des Beckens, wird die Bandscheibe L V hinter die Biegungsachse hinausgequetscht (Abb. 33). Die Neutral- oder Biegungsachse verläuft (nach KRAYENBÜHL et al. 1968) bei Rückneigung der Lendenwirbelsäule in den Wirbelkörpern unweit des Wirbelkanals (Abb. 34).

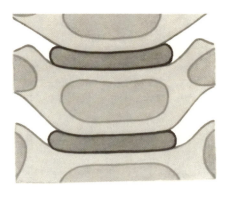
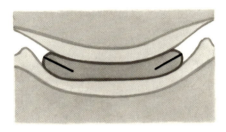
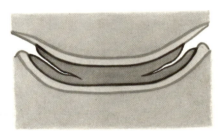

Abb. 31. Entwicklung der „Unco-vertebralgelenke" durch Rißbildung in den Faserringen. Frontalschnitte durch Halswirbelsäulen verschiedenen Alters. *Oben:* Neugeborenes, *Mitte:* 9jährig, *unten:* adult

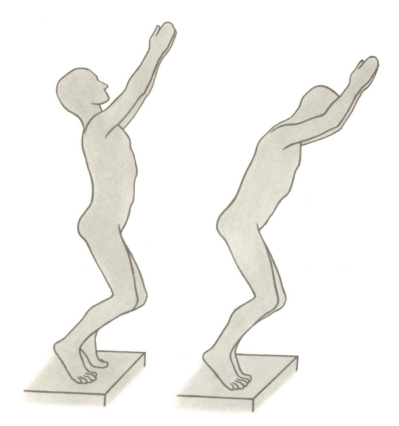

Abb. 32. Falsche und richtige Haltung beim Sprung von Turngeräten

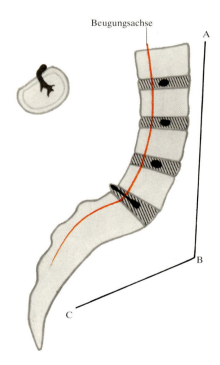

Abb. 33. Druckversuch unter Verkleinerung des Lumbosacralwinkels ABC
Die Bandscheibe L V/S I wird hinter der Biegungsachse herausgequetscht

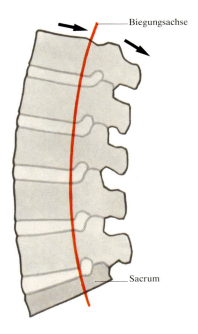

Abb. 34a. Die Neutral- oder Biegungsachse verläuft bei Rückneigung der Lendenwirbelsäule in den Wirbelkörpern unweit vom Wirbelkanal

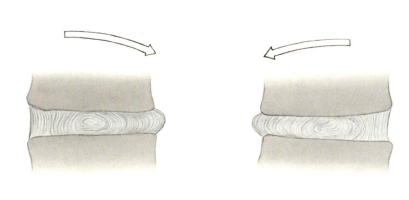

Abb. 34b. Verhalten der Bandscheibe bei Flexion (*links*) **und bei Extension** (*rechts*)
Die Bandscheibe wulstet sich stets auf der konkaven Seite vor und sinkt auf der konvexen Seite ein. (Nach PANJABI u. WHITE 1980)

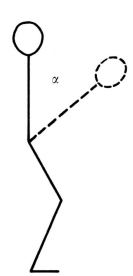

Abb. 35. Rumpfneigungswinkel

Tabelle 1. Höchstzulässige Lastgewichte (s. Abb. 35)

Rumpf-neigungswinkel	Männer		Frauen	
	Rücken		Rücken	
	flach kg	gebeugt kg	flach kg	gebeugt kg
$\alpha = $ 0°	400	200	240	120
15°	200	100	120	60
45°	100	50	60	30
90°	50	25	30	15

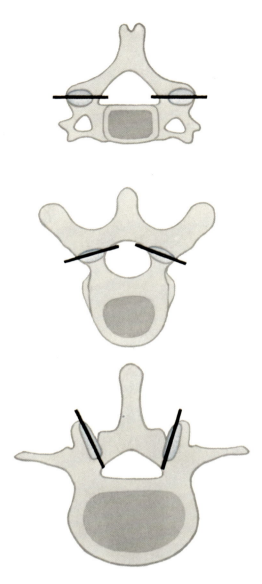

Abb. 36. Stellung der Gelenkflächen im Hals- (*oben*), Brust- (*Mitte*) und Lendengebiet (*unten*). Die schwarzen Striche geben die horizontale Schnittlinie durch die Gelenkflächen wieder

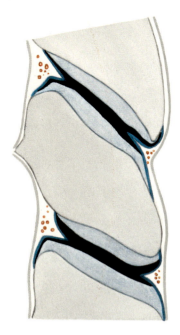

Abb. 37. Meniscoide Gelenkfalten
Längsschnitt durch 2 Gelenkflächen der Halswirbelsäule. In den Gelenkfalten zahlreiche Gefäßanschnitte. (Nach Töndury, in Rauber-Kopsch 1968)

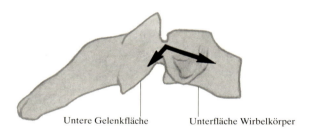

Abb. 38. Mittlerer Halswirbel von rechts
Die Auflageflächen von Wirbelkörper und Gelenkfortsätzen sind entgegengesetzt geneigt (*Pfeile*)

5. Wirbelgelenke und Bewegungsumfang

Die Wirbelgelenke schränken die freie Bewegungsmöglichkeit der Wirbelsäule ein. Ohne Gelenke wäre die Körpersäule ein nach allen Seiten fast gleichmäßig biegsamer Stab. Die Gelenke bewirken, daß einzelne Regionen auf gewisse Bewegungsrichtungen spezialisiert werden. Maßgebend für die Bewegungsrichtung ist:

a) Die Stellung der Gelenkfortsätze. Diese ändern sich tiefgreifend im Laufe der Entwicklung. Vor der Geburt sind sämtliche Gelenkflächen annähernd dachziegelartig übereinandergelagert. Erst im Kleinkindesalter nehmen sie mit dem fortschreitenden Wachstum der Gelenkfortsätze allmählich die für den Erwachsenen typische Stellung ein (Abb. 36). Am stärksten ändert sich die Stellung im Lendengebiet.

Das Lumbosacralgelenk stellt sich jedoch nicht ganz sagittal, sondern verharrt in einer mehr frontalen Stellung (Abb. 19). Der nach hinten offene Winkel der lumbalen Gelenkflächen nimmt cranialwärts allmählich ab (Kubik 1981). Asymmetrien sind recht häufig. Sie brauchen nicht angeboren zu sein, sondern scheinen sich postnatal unter asymmetrischer Belastung entwickeln zu können.

b) Meniskoide Gelenkeinschlüsse sind beim älteren Fetus in sämtlichen Regionen der Wirbelsäule vorhanden (Töndury 1958, Benini 1978). Diese entstehen im Halsgebiet, das anfänglich meniskusfrei ist, als sekundäre Einstülpungen des zunehmend gefäßreichen periartikulären Gewebes, das sich als Keil vom Foramen intervertebrale her in die Gelenkspalte vorschiebt (Töndury 1958). Im Lendengebiet entwickeln sie sich dagegen als primäre Differenzierungen des intercondylären mesenchymalen Füllgewebes.

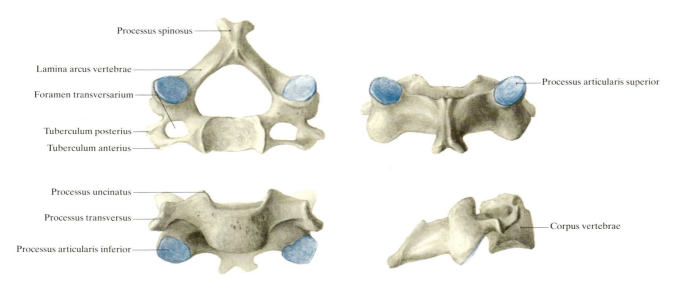

Abb. 39. **Mittlerer Halswirbel eines Erwachsenen.** Gelenkflächen blau hervorgehoben

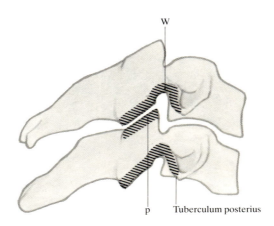

Abb. 40. **Fünfter und sechster Halswirbel,** von rechts Verzahnung des Gelenkforsatzes *p* im transversoarticulären Winkel *W* (*schraffiert*)

Die „Menisci" bestehen aus einem schmalen, sichelförmigen intrakapsulären Abschnitt, der mit einem plumpen, extrakapsulären Teil zusammenhängt, der beim Erwachsenen Fett enthält. Am Aufbau sind neben Binde- und Fettgewebe zahlreiche, meist kapilläre Blutgefäße beteiligt, die am äußeren Rande besonders häufig sind (Abb. 37).

α) **Vorkommen:** In der *Halswirbelsäule* des Erwachsenen in jedem Gelenk. Die Halswirbelgelenke verkanten sich stark bei Lordosierung und benötigen plastisches Füllmaterial, um die toten Räume auszugleichen. Die Elastizität der dünnen Knorpelbeläge ist nicht ausreichend.
In der *Brustwirbelsäule* des Erwachsenen fehlen meniskoide Einschlüsse völlig (BENINI 1978).
In der *Lendenwirbelsäule* findet sie BENINI in 35% der Gelenke, meist als einzige, seltener als doppelte oder gar dreifache Einschlüsse, besonders in der mittleren Lendenwirbelsäule. Gegen das Zwischenwirbelloch hängen sie mit dem Lig. flavum zusammen.

β) **Aufgaben:** Sie gleichen Unregelmäßigkeiten des Knorpelüberzuges oder Gelenkrecessus als plastisches Polster aus. Sie fehlen deshalb in Gelenken mit gleichmäßig glatten Facetten.

c) Die **Innervation** der Gelenkkapseln erfolgt durch Nervenäste der kurzen Muskeln, die das Gelenk überbrücken. Es sind dies Rami dorsales der Spinalnerven. Ihr absteigender Verlauf bedingt die Versorgung durch ein weiter cranial gelegenes Segment. Die Versorgungsgebiete überschneiden sich stets, so daß die Gelenke immer von Ästen verschiedener Segmente erreicht werden (vgl. auch S. 234).

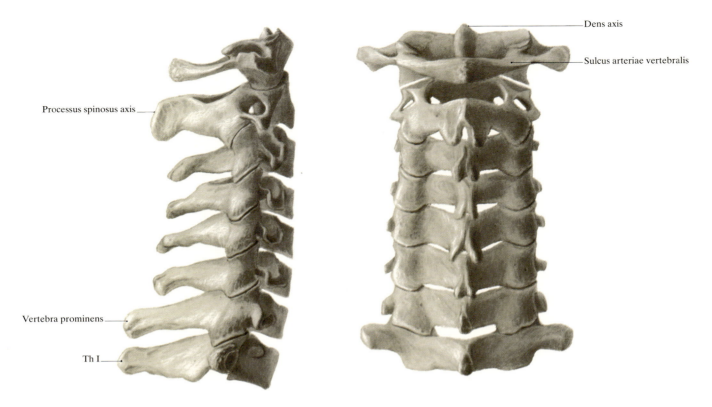

Abb. 41. Halswirbelsäule von rechts und von dorsal

d) Besonderheiten im Halsgebiet

Im Halsgebiet bilden die Gelenke zusätzliche Tragflächen, besonders im oberen Halsabschnitt, wo sie eine zunehmend horizontale Stellung einnehmen, bis schließlich vom Atlas das gesamte Gewicht des Kopfes durch seine Gelenkflächen getragen werden muß. Die Statik bedingt, daß bei den Halswirbeln die Auflageflächen von Wirbelkörpern und Gelenkfortsätzen entgegengesetzt geneigt sind (Abb. 38).
Die Gelenkfortsätze sind im Halsgebiet weit nach lateral verlagert (Abb. 39). Dies bedingt, daß ihre Bewegungsfreiheit durch die Querfortsätze stark eingeschränkt wird: Die cranialen Gelenkfortsätze sind im transversoarticulären Winkel eingekeilt (Abb. 40, 41).

e) Bewegungsumfang

α) Die **Seitenneigung** erfolgt in der ganzen Wirbelsäule gleichmäßig, so daß die Dornfortsatzlinie gleichmäßig gekrümmt erscheint (Abb. 4). Dagegen sind Beugung–Strekkung und Kreiselung regionär stark unterschiedlich.

β) Die **Flexion–Extension** ist in der Halswirbelsäule begünstigt. Ihr Umfang kann in Röntgenaufnahmen als Winkeldifferenz zwischen Vorderkante Axis und Vorderkante C VII in Dorsal- und Ventralflexion gemessen werden. Er beträgt etwa 60°. Der mühelos erreichbare Bewegungsumfang von 60° wird dadurch erreicht, daß sich die Gelenkfortsätze im Halsgebiet dachziegelartig übereinander schieben. Die weiten, schlaffen Gelenkkapseln der Halsregion begünstigen diese Bewegungsmöglichkeit.
In der Brustwirbelsäule ist die Flexion–Extension durch den Brustkorb so stark eingeschränkt, daß sich die Brustkyphose bei Rückneigung gewöhnlich nicht in eine Lordose verwandeln läßt.
Die Lendenwirbelsäule ist dagegen auf Flexion–Extension spezialisiert. Durch Training kann sie bei Artisten extreme Grade erreichen („Schlangenmenschen"), wobei die straffen Gelenkkapseln der Lendenregion allmählich überdehnt werden. Besonders starke Ausschläge sind am oberen und unteren Ende der Lendenwirbelsäule zu beobachten.

γ) Die **Rotation** wird im Halsgebiet durch die transversoarticuläre Verzahnung (Abb. 40, 41) stark eingeschränkt. Die Kreiselung der Halswirbelsäule (ohne Kopfgelenke)

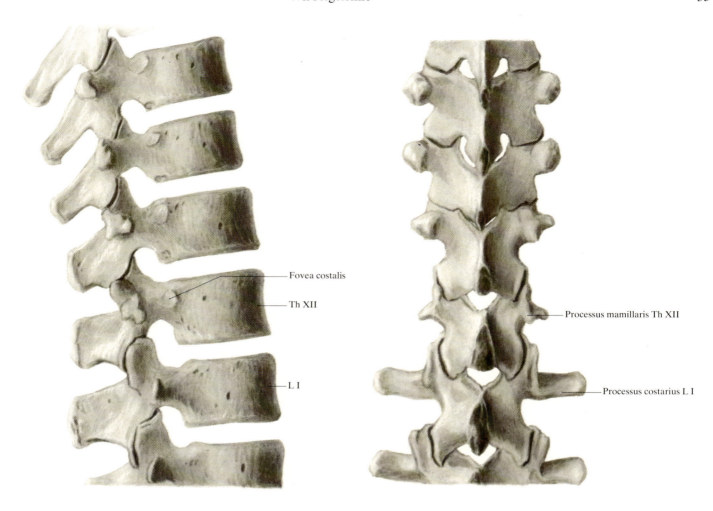

Abb. 42. Untere Brustwirbelsäule von rechts und von dorsal

beträgt nach FICK (1910) nur 20°. Durch die Rotation im Atlantoaxialgelenk (32°) kann der Kopf aber um 52° gedreht werden.

Im Brustgebiet (Abb. 42) begünstigt die Stellung der Gelenkflächen die Rotation. Sie wird aber durch den Brustkorb wieder gehemmt, so daß die thorakale Kreiselung nur insgesamt etwa 25° beträgt.

Im Lendengebiet wird durch die Verzapfung der Gelenkfortsätze die Rotation praktisch aufgehoben (Abb. 36). Immerhin erlaubt die Elastizität in den Gelenkverbindungen noch eine Rotation von insgesamt 5°.

Bei feststehenden Füßen können Kopf und Rumpf unter Zuhilfenahme der Beingelenke so weit gedreht werden, daß das Gesicht schräg nach hinten gerichtet wird.

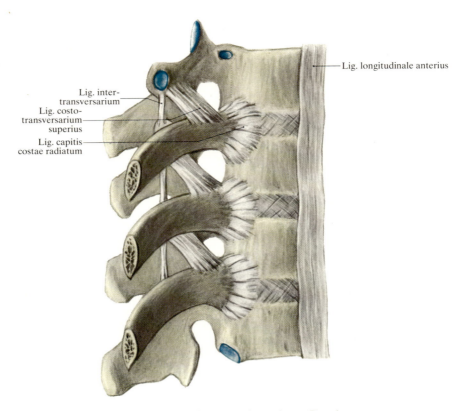

Abb. 43. Brustwirbelsäule, Seitlicher und vorderer Bandapparat

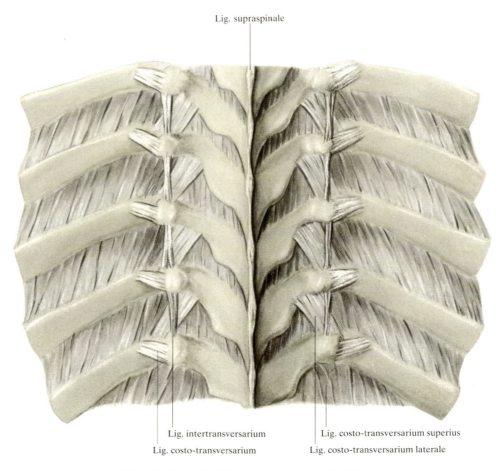

Abb. 44. Dorsale Bänder der Brustwirbelsäule

6. Bänder der Wirbelsäule

Sowohl Wirbelkörper wie Fortsätze sind durch Ligamente verbunden.

a) Die **Wirbelkörpersäule** wird vorn und hinten durch die ganz verschieden gestalteten Längsbänder verstrebt: *Ligamenta longitudinalia anterius et posterius*. Sie wirken der Sprengkraft der Gallertkerne entgegen, haben also die Tendenz, die Wirbelsäule zu verkürzen.

α) Das **Ligamentum longitudinale anterius** (Abb. 43) ist caudal besonders breit, verbindet sich untrennbar mit dem Periost des Kreuzbeines und strahlt als Lig. sacrococcygeum ventrale bis auf die ventrale Fläche der Steißwirbel aus. Die oberflächlichen kollagenen Fasern erstrecken sich nicht über seine ganze Länge, sondern höchstens über 4–5 Wirbel. Die tieferen Kollagenfasern sind kürzer und verbinden übereinanderliegende Wirbel. Auf den Wirbelkörpern strahlen sie meist neben der Randleiste als Sharpey-Fasern in die Corticalis ein. Cranial wird das vordere Längsband schmäler. Vom Axis aus erstreckt es sich als schmaler, von zahlreichen elastischen Fasern durchsetzter Strang zum Tuberculum anterius des Atlas. Zwischen Atlas und Occiput stellt das Band einfach einen verstärkten Abschnitt der *Membrana atlantooccipitalis anterior* dar.

β) Das **Ligamentum longitudinale posterius** (Abb. 45) ist weniger mit den Wirbelkörpern als mit den Bandscheiben verbunden und verbreitert sich über diesen girlandenartig. Wie beim vorderen Längsband lassen sich längere oberflächliche von kürzeren tieferen Fasern unterscheiden. Im Gegensatz zur Bandscheibe ist das hintere Längsband reich innerviert (THÉVENOZ 1976). Die Nische zwischen Längsband und Wirbelkörper enthält oft größere Venen aus der Wirbelkörperspongiosa.
Caudal endet das hintere Längsband als *Ligamentum sacrococcygeum dorsale profundum* auf den untersten Steißwirbeln. Cranial splittert es sich in kurze und lange Faserzüge auf, die zum Bandapparat der Kopfgelenke gehören. Lange Faserzüge, als *Membrana tectoria* bezeichnet, verschmelzen gegen das Hinterhauptsbein zu mit der ventralen Dura mater. Andere vereinigen sich mit dem *Ligamentum transversum atlantis* und ziehen zum Os occipitale weiter. Sie bilden so als Längsschenkel mit dem queren Ligamentum transversum atlantis zusammen das *Ligamentum cruciforme atlantis* (s.Bd. I/1 Kopf, Teil B, S. 342–346).

b) Die **Wirbelfortsätze** sind durch zahlreiche, teils straffe Bänder verbunden (Abb. 43, 44).
Die zwischen den Dornfortsätzen ausgebildeten *Ligamenta interspinalia* gehen dorsal allmählich in das regionär sehr verschieden ausgebildete *Ligamentum supraspinale* über. Dieses ist im Nacken von zahlreichen elastischen Fasern durchsetzt, stark verbreitert und wird als *Ligamentum nuchae* bezeichnet. Im Lumbalbereich sind diese Ligamente

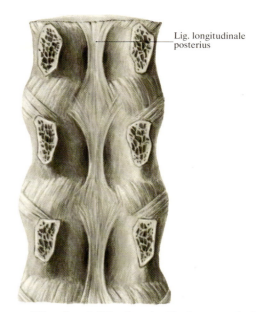

Abb. 45. Hinteres Längsband (Lig. longitudinale posterius)
Der Wirbelkanal ist durch Abtragung der Wirbelbogen eröffnet. Das Lig. longitudinale posterius ist an den Bandscheiben verbreitert und eng befestigt

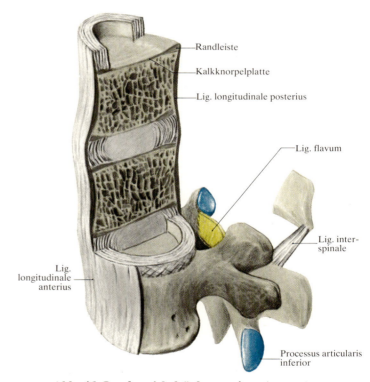

Abb. 46. Lendenwirbelsäule, passiver Apparat
Die Lamellen der Faserringe wurzeln in den Randleisten und den Kalkknorpelplatten (=Deckplatten). Sie sind locker mit dem vorderen, aber eng mit dem hinteren Längsband (Lig. longitudinale) verbunden

schwächer und können sogar überhaupt fehlen. Zwischen den Wirbelbogen spannen sich die paarigen *Ligamenta interarcualia* (*Ligamenta flava*) als kräftige, elastische Membranen aus, welche in jeder Stellung eine faltenlose, glatte Wand des Wirbelkanals garantieren (Abb. 46). Seitlich verbinden sie sich mit den angrenzenden Gelenkkapseln der Wirbelgelenke, wobei sie sich gleichzeitig verdicken und damit das Foramen intervertebrale einengen. Bei erheblicher Verdickung kann der Spinalnerv komprimiert werden.

7. Das Bewegungssegment

Da die Bewegungsmöglichkeit von sämtlichen Verbindungen zweier benachbarter Wirbel abhängig ist, wird der ganze Bereich dieser Verbindungen als „Bewegungssegment" bezeichnet. Dieses umfaßt also neben der Bandscheibe die Wirbelgelenke, sämtliche Bandverbindungen (Abb. 47) und auch die verbindenden Muskeln. Das Bewegungssegment ist die kleinste Bewegungseinheit („functional spinal unit") der Wirbelsäule. Es wird durch Angabe der beiden benachbarten Wirbel bezeichnet.

Die einzelnen Abschnitte des Bewegungssegmentes beeinflussen sich gegenseitig. Die Position der Gelenkfortsätze beeinflußt die Lage des Gallertkernes und Veränderungen der Bandscheiben wiederum das Verhalten der Gelenke (Abb. 48, 49). Jedem Bewegungssegment ist ein Abschnitt des Wirbelkanals samt Inhalt zugeordnet, ebenso 2 Zwischenwirbellöcher mit den durchtretenden Leitungen.

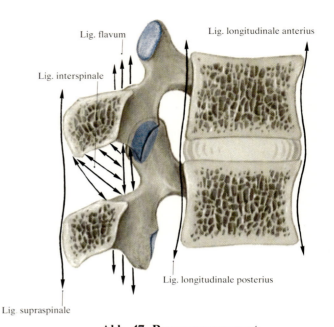

Abb. 47. Bewegungssegment
Benachbarte Wirbel sind durch Bandscheibe, Gelenke und Bänder beweglich verbunden (z.B. Lendenwirbel)

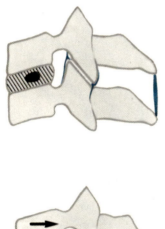

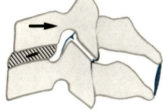

Abb. 48. Wirbelverschiebung nach hinten (*Pfeil*) **infolge Verschmälerung der Bandscheibe**
Die schiefe Stellung der Gelenkflächen bewirkt, daß der überliegende Wirbel nach rückwärts gleitet (Retrolisthesis)

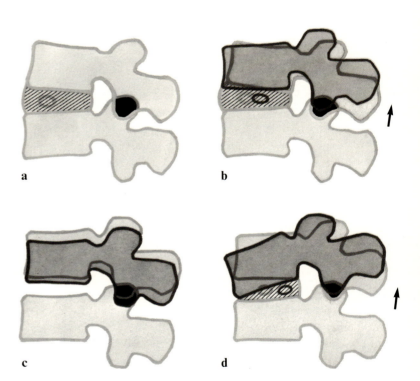

Abb. 49a–d. Verhalten des Bewegungssegments bei Vor- und Rückneigung und bei Bandscheibenveränderungen (Schema)
a In Lordose liegt der Gallertkern etwas ventral
b Bei Aufrichtung aus Lordose verschiebt sich der Gallertkern nach dorsal. *Pfeil:* Bewegung des oberen Dorn- und Gelenkfortsatzes
c Bandscheibenverschmälerung wirkt sich in abscherender Belastung der Gelenkkapseln aus (Heruntersinken der Gelenkfortsätze)
d Kyphose: Verschiebung des Gallertkerns nach dorsal bei Vorneigung. *Pfeil:* Verlagerung des oberen Dornfortsatzes

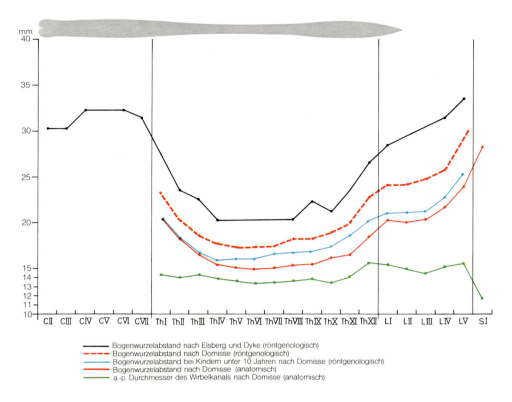

Abb. 50. Kaliber des Wirbelkanals
Schwarz ausgezogen: Bogenwurzelabstand nach ELSBERG und DYKE 1934 (röntgenologisch); *rot gestrichelt:* Bogenwurzelabstand nach DOMISSE 1980 (röntgenologisch); *blau:* Bogenwurzelabstand bei Kindern unter 10 Jahren nach DOMISSE 1980 (röntgenologisch); *rot ausgezogen:* Bogenwurzelabstand nach DOMISSE 1980 (anatomisch); *grün:* a.-p. Durchmesser des Wirbelkanals nach DOMISSE 1980 (anatomisch)

8. Der Wirbelkanal

Die aufeinanderfolgenden *Wirbellöcher* (*Foramina vertebralia*) bilden in ihrer Gesamtheit einen langen Kanal, den *Wirbelkanal* (*Canalis vertebralis*, von den Klinikern auch „Spinalkanal" genannt). Seine ventrale Wand wird durch die Wirbelkörper und Bandscheiben gebildet. Seitlich und dorsal wird der Kanal durch die Wirbelbogen und die Ligamenta flava begrenzt, die zwischen den Wirbelbogen ausgespannt sind (Abb. 46). Er beginnt am *Foramen occipitale magnum* und endet am *Hiatus sacralis*.

Die Lichtung des Wirbelkanals ist regionär verschieden weit. Ein zuverlässiges Maß für die Breite des Kanals ist der seitliche Abstand der Bogenwurzeln, der röntgenologisch in der a.p. Aufnahme leicht gemessen werden kann (Abb. 50). Auch die Form ändert sich von Abschnitt zu Abschnitt (Abb. 51). Die lokalen Erweiterungen entsprechen den beiden verdickten Abschnitten des Rückenmarkes, der Intumescentia cervicalis und der Intumescentia lumbalis.

Eine seitliche Aussackung des Wirbelkanals ist besonders im Lendengebiet als *Recessus lateralis* angedeutet. Bei degenerativen Veränderungen der Wirbelsäule ist dieser Recessus oft vertieft (Abb. 52–54). In dieser Ausbuchtung kann die Spinalnervenwurzel festgehalten und dem Druck einer vorquellenden Bandscheibe ausgesetzt sein. Betroffen ist gewöhnlich der Spinalnerv des nächstfolgenden Segmentes (s.S. 265).

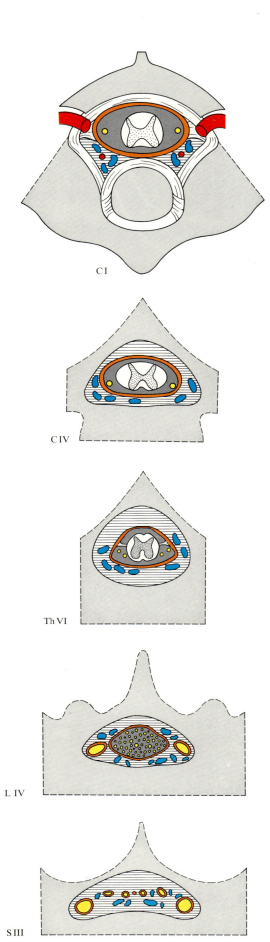

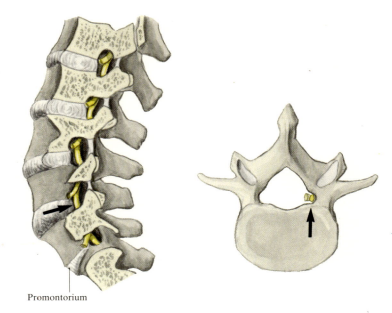

Abb. 52. Verlauf der lumbalen Spinalnerven und ihrer Wurzeln
Sagittaler Anschnitt der Lendenwirbelsäule. *Pfeil:* Discusprolaps L IV/V komprimiert die Wurzel von L 5

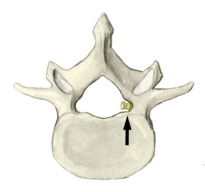

Abb. 53. Querschnitt der Bandscheibe L IV
Pfeil: Die Wurzel L V vermag nicht auszuweichen, da sie in einer Ausbuchtung des Wirbelloches liegt

Abb. 51. Änderung von Form und Kaliber des Wirbelkanals in verschiedener Höhe

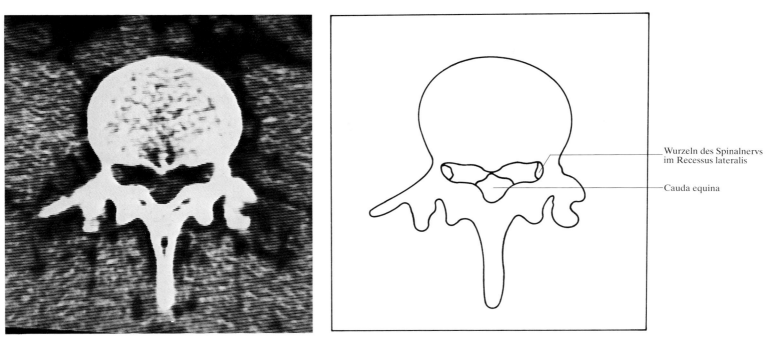

Abb. 54. Computertomogramm Lumbalwirbel

B. Dorsaler Brustkorb

1. Rippen

Sie bilden die tiefe Schicht der dorsalen Brustwand und bestehen bereits beim Säugling aus einem langen knöchernen Abschnitt, dessen Ossifikation am Ende des 2. Embryonalmonates begonnen hat (Abb. 13).

a) Die Ossifikation schreitet rasch sternalwärts fort bis zur definitiven Knochen-Knorpelgrenze. Im Pubertätsalter treten Epiphysenkerne im Rippenköpfchen (*Caput costae*) und im Rippenhöcker (*Tuberculum costae*) auf, die mit 20–25 Jahren mit den Rippenknochen verschmelzen.

b) Form: Die Rippen II–XI sind flächenhaft gekrümmt, der Thoraxwölbung entsprechend. Auch ihre Kanten, seitlich betrachtet, erscheinen gekrümmt (Kantenkrümmung, vertebrales Ende liegt höher). Besonders die oberen Rippen sind außerdem um ihre Längsachse verdreht (Torsion, Abb. 55). Seitlich des *Collum costae* besitzen die Rippen I–X am Unterrand eine Eindellung für die Intercostalgefäße (*Sulcus costae*, Abb. 55).

Mit dem Rippenköpfchen und dem Rippenhöcker haben die Rippen gelenkigen Kontakt mit der Wirbelsäule. Die Rippenköpfchen II–X berühren nicht nur den zugehörigen Wirbel, sondern auch die darüber liegende Bandscheibe und den darüber liegenden Wirbelkörper (Abb. 56).

Die Rippenhöcker werden nach caudal niedriger. Sie fehlen bei der 11. und 12. Rippe, ebenso wie der Sulcus costae. Die stärkste Flächenkrümmung (*Angulus costae*) liegt bei der ersten Rippe am Rippenhöcker. Sie rückt weiter caudalwärts immer weiter nach lateral.

Sieben Rippen erreichen das Sternum. Die Rippen VIII, IX und X verbinden sich mit ihren knorpligen vorderen Enden und bilden so den Rippenbogen (*Arcus costarum*). In etwa 70% ist die 10. Rippe aber wie die 11. und 12. frei.

2. Wirbelrippengelenke

Die Rippen drehen sich um eine Achse, die im Collum costae verläuft (Abb. 57). Die Achse ist nach hinten und unten gerichtet, cranialwärts dagegen mehr und mehr transversal, so daß sie bei der ersten Rippe fast rein transversal verläuft. Dementsprechend dehnt sich der Brustkorb bei der Inspiration in seiner unteren Partie vorwiegend in den Flanken aus, während die Ausdehnung in den Lungenspitzen gering ist.

Die Gelenke an den Rippenköpfchen I–IX sind durch die Bandverbindung mit den Zwischenwirbelscheiben in zwei Kammern unterteilt (Abb. 56).

Sämtliche Gelenke besitzen eine straffe Bandsicherung und Bandführung (Abb. 56, 57).

Die Bänder besitzen enge topographische Beziehung zu den Ästen der Spinalnerven (Abb. 58).

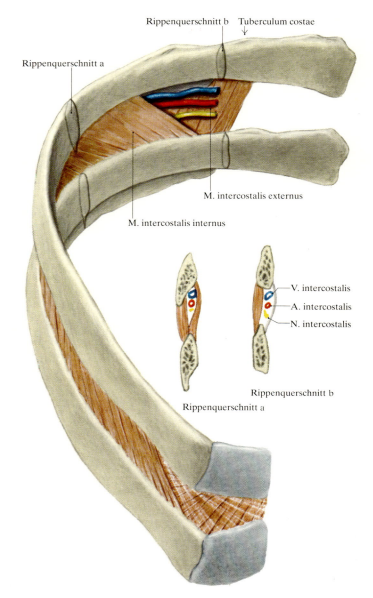

Abb. 55. Topographie des Intercostalraumes
Die Lage der Rippenquerschnitte *a* (durch Corpus) und *b* (durch Collum) ist eingezeichnet

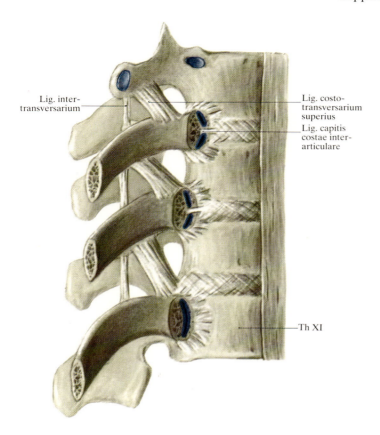

Abb. 56. Rippengelenke, untere Brustwirbelsäule
Die Köpfchen der IX., X. und XI. Rippe sind angeschnitten

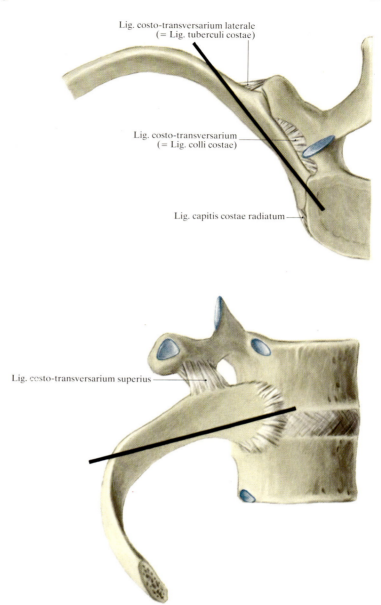

Abb. 57. Rippenbewegung
Die Bewegungsachse verläuft im Collum costae (Fick 1910) und ist in der unteren Brustwirbelsäule stark nach hinten und unten geneigt

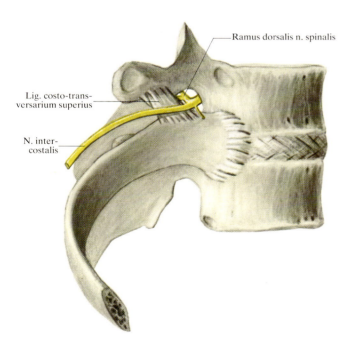

Abb. 58. Ursprung der Intercostalnerven
Der Spinalnerv verzweigt sich rasch in einen ventralen (Intercostalnerv) und einen dorsalen Ast (Ramus dorsalis). Der dorsale Ast teilt sich in einen lateralen und einen medialen Zweig. (Sichtbar ist auch ein dünner Ramus communicans)

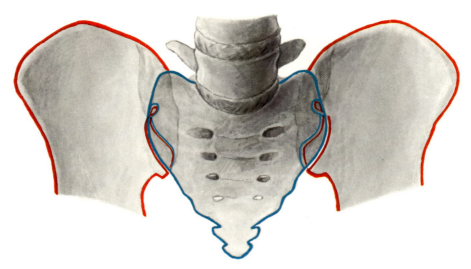

Abb. 59. Gelenkfläche des Kreuz-Darmbeingelenkes in Ventralansicht
Konturen des Kreuzbeins blau, Konturen des Hüftbeins rot

C. Articulatio sacroiliaca

(Abb. 59–62)

Das Kreuz-Darmbeingelenk ist ein straffes Gelenk mit minimaler Beweglichkeit (Amphiarthrose), das nur der Federung dient. Es ist durch einen straffen Bandapparat gesichert.

In der Schwangerschaft wird der Bandapparat etwas aufgelockert. Eine echte Bewegungsmöglichkeit resultiert aber daraus nicht, indem die Verschiebung höchstens 2 mm erreichen kann (FICK 1910).

Eine Drehbewegung des Kreuzbeins, die den „Bogenwulst" (Abb. 60) als „Gleitschiene" benützen soll, wird durch die *Ligamenta sacrotuberalia* (Abb. 88) blockiert. Außerordentlich kräftige Bänder (besonders die *Ligamenta sacroiliaca dorsalia,* Abb. 61) verhindern, daß das Kreuz-

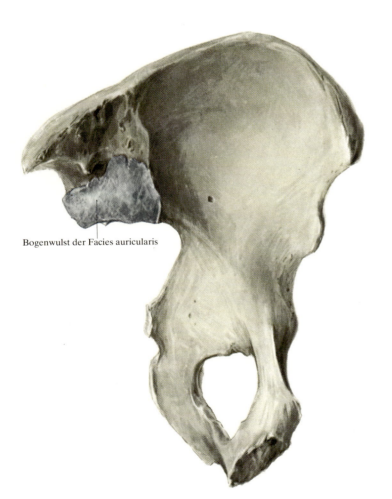

Abb. 60. Linkes Hüftbein von medial
Die stark gekrümmte Gelenkfläche (Facies auricularis) besitzt meist im hinteren Abschnitt einen Bogenwulst, der in der a-p. Ansicht (Abb. 59) und auch im Röntgenbild (Abb. 62) deutlich wird

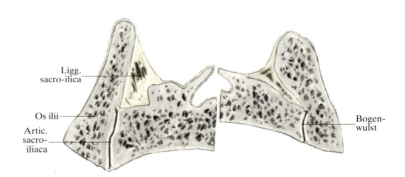

Abb. 61. Querschnitte durch das Kreuz-Darmbeingelenk in verschiedener Höhe. Der Bogenwulst (Abb. 60) erscheint hier weniger deutlich

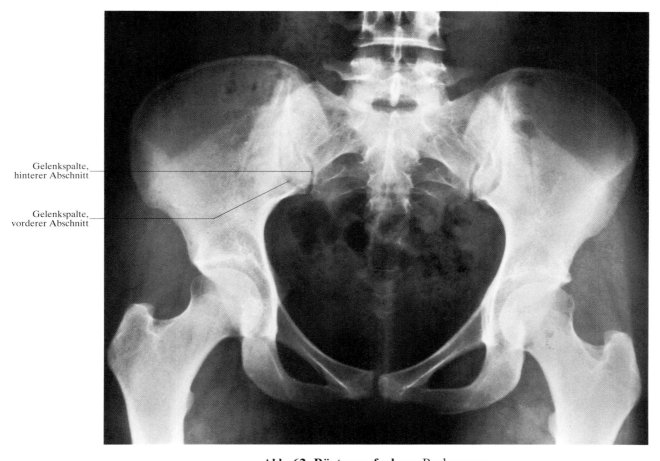

Abb. 62. Röntgenaufnahme. Becken a-p.
Die Gelenkfläche des Kreuz-Darmbeingelenkes ist nur in ihrem caudalen Abschnitt deutlich. Lateral liegt der vordere, medial der hintere Anteil der Gelenkspalte

bein ins kleine Becken vorgetrieben wird. Dorsal ist das Gelenk durch diese Bänder viel besser geschützt als durch die schwächeren ventralen Ligamente.
Der Knorpelbelag ist auf dem Kreuzbein dicker als auf dem Darmbein.
Gelegentlich durchziehen an einer oder mehreren Stellen straffe Faserzüge auch die Gelenkhöhle. Knorpelwucherungen (periostale Chondrome) können den Beckeneingang verengen.
Nervenversorgung. Alle Nervenstämme der Gegend geben Ästchen an die Kapsel ab: von ventral her Äste des Plexus sacralis. Die unteren Teile des Gelenkes werden durch einen Zweig des N. gluteus superior versorgt. Von dorsal erhält das Gelenk Zweige der Rami dorsales von S_1 und S_2. Auch ein Ästchen des N. obturatorius scheint sich zu beteiligen.
Varietäten. An Band- und Muskelansatzstellen kommen besonders bei älteren Leuten Verknöcherungen vor. Arthrotische Osteophyten beobachtet man häufig am Vorderende der Facies auricularis.
Vollkommene Verknöcherung der Articulatio sacroiliaca, ein- oder doppelseitig, ist sehr selten.

D. Mißbildungen der Wirbelsäule

Einzelne Fehlbildungen der Wirbelsäule, vor allem in Bereich des Wirbelbogens, gelegentlich aber auch im Bereich des Wirbelkörpers, haben kaum eine klinische Bedeutung, insbesondere wenn sie isoliert auftreten. Sie stellen oft Zufallsbefunde auf Wirbelsäulenröntgenbildern dar. Ihre Kenntnis ist aber für den Arzt wichtig, um Verwechslungen mit Wirbelfrakturen, was leider immer wieder vorkommt, zu vermeiden. Andere Fehlbildungen manifestieren sich durch Fehlhaltungen des Rückens, durch abnorme Belastungen der daran angrenzenden Wirbelsäulenabschnitte, die dann als Folge vorzeitige Abnützungserscheinungen zeigen und so unmittelbar für die Beschwerden verantwortlich sind. Eine dritte Gruppe bewirkt direkt Symptome durch Kompression nervöser Strukturen oder von Blutgefäßen. Die letzte Gruppe tritt gewöhnlich zusammen mit Mißbildungen des Rückenmarks auf.

1. Entwicklungsphysiologische Grundlagen

Das *Wirbelblastem* gliedert sich nicht autonom in Bandscheiben- und Wirbelanlagen, sondern ist von der Anordnung der Ursegmente (Somiten) abhängig. Diese entstehen durch metamere Gruppierung (Aggregation) des achsennahen Mesenchyms. Die Aggregation zu einzelnen Ursegmenten ist ein energieabhängiger Vorgang, der durch die verschiedensten endogenen (Gene) oder exogenen Faktoren (z.B. Sauerstoffmangel, Hypothermie, Hypoglykämie usw.) gestört und nicht mehr korrigiert werden kann. Somitenstörungen scheinen die häufigste Ursache für Keil- und Blockwirbel zu sein.

Tierexperimentelle Befunde ergeben ganz verschiedene Wege, auf denen ein und dieselbe Fehlbildung der Wirbelsäule zustandekommen kann. Für verschiedene Mißbildungen sind klare Modelle beim Säugetier bekannt (THEILER 1959, 1968), während man z.B. für die Entstehung der Spondylolyse noch keine sicheren Anhaltspunkte besitzt. Die meisten Fehlbildungen der Wirbelkörper scheinen sehr früh, in der Periode der Ursegmentbildung und der ersten Organdifferenzierung zu entstehen. Diese entspricht beim Menschen einem Embryonalalter von 21–26 Tagen nach der Befruchtung.

Die *kausale Genese* läßt sich anhand von Einzelfällen meist nicht eruieren. Genetisch bedingte Mißbildungen können durch exogene Faktoren kopiert werden (Phänokopie). Genetisch hervorgerufene Mißbildungen ergeben mit damit kombinierten, oft weit abliegenden Fehlbildungen oft charakteristische Syndrome (Abb. 63).

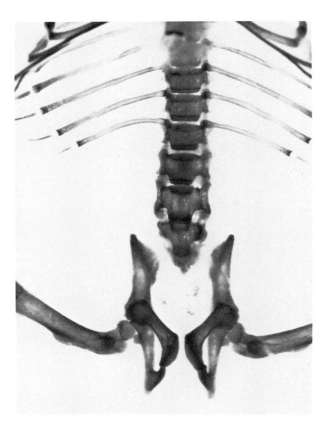

Abb. 63. Sacralagenesie bei der Maus
Durch den recessiven Erbfaktor „truncate" wird die caudale Chorda am Auswachsen verhindert. In der Folge wird die Bildung der caudalen Wirbelsäule (hier ab L IV) blockiert

2. Fehlbildungen der Wirbelkörper

a) Spaltbildungen der Wirbelkörper

Eine vollständige Spaltung ist grundsätzlich vom bloßen Auftreten zweier getrennter Knochenkerne beim Kinde (*Corpus vertebrae binucleare*) zu unterscheiden.

Normalerweise verknöchert der Wirbelkörper von einem einzigen zentral gelegenen Knochenkern aus, der allerdings erhebliche Formvarianten aufweisen kann (TÖNDURY 1958). Beim Corpus vertebrae binucleare besteht je ein Knochenkern in der linken und rechten Wirbelkörperhälfte, wobei typischerweise die Chorda dorsalis zwischen beiden Kernen persistiert (Abb. 64, Fall 4) (HARTMANN 1937, DIETHELM 1974). In dieser Situation sind die beiden knöchernen Hälften des Wirbels durch Knorpel, d.h. durch skeletbildendes Gewebe verbunden. Bei der totalen Wirbelspaltung sind die beiden Hälften durch nicht-skeletbildendes Gewebe, also nicht-knorpelig, verbunden.

Dieser schwereren Mißbildung (Abb. 64, Fälle 1–3) liegt eine Spaltung der Chorda dorsalis zu Grunde. Sie entsteht ontogenetisch früher als das Corpus vertebrae binucleare. – Sagittale Spalten können auch nur den ventralen oder dorsalen Anteil des Wirbelkörpers betreffen. Sie entstehen durch Einkerbungen der Knochenkerne (THEILER 1953, TÖNDURY 1958).

Im Gegensatz zu den sagittalen Spalten ist die formale Genese der Spaltbildungen in der Frontalebene noch ungeklärt (DIETHELM 1974).

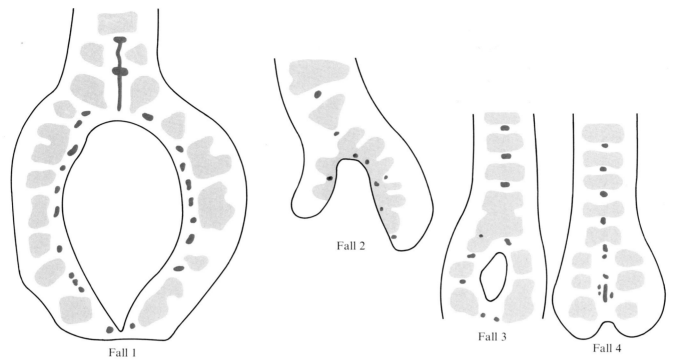

Abb. 64. Verhalten der Chorda in gespaltenen Wirbelkörpern
Chorda schwarz, Knochenkerne grau (THEILER 1953)

b) Persistierende Chorda dorsalis

In seltenen Fällen wird die Chorda dorsalis im Verlaufe der Ontogenese nicht oder nur teilweise in den Bandscheibenkernen verlagert, so daß sie ganz oder teilweise persistiert (DIETHELM 1974, TÖNDURY 1958). Es bleibt so im Extremfall ein nicht verknöcherter, zentraler Kanal im Wirbelkörper, oder man findet trichterförmige Einsenkungen in den Deck- und Bodenplatten des Wirbels.

c) Unvollständige Wirbelkörper

Störungen in der Ausbildung der Ursegmente sind nach tierexperimentellen Befunden (THEILER 1975) die häufigste Ursache für Halb-, Keil- und Blockwirbel. In der Folge führt ein irregulär ausgebildetes Blastem manchmal zu einem *Keilwirbel,* manchmal zum Ausfall einer Wirbelhälfte, d.h. zu einem *Halbwirbel,* oder aber zur mehr oder weniger weitgehenden Verschmelzung zweier Wirbelanlagen (Abb. 65–68). Sind die thorakalen Somiten betroffen, werden gleichzeitig Rippenverschmelzungen beobachtet (*Wirbel-Rippen-Syndrom,* THEILER 1968, THEILER et al. 1975). – Andererseits könnte ein Keilwirbel auch durch asymmetrische Reduktion des Blastems entstehen (Abb. 65).

Eine totale *Wirbelaplasie* wird praktisch nur am untersten Ende der Wirbelsäule beobachtet. Sie muß im Zusammenhang mit der Reduktion des hinteren Körperendes, mit der Schwanzrückbildung, betrachtet werden und wird als übergreifende Reduktion interpretiert. Tierexperimentelle Befunde haben eindeutige Modelle für das Zustandekommen einer *Sacralagenesie* ergeben (Abb. 63). Dieser Mißbildung scheint eine Störung der Chorda dorsalis zu Grunde zu liegen. Eine Kombination mit Diastematomyelie wurde beim Menschen vereinzelt beobachtet (BANNIZA VON BAZAN 1978). Sie betrifft eine frühzeitige Störung der Keimblattbildung am hinteren Körperende.

d) Blockwirbel

Blockwirbel entstehen durch Verschmelzung von ganzen oder von Teilen von Wirbelanlagen. Dabei kann die Verschmelzung die ganze oder nur einen Teil der Kontaktfläche betreffen. Andererseits können Blockwirbel auch durch ein Ausbleiben der Bildung oder eine Verlagerung der Gallertkerne entstehen (Abb. 69) (THEILER 1953, TÖNDURY 1958). FRIED (1963) fand in 69 Fällen, daß der Wirbelblock C II/C III zahlenmäßig der häufigste ist. Die Häufigkeit der Beteiligung der einzelnen Wirbel an Blockbildungen, die 2–5 Segmente umfassen, zeigt Abb. 70.

Eine Sonderform ausgedehnter Blockwirbelbildung stellt das *Klippel-Feil-Syndrom* dar (KLIPPEL u. FEIL 1912). Man findet dabei eine ausgedehnte Blockwirbelbildung, die mehrere Wirbel der Halswirbelsäule umfaßt. Klinisch imponiert, daß der Kopf scheinbar direkt auf dem Thorax sitzt, die untere Haargrenze sehr tief liegt, eine Skoliose oder Kyphoskoliose vorliegt und die Beweglichkeit des Kopfes eingeschränkt ist. Die Deformität kann mit einem kongenitalen Schulterhochstand, einer basilären Impression und mit endokrinen Störungen kombiniert sein (BROCHER 1980). Die spätere Embryonalentwicklung

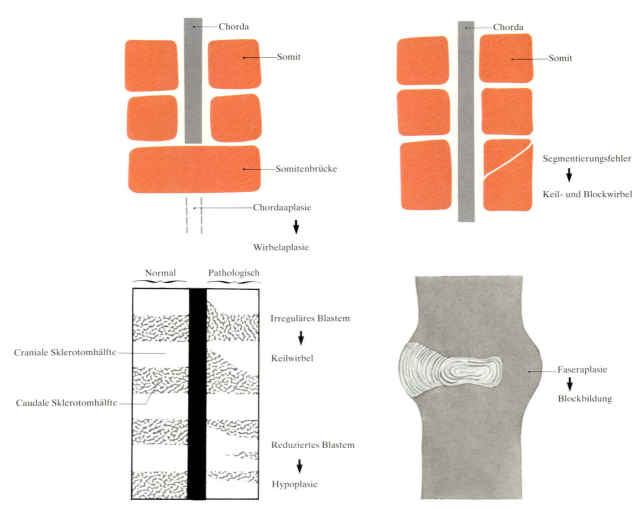

Abb. 65. **Formalgenese von Wirbelfehlbildungen.** Mißbildungen der Wirbelkörper

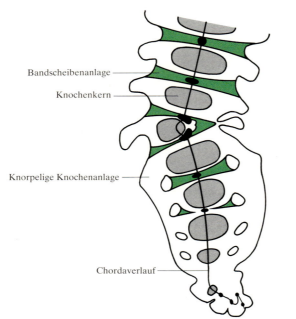

Abb. 66. **Keilwirbel**
Knochenkerne der unteren Lendenwirbelsäule und des Sacrums mit Rekonstruktion des Chordaverlaufes. Beachte die Zweiteilung der Bandscheibe L IV/S I (Aus Theiler 1953)

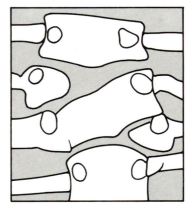

Abb. 67. **Schrägwirbel**
Frontalansicht schematisch gezeichnet nach einem Röntgenbild. Beachte die Keilwirbeldeformation der nicht an der Schrägwirbelbildung beteiligten Somitenfragmente

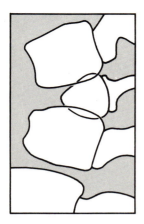

Abb. 68. Ventral deformierter Keilwirbel
Schemazeichnung nach einem seitlichen Röntgenbild

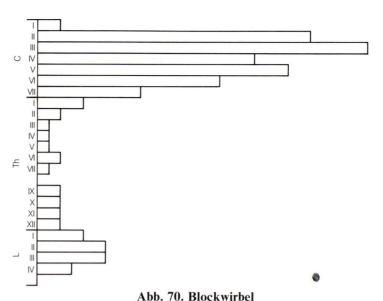

Abb. 70. Blockwirbel
Häufigkeit der Beteiligung einzelner Wirbel an 69 Blockwirbelbildungen (Zahlen von FRIED 1963)

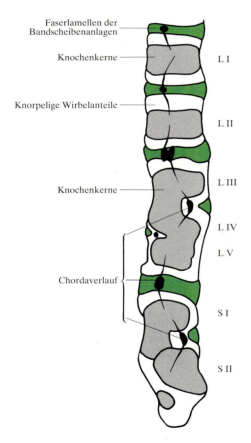

Abb. 69. Blockwirbelbildung L III–L V
Lumbal- und Sacralregion einer fetalen Wirbelsäule mit Blockwirbelbildung L III–L V. Der Chordaverlauf ist rekonstruiert. Die Bandscheibenanlagen sind z.T. abnorm. Die Knochenkerne S I und S II sind getrennt (Aus THEILER 1953)

scheint seltener gestört zu werden als die Frühentwicklung. Bis jetzt sind keine Wirbelmißbildungen bekannt, die auf Gefäßstörungen zurückzuführen wären. Dagegen liegen einzelne tierexperimentelle Befunde vor, nach denen eine unregelmäßige Blastemdifferenzierung oder eine partielle Faseraplasie zu Deformationen einzelner Wirbel und zu partiellen Fusionen von Wirbelkörpern führte (Abb. 65).

e) Persistierende Wirbelkörperepiphyse

Nach Ausbildung des Knochenkerns im Innern des Wirbelkörpers bleibt gegen den Nucleus pulposus die knorpelige Deck- und Bodenplatte bestehen, in der die weiteren Wachstumsprozesse ablaufen (TÖNDURY 1958). Die Knorpelplatten älterer Kinder sind im Zentrum dünn und werden nach außen zunehmend dicker. Diese Knorpelkappen umfassen den Knochenkern ringförmig und setzen sich auf der äußeren Wirbelzirkumferenz fort, wo der Knochen eine Stufe bildet (Abb. 71). Im Bereiche der Randleiste kommt es zur Ausbildung einer ringförmigen Verkalkung, die an deren dorsalem Rand beginnt und schließlich die ganze Zirkumferenz ergreift (SCHAJOWICZ 1938). In der verkalkten Zone bilden sich schließlich Knochenherde, die konfluieren und so eine knöcherne Randleiste, d.h. eine Epiphyse bilden (Abb. 18). Dieser Knochenring entsteht zunächst ventral und wächst gegen dorsal. Seine Ausbildung ist gegen das 12. Altersjahr beendet. Vom 14.–15. Altersjahr an beginnt die Verschmelzung mit dem Wirbelkörper, die beim 24–25jährigen beendet ist. Gelegentlich bleibt die Epiphysenfuge offen und kann so mit einer Fraktur (vorderer Kantenabriß s. Abb. 272e) verwechselt werden.

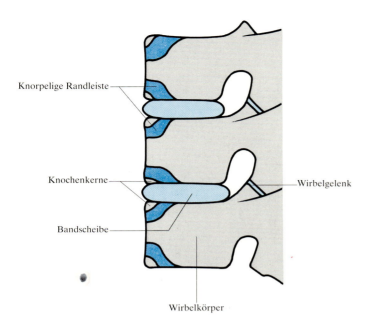

Abb. 71. Knochenkerne der knorpeligen Wirbelkörperrandleiste. Schematisch nach einem Röntgenbild eines 10jährigen Mädchens gezeichnet

3. Fehlbildungen des Wirbelbogens und seiner Fortsätze

Fehlbildungen des Wirbelbogens können als ausgedehnte Defekte oder als nur im Röntgenbild sichtbare Spalten auftreten (Abb. 203). Prinzipiell müßten beide Gruppen als *Spina bifida* bezeichnet werden, obwohl sie pathogenetisch und klinisch vollkommen verschiedene Wertigkeiten besitzen. Nach Angaben von HINTZE (1922) bestehen hintere Bogenspalten im Röntgenbild bei allen Neugeborenen, im 5. Lebensjahr bei 81%, im 15. Lebensjahr bei 44% und im 50. Lebensjahr bei 10% der Probanden. Demnach beginnt die im Röntgenbild sichtbare knöcherne Konsolidierung des Wirbelbogens erst nach der Geburt und schreitet dann individuell verschieden rasch voran. Unter den 10% der Menschen, bei denen offene Wirbelbogen bestehen, können alle Formen vom gespaltenen Dornfortsatz bis zu breiten Defekten gefunden werden. – Bei den Spalten, die eigentlich besser als Fugen bezeichnet würden, da sie ja nicht erst (sekundär) gespalten wurden, handelt es sich meistens um Anlagestörungen des Knorpels der Wirbelbogen oder um Fehler der Verknöcherung.

Die Wirbelbogen entstehen in der Ontogenese relativ spät und schließen sich erst in der Fetalperiode. Ein Schluß der knorpligen Neuralbogen kann nur erfolgen, wenn sich die Neuralplatte zu einem Rohr aufwölbt. Der Schluß des Neuralrohres ist ein autonomer Vorgang, der leicht gestört werden kann (THEILER u. STEVENS 1960). Eine fehlende Aufwölbung der Neuralplatte führt zu schweren Störungen des Rückenmarkes (*Rhachischisis*) oder des Gehirns (*Cranioschisis, Exencephalie*). Die Bildung der knorpligen Wirbelbogen wird durch das Neuralrohr induziert, das dementsprechend die Gestaltung der Wirbelbogen beeinflußt.

Breite Defekte sind demzufolge oft mit Störungen der Neuralrohrausbildung verbunden (s. Kap. „Nervensystem des Rückens – Mißbildungen des Rückenmarks" S. 144).

Falls isolierte Defekte der knöchernen Wirbelbogen bestehen, spricht man von einer *Spina bifida occulta*, bei assoziierten Störungen meningealer und neuraler Elemente hingegen von einer *Spina bifida cystica* (bei geschlossenen Meningen) oder von einer *Spina bifida aperta* (bei offenen Meningen).

a) Spina bifida

Das Vorkommen der Spina bifida occulta wird in der Literatur mit Zahlen zwischen 2 und 24% der Patienten angegeben (FRIEDE 1975). Routinemäßige Röntgenuntersuchungen von 1172 Autopsien, wobei es sich meistens um Erwachsene handelte, ergaben eine Häufigkeit von 5% Spina bifida occulta (JAMES u. LASSMAN 1972). Die Verteilung der Lokalisation von dysraphischen Knochendefekten entlang der Wirbelsäule zeigt, daß die untersten Halswirbel am wenigsten häufig betroffen sind. Die Häufigkeit steigt gegen die oberen Halssegmente nur wenig, in den unteren Thorakalsegmenten und bis zum Sacrum aber sehr stark an (Abb. 72) (BARSON 1970). Variationen der Ausdehnung der Spina bifida zeigt Abb. 73. Man erkennt die Verbreiterung der betroffenen Wirbelsäulenabschnitte. Ferner kann gesehen werden, daß isolierte Läsionen zwischen Th X und L II bis jetzt nicht beobachtet wurden. Bei der größten Zahl der Anencephalen (87%) besteht eine Spina bifida, die sich vor allem im Bereich der Halswirbelsäule lokalisiert, gelegentlich aber auch die ganze Achse betreffen kann (BARSON 1970).

Die Spina bifida occulta ist meistens klinisch asymptomatisch. Sie kann aber gelegentlich mit Fußdeformitäten, Verkürzung eines Beines, Gangstörungen, Reflexanomalien oder Inkontinenz verbunden sein. Ferner können Hautveränderungen (lokalisierte Hypertrichose, Hauteinziehungen, Lipome, kapillare Nävi) Hinweise auf eine Spina bifida occulta bieten (JAMES u. LASSMAN 1972).

b) Spalten des Wirbelbogens, Spondylolyse, Spondylolisthesis

Spaltbildungen im Wirbelbogen, von denen man annimmt, daß sie meistens durch Störungen der Verknöcherung entstehen, sind mannigfaltig (Abb. 74) (WOLFERS u. HOEFFKEN 1974). Sagittale und parasagittale (auch schräge) Bogenspalten sind am häufigsten am Atlas und am lumbosacralen Übergang. Hier kommt ihnen möglicherweise eine klinische Bedeutung zu. GILLESPIE (1949) beobachtete unter 500 Patienten, die er wegen Bandscheibenhernien laminektomiert hatte, einen unvollständigen Bogenschluß in 18,2% gegenüber 4,8% in einer normalen Vergleichsserie. Retroisthmische Spalten, Spalten in der Bogenwurzel, retrosomatische Spalten und Spalten in der Wirbelkörperepiphyse sind sehr selten.

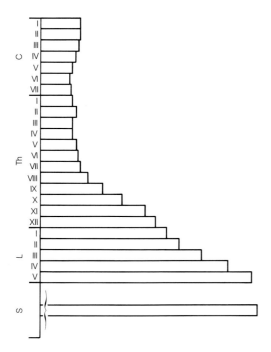

Abb. 72. Spina bifida
Höhenverteilung der Mitbeteiligung einzelner Wirbelbogen an der Spina bifida von 510 lebenden Kleinkindern und 90 Totgeburten. (Zahlen von BARSON 1970)

Klinisch bedeutungsvoll sind hingegen Spalten im Zwischengelenksstück (Spondylolyse) (Abb. 202c). Die Spondylolyse ist die häufigste klinisch relevante Fehlbildung der Wirbelsäule, wobei die Zahlen je nach der verwendeten Untersuchungsmethode (Röntgenuntersuchung, klinische Untersuchung, Skeletuntersuchung) schwanken. Nach Zusammenstellungen von TAILLARD (1957) sowie HOEFFKEN u. WOLFERS (1974) besteht bei durchschnittlich 5–7% der Menschen der weißen Rasse eine Spaltbildung der Interarticulärportion des Wirbelbogens. Bei Eskimos wird eine extrem hohe Häufigkeit von 26% gefunden (STEWART 1953). Bei 50–66% der Menschen mit Lyse kommt es zu einem Wirbelgleiten, d.h. zu einer Spondylolisthesis, die demnach bei etwa 2–4% der Gesamtpopulation auftritt. Frauen und Männer weisen etwa gleich häufig Spaltbildungen auf, die aber bei Männern im höheren Alter wegen der Arbeitsbelastung häufiger Symptome verursachen (TAILLARD 1957). Sowohl die Spondylolyse als auch die Spondylolisthesis finden sich am häufigsten im Bereiche des untersten Lendenwirbels (MEYERDING 1938, TAILLARD 1957):

L V   85–86%
L IV   11–12%
L III 3,3%
L II   1,4%

Lokalisationen in der Halswirbelsäule sind extrem selten (HOEFFKEN u. WOLFERS 1974).
In den meisten Fällen von Spondylolyse handelt es sich um angeborene Fehlbildungen. Histologische Untersuchungen haben gezeigt, daß es sich dabei nicht um ein Ausbleiben der Fusion von zwei Knochenkernen des Wirbelbogens sondern um eine mesenchymale Anlagestörung handelt, da im Wirbelbogenbereich eine perichondrale und nicht eine enchondrale Verknöcherung besteht (SCHIEDT 1955, TÖNDURY 1958). Als weitere, seltenere Ursachen kommen akute und chronische Traumen, destruierende Tumoren und Entzündungsfolgen in Frage (HOEFFKEN u. WOLFERS 1974).

Schmerzen können bei Spondylolisthesis entweder lokal als Folge der veränderten Wirbelsäulenstatik oder durch Kompression von Nervenwurzeln entstehen. Vier Mechanismen können dabei beobachtet werden (Abb. 75): 1. Die gleichnamige Nervenwurzel (im dargestellten Beispiel L_5) wird im Bereiche des Foramen intervertebrale einerseits durch hypertrophes Bindegewebe der Pseudarthrose an der Interartikulärportion des Bogens von dorsal, andererseits durch die reaktiven, osteochondrotischen Randwülste von ventral komprimiert (ADKINS 1955). 2. Die gleichnamige Nervenwurzel (im dargestellten Beispiel L_5) wird durch eine laterale Hernie der Bandscheibe, auf welcher der Gleitprozeß stattfindet, komprimiert (MEYERDING 1941). 3. Die nächstfolgende Nervenwurzel (im Beispiel S_1) und der Duralsack werden durch die osteochondrotische Zacke der folgenden Wirbeloberkante komprimiert. 4. Der Duralsack wird durch den nach vorne gleitenden Wirbelbogen (L IV) und die Wirbeloberkante S I abgeschert.
Bei der operativen Dekompression muß allen vier Punkten Beachtung geschenkt werden.
Unter *Pseudospondylolisthesis* versteht man ein Wirbelgleiten, das nicht durch eine Störung der Interartikulärportion, sondern durch eine Lockerung der Intervertebralgelenke ermöglicht wird.

c) Fehlbildungen der Querfortsätze

Fehlbildungen der Querfortsätze betreffen einerseits Variationen (Assimilationsmißbildungen, s.S. 215), andererseits Aplasien, Hypoplasien und Spangenbildungen. Bei der Beurteilung von Röntgenbildern ist darauf zu achten, daß Spangen sowohl nach Traumen und Entzündungen als auch als angeborene Fehlbildungen auftreten (WOLFERS u. HOEFFKEN 1974).

d) Wirbelbogenapophysen

Etwa im Pubertätsalter entstehen in den knorpeligen Spitzen der Bogenfortsätze im Bereiche der Ansatzstellen von Sehnen, Muskeln und Bändern kappenförmige Knochenkerne (Spätapophysen) (Abb. 76). Sie verschmelzen mit Beendigung des Wirbelsäulenwachstums bis etwa zur Mitte der dritten Lebensdekade knöchern mit den Wirbelbogenfortsätzen. Auch sie müssen differentialdiagnostisch in Röntgenbildern von Fortsatzfrakturen (Abb. 276) unterschieden werden. Eine ausführliche Beschreibung dieser Apophysen und ihrer Variationen stammt von PAUTOT (1975).

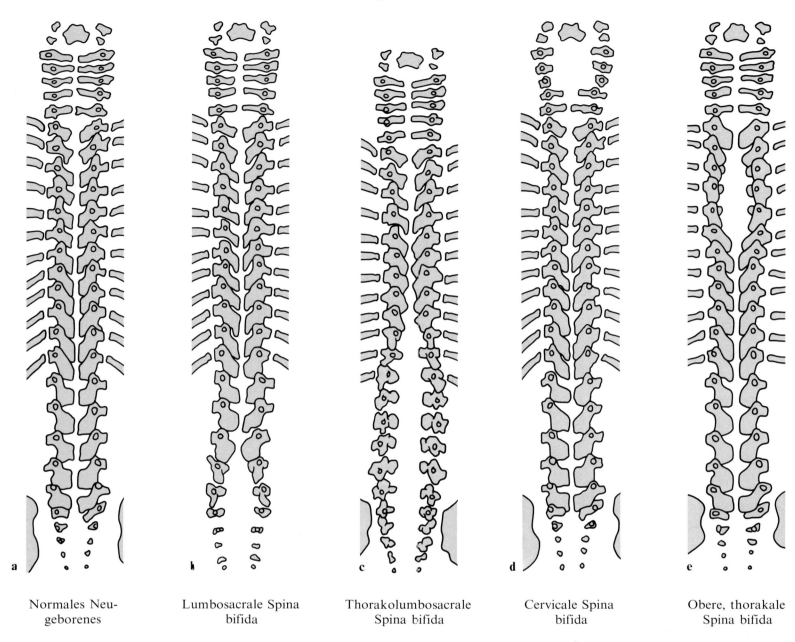

Abb. 73a–i. Röntgenbefunde bei verschiedenen Varianten der Spina bifida (Barson 1970)

Wirbelbogen

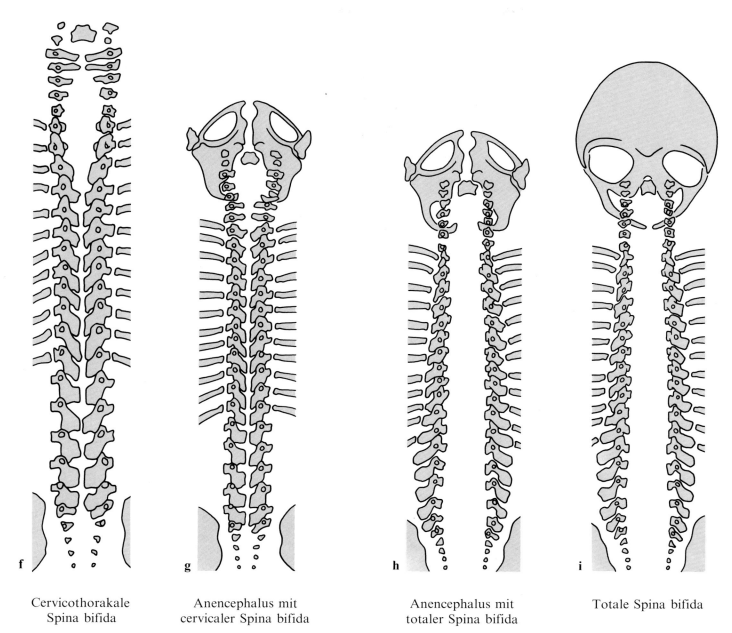

f Cervicothorakale Spina bifida

g Anencephalus mit cervicaler Spina bifida

h Anencephalus mit totaler Spina bifida

i Totale Spina bifida

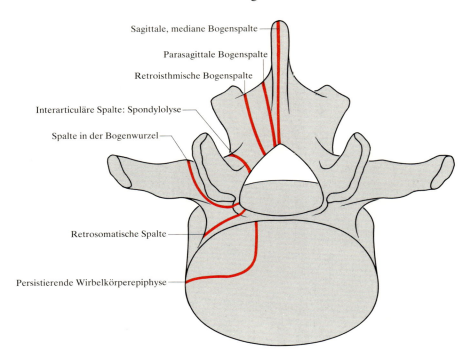

Abb. 74. Wirbelbogenspalten (In Anlehnung an WOLFERS und HOEFFKEN 1974)

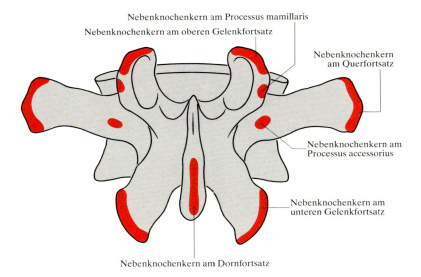

Abb. 76. Nebenknochenkerne (Spätapophysen) der Wirbelfortsätze. (In Anlehnung an WOLFERS u. HOEFFKEN 1974)

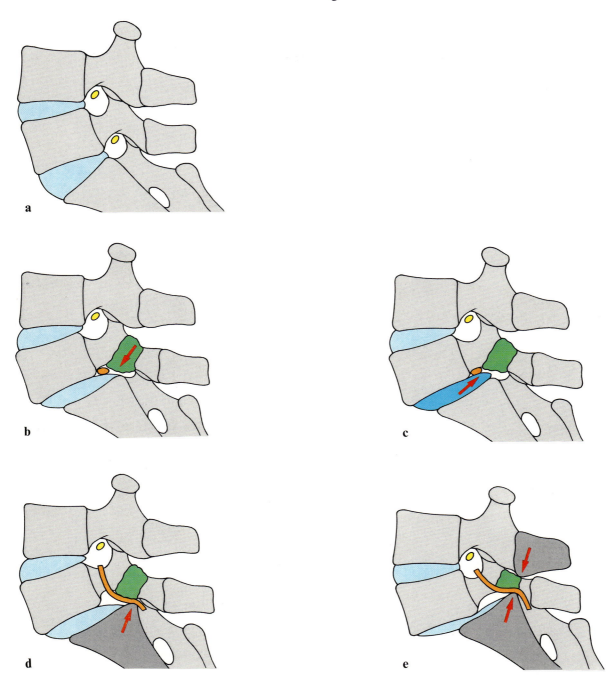

Abb. 75a–e. Mögliche Mechanismen von Nervenwurzelkompressionen bei Spondylolisthesis
a Normaler, lumbo-sacraler Übergang. **b–e** Spondylolisthesis L V–S I. **b** Kompression der Wurzel L_5 durch das hypertrophe Bindegewebe der Pseudoarthrose. **c** Kompression der Wurzel L_5 durch lateral nach oben luxierte Discushernie. **d** Kompression der Wurzeln S_1 und des Duralsacks durch osteochondrotische Randwülste an der dorsalen Oberkante des Sacrums. **e** Abscherung der Nervenwurzeln des Duralsacks durch den Wirbelbogen L IV und die dorsale Oberkante S I

IV. Die Muskulatur des Rückens

A. Die Entwicklung der Muskeln am Rücken

Die Skeletmuskulatur unseres Körpers entstammt dem mittleren Keimblatt. Muskelquellen sind sowohl die Ursegmente, als auch das nicht segmentierte Mesoderm. Dieses liefert am Rücken die Mm. sternocleidomastoideus et trapezius, welche als viscerale Muskeln den somatischen gegenüberzustellen sind. Alle übrigen Muskeln am Rücken entstehen aus den Ursegmenten, bzw. deren Derivaten.

1. Somatische Muskeln

a) Das Myotom und seine Differenzierung

Die Muskelgruppe, welche als eigentliche (autochthone, genuine) Rückenmuskulatur bezeichnet wird, läßt sich unmittelbar auf die Myotome zurückführen, die sich aus der dorsomedialen Kante der Ursegmente heraussondern (Abb. 77). Dieser Teil des Ursegmentes behält seinen epithelialen Bau zunächst noch bei, während sich das ventromediale Sklerotom und etwas später auch das laterale Dermatom in Mesenchym auflösen. Die Zellen des Myotoms strecken sich und bilden Myoblasten, die in der Längsrichtung des Körpers angeordnet sind. Die Myotome wachsen rasch nach dorsal und nach ventral, wo sie mit Fortsätzen (Bauchfortsätze) in das Mesenchym der Somatopleura (spätere Rumpfwand) eindringen.

Frühzeitig verbinden sich die Segmentalnerven mit ihren zugehörigen Myotomen. Zwischen der 5. und 6. Woche werden die Myotome durch eine Längsfurche in zwei Abschnitte gegliedert, in das dorsal gelegene **Epimer** und das ventrolaterale **Hypomer**. Gleichzeitig werden die Nerven in je einen dorsalen und ventralen Ast aufgesplittert, welche mit dem Epi-, bzw. Hypomer in Verbindung stehen. Schließlich wachsen Fortsätze der Sklerotome in die Furche, welche Epi- und Hypomer abgrenzt und geben zur Bildung der Wirbelquerfortsätze Anlaß. Weiteres Mesenchym aus der gleichen Quelle ergießt sich in die Grenzfurche und trennt als spätere Fascia thoracolumbalis die dorsale und laterale Portion der Myotome endgültig voneinander.

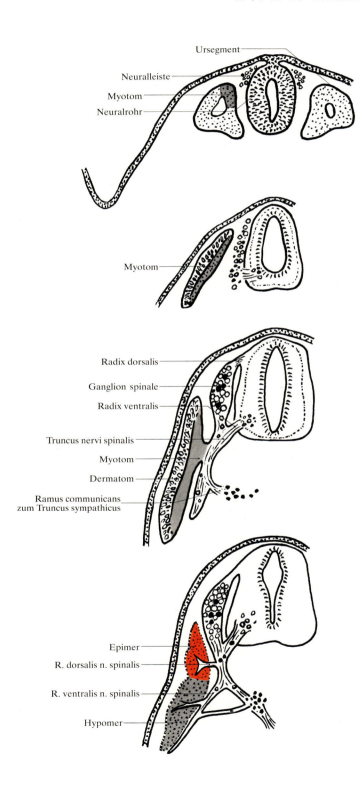

Abb. 77. Entwicklung des Myotoms

b) Die Entwicklung des Epimers
(Abb. 78)

In der Folge gliedern sich die Epimere in eine mediale und eine laterale Muskelanlage. Entsprechend teilt sich der Ramus dorsalis der Spinalnerven in einen medialen und einen lateralen Ast. Schon vor dieser Gliederung, nämlich in der 5.–6. Woche, ist es zu Fusionen benachbarter Segmente gekommen, welche aber im lateralen Bereich viel ausgeprägter sind. Dieser liefert denn auch die langen Muskelzüge (*Mm. iliocostalis, longissimus et splenius*), welche durch laterale Zweige der dorsalen Spinalnervenäste versorgt werden. Lediglich zwischen den Querfortsätzen bleiben metamere Muskeln aus dieser Gruppe erhalten (*Mm. intertransversarii*). In der medialen Gruppe, versorgt von medialen Ästen der genannten Nerven, bleibt die ursprüngliche Segmentierung teils erhalten (*Mm. rotatores breves, interspinales*), teils verschmelzen nur wenige Segmente miteinander (*Mm. rotatores longi, multifidi, semispinales, spinalis*).

Die durchgehende segmentale Gliederung der Rückenmuskulatur bleibt bei primitiven Wirbeltieren erhalten. Sie ermöglicht die schlängelnden Bewegungen des Rumpfes. Die Muskelverschmelzungen beginnen in der Stammesgeschichte mit dem Übergang zum Landleben und der Ausbildung von paarigen, hebelförmigen Gliedmaßen. Sie ergeben eine ganz andere Fortbewegungsart.

c) Die Entwicklung des Hypomers

Die ventrolaterale Portion des Myotoms wächst nach ihrer Separierung zwischen den Rippenfortsätzen der Sklerotome ventralwärts in die Rumpfwand ein. Hier können sich die Muskelanlagen tangential in verschiedene Schichten aufteilen. Die Entwicklung der Hypomere verläuft allerdings in den verschiedenen Körperabschnitten unterschiedlich. Am typischsten ist sie im *Thorakalbereich*. Hier gliedert sich das Hypomer in drei Schichten (Mm. intercostalis int. et ext., M. transversus thoracis, bzw. Mm. obliquus abdominis ext. et int., M. transversus abdominis) (Abb. 78 b). Der ventralste Abschnitt liefert den M. rectus abdominis.

Im *Lendenabschnitt* verhält sich nur das erste Segment gleich wie im Thorakalbereich und liefert den untersten Teil der Bauchmuskulatur. Die Hypomere der übrigen Lendensegmente bleiben klein und lassen den M. quadratus lumborum entstehen (Abb. 78 c).

Im *Sacral-* und *Coccygealabschnitt* werden die Epimere früh zurückgebildet. Ihre Rudimente können noch in den dorsalen Kreuzbeinbändern gefunden werden. Die Hypomere aber liefern Beckenbodenmuskulatur.

Im *Halsbereich* spalten sich die Hypomere nur in zwei Platten auf. Aus ihnen entstehen die prävertebrale Muskulatur und die Mm. scaleni, welche den Zwischenrippen- und seitlichen Bauchwandmuskeln entsprechen. Außerdem entstammt dem Hypomer das Rectussystem (Abb. 78 a).

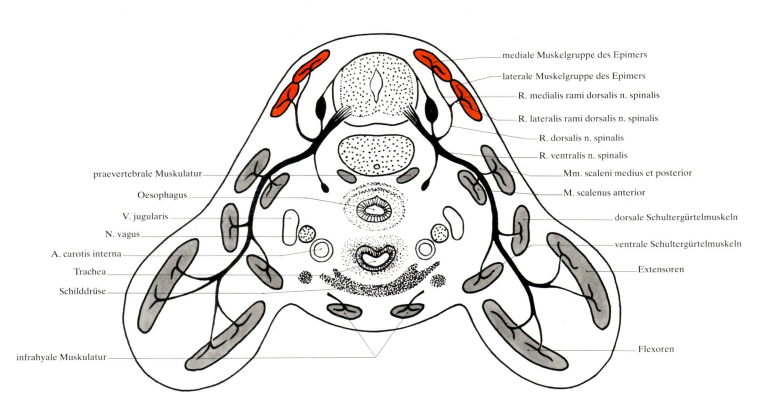

Abb. 78 a–c. Entwicklung der Muskulatur. (Nach BRYCE 1923)
a Cervicalregion. **b** und **c** s.S. 56

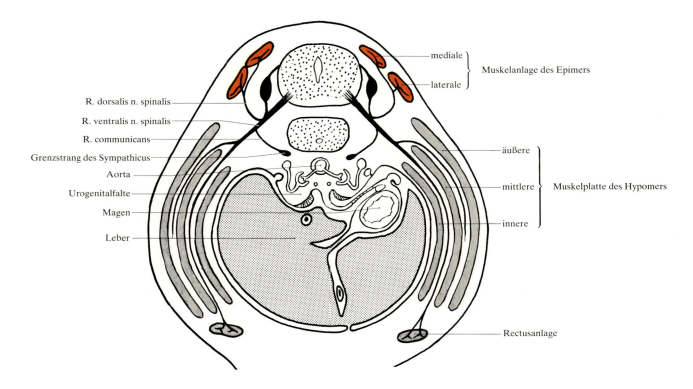

Abb. 78b. Thoracalregion

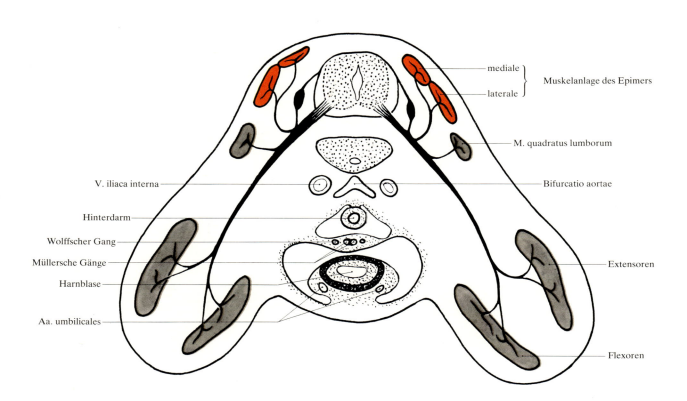

Abb. 78c. Untere Lendenregion

d) Extremitätenmuskulatur

Die Herkunft der Extremitätenmuskeln scheint noch nicht endgültig geklärt zu sein. Mehrheitlich wurde angenommen, daß sie sich „in situ" aus Mesenchym herausdifferenzieren, welches der Somatopleura entstammt. Neuere experimentelle Befunde bei Vögeln weisen jedoch darauf hin, daß auch die Myotome Material für die Gliedmaßenmuskeln mindestens beisteuern. Auf Grund der Innervation müssen sie auf jeden Fall den ventralen Muskeln zugerechnet werden.

An dieser Stelle ist jedoch von Bedeutung, daß im Bereich des Armes sich Muskeln sekundär auf den Rumpf verlagern. Im Blastem der Extremitätenknospe erscheinen zunächst zwei Mesenchymverdichtungen, eine ventrale für die Beuger und eine dorsale für die Strecker. Vom Beugerfeld schieben sich nun Muskeln auf die Ventralseite des Rumpfes vor (*Mm. pectorales, subclavius*), während vom Streckerfeld solche in den Rücken hineinwachsen. (*Mm. latissimus dorsi, teres major, rhomboideus, levator scapulae, serratus ant.*). Diese Muskeln überlagern oberflächlich die genuine Rückenmuskulatur und erreichen z.T. die Wirbelsäule und das Becken.

Die *Mm. serrati posteriores superior et inferior*, welche zwischen den autochthonen und den von der Extremität her eingewanderten Muskeln liegen, stammen von der Intercostalmuskulatur und damit indirekt vom Hypomer ab.

2. Viscerale Muskeln

Die visceralen Muskeln entwickeln sich aus der Splanchnopleura, dem unsegmentierten Mesoderm der Darmwand. Da im Kopf kein Coelom vorhanden ist, sind hier Somato- und Splanchnopleura bzw. ihre Derivate Körperwand und Darmwand miteinander verschmolzen. So ist eine Vermischung von Bildungsmaterial aus beiden Quellen leicht möglich. Am Rücken gehört der M. trapezius in diese Gruppe. Er hat mit dem M. sternocleidomastoideus eine gemeinsame Anlage im Bereich des 6. Schlundbogens, von dessen Nerv (*N. accessorius*) er innerviert wird. Er gehört somit zu den sog. branchiogenen Muskeln. Es tritt in unterschiedlichem Ausmaß Somitenmaterial in die Trapeziusanlage ein. Daher beteiligen sich meist auch Äste aus dem Plexus cervicalis an seiner Innervation.

B. Die Muskeln ventraler Herkunft am Rücken

1. An der Wirbelsäule verankerte ventrale Muskeln

a) Zum Schultergürtel und Arm ziehende Muskeln

α) Der M. trapezius (Abb. 79)

Ursprung: Occiput, Ligamentum nuchae, Processus spinosi und Ligamentum supraspinale von C VII bis Th XI oder XII.
Ansatz: Spina scapulae, Akromion, Clavicula.
Blutversorgung: Aa. transversa colli, cervicalis superficialis, occipitalis, suprascapularis et intercostales.
Innervation: N. accessorius und C_{2-4}.

Der M. trapezius entspringt mit bis zu 3 cm langen Sehnenfasern von der Linea nuchae suprema am Hinterhauptsbein (Abb. 86). An der Protuberantia occipitalis externa geht die Ursprungslinie auf das Ligamentum nuchae und weiter caudalwärts auf die Dornfortsätze und das Ligamentum supraspinale von C VII bis Th XI oder XII über. Am Nackenband messen die Sehnenfasern zunächst nur einen bis wenige Millimeter. Von der Höhe des Dornfortsatzes C IV an nehmen sie an Länge wieder zu, um beim Processus spinosus C VII oder Th I mit ca. 4 cm die größte Ausdehnung zu haben. Von da bis zum 3. Brustwirbeldorn erfolgt wieder eine Abnahme auf wenige Millimeter. Auf diese Weise entsteht hinter dem Übergang der Hals- zur Brustwirbelsäule eine sehnige Raute. In deren Bereich sind zahlreiche Sehnenbündel mit solchen der Gegenseite verbunden. Gelegentlich weist diese Aponeurose am cervicothorakalen Übergang keine Verbindung zur Wirbelsäule auf, sondern gleitet frei über die Dornfortsätze C VII und Th I. Zwischen diesen Dornfortsätzen und der Sehenenplatte liegt nicht selten ein Schleimbeutel. Von Th VIII an nehmen die Ursprungssehnenfasern an Länge wieder zu, so daß die untere Spitze des Muskels durch ein kleines Sehnendreieck gebildet wird.

Der Ansatz des M. trapezius an der Spina scapulae, am Akromion und am dorsocranialen Rand des lateralen Drittels der Clavicula liegt der Ursprungslinie des M. deltoideus genau gegenüber. Der Ansatz am Schlüsselbein ist fleischig, am Akromion und an der Spina scapulae sehnig mit bis zu 2 cm langen Sehnenfasern.

Verlauf und Lagebeziehungen

Entsprechend der gegenseitigen Lage von Ursprung und Ansatz können wir am M. trapezius 3 Anteile unterscheiden:

Die *Pars descendens* verbindet das Hinterhaupt und das Ligamentum nuchae mit der Clavicula. Ihre Fasern laufen zunächst steil abwärts, wenden sich dann aber nach lateral und vorn und umschlingen so die Basis des Nackens.

Die *Pars transversa* ist aus horizontal verlaufenden, parallelen Bündeln aufgebaut, welche vom 7. Hals- bis zum 3. Brustwirbel entspringen und das äußerste Ende der Clavicula, das Akromion und die Spina scapulae erreichen. Diese Portion ist die dickste des ganzen Muskels, da ihre Bündel in mehreren Lagen übereinander angeordnet sind. Am Ansatz besetzt sie nicht nur die freie Oberfläche der Spina scapulae, sondern mit ihren tiefen Fasern auch deren cranialen Rand.

Ventrale Muskeln am Rücken

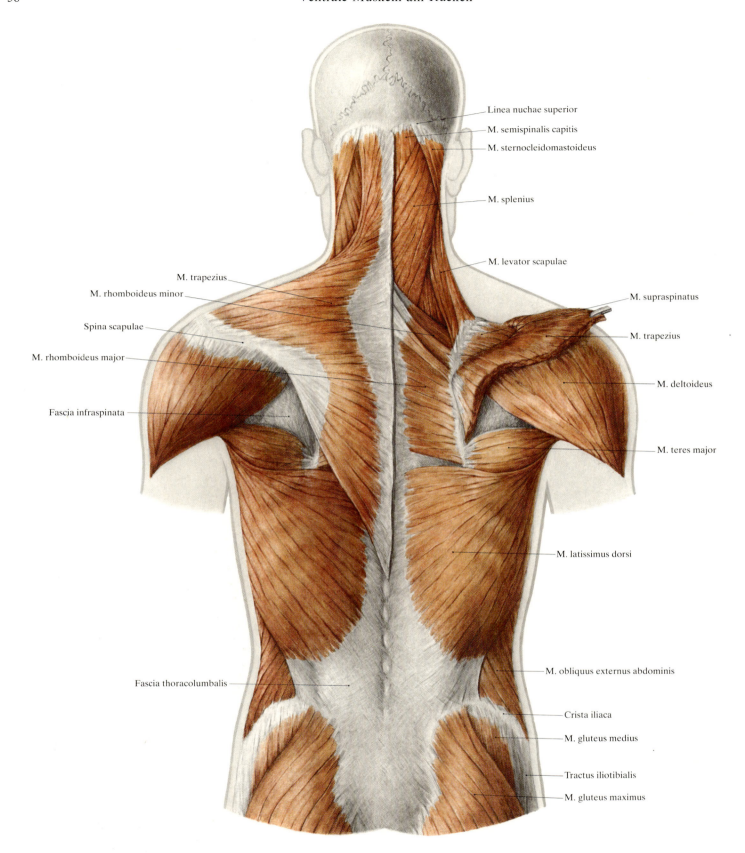

Abb. 79. Die oberflächlichen Muskeln am Rücken

Die *Pars ascendens* umfaßt die Faserbündel, welche vom 4. Brustwirbeldornfortsatz an abwärts entspringen. Diese konvergieren gegen das mediale Ende der Spina scapulae, wo sie mit einer dreieckigen Sehne befestigt sind. Die craniale Grenze der Pars ascendens wird dabei im Ansatzbereich oft vom Caudalteil der Pars transversa überlagert. Die Sehnen der caudalen Randpartie des Muskels strahlen in den untern Rand der Spina scapulae ein und überlagern dabei ihrerseits die Ursprungssehne des M. deltoideus, mit der sich ein Teil der Sehnenfasern verbindet. Ebenso strahlen einige Sehnenfasern in die Fascia infraspinata aus.

Der M. trapezius ist der oberflächlichste Muskel am Rücken. Er wird von der oberflächlichen Körperfascie bedeckt, welche hier eine zäh-filzige Beschaffenheit aufweist und mit der straffen Subcutis eng zusammenhängt. Er grenzt in seinem Ursprung von der Wirbelsäule in ganzer Länge an den Muskel der Gegenseite. Am Hinterhaupt nähert er sich dem Ursprung des Venter occipitalis musculi occipitofrontalis. Zusammen mit dem Hinterrand des M. sternocleidomastoideus begrenzt er die Regio cervicalis lateralis. Die Unterfläche ist mit den Mm. semispinalis capitis, splenius, levator scapulae, serratus posterior superior, rhomboideus und einem Teil der Mm. infraspinatus, latissimus dorsi et erector spinae in Kontakt. Die dicke Schulterpartie bildet zusammen mit dem unterlagerten Caudalabschnitt des M. levator scapulae die kegelförmige Nackenbasis.

Nahe bei den Dornfortsätzen treten durch kleine Lücken in der Ursprungssehne dorsale Gefäße und Nervenäste zur Haut. Durch diese Lücken können gelegentlich auch kleine Fettläppchen aus dem Bindegewebsraum vor dem M. trapezius gepreßt werden und zu schmerzhaften Einklemmungserscheinungen führen (s.S. 223). Der dorsale Ast des 3. Cervicalnervs tritt meist zwischen den occipitalen Muskelbündeln an die Oberfläche. Er kann aber auch wie der N. occipitalis major und die A. occipitalis einen Sehnenbogen im occipitalen Ursprung zum Austritt benützen. Häufig tritt in der Nähe des Akromions ein starker Ast der Nn. supraclaviculares laterales zwischen den Muskelbündeln der Pars descendens aus.

Innervation und Blutversorgung

Entsprechend der Herkunft des Bildungsmaterials aus dem 6. Schlundbogen und Halssomiten wird der M. trapezius vom *N. accessorius* und von Ästen des *Plexus cervicalis* aus den Segmenten C_{2-4} versorgt. Diese Nerven zeigen meist schon extramuskulär, spätestens aber intramuskulär eine starke Plexusbildung. Daher ist es anatomisch unmöglich zu entscheiden, welche Teile des M. trapezius dem N. accessorius und welche den Cervicalnerven zugeordnet sind. Auch die klinischen Beobachtungen sind widersprüchlich, so daß wahrscheinlich keine gesetzmäßige Verteilung vorliegt. Der N. accessorius tritt am Hinterrand des M. sternocleidomastoideus ins seitliche Halsdreieck, wo er bedeckt von der Fascie nach hinten unten zum Vorderrand des Trapezius verläuft. Unter diesem verschwindet er etwa an der Grenze zwischen seinem mittleren und lateralen Drittel. Er enthält in seinem Stamm bereits Zuschüsse aus C_2. Fasern aus C_3 und C_4 ziehen in einem oder mehreren Ästen etwas weiter ventrocaudalwärts ebenfalls unter den M. trapezius und schließen sich dem N. accessorius unter Schlingenbildung an und zwar noch bevor dieser den Angulus superior scapulae erreicht hat. Hier überschreitet der Nerv die Scapula dorsal, lateral vom Ansatz des M. levator scapulae. Er verläuft in zunehmendem Abstand vom Margo medialis scapulae an der Unterfläche des Muskels weiter bis etwa zur Mitte der Pars ascendens, wo er mit seinem Endast im Muskel verschwindet. Im extramuskulären Verlauf zweigen in ziemlich regelmäßigen Abständen Äste ab, die näher beim Ansatz in den Muskel eindringen (Abb. 353).

Die Blutzufuhr zum M. trapezius stammt zur Hauptsache aus der A. transversa colli. Am cranialen Teil des Nackens sind Äste der A. occipitalis, im thorakalen zur Haut durchtretende dorsale Äste der Intercostalarterien beteiligt. Im lateralen Schulterbereich kommen außerdem Äste der A. suprascapularis dazu.

Variationen

Als praktisch normal kann man eine unterschiedliche Ausbildung zwischen linkem und rechtem M. trapezius bezeichnen. Der caudale Ursprung kann auf einer Seite weiter nach unten reichen und der occipitale Ursprung kann breiter sein als auf der Gegenseite. Häufig ist auch der eine Muskel als Ganzes kräftiger entwickelt als der andere. Eigentliche Variationen beobachtet man an den Ursprüngen und Ansätzen und damit in der Ausdehnung des Muskels sowie in seinen Beziehungen zu den Nachbarmuskeln.

— Am *Ursprung* können Reduktionen oder Ausweitungen beobachtet werden. Häufig entspringt der occipitale Teil von einem Sehnenbogen, welcher von der Protuberantia occipitalis externa die occipitalen Leitungen überspringend bis zum Ursprung des M. sternocleidomastoideus reicht. Die beiden Muskeln können hier verwachsen sein und das seitliche Halsdreieck stark einengen.
Der occipitale Ursprung kann aber auch ganz fehlen und die Reduktion kann auch am Nackenband so weit gehen, daß keine Pars descendens vorhanden ist. In gleicher Weise kann auch die Pars ascendens bis zum völligen Fehlen reduziert sein. Bei gleichzeitiger Reduktion im cranialen und caudalen Teil bleibt im Extremfall nur die Pars transversa übrig. Aber auch isoliertes Fehlen des queren Teiles ist beobachtet worden.
Häufig werden Spalten beobachtet, welche die Muskelplatte in 2 und mehr Teile gliedern, die sich erst im Ansatzgebiet vereinen. Sie liegen meist an der Grenze zwischen den Partes descendens et transversa, kommen aber auch innerhalb der Pars ascendens vor.

— Variationen im *Ansatz* betreffen fast ausschließlich die claviculäre Portion. Diese kann so verbreitert sein, daß sie bis zum M. sternocleidomastoideus reicht, oder sie kann auch völlig fehlen. Dieses Verhalten hängt von der Ausbildung der Pars descendens ab. Häufig findet man bei stark entwickelter Pars descendens einen Teil ihres Ansatzes an einem Sehnenbogen, der die Durchtrittsstellen der Nn. supraclaviculares und evtl. der V. jugularis externa überspannt (Abb. 80). Reduktionen der scapulären Ansätze sind äußerst selten.

— Bei kräftig entwickelter Muskulatur kann eine teilweise oder gänzliche *Aufspaltung* des M. trapezius in eine oberflächliche und eine tiefe Platte vorkommen.

— Nicht so selten sind *aberrierende Muskelbündel* oder -teile zu finden, die sich mit den Mm. latissimus dorsi, deltoideus oder lavator scapulae verbinden oder selbständig am Angulus superior, bzw. margo medialis scapulae inserieren oder in die Nackenfascie ausstrahlen.

Andere aberrierende Muskelzüge ziehen zu einem nicht ihrem Ursprung entsprechenden Muskelteil, wie z.B. Bündel, welche von untern Brustwirbeldornen ausgehend und parallel zur Wirbelsäule verlaufend in die Pars transversa übergehen (Literaturzusammenstellung s. EISLER 1912).

Funktionell ist der M. trapezius in erster Linie ein Beweger und Halter des Schultergürtels. Daneben besitzt er eine Wirkungsmöglichkeit auf den Kopf und die Halswirbelsäule. Die einzelnen Teile des Trapezius können unabhängig voneinander eingesetzt werden. Die Pars descendens hebt den Schultergürtel und trägt ihn bei belastetem, hängendem Arm. Sie kann auch den Kopf rückwärts neigen. Die Pars ascendens schließlich senkt den Schultergürtel und fixiert ihn beim Aufstützen auf die Arme. Als Ganzes bewirkt der M. trapezius eine leichte Drehung des Schulterblattes nach außen, die jedoch nie an die Wirkung des M. serratus anterior heranreicht. Er hilft mit, das Schulterblatt gegen den Thorax zu fixieren. Lähmung oder schwache Entwicklung des Muskels (häufig bei Kindern) kann daher zum Abstehen des Schulterblattes (*Scapula alata*) führen.

β) M. sternocleidomastoideus (Abb. 79, 86, 87)

Dieser Halsmuskel ragt nur gerade mit seinem Ansatz in den Rücken hinein. Er soll aber wegen seiner Wirkung auf die Halswirbelsäule und aus topographischen sowie genetischen Gründen hier im Anschluß an den M. trapezius besprochen werden. Wir beschränken uns jedoch auf einige wesentliche Angaben und verweisen für Details auf LANZ/WACHSMUTH, Bd. I/2 Hals.

Ursprung: Manubrium sterni, Extremitas sternalis claviculae
Ansatz: Processus mastoideus, Linea nuchae superior
Blutversorgung: Aa. occipitalis, sternocleidomastoidea, thyroidea sup.
Innervation: N. accessorius, Plexus cervicalis

Variationen

Einige topographisch wichtige Sonderformen der Musculi sternocleidomastoideus et trapezius sind in Abb. 80 dargestellt.

Funktion

Da der M. sternocleidomastoideus hinter der Beuge-Streckachse des Atlantooccipitalgelenkes angreift, streckt er bei beidseitiger Kontraktion den Kopf und die obere Halswirbelsäule nach hinten. Die untere Halswirbelsäule (regelmäßig ab C V) wird jedoch nach vorne gezogen. Bei einseitiger Kontraktion verbiegt er die Halswirbelsäule nach der gleichen Seite und dreht sie zusammen mit dem Kopf zur Gegenseite. Die Rotation wird durch den kontralateralen M. splenius unterstützt, welcher der Seitwärtsneigung jedoch entgegenwirkt.

γ) M. rhomboideus (Abb. 79, 352)

Ursprung: Ligamentum nuchae ab C V oder VI, Ligamentum supraspinale, Dornfortsätze C VII bis Th IV oder V.
Ansatz: Margo medialis scapulae
Blutversorgung: A. scapularis dorsalis, A. suprascapularis, Aa. intercostales posteriores
Innervation: C_4, C_5, C_6

Der M. rhomboideus verbindet die untere Hals- und obere Brustwirbelsäule mit dem medialen Rand des Schulterblattes. Er wird bei gesenktem Arm fast vollständig vom M. trapezius bedeckt. Eine in der Faserrichtung verlaufende Spalte unterteilt ihn mehr oder weniger deutlich in einen cranialen *M. rhomboideus minor* und einen caudalen *M. rhomboideus major*.

Der Ursprung des Muskels wird von einer dünnen Aponeurose gebildet, welche in der oberen Hälfte ca. 2 cm lang ist und in der untern auf etwa das Doppelte zunimmt. Sie weist Lücken auf, durch welche Gefäß- und Nervenäste zur Rückenhaut durchtreten. Einzelne Sehnenbündel überschreiten die Mittellinie und verflechten sich mit solchen der Gegenseite. Der M. rhomboideus minor nimmt dabei den Abschnitt bis zum Dornfortsatz C VII ein. Am Ansatz sind die beiden Muskelteile meist vereint. Gelegentlich reicht aber die Spalte, welche die Muskelbäuche und evtl. auch die Ursprungsaponeurose des größern und kleinern Muskels trennt, bis an die Scapula heran. Die parallelen Faserbündel des M. rhomboideus besetzen den Margo medialis scapulae von der Spina bis gegen den Angulus inferior. Dieser letztere wird stets vom M. serratus anterior belegt.

Der M. rhomboideus wird zum größten Teil vom M. trapezius bedeckt. Nur gerade die laterale untere Ecke liegt mit ihrer Fascie direkt unter der Haut und beteiligt sich am Oberflächenrelief des Rückens.

Innervation

Die Nervenfasern aus C_5 und C_4 oder C_6 verlaufen im *N. dorsalis scapulae*, welcher ventral vom M. levator scapulae durchzieht oder ihn durchbohrt und von ventral her in den M. rhomboideus eindringt.

Variationen

1. Am *Ursprung:*
   - Ausweitung cranialwärts bis C IV oder Reduktion auf C VII, Reduktion caudal auf Th III.
   - Übergang der Ursprungsaponeurose ohne Unterbruch in diejenige des M. latissimus dorsi.
2. Am *Ansatz:*
   - Überlagerung des M. rhomboideus major durch den minor.
   - konvergenter Verlauf der Fasern des M. rhomboideus major gegen den Angulus inferior scapulae, so daß der Muskel eine Dreieckform bekommt.
   - Anheftung an einem oder mehreren Sehnenbögen, welche zwischen Scapularrand und Muskel durchtretende Gefäße überbrücken.
3. *Aufspaltung* in eine oberflächliche und eine tiefe Schicht, mit oder ohne Verschiebung der Faserverlaufsrichtung.
4. *Aberrierende Muskelzüge* entspringend vom Hinterhauptsbein oder von der Fascie des M. splenius capitis, ausstrahlend in den M. serratus anterior, M. serratus posterior superior oder in die Fascia thoracica.

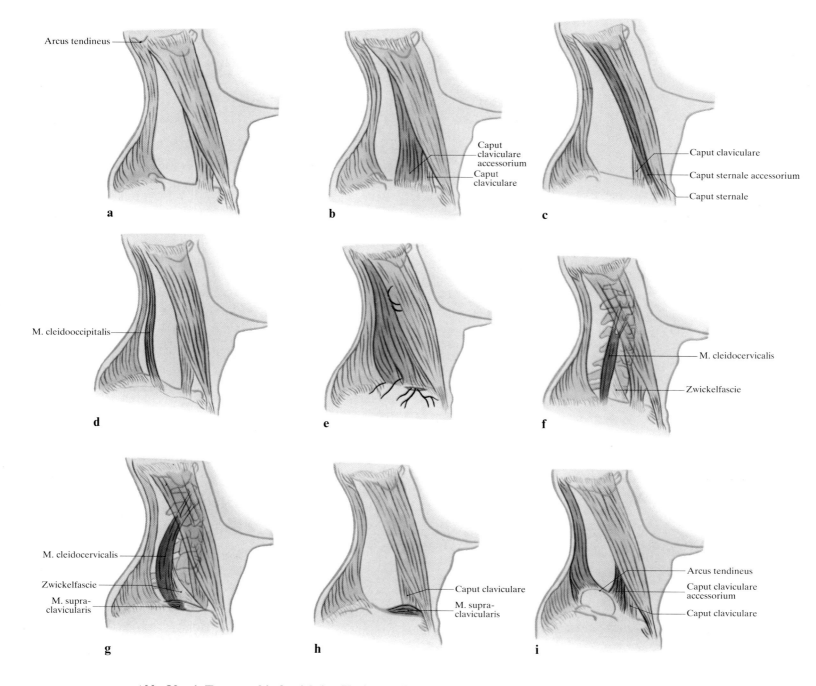

Abb. 80 a–i. Topographisch wichtige Varianten der Mm. trapezius et sternocleidomastoideus

a Ursprung beider Muskeln an der Linea nuchae suprema verbreitert. Sehnenbogen für den Durchtritt der Vasa occipitalia. Häufig

b Caput claviculare musculi sternocleidomastoidei bis zur Mitte der Clavicula ausgedehnt. Trigonum colli laterale verschmälert

c Das Caput sternale besitzt einen zusätzlichen sternalen Ursprung lateral vom Sternoclaviculargelenk. Das zusätzliche Bündel überlagert das Caput claviculare fast vollständig. Das Trigonum supraclaviculare minus fehlt

d M. cleidooccipitalis. Begleitet den ventralen Trapeziusrand vom Schlüssel- zum Hinterhauptbein. Häufig

e M. cleidooccipitalis totalis. Das Trigonum colli laterale fehlt. Sehr selten

f M. cleidocervicalis. Vom Querfortsatz C II und C III mit Muskelbündeln zur lateralen, mit einer Zwickelplatte zur medialen Hälfte des Schlüsselbeins. Verstärkt die Lamina superficialis fasciae cervicalis und unterteilt das Trigonum colli laterale. Selten

g M. cleidocervicalis, M. supraclavicularis und Zwickelverstärkung der Lamina superficialis fasciae cervicalis. Selten

h M. supraclavicularis. Von der Extremitas sternalis zur Extremitas acromialis claviculae, eingescheidet in die Lamina superficialis fasciae cervicalis, überlagert das Caput claviculare musculi sternocleidomastoidei, verengt die Basis der Trigona supraclavicularia minus et majus. Selten

i Ansatz des M. trapezius am Schlüsselbein mittels eines großen Sehnenbogens, unter dem die V. jugularis superficialis und die Nn. supraclaviculares hindurchtreten. Auf den medialen Schenkel des Sehnenbogens verbreitert sich der Ursprung des Caput claviculare des M. stenocleidomastoideus. Der supraclaviculare Abschnitt des seitlichen Halsdreiecks wird durch ihn vollständig abgedeckt

Funktion

Der M. rhomboideus hält und hebt die Scapula und zieht sie wirbelsäulenwärts. In Verbindung mit dem M. serratus anterior kann er als Rippenheber eingesetzt werden. Man kann den medialen Schulterblattrand als knöcherne Zwischensehne im Rhomboideus-Serratuszug auffassen.

δ) M. levator scapulae (Abb. 83, 100)

Ursprung: Querfortsätze der ersten 4 Halswirbel
Ansatz: Angulus superior scapulae
Blutversorgung: A. transversa colli, A. cervicalis ascendens
Innervation: Ventrale Äste von C_{2-5}

Am Ursprung ist der Schulterblattheber deutlich in 4 Zacken geteilt. Die beiden ersten sind die kräftigsten. Ihre kurzen Ursprungssehnen grenzen nach vorn an die Ursprungszacken des M. scalenus medius, nach hinten sind sie mit den Zacken des M. splenius cervicis ein Stück weit verschmolzen. Die 3. und 4. Zacke sind schlank. Ihre langen Sehnen sind mit den Zacken des M. longissimus cervicis verschmolzen und am Tuberculum posterius der Querfortsätze C III bzw. C IV verankert.
Die 4 Ursprungszacken verschmelzen gegen den Ansatz hin zu einem einheitlichen Muskelbauch ohne ihre Grenzen ganz zu verlieren. Der Ansatz erfolgt mit kurzer Sehne am Angulus superior scapulae, übergreifend auf den Margo medialis bis gegen die Spina scapulae. Die untersten Sehnenfasern können dabei mit den obersten des M. rhomboideus minor verschmelzen. Da die kräftigen oberen Zacken an der Scapula weiter caudal ansetzen als die schwächeren untern, kommt es zu einer Verdrehung des bandförmigen Muskels.

Innervation

Die Nervenversorgung (C_{2-5}) erfolgt zum Teil über den *N. dorsalis scapulae,* zum Teil direkt aus den ventralen Ästen der oberen Halsspinalnerven.

Variationen

1. *Verminderung,* seltener Vermehrung der Ursprungszacken. Völliges *Fehlen* des Muskels.
2. *Akzessorische* oder *aberrierende Ursprünge* aus den Mm. trapezius, splenius capitis, longissimus cervicis, rhomboideus oder serratus posterior superior sowie von der Spleniusfascie, der Linea nuchae suprema (zwischen den Mm. sternocleidomastoideus und trapezius), vom Processus mastoideus, der Squama temporalis, der 1. oder 2. Rippe.
3. *Aberrierende Bündel* oder *Zacken* im Bereich des *Ansatzes* an die 1. oder/und 2. Rippe, in die Mm. splenius cervicis, rhomboideus minor, serratus anterior oder serratus posterior superior, in die Fascia supraspinata, das Bindegewebe zwischen M. serratus anterior und der Brustwand, an einen oder mehrere Dornfortsätze zwischen C IV und Th III.

Funktion

In Zusammenarbeit mit der Pars descendens m. trapezii hebt der M. levator scapulae das Schulterblatt und zieht es wenig nach medial. Er ist aber weniger bedeutungsvoll als Haltemuskel für den Schultergürtel als der M. trapezius.

ε) M. latissimus dorsi (Abb. 79)

Ursprung: Dornfortsätze und Ligamentum supraspinale von Th VII oder VIII bis zum Sacrum, Labium externum cristae iliacae, Costae IX oder X bis XII.
Ansatz: Crista tuberculi minoris humeri.
Blutversorgung: A. thoracodorsalis, Aa. intercostales posteriores, Aa. circumflexae humeri anterior et posterior.
Innervation: C_{6-8}.

Der M. latissimus dorsi entspringt in seinem Wirbelsäulenteil mit einer nach unten breiter werdenden Aponeurose. Diese ist identisch mit dem oberflächlichen Blatt der *Fascia thoracolumbalis.* Sie ist am breitesten (ca. 12 cm) auf Höhe der höchsten Erhebung des Darmbeinkammes, am schmalsten beim 11. und 12. Brustwirbeldornfortsatz (ca. 3–4 cm). Kopfwärts von da wird sie wieder breiter (bis ca. 6 cm) entsprechend der Überlagerung durch den M. trapezius. Am oberen, bei hängendem Arm horizontal verlaufenden Rand, schließt sich der Aponeurose meist eine derbe Bindegewebsplatte an, deren Fasern von den 2–3 nach oben folgenden Dornfortsätzen kommen und parallel zum M. rhomboideus verlaufen. Sie ziehen vor den M. latissimus dorsi und verlieren sich dort in seinem Perimysium. Diese Platte, welche in ihrer Ausbildung stark variiert (im Extremfall reicht sie bis zum Caudalrand des M. rhomboideus), verhält sich also mehr wie eine Fascie des M. latissimus dorsi als wie eine Fortsetzung seiner Ursprungsaponeurose. Vom 12. Brustwirbel an abwärts überschreiten die Sehnenbündel in zunehmender Zahl die Mittellinie, um sich mit denen der Gegenseite zu verflechten. Dadurch wird im Lendenbereich das Ligamentum supraspinale völlig verdeckt.

Auch der Darmbeinanteil besitzt einen sehnigen Ursprung. Der ventrolaterale Rand des Muskels entspringt jedoch häufig fleischig vom Darmbeinkamm. Der costale Teil entspringt von den 3–4 untersten Rippen mit je einer fleischigen Zacke, die mit denjenigen des M. obliquus externus abdominis alternieren.

Die Muskelbündel konvergieren von der langen Ursprungslinie gegen eine platte, 3–4 cm breite und 8–10 cm lange Endsehne. Vor deren Beginn kommt es zu einer Überlagerung der einzelnen Muskelteile. Insbesondere schieben sich die costalen Anteile, welche den ventrolateralen Rand des Muskels bilden, unter die vertebralen. In gleicher Weise schieben sich auch die Bündel des oberen Randes unter die caudalwärts folgenden, was zu einer Verschmälerung und Verdickung des Muskels führt. Gleichzeitig ist er schraubig verdreht, weil die obersten an der Wirbelsäule entspringenden Fasern am Humerus am weitesten distal angreifen und umgekehrt.

Er bedeckt mit seinem oberen Rand den untern Winkel der Scapula und windet sich um den caudalen Rand des M. teres major, wo er in die Endsehne übergeht. Diese ist medial vom Humerus eine Strecke weit mehr oder weniger stark mit der Sehne des M. teres major verbunden. Im Ansatzbereich, an der Crista tuberculi minoris, sind die beiden Sehnen aber immer durch einen längsgestellten Schleimbeutel, die *Bursa subtendinea M. latissimi dorsi* getrennt.

Innervation

Als Extremitätenmuskel, der sekundär auf den Rücken gelangt ist, wird der M. latissimus dorsi aus dem Plexus brachialis versorgt. Fasern aus den Segmenten C_{6-8} gelangen über den *N. thoracodorsalis* von medial an den Muskel.

Variationen

1. Am *Ursprung:*
   - Ausweitung bis zum Dornfortsatz Th IV, so daß der Muskel direkt an den M. rhomboideus anschließt.
   - Reduktion auf die Lendenwirbelsäule.
   - Von einiger Bedeutung sind die Variationen des Ursprungs am Darmbeinkamm. Von seiner Breite hängt die Größe des Trigonum lumbale ab (s.S. 382). Vollständiges Fehlen der iliacalen Portion wurde von HALLET (1849), der vertebralen und iliacalen Portion von MECKEL (1823) beschrieben.
2. Am *Ansatz:*
   - Übergreifen auf das Septum intermusculare brachii mediale.
   - Völliges oder teilweises Verschmelzen der Latissimussehne mit derjenigen des M. teres major am Ansatz.
3. *Akzessorische* und *aberrierende Muskelbündel:*
   - Sehr häufig findet man eine Zacke, welche von der Fascie des M. teres major nahe dem Angulus inferior scapulae entspringt. Sie wird meist vom obern Rand der vertebralen Portion zugedeckt.
   - Vom gleichen Ursprung aus kann ein Muskelbündel cranialwärts zum M. deltoideus ziehen, dem es zugerechnet wird.
   - Selten findet man vom 6. Brustwirbeldornfortsatz ausgehend einen schmalen Muskelstreifen, der dem obern Rand des M. latissimus dorsi entlang läuft und am untern Winkel der Scapula ansetzt.
   - Von der costalen Randportion können einzelne Bündel abzweigen und als muskulöser Achselbogen in die Fascia axillaris einstrahlen.

Funktion

Der M. latissimus dorsi ist ein kräftiger Adductor des Armes, wobei er ihn gleichzeitig einwärts rotiert. Für das Verschränken der Arme hinter dem Rücken ist er unentbehrlich („Gelehrtenmuskel").

Beim Husten kontrahiert er sich reflektorisch und übt einen Druck auf den Brustkorb aus.

Dank der Vielzahl ihrer Muskelfasern und ihres ausgedehnten Angriffs am Rumpf sind die beiden großflächigen Muskelplatten aber auch in der Lage, das ganze Körpergewicht zu tragen und hochzuziehen.

b) Am Thorax angreifende Muskeln

α) Mm. scaleni

Die Mm. scaleni sind in LANZ/WACHSMUTH, Bd. I/2 Hals, eingehend dargestellt. Wegen ihrer Wirkung auf die Halswirbelsäule sollen sie hier ebenfalls erwähnt werden. Wir beschränken uns jedoch auf die wesentlichsten Angaben.

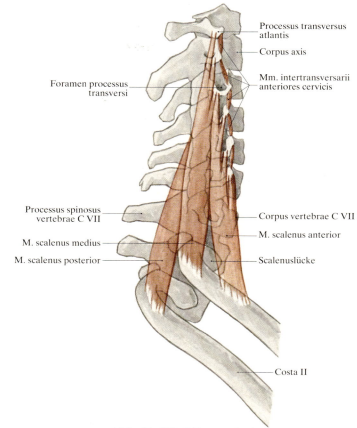

Abb. 81. Die Mm. scaleni

M. scalenus anterior (Abb. 81, 82).

Ursprung: Processus transversi C III–VI.
Ansatz: Costa I.
Blutversorgung: Aa. cervicalis ascendens, vertebralis, thyroidea inferior.
Innervation: $C_{(5)6+7}$

M. scalenus medius (Abb. 81, 82)

Ursprung: Processus transversi C (I), II–VII.
Ansatz: Costa I (II).
Blutversorgung: Aa. vertebralis, transversa colli, colli profunda.
Innervation: $C_{(4)5-8}$

M. scalenus posterior

Ursprung: Processus transversi C V + VI.
Ansatz: Costa II.
Blutversorgung: Aa. cervicalis profunda, transversa colli, intercostalis suprema.
Innervation: C_7 oder $_8$.

M. Scalenus minimus

Ursprung: Processus transversus C VII.
Ansatz: Costa I, Cupula pleurae.
Blutversorgung: Aa. cervicalis profunda et vertebralis.
Innervation: C_8.

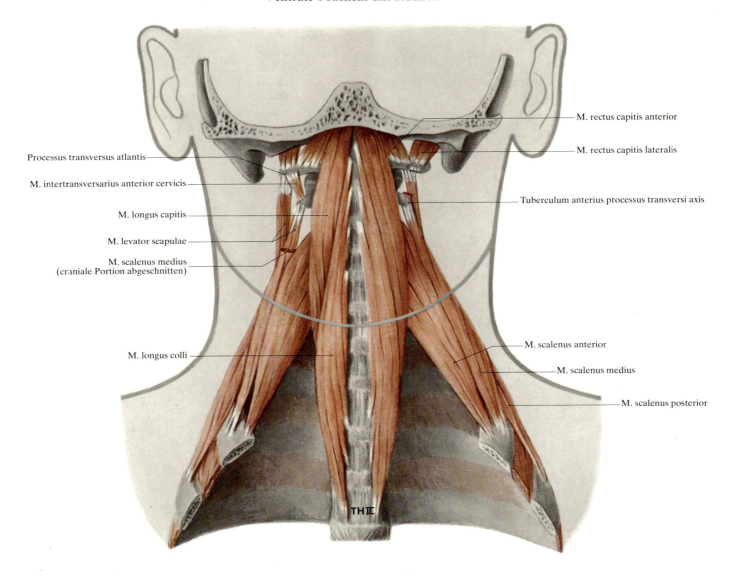

Abb. 82. Prä- und paravertebrale Halsmuskeln

Zur Funktion der Mm. scaleni

Die Mm. scaleni sind kräftige Rippenheber, wenn sie sich beidseitig kontrahieren. Bei einseitiger Kontraktion neigen sie die Halswirbelsäule seitwärts. Ihre wichtige topographische und klinische Bedeutung liegt in der Scaleruslücke und im Scalenussyndrom (s. LANZ/WACHSMUTH, Bd. I/2 Hals).

β) Mm. serrati posteriores (Abb. 83)

Entfernt man am Rücken die zum Schultergürtel und Arm ziehenden Muskeln, erscheinen jederseits 2 dünne Muskelplatten, welche herkunftsgemäß zur ventralen Rumpfmuskulatur gehören. Sie überlagern am Beginn und Ende der Brustkyphose unmittelbar die tiefer liegende autochthone Rückenmuskulatur. Dank ihres Verlaufes sind sie in der Lage, die Rippen fächerförmig auseinander zu ziehen und so den Brustraum zu erweitern.

M. serratus posterior superior

Ursprung: Ligamentum nuchae ab C IV, Processus spinosi C VIII, Th I + II.
Ansatz: Costae I–IV.
Blutversorgung: Aa. intercostales, A. cervicalis profunda.
Innervation: (C_8), Th_{1-4}.

Der Muskel entspringt mit einer dünnen Aponeurose, welche mit der tiefen Rückenfascie verwachsen ist. Ihre Fasern verlaufen schräg nach unten außen und gehen in 4 Muskelzacken über. Deren Ansatz liegt an den Rippen I–IV, lateral vom Angulus costae. Der Unterrand jeder Zacke wird vom obern der nachfolgenden überlagert. Die beiden M. serrati posteriores superiores bilden zusammen mit dem *Mm. splenii* eine kreuzförmige Gurtung über dem Rückenstrecker am cervicothorakalen Übergang (Abb. 83).

Mm. serrati posteriores

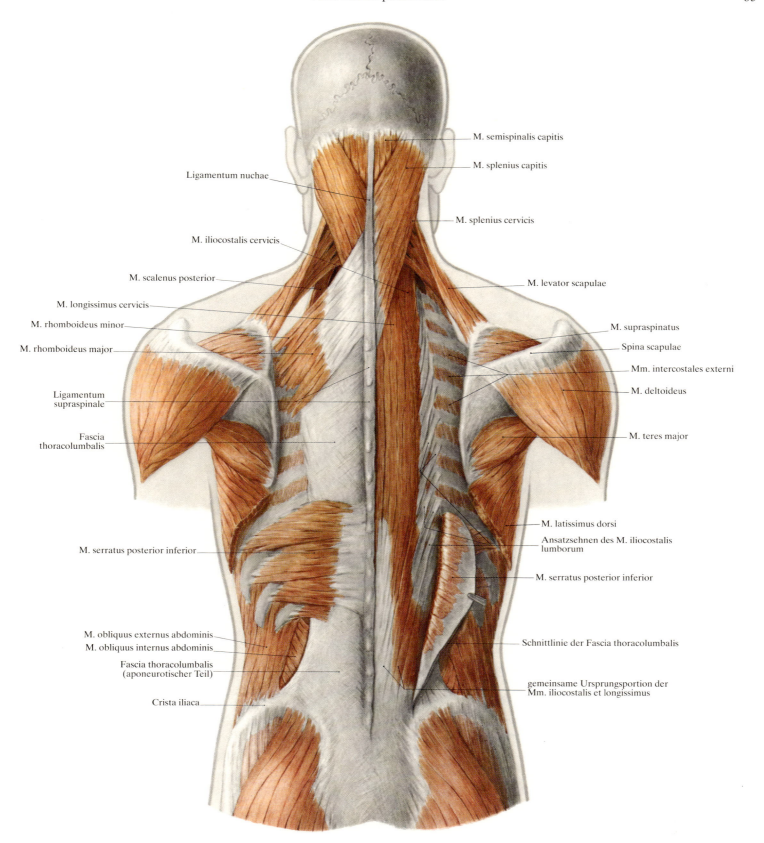

Abb. 83. Oberflächliche Muskeln am Rücken, 2. Schicht (*links*), M. erector spinae (*rechts*)

Innervation

Nn. intercostales 1–4. Gelegentlich auch Ramus ventralis C_8. Es scheint eine Wechselbeziehung zwischen der Innervation des M. serratus posterior superior und des M. scalenus posterior zu bestehen. Wenn nämlich die oberste Zacke des ersteren von C_8 versorgt wird, gehört der letztere zu C_7. Ist C_8 jedoch nicht oder nur wenig an der Innervation des M. serratus posterior superior beteiligt, gehört der M. scalenus posterior ganz zu C_8.

M. serratus posterior inferior (Abb. 83)

Ursprung: Processus spinosi Th XI + XII, L I + II.
Ansatz: Costae IX–XII.
Blutversorgung: Aa. intercostales.
Innervation: $Th_{9-11 (12)}$.

Die Ursprungsaponeurose, welche auch am Ligamentum supraspinale verankert ist, erscheint als Bestandteil der Fascia thoracolumbalis. Ihr Übergang in die Muskelfasern erfolgt etwa am seitlichen Rand des Rückenstreckers. Die nach außen und oben verlaufenden Muskelfasern gliedern sich in 4 Zacken. Diese setzen am Unterrand der 9.–12. Rippe an, und zwar vom Angulus bis zu den Ursprungszacken des M. obliquus externus abdominis.

Innervation

Die Nervenversorgung stammt aus dem 9.–11. Intercostalnerven. Gelegentlich ist auch der 12. mit einem kleinen Ästchen beteiligt.

Variationen

1. *Reduktion* auf 3 oder 2 Zacken. Sehr selten fehlt der Muskel ganz.
2. *Erweiterung* auf 5 Zacken, meist in Verbindung mit einer 13. Rippe.
3. *Ausweitung* des Ansatzes unter den M. obliquus externus abdominis.
4. *Aberrierende Muskelbündel:*
   – am Caudalrand der Zacken bogenförmig zur nächst tieferen Zacke.
   – Verbindungen zu den Mm. intercostales externi und/oder zum M. obliquus externus abdominis.

γ) Mm. levatores costarum (Abb. 99, 101, 212)

Ursprung: Processus transversi vertebrae C VII–Th XI.
Ansatz: Costae I–XII.
Blutversorgung: (A. cervicalis profunda) Aa. intercostales.
Innervation: C_8, Th_{1-11}.

Die meisten Rippenheber ziehen vom Querfortsatz zur nächstunteren Rippe. Daneben kommen vor allem im untern Thorakalbereich (meist zu den 4 untersten Rippen) Mm. levatores costarum vor, welche einen Zwischenrippenraum überspringen. So kann man kurze und lange Rippenheber unterscheiden.

Die *Mm. levatores costarum breves* entspringen teils sehnig, teils fleischig vom Caudalumfang des Querfortsatzes, wo sie sich zwischen die Ligamenta intertransversarium et costotransversarium superius einschieben. Ihre medialen Fasern verlaufen ziemlich steil abwärts und sind kürzer als die lateralen, welche mehr nach lateral unten verlaufen. Dadurch wird der Muskel am Ansatz breiter als am Ursprung und bekommt Fächerform.

Die *Mm. levatores costarum longi* entspringen seitlich und über den Verankerungsstellen des Ligamentum intertransversarium sowie mit einzelnen Fasern am seitlichen Rand dieser Bänder. Sie sind dünner als die kurzen Rippenheber und mehr bandförmig. Ihr sehniger Ansatz findet sich an der Dorsalfläche der übernächstunteren Rippe, medial vom Rippenwinkel. Sie überlagern in ihrer oberen Hälfte den zum gleichen Segment gehörenden kurzen Rippenheber dorsal und medial. In der untern Hälfte legen sie sich an den Seitenrand des nächstunteren M. levator costae brevis, den sie oft auch von dorsal bedecken.

Die Mm. levatores costarum setzen sich lateral oft ohne scharfe Grenze in die Mm. intercostales externi fort, mit deren Faserverlauf sie übereinstimmen. Medial grenzen sie an das Ligamentum costotransversarium superius. Ventral von ihnen findet man die Nervi et vasa intercostalia. Dorsal werden sie von den Mm. iliocostalis et longissimus bedeckt.

Funktion

Die Mm. levatores costarum vermögen die Rippen nicht zu heben. Ihre Bedeutung liegt vielmehr in der aktiven Sicherung der Wirbel-Rippenverbindung.

Innervation

Die Mm. levatores costarum breves werden von den ventralen, nach andern Autoren von dorsalen, Spinalnervenästen ihres eigenen Segmentes versorgt. Die langen Rippenheber werden im allgemeinen ebenfalls monosegmental innerviert, wobei das obere oder das untere der beiden beteiligten Segmente dafür verantwortlich sein kann. Daraus schloß EISLER (1912), daß es sich bei den Mm. levatores costarum longi um einsegmentige Muskeln handle, die entweder ihren Ursprung nach oben (Innervation aus dem untern Segment) oder ihren Ansatz nach unten (Innervation aus dem oberen Segment) verschoben haben.

Variationen

1. Einzelne oder alle Rippenheber können fehlen.
2. Lange Rippenheber kommen auch an der mittleren oder oberen oder auch an der ganzen Brustwirbelsäule vor.
3. Abzweigung von Fasern oder Einstrahlen des ganzen 1. M. levator costae in den M. iliocostalis oder den M. scalenus posterior.

c) Prävertebrale Muskeln

α) M. longus colli (Abb. 82, 84)

Ursprung: Corpora vertebrarum C V–VIII, Th I–III.
Ansatz: Tuberculum anterius atlantis, Corpora vertebrarum C II–IV, Processus transversi C V–VIII.
Blutversorgung: Aa. vertebralis, cervicales ascendens et profunda, intercostalis suprema.
Innervation: C_{1-8}.

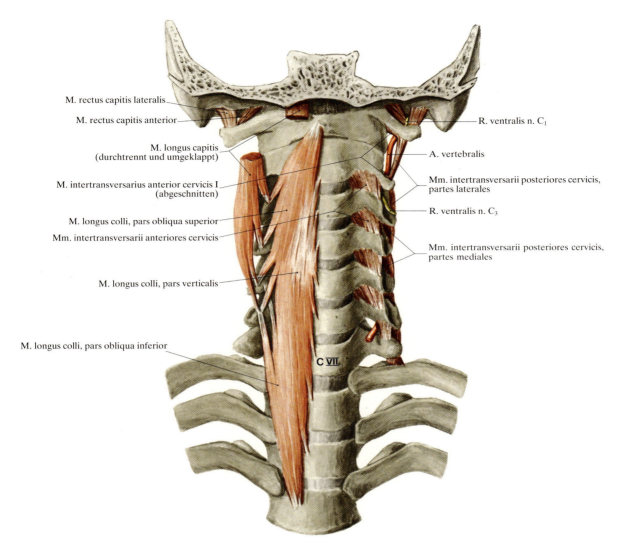

Abb. 84. Die prävertebralen Halsmuskeln

Nach den Verankerungsstellen und dem Verlauf können am M. longus colli 3 Abschnitte unterschieden werden: ein gerader, ein oberer und ein unterer schräger.

Der *gerade Teil* bildet den medialen Rand des im ganzen dreieckigen, flachen Muskels. Er entspringt mit je einer Zacke von der ventrolateralen Fläche des 5.–7. Hals- und des 1.–3. Brustwirbels und heftet sich an die entsprechende Fläche des 2.–4. Halswirbels. Er schließt seitlich an das vordere Längsband der Wirbelsäule an.

Der *obere schräge Abschnitt* entspringt von den ventralen Teilen der Querfortsätze des 3.–6. Halswirbels und zieht zum Tuberculum atlantis anterius. Der *untere schräge Abschnitt* erstreckt sich von der ventrolateralen Fläche der ersten 3 Brustwirbelkörper zu den Querfortsätzen des 5.–7. Halswirbels, wobei die Zacke, welche am Tuberculum caroticum des 6. Halswirbels ansetzt, die kräftigste ist.

Die Dorsalfläche der geraden Portion liegt völlig der Wirbelsäule an, die der schrägen grenzt an die Mm. intertransversarii anteriores cervicis. Die Ansatzzacke am 6. Halswirbelquerfortsatz deckt den Eintritt der A. vertebralis in das Foramen processus transversi ab. Ventral zieht die *Lamina prevertebralis fasciae cervicalis* über den Muskel. Die obere schräge Portion wird teilweise überlagert durch den M. longus capitis. Von den Halsorganen grenzen der Pharynx, die retropharyngealen Lymphknoten, die Schilddrüsenlappen und in seinem unteren Teil, welcher bereits im hintern Mediastinum liegt, der Oesophagus an den Muskel. Die A. carotis communis zieht über die untere schräge Portion, wobei sich die A. thyroidea inferior noch dazwischen schiebt. Schließlich ist der Halsteil des sympathischen Grenzstrangs mit dem Muskel in Kontakt.

Innervation

Als ventraler Muskel wird der M. longus colli von ventralen Spinalnervenästen versorgt. Die Angaben über die Segmente gehen aber stark auseinander. Nach TÖNDURY (1968) sind es C_{1-8}, nach EISLER (1912) C_{2-6}, nach TESTUT (1921) C_{1-4}, nach POIRIER (1912) und MERKEL (1899) C_{2-4} und nach BOLK (1898) C_{3-5}. Einigkeit besteht darin, daß ausschließlich cervicale Nerven beteiligt sind.

Variationen

1. Am *Ursprung*:
   - Ausdehnung auf den 4. Brustwirbelkörper, selten auf die Köpfchen der 1., 2. oder 3. Rippe.
   - Fehlen der thoracalen und evtl. untern Halswirbelkörperzacken.
   - Fehlen der Zacke vom 6. Halswirbelquerfortsatz.
2. Am *Ansatz*:
   - Insertion der cranialsten Bündel, welche dem Ligamentum longitudinale anterius entlanglaufen, an der Schädelbasis (bis 5%).
   - Fehlen der Zacke am Querfortsatz C VII.
3. *Aberrierende Bündel* zum M. longus capitis.

β) M. longus capitis (Abb. 82, 84, 86)

Ursprung: Tubercula anteriora processus transversi C III–VI.
Ansatz: Pars basilaris ossis occipitalis.
Blutversorgung: Aa. cervicalis ascendens, vertebralis, pharyngea ascendens.
Innervation: C_{1-5}.

Die kurzen Sehnen der 4 Ursprungszacken schieben sich an den Tubercula anteriora zwischen diejenigen der Mm. longus colli et scalenus anterior. Die beiden langen Kopfmuskeln konvergieren cranialwärts, um beidseits neben dem Tuberculum pharyngeum an der Pars basilaris ossis occipitalis anzusetzen. Der Muskelbauch überlagert die Ursprungsportion des oberen schrägen Abschnitts des M. longus colli, die Ursprünge der Mm. scaleni, die mediale Hälfte des Atlantooccipitalgelenkes und, die Membrana atlantooccipitalis anterior ventralwärts. Zwischen den Scalenusursprüngen und dem Seitenrand des M. longus capitis verläuft die A. cervicalis ascendens. Die Ventralfläche des Muskels wird durch die *Lamina prevertebralis fasciae cervicalis* vom Pharynx, den Schilddrüsenlappen und dem Gefäß-Nerven-Strang des Halses getrennt.

Innervation

Wie beim M. longus colli sind die Angaben über die Innervation auch für den M. longus capitis recht unterschiedlich: C_{1+2}, C_{1-3}, C_{2-4}, C_{1-4}, C_{1-5}, sowie $C_{1-3}+C_6$ sind genannt worden.

Variationen

1. Am *Ursprung*:
   - Fehlen der Ursprungszacke von C VI
   - Zusätzliche Ursprünge von Axis und Atlas
   - Das Übergreifen der caudalen Muskelportion über das Tuberculum anterius des 6. Halswirbels abwärts, wo sie über eine Schaltsehne mit dem untern schrägen Teil des M. longus colli verbunden ist, kommt so oft vor, daß man es kaum als Variation bezeichnen kann.
2. Am *Ansatz*:
   - Übergreifen einzelner Muskelbündel auf die Gegenseite.
3. *Schichtung* oder Aufspaltung in 2 Muskeln.
4. *Verschmelzung* mit dem M. longus colli.
5. Als *M. atlantobasilaris internus* wird ein kleiner, spindelförmiger Muskel bezeichnet, welcher in etwa 4% ein- oder doppelseitig vom Tuberculum posterius atlantis entspringt, sich dem medialen Rand des M. longus capitis anlegt und neben diesem an der Schädelbasis inseriert. Der Ursprung kann caudalwärts über den Ansatz des M. longus colli auf das Ligamentum longitudinale anterius bis zum Unterrand des 2. Halswirbels verlagert sein. Man bezeichnet ihn dann als *M. axobasilaris* (ca. 2%).

Zur Funktion der Mm. longi colli et capitis

Die Mm. longi sind in der Lage, die Halslordose aufzuheben. Allerdings können sie den mächtigeren und mit besseren Hebelverhältnissen versehenen Nackenmuskeln nicht die Waage halten. Für ein kräftiges Vorwärtsneigen der Halswirbelsäule müssen daher noch andere Muskeln zu Hilfe genommen werden. [Mm. sternocleidomastoidei, Zungenbeinmuskulatur (Abb. 85)].

γ) M. rectus capitis anterior (Abb. 82, 84, 86)

Ursprung: Massa lateralis atlantis.
Ansatz: Pars basilaris ossis occipitalis.
Blutversorgung: A. vertebralis, A. pharyngea ascendens.
Innervation: $C_{1(2)}$.

Die kleine, trapezförmige Muskelplatte entspringt sehnig von der Ventralfläche der Massa lateralis. Ihre Fasern ziehen parallel oder leicht divergierend zu einer kleinen transversalen Leiste, welche kurz vor dem Condylus occipitalis, 6–8 mm vom Tuberculum pharyngeum entfernt beginnt und vor der äußern Öffnung des Canalis hypoglossalis endet. Gelegentlich greift sie auf die Synchondrosis sphenopetrosa über.
Der Muskel stellt die direkte Fortsetzung des ersten M. intertransversarius anterior dar. Seine Dorsalfläche grenzt an die Articulatio atlantooccipitalis. Die Ventralfläche wird medial vom M. longus capitis bedeckt. Lateral ziehen die Aa. carotis interna et pharyngea ascendens über seine Vorderfläche, welcher auch das Ganglion superius trunci sympathici aufliegt. Dem Seitenrand liegt cranial der N. hypoglossus, caudal der Ramus ventralis n. spinalis C_1 an.

Innervation

Der Hauptnerv stammt aus dem Ramus vertralis von C_1. Gelegentlich gesellt sich ein kleiner Zweig aus der Anastomosenschlinge zwischen $C_{1 \text{ und } 2}$ oder zwischen $C_{2 \text{ und } 3}$ dazu.

Variationen

1. *Ansatz* an der Membrana atlantooccipitalis anterior statt an der Schädelbasis.
2. *Reduktion* bis auf wenige Bündel oder völliges Fehlen des Muskels kommt in 4% vor.
3. *Verdoppelungen* des Muskels:
   - Ein Bündel, welches vom Atlasquerfortsatz ausgeht und vor dem M. rectus capitis anterior durchzieht, wird von einigen Autoren als laterale Verdoppelung dieses Muskels aufgefaßt. Andere betrachten es als eine zusätzliche Zacke des M. longus capitis.
   - Am Medialrand kann ebenfalls ein Bündel separiert sein und vom Arcus atlantis anterior entspringen. Verschiebt es seinen Ursprung caudalwärts direkt über die Articulatio atlantoaxialis lateralis, medial vom Ansatz des ersten M. intertransversarius anterior, dann liegt ein als *M. rectus capitis anterior medius* bezeichneter Muskel vor. Er soll in 10–12% vorkommen.

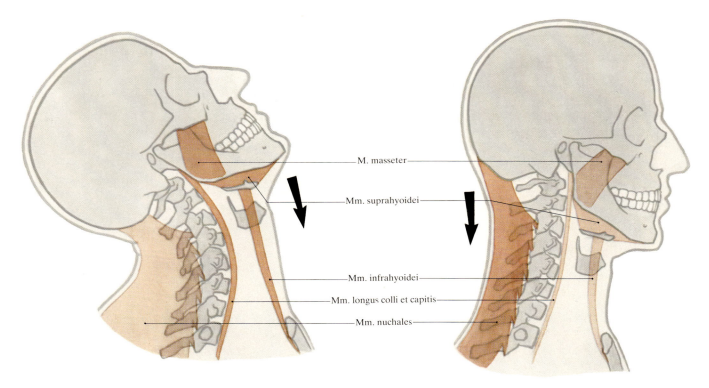

Abb. 85. Wirkung der Zungenbeinmuskulatur auf die Halswirbelsäule

δ) M. rectus capitis lateralis (Abb. 82, 84, 86)

Ursprung: Processus transversus atlantis.
Ansatz: Pars lateralis ossis occipitalis.
Blutversorgung: Aa. vertebralis et occipitalis.
Innervation: $C_{1(2)}$.

Der im Querschnitt ovale bis fast runde Muskel entspringt fleischig von der Lateralhälfte der ventralen Spange des Atlasquerfortsatzes. Dabei läßt er dessen wulstigen Endknopf frei, greift aber meist nach medial bis unter den Ursprung des M. rectus capitis anterior. Die longitudinal verlaufenden Faserbündel heften sich mit kurzer Sehne an eine rundliche oder dreieckige Fläche der Pars lateralis ossis occipitalis, die sich von der Synchondrosis petrooccipitalis medialwärts bis zur Mitte des Foramen jugulare erstreckt. Nach vorn erreicht sie den Hinterrand dieser Öffnung, nach hinten überschreitet sie eine Transversale durch den Hinterrand des Condylus occipitalis nicht. Der M. rectus capitis lateralis ist das oberste Glied der Reihe der *Mm. intertransversarii laterales*. Seine Dorsalfläche schaut gegen den M. obliquus capitis superior. Medial ist die Articulatio atlantooccipitalis durch lockeres Binde- und Fettgewebe von ihm getrennt. Im Winkel zwischen den Mm. recti capitis laterales et anterior läuft der Ramus ventralis n. C_1 über den Atlasquerfortsatz nach vorn (Abb. 84). Lateral grenzt der Muskel an den hintern Bauch des M. digastricus und an den Stamm des N. facialis. Die A. occipitalis läuft lateral der Insertionszone entlang. Über die Ventralfläche verläuft medial die V. jugularis und lateral der N. accessorius.

Innervation

Praktisch immer tritt ein Ast aus dem Ramus ventralis von C_1 in die mediale Fläche des Muskels. Daneben erhält er oft auch Fasern aus der Anastomose zwischen den Rami ventrales C_1 und $_2$ oder aus einer Anastomose zwischen den Rami ventralis et dorsalis C_1.

Variationen

1. Der Muskel *fehlt* selten, außer bei einem gut ausgebildeten Processus paracondylaris, der mit dem Atlasquerfortsatz artikuliert und bei Atlasassimilation.
2. Ebenfalls selten sind *Formabweichungen* (Fächerform, Verbreiterung am Ansatz nur bei Pneumatisation des Proseccus jugularis ossis occipitalis).
3. Als *Verdoppelung* sind verschiedene akzessorische Muskelbündel aufgefaßt worden, wobei nicht immer ganz klar ist, welchem Muskel diese zuzuordnen sind. Als *M. rectus capitis lateralis longus* wird ein Bündel bezeichnet, das vom Processus transversus axis zum Hinterhaupt zieht.

d) Am Bein angreifende Muskeln

α) M. psoas (Abb. 90)

Ursprung: Corpora vertebrarum Th XII, L I–IV.
Processus costales L I–V.
Ansatz: Trochanter minor.
Blutversorgung: Aa. lumbales, iliolumbalis.
Innervation: $(Th_{12})\ L_{1-3(4)}$.

Der M. psoas weist am Ursprung 2 Schichten auf, die sich aber nur künstlich voneinander trennen lassen. Eine *oberflächliche Schicht* ist mit arkadenförmigen Sehnenbögen, welche die Vasa lumbalia überbrücken, an die Seitenflächen der Wirbelkörper Th XII und L I–IV sowie an die entsprechenden Zwischenwirbelscheiben geheftet. Eine *tiefe Schicht* kommt von den Processus costales L I–V. Die Muskelfasern beider Schichten konvergieren abwärts und bilden einen rundlichen Muskelbauch, welcher den seitlichen Anteil der Linea terminalis des Beckens

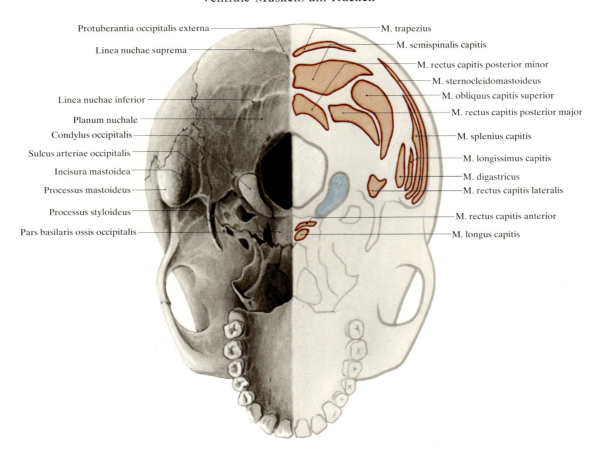

Abb. 86. Ansatzflächen der am Schädel angreifenden Kopf- und Halsmuskeln (*rechts*, schematisch)
Zugehörende Knochenstrukturen an der Schädelbasis (*links*)

bedeckt und verschieden stark gegen dessen obere Apertur vorspringt. Er verschmilzt hinter dem Leistenband mit dem *M. iliacus*, zum *M. iliopsoas*, der das Hüftgelenk und den Schenkelhals vorne und unten umfassend zum Trochanter minor zieht.
Der Muskel wird von der trichterförmigen *Fascia iliaca* eingehüllt, welche gegen die Wirbelsäule zu offen ist und ihre geschlossene Spitze am Trochanter minor hat (Abb. 324). Zwischen den beiden Muskelportionen findet man den *Plexus lumbalis*.
Am lateralen Muskelrand treten zwischen 12. Rippe und Crista iliaca die Nn. iliohypogastricus, ilioinguinalis et cutaneus femoris lateralis aus, um laterocaudalwärts über den M. quadratus lumborum zu verlaufen. In der Rinne zwischen M. psoas und iliacus kommt der N. femoralis zum Vorschein. Der N. genitofemoralis durchbohrt die oberflächliche Portion im cranialen Drittel und verläuft über ihre Vorderfläche. Entlang dem medialen Rand verläuft im Bereich der Linea terminalis der N. obturatorius, welcher gemeinsam mit dem Truncus lumbosacralis unter der letzten Zacke des M. psoas zum Vorschein kommt. Die mediale Fläche bedeckt neben der Wirbelsäule die Vasa lumbalia und die Rami communicantes des Sympathicus. Die Rückfläche grenzt an den medialen Rand des M. quadratus lumborum (Abb. 113) und die Mm. intertransversarii laterales lumborum (Abb. 214).
Da sich der M. psoas cranialwärts über die lumbalen Ursprünge des Zwerchfells an der Wirbelsäule hinaus erstreckt, wird er

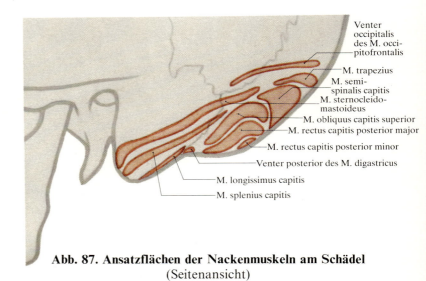

Abb. 87. Ansatzflächen der Nackenmuskeln am Schädel
(Seitenansicht)

auf Höhe des ersten Lendenwirbels von einem Sehnenbogen überbrückt, der sich vom Wirbelkörper zur Spitze des Querfortsatzes ausspannt (*Ligamentum arcuatum mediale, Psoasarkade*). Die Vorderfläche des M. psoas wird schließlich überkreuzt vom Ureter und den Vasa testicularia bzw. ovarica. Im Bereich der Linea terminalis steht sein medialer Rand in Kontakt mit den Vasa iliaca communia.

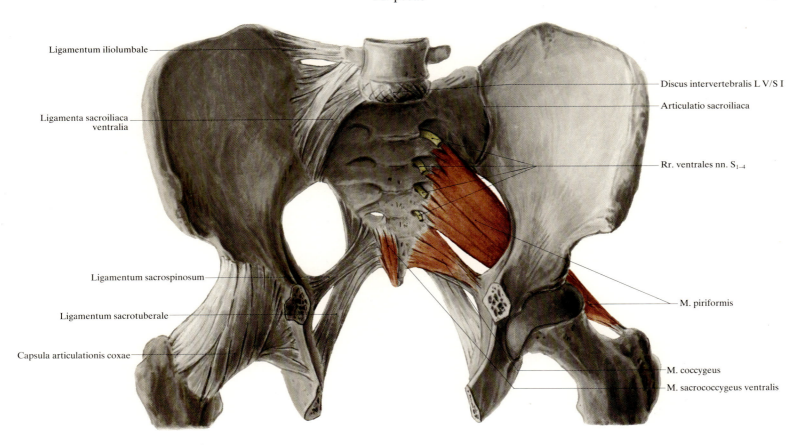

Abb. 88. Ventrale Muskeln am caudalen Wirbelsäulenende

Innervation

Der M. psoas wird von Ästen, welche teils direkt aus dem *Plexus lumbalis*, teils aus dem *N. femoralis* abzweigen, innerviert. Die Fasern entstammen den Segmenten L_{1-3}. Gelegentlich kommen auch solche von Th_{12} und L_4 dazu.

Variationen

1. In weniger als der Hälfte der Fälle entspringt ein *M. psoas minor* von der Vorderfläche des 12. Brust- und 1. Lendenwirbels. Seine lange Endsehne fächert sich auf dem dann *M. psoas major* genannten Hauptmuskel auf und strahlt in die Fascia iliaca ein.
2. Der M. psoas major kann *zusätzliche Ursprünge* vom Capitulum costae XII, vom Ligamentum iliolumbale, den Ligamenta sacroiliaca ventralia, selten vom Zwerchfell aufweisen.
3. Die Ursprungszacke vom 5. Lendenwirbel fehlt häufig.
4. Ein selbständiges Muskelbündel, welches von Processus costales entspringt und vom lateralen Umfang des M. psoas major durch den N. femoralis getrennt ist, wird als *M. psoas accessorius* beschrieben.

Funktion

Der M. psoas ist ein Beuger des Hüftgelenkes. Gelegentlich wird ihm auch geringe außenrotatorische Wirkung zugeschrieben. Bei festgestelltem Bein hat er eine kräftige Wirkung auf den Rumpf, welchen er nach vorne zieht. Dies ist z.B. beim Aufsitzen aus der Rückenlage wichtig.

β) M. piriformis (Abb. 88)

Ursprung: Facies pelvina ossis sacri (S II–IV).
Ansatz: Trochanter major.
Blutversorgung: Aa. sacralis lateralis, gluteae superior et inferior.
Innervation: L_5, S_{1+2}.

Der M. piriformis umfaßt an seinem Ursprung von der Vorderfläche des Sacrums die Foramina pelvina II–IV von lateral. In seinem schräg nach außen unten führenden Verlauf zieht er über die Articulatio sacroiliaca, durchsetzt das Foramen ischiadicum majus und inseriert an der Spitze des Trochanter major. Zwischen diesem und der Ansatzsehne liegt ein kleiner Schleimbeutel. Der M. piriformis ist ein kräftiger Außenrotator des Beines. Er unterstützt zudem die abduktorische Wirkung der kleinen Glutei. Seine topographische Bedeutung liegt in der Unterteilung der Gefäß-Nerven-Straßen vom Becken zum Gesäß bzw. Bein.

Innervation

Der M. piriformis wird von direkten Ästen des *Plexus sacralis* mit Fasern aus den Segmenten L_5, S_{1+2} versorgt.

Variationen

1. Vollständiges *Fehlen* des Muskels.
2. *Reduktion* des Ursprungs auf 3 oder 2 Kreuzbeinsegmente.
3. *Ausdehnung* auf 5 Kreuzbeinsegmente, evtl. auf das Os coccygis.

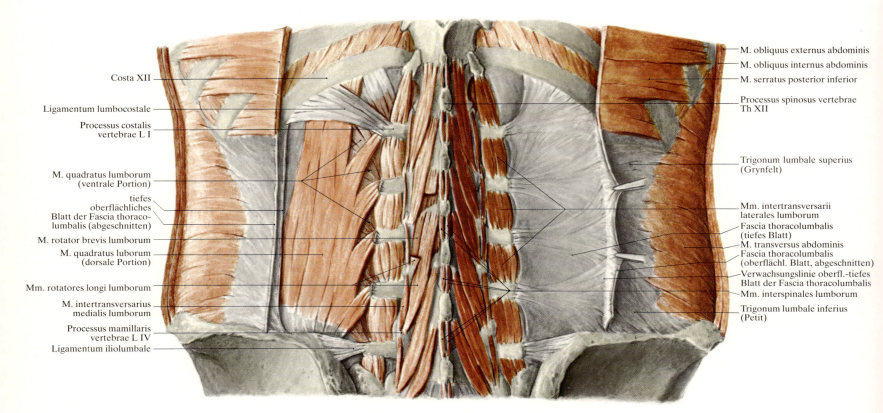

Abb. 89. Die tiefen Lendenmuskeln

4. *Aufteilung* in 2 oder 3 Bäuche durch Wurzeln oder Äste des Plexus sacralis. Bei hoher Teilung des N. ischiadicus durchbohrt der N. peroneus den Muskel.
5. *Verwachsung* mit Nachbarmuskeln (Mm. glutei medius et minimus, M. obturator internus, M. gemellus superior).

e) Zur Bauchwand gehörende Muskeln

α) M. quadratus lumborum (Abb. 89, 90)

Der M. quadratus lumborum ist eine zweischichtige Muskelplatte mit einer *dorsalen* und einer *ventralen* Portion.

Ursprung: Dorsale Portion: Crista iliaca, Ligamentum iliolumbale.
Ventrale Portion: Processus costales vertebrae L(II) III–V.
Ansatz: Dorsale Portion: Processus costales L I–III(IV).
Ventrale Portion: Costa XII.
Blutversorgung: Aa. lumbales, A. iliolumbalis.
Innervation: Th_{12}, L_{1-3}.

Der M. quadratus lumborum kann als dorsale Fortsetzung des untern Teils der Mm. obliqui externus et internus abdominis aufgefaßt werden. Die beiden Portionen sind individuell verschieden stark aufgegliedert und häufig am lateralen Rand zu einer einheitlichen Muskelplatte verwachsen. Mehr oder weniger parallel zur Körperlängsachse verlaufen nur die Fasern der lateralen Hälfte der dorsalen Portion, welche von der Crista iliaca zur untersten Rippe ziehen. Ihre mediale Hälfte gliedert sich in 3–4 Zacken, die schräg nach medial aufwärts ziehen, um sich an Processus costales der Lendenwirbel festzuheften. Die Fasern der ventralen Portion verlaufen dazu entgegengesetzt von den Processus costales nach lateral aufwärts zur 12. Rippe. Dadurch überkreuzen sich die Fasern der beiden Muskelteile in spitzem Winkel.

Der Muskel grenzt dorsal an das tiefe Blatt der *Fascia thoracolumbalis*. Ventral wird er von der dünnen Fortsetzung der *Fascia transversalis* bedeckt. In diese ist auf Höhe des ersten oder zweiten Lendenwirbels eine sehnige Verstärkung eingebaut, welche sich bogenförmig zur Spitze der 12. Rippe erstreckt (*Ligamentum arcuatum laterale*). Von ihr entspringt das Crus laterale diaphragmatis, welches die mediale obere Ecke des M. quadratus lumborum von der Bauchhöhle abtrennt. Ventral laufen der N. subcostalis und der R. ventralis n. L_1 über den Muskel. Schließlich steht er in Kontakt mit dem Fasciensack der Niere und dem Colon ascendens bzw. descendens. Der mediale Rand wird nach vorn vom Wulst des M. psoas major überlagert.

Innervation

Äste der Rr. ventrales der Spinalnerven Th_{12}, L_{1-3} dringen zwischen die beiden Muskelportionen ein. Dabei wird die ventrale Portion vorwiegend aus Th_{12}–L_2, die dorsale aus L_{1-3} versorgt.

Variationen

Der M. quadratus lumborum ist ein äußerst variabler Muskel. Neben Breite und Dicke, die stark unterschiedlich sein können, stellen vor allem die Zahl der Zacken und die Schichtengliederung die Hauptunterschiede. Insbesondere beobachtet man:

1. *Ausweitung des Ansatzes* auf den 12. Brustwirbelkörper oder die 11. Rippe.
2. *Zusätzliche Zacken* an Lendenwirbelkörper, meist den ersten.

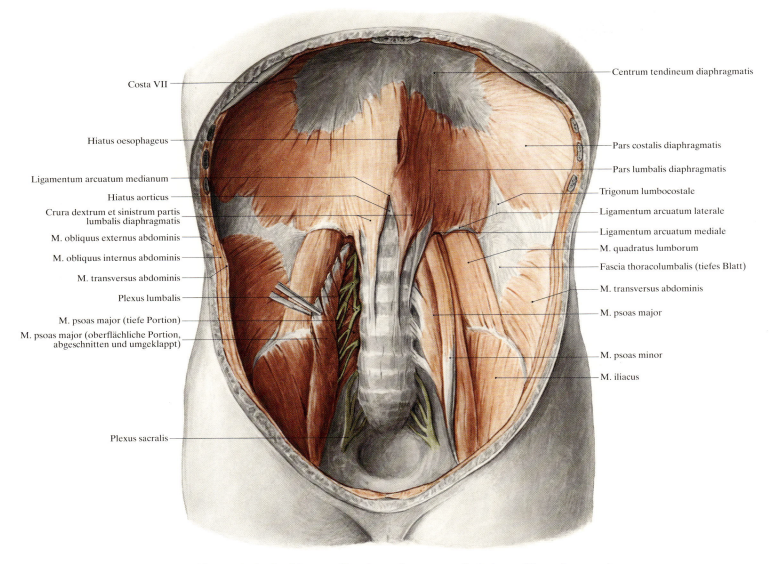

Abb. 90. **Muskeln der hinteren Bauchwand von vorn** (bei einem Neugeborenen)

3. *Reduktion von Ursprungszacken* der ventralen Portion bis zum Fehlen derselben.
4. *Aufgliederung* in 3 Schichten.

β) M. transversus abdominis (Abb. 89, 90)

Ursprung: Costae VII–XII, Processus costales L I–IV, Labium internum cristae iliacae, Pars lateralis ligamenti inguinalis.
Ansatz: Processus xiphoideus sterni, Rectusscheide, Symphysis pubica.
Blutversorgung: A. musculophrenica, Aa. epigastricae superior et inferior, A. circumflexa ilium profunda, A. iliolumbalis.
Innervation: $Th_{(6)7-12}$, $L_{1(2)}$.

Der Muskel bildet die caudale Fortsetzung des *M. transversus thoracis*, dem er meist unmittelbar angeschlossen ist. Für den Rücken ist nur sein aponeurotischer Lendenursprungsteil von Bedeutung, und dieser soll hier besprochen werden. Für das Verhalten von Muskelbauch und Ansatz wird auf LANZ/WACHSMUTH, Bd. II/6 Bauch verwiesen.

Die lumbale Ursprungsaponeurose ist identisch mit dem *tiefen Blatt der Fascia thoracolumbalis*. Von den Processus costales der Lendenwirbel strahlen verstärkte Faserzüge fächerförmig in die Aponeurose aus, welche am oberen Ende das *Ligamentum lumbocostale* bilden. Das *Ligamentum iliolumbale* am untern Ende besitzt größere Selbständigkeit (Abb. 89). Zwischen den Verstärkungszügen ist die Aponeurose dünn oder kann Lücken aufweisen. In der Nähe des Lateralrandes besteht meist eine Lücke für den Durchtritt des N. subcostalis, gelegentlich auch eine solche für den N. iliohypogastricus.

Die Ursprungsaponeurose des M. transversus abdominis grenzt nach hinten an die langen Züge des Rückenstreckers, nach vorn an den M. quadratus lumborum, lateral davon an die Fascia transversalis, welche hier oft lückenhaft ausgebildet ist. In diesem Fall grenzt retroperitoneales Fettgewebe an die Aponeurose, welches durch die erwähnten Lücken drängen und diese zu Bruchpforten erweitern kann (Abb. 113).

Zwischen dem seitlichen Rand des M. erector trunci, dem Unterrand der 12. Rippe und dem medialen Rand des M. obliquus internus abdominis ist gelegentlich bei schwach ausgebildetem M. serratus posterior inferior die Transversusaponeurose in einem dreieckigen Feld oberflächlich nur vom M. latissimus dorsi überlagert. Dieses *Trigonum lumbale superius* (*Grynfeltsches Dreieck*) stellt eine schwache Parite in der dorsalen Bauchwand dar, an welcher Durchbrüche der oben erwähnten retroperitonealen Fettmassen vorkommen können (Abb. 89).

Variationen

Sie betreffen fast ausschließlich die zur seitlichen oder vordern Bauchwand gehörenden Teile des Muskels. Lediglich das seltene völlige Fehlen des M. transversus abdominis ist für den Rücken von Bedeutung.

f) Die Pars lumbalis des Zwerchfells (Abb. 90, 91)

Das Zwerchfell als Ganzes wird in LANZ/WACHSMUTH, Bd. II/5 Thorax beschrieben.

Ursprung:	Corpora vertebrarum L I–III(IV) rechts, L I–II(III) links. Ligamentum longitudinale anterius. Ligamenta arcuata.
Ansatz:	Centrum tendineum.
Blutversorgung:	Aa. pericardiacophrenicae, phrenicae superiores et inferiores.
Innervation:	Nn. phrenici.

Die Pars lumbalis des Zwerchfells ist in ein *Crus dextrum* und ein *Crus sinistrum* gegliedert. An jedem dieser beiden Schenkel kann wieder ein *Crus mediale* und ein *Crus laterale* unterschieden werden, zwischen denen sich oft noch ein *Crus intermedium* abgrenzen läßt.

Das *Crus mediale dextrum* ist in der Regel kräftiger als das sinistrum. Es entspringt sehnig am Ligamentum longitudinale anterius und am 1. bis 3. oder 4. Lendenwirbelkörper. Die ebenfalls sehnigen Ursprünge des *Crus mediale sinistrum* reichen gewöhnlich eine Wirbelhöhe weniger weit nach unten. Überkreuzungen der lumbalen Ursprungsfasern der beiden Crura sind häufig. Die Muskelfasern der Crura medialia beginnen lateral an den senkrecht aufsteigenden Sehnenpfeilern etwa auf Höhe des 2. Lendenwirbels. Die medialsten Sehnenbündel reichen jedoch weiter hinauf und verbinden sich etwa auf Höhe der oberen Hälfte des ersten Lendenwirbelkörpers bogenförmig mit denen der Gegenseite. Diese Verbindung stellt das *Ligamentum arcuatum medianum* dar, welches zusammen mit den aufstrebenden Sehnenpfeilern einen schlitzförmigen Durchlaß für die Aorta und den Ductus thoracicus begrenzt, den *Hiatus aorticus*.

Das Crus mediale dextrum läßt von der sehnigen Umrandung des Aortenschlitzes 3 Muskelzüge entspringen: einen *lateralen*, der sich nach rechts dem Dorsalrand des Centrum tendineum zuwendet, einen *mittleren* senkrecht aufsteigenden und einen *medialen*, dessen Fasern zum Teil hinter den vorgenannten Portionen entspringen und sich nach links wenden. Der mittlere, senkrecht aufsteigende und der mediale, nach links gerichtete Muskelzug umgrenzen schlingenförmig den **Hiatus oesophageus** etwa auf Höhe des 10. Brustwirbels. Das Crus mediale sinistrum ist nur selten an seiner Begrenzung beteiligt.

Wenn sich lateral am Crus mediale ein Crus intermedium abgrenzen läßt, ist es schmal und entspringt seitlich am 2. evtl. auch 1. Lendenwirbelkörper. Durch die schmale Spalte, welche es vom Crus mediale abtrennt, tritt der N. splanchnicus major in den Bauchraum über.

Die *Crura lateralia* entspringen von Sehnenbogen, den *Ligamenta arcuata*, welche beidseits die Mm. psoas et quadratus lumborum überspannen. Das *Ligamentum arcuatum mediale* (Arcus lumbocostalis medialis, Psoasarkade) erstreckt sich von der Seitenfläche des 2. Lendenwirbelkörpers zur Spitze des Processus costalis L I oder II. Das *Ligamentum arcuatum laterale* (Arcus lumbocostalis lateralis, Quadratusarkade) ist von der Spitze des Processus costalis L I(II) zur Spitze der 12. Rippe ausgespannt.

Ist die 12. Rippe lang, kann das Ligamentum arcuatum laterale auch in deren untern Rand oder in die Ursprungsaponeurose des M. transversus abdominis einstrahlen.

Während das Crus mediale aus dicken, muskelstarken Wülsten besteht, ist das Crus laterale platt und relativ dünn. Vor allem die vom Ligamentum arcuatum laterale entspringenden Muskelfasern können ganz unterschiedlich stark entwickelt sein. Da die lateral anschließende Pars costalis einen ungefähr senkrecht zur Pars lumbalis gerichteten Faserverlauf aufweist, entsteht an dieser Stelle eine mehr oder weniger breite, rein membranös gebaute Lücke. Dieses **Trigonum lumbocostale,** das von einzelnen Muskelfasern durchzogen oder auch völlig muskelfrei sein kann, kommt als Locus minoris resistentiae für den Durchtritt von Hernien in Frage.

Blutversorgung

Die Pars lumbalis des Zwerchfells wird an ihrer rückwärtigen Fläche von den *Aa. phrenicae superiores,* kleinen Ästen aus dem ventralen Umfang der Pars thoracica aortae versorgt. Zu einem geringen Teil beteiligen sich auch Zweige der *Aa. pericardiacophrenicae*, welche die Nn. phrenici zum Zwerchfell begleiten und aus den Aa. thoracicae internae entspringen.

Die bauchseitige Fläche wird von den *Aa. phrenicae inferiores,* welche als erste Äste aus der Pars lumbalis aortae stammen, ernährt. Sie anastomosieren untereinander und durch das Zwerchfell hindurch mit den Arterien aus dem Brustraum. Am Hiatus oesophageus sind auch Verbindungen zu den Oesophagusarterien vorhanden.

Innervation

Die motorische Innervation des Zwerchfells fällt ausschließlich den beiden *Nn. phrenici* zu, während an der sensiblen Versorgung auch die untern Intercostalnerven beteiligt sein können. Der N. phrenicus ist ein Ast aus dem Plexus cervicalis und bezieht seine Fasern immer aus C_4, dazu meist auch aus C_3 und/oder C_5, selten aus C_6. Die Beteiligung von C_2 oder C_7 gilt als seltene Ausnahme.

Der N. phrenicus teilt sich vor seinem Eintritt in den Muskel in einen Ramus dorsalis und einen Ramus ventralis (Abb. 319). Der *Ramus dorsalis* zieht teils durch, teils über die seitliche Partie des Centrum tendineum nach hinten medial und versorgt die Pars lumbalis mit absteigenden Zweigen. Der *Ramus ventralis* zerfällt in mehrere Äste, von denen eine ventrale Gruppe die Pars sternalis und die am vordern Umfang des Centrum tendineum angreifenden Bündel der Pars costalis versorgt. Eine laterale Gruppe versorgt den übrigen Teil der Pars costalis.

Variationen

– Völliges Fehlen des Zwerchfells wird gelegentlich in Verbindung mit andern groben Mißbildungen (besonders Anencephalie) beobachtet.

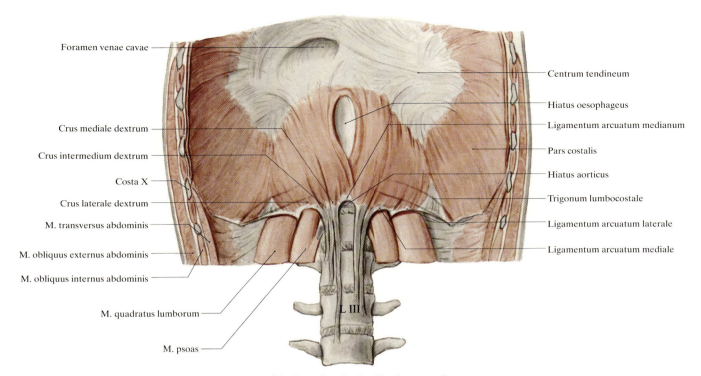

Abb. 91. Pars lumbalis diaphragmatis

- Die Quadratusarkade kann fehlen, was zu einem vergrößerten Trigonum lumbocostale führt. An dieser Stelle liegen auch die meisten Zwerchfelldefekte. Sind diese groß, ist primär die Pars costalis betroffen. Bei stärkstem Ausbildungsgrad wird auch die Pars lumbalis erfaßt.
- Die Verankerungsstellen der Ligamenta arcuata medialia et lateralia können bis zum 4. Lendenquerfortsatz nach unten verschoben sein. In diesem Fall läuft die Quadratusarkade in die Ursprungsaponeurose des M. transversus abdominis aus.
- Zahlreiche, aus dem Verband des Zwerchfells, besonders der Pars lumbalis aberrierende Muskelbündel sind beschrieben worden: Muskelbündel, die vom Crus mediale dextrum an die Rückfläche des Duodenums nahe der Flexura duodenojejunalis ziehen wurden von TREITZ (1853) „M. suspensorius duodeni" genannt.

Gelegentlich lösen sich Muskelbündel in Höhe des Caudalumfangs des Hiatus oesophagus aus dem Crus mediale dextrum, ziehen ventral über die A. lienalis und verlieren sich sehnig an der A. mesenterica superior oder in der Radix mesenterii.

Vom Crus mediale sinistrum zieht nicht selten ein Muskelbündel zwischen Truncus coeliacus und A. mesenterica superior hindurch nach rechts, um in der Adventitia der Aorta oder im Bindegewebe hinter dem Pankreas zu enden.

Ausstrahlungen vom Umfang des Hiatus oesophagus in die Oesophaguswand sind häufig, zur Kardia und in die Längsmuskulatur des Magens selten.

Auch zum Bindegewebe der Leberpforte, zum Bauchfellüberzug der Leber, zum Ligamentum teres hepatis und zum Ligamentum venosum ziehende Zwerchfellfasern wurden beobachtet.

Schließlich sei noch der *M. diaphragmaticoretromediastinalis* (EPPINGER 1889) erwähnt, ein Muskelbündel, welches vom Cranialende des Crus mediale in das hintere Mediastinum einstrahlt.

2. Partiell am Rücken gelegene Muskeln ohne direkten Bezug zur Wirbelsäule

a) Rumpfwandmuskeln

Die Zwischenrippen- und die seitlichen Bauchwandmuskeln gehören zu den ventralen Muskeln, die jedoch mit Teilen innerhalb der Grenzen des Rückens gelegen sind. Nur in dieser Ausdehnung sollen sie hier besprochen werden. Für ihr Verhalten im Bereich der seitlichen und der vordern Rumpfwand orientiere man sich in LANZ/WACHSMUTH, Bd. II/5 Thorax, bzw. Bd. II/6 Bauch.

α) Mm. intercostales externi. (Abb. 44, 55, 99, 313)

Ursprung: Margo inferior costae.
Ansatz: Margo superior costae.
Blutversorgung: A. intercostalis posterior, des entsprechenden Intercostalraumes.
Innervation: N. intercostalis.

Die Muskelplatten entspringen mit unterschiedlich langen Sehnen am Caudalrand der Rippen, um ebenfalls sehnig außen am Cranialrand der nächstfolgenden anzusetzen. Sie sind dorsal am dicksten und reichen bis zum *Tuberculum costae*. Da ihre Muskelzüge von cranial-medial nach caudal-lateral verlaufen, entsteht über dem dorsalen Ende des Rippenkörpers eine dreieckige Lücke, welche vom *M. levator costae* bedeckt wird (Abb. 99). Der M. intercostalis externus wird außen von der Fascia thoracia externa bedeckt, welche stellenweise von den Mm. erector spinae, scaleni posterior et medius, serrati posteriores, rhomboidei, latissimus dorsi et obliquus externus abdominis überlagert wird. Nach innen liegt er der Membrana intercostalis interna, bzw. lateral vom Rippenwinkel dem M. intercostalis internus an.

Innervation

Der M. intercostalis externus wird regelmäßig unisegmental aus dem N. intercostalis des entsprechenden Intercostalraumes versorgt. Meist zweigt schon in der Nähe des Tuberculum costae ein eigener Ast für diesen Muskel aus dem Nervenstamme ab. Die Eintrittsstellen seiner Zweige liegen näher dem Ansatz.

Variationen

- Der eine oder andere M. intercostalis externus (am häufigsten der letzte) kann fehlen oder ganz durch eine Bindegewebsplatte ersetzt sein.
- Bei Vorhandensein einer Halsrippe oder einer 13. Brustrippe ist die Zahl der Mm. intercostales externi meist erhöht.
- Gelegentlich kommt es zu Faseraustausch mit dem dorsalen Teil des M. intercostalis internus und/oder dem M. obliquus externus abdominis.
- Als *Mm. supracostales posteriores* bezeichnet EISLER (1912) platte Muskelstreifen, welche medial von der Urpsrungslinie des M. serratus anterior gelegen eine oder mehrere Rippen überspringen. Sie können aus einem, meist dem obersten, oder aus mehreren Segmenten innerviert sein.

β) Mm. intercostales interni et intimi (Abb. 55, 313)

Ursprung: Innenrand des Sulcus costae.
Ansatz: Cranialrand der nächstfolgenden Rippe.
Blutversorgung: A. intercostalis.
Innervation: N. intercostalis.

Die Mm. intercostales interni et intimi gehören bezüglich Faserverlauf und Innervation zusammen, werden aber durch die Intercostalnerven voneinander getrennt. Ihr hinterer Rand liegt meist lateral vom Rippenwinkel, den er gelegentlich erreicht, aber nie gegen die Wirbelsäule zu überschreitet.

Die Muskelbündel heften sich nur einseitig mit einer Sehne an den Rippen an, das andere Ende ist fleischig. Dabei kann die Lage des sehnigen, bzw. fleischigen Endes in der gleichen Muskelplatte verschieden sein. Das craniale Ende der Muskeln ist am Innenrand des Sulcus costae verankert. Das gilt für den M. intercostalis internus aber nur bis ca. 6 cm von seinem dorsalen Rande an ventralwärts. Von da an haftet er am Caudalrand der Rippe. Das caudale Ende beider Muskeln ist an der stumpfen Oberkante der nächstfolgenden Rippe festgemacht. Dabei greift der M. intercostalis intimus auch breit auf deren Innenfläche über.

Die Fasern verlaufen bei beiden Muskeln denen des M. intercostalis externus entgegengesetzt von medial unten nach lateral oben.

Der M. intercostalis internus grenzt mit seiner Außenfläche an den M. intercostalis externus. In seinem dorsalsten Abschnitt, wo er vom Innenrand des Sulcus costae kommt, wird er durch die Vasa intercostalia posteriora von ihm getrennt. Seine Innenfläche wird in ganzer dorso-ventraler Ausdehnung durch den N. intercostalis vom M. intercostalis intimus getrennt. Dieser wird innenseits von der Fascia thoracica interna bedeckt. Vom Dorsalrand bis zur Wirbelsäule werden die beiden Muskelplatten durch die sehnige *Membrana intercostalis interna* fortgesetzt. Diese ist cranial ebenfalls in 2 Blätter aufgespalten, zwischen denen die intercostalen Leitungen zusammen mit Fettgewebe eingebaut sind. Caudal sind die beiden Blätter verwachsen. Die

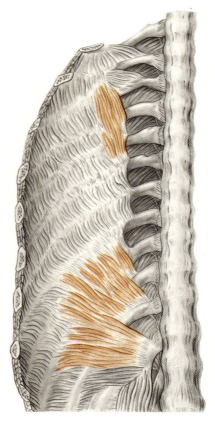

Abb. 92. Die Mm. subcostales

Verwachsungsfläche wird nach lateral immer breiter, so daß die Leitungen gegen den Unterrand der oberen Rippe gedrängt werden (Abb. 313).

Innervation

Die Mm. intercostales interni et intimi werden vom N. intercostalis des gleichen Zwischenrippenraumes versorgt. Häufig werden sie aber auch noch von feinen, über die Rippeninnenfläche verlaufenden Zweigen aus den Nachbarsegmenten erreicht.

Variationen

- Die Mm. intercostales intimi erstrecken sich gelegentlich in den ersten 3 Intercostalräumen bis zur Wirbelsäule.
- Die Mm. intercostales interni können außer den Schwankungen im Abstand des dorsalen Randes vom Angulus costae Unterbrüche im dünnern dorsalen Teil aufweisen.

γ) Mm. subcostales (Abb. 92)

Bei den Mm. subcostales handelt es sich um eine sehr unregelmäßig ausgebildete Serie von Muskelplatten an der Innenfläche der dorsalen Thoraxwand. Der Verlauf der Muskelfasern entspricht demjenigen der Mm. intercostales intimi, sie überspringen jedoch mit ihren Zacken eine oder zwei Rippen. Am konstantesten sind sie zwischen der 4. und 2., sowie zwischen der 12. und 9. Rippe ausgebildet. In der caudalen Gruppe ist der Faserverlauf fast transversal. Der letzte M. subcostalis entspringt breit von der Innenfläche und dem Cranialrand der 12. Rippe, nicht selten auch vom Körper des 12. Brustwirbels und setzt an der Innenfläche der 10. evtl. auch 9. Rippe an.

Der erste M. subcostalis erstreckt sich gewöhnlich von der 4. zur 2. oder von der 3. zur 1. Rippe. Seine Fasern verlaufen steiler als im caudalen Abschnitt.

Die Mm. subcostales überlagern die Mm. intercostales intimi und erstrecken sich meist weiter gegen die Wirbelsäule als diese. Gelegentlich beginnen aber die Mm. intercostales interni et intimi erst am lateralen Rand der Mm. subcostales, so daß diese die intercostalen Leitungen bedecken. Die Innenfläche der Mm. subcostales grenzt an die Fascia thoracica interna.

Innervation

Die Mm. subcostales werden aus den benachbarten Intercostalnerven versorgt, wobei jede Zacke einen eigenen Ast erhält. Diese stammen entweder direkt aus den Nn. intercostales oder aus Zweigen zu den Mm. intercostales interni et intimi. Gelegentlich vereinigen sich die Äste aus benachbarten Intercostalräumen zu einem einheitlichen Stamm, bevor sie von dorsal her in den Muskel eindringen.

Variationen

Angesichts der nach Zahl und Stärke sehr wechselnden Ausbildung der Mm. subcostales lohnt es sich nicht, noch Varianten aufzuzählen. Völliges Fehlen ist selten.

δ) Mm. obliquus externus abdominis (Abb. 83, 95, 99, 112)

Ursprung: Costae V–XII.
Ansatz: Labium externum cristae iliacae.
Blutversorgung: Aa. intercostales, thoracica lateralis, circumflexa ilium superficialis.
Innervation: Th_{5-12} (L_1).

Vom M. obliquus externus abdominis liegen die letzten 3 Zakken im Rückenbereich. Sie entspringen alternierend mit den Rippenursprüngen des M. latissimus dorsi an den Rippen X–XII und ziehen fast senkrecht nach unten zum Labium externum cristae iliacae, wo sie fleischig verankert sind. Die Zacken, insbesondere die letzte werden cranial und dorsal vom M. latissimus dorsi überlagert. Sie bedecken ihrerseits Teile der drei untersten Rippen und der beiden letzten Mm. intercostales externi.

Innervation

Der M. obliquus externus abdominis wird von Ästen der Intercostalnerven 5–12 versorgt. Cranial treten diese in jene Zacken ein, welche von den gleichzahligen Rippen entspringen, da hier der Nervenverlauf ungefähr parallel zu den Muskelfasern geht. Caudal laufen die Muskelfasern steiler und die Nerven mehr horizontal. Die Nervenäste überkreuzen daher die Muskelzacken und treten mit dem Hauptteil ihrer Fasern mehr und mehr in die nächstobere Zacke ein. An der Versorgung des Ursprungs von der 12. Rippe kann so der R. ventralis von L_1 beteiligt sein.

Variationen

– Völliges Fehlen des M. obliquus externus abdominis ist unbekannt. Die Ursprungszacken können in ihrer Zahl reduziert sein. So kann insbesondere die letzte von der 12. Rippe fehlen. (Bedeutung für das Trignonum lumbale s.S. 382.)
– Zusätzliche Zacken von der Fascia thoracolumbalis und vom Querfortsatz des 1. Lendenwirbels können vorkommen.
– Aufspaltung in eine oberflächliche und eine tiefe Muskelplatte durch eingeschobenes Bindegewebe ist selten.

ε) M. obliquus internus abdominis (Abb. 112)

Ursprung: Linea intermedia cristae iliacae, Fascia thoracolumbalis, Spina iliaca anterior superior, (Ligamentum inguinale).
Ansatz: Costae X–XII, Linea alba.
Blutversorgung: Aa. circumflexa ilium profunda, iliolumbalis, epigastrica inferior.
Innervation: $Th_{(9)10-12}$, L_1.

In den Rücken ragt derjenige Teil des M. obliquus internus abdominis hinein, welcher von Knochen zu Knochen zieht: nämlich von der Linea intermedia cristae iliacae zu den Ventralenden der letzten 3 Rippen. Der kurzsehnige Ursprung dieses Muskelteils liegt etwa im mittleren Drittel der Crista iliaca und greift dorsal meist entlang dem Seitenrand des M. erector spinae auf das oberflächliche Blatt der Fascia thoracolumbalis über.

Die ventrocranialwärts verlaufenden Muskelfasern heften sich fleischig an den Unterrand der knorpligen Rippenenden X–XII. Dabei bedecken sie die Rippen nicht wie der M. obliquus externus abdominis. Im 10. und 11. Intercostalraum fügt sich der M. obliquus internus abdominis in die Schicht des M. intercostalis internus ein, welchen er ventralwärts fortsetzt.

Die äußere Fläche des Muskels wird zum größten Teil von den Mm. obliquus externus abdominis et latissimus dorsi bedeckt. Höchstens im Bereich des Trigonum lumbale (s.S. 382) grenzt er von Fascie bedeckt an die Subcutis. Die Innenfläche ist durch eine dicke Bindegewebsschicht vom M. transversus abdominis getrennt. In dieser verlaufen die Ventraläste der Spinalnerven Th_8–L_1 und Verzweigungen der Vasa circumflexa ilium profunda.

Innervation

Die hier beschriebene, vom Darmbeinkamm zum Brustkorb laufende Muskelportion wird von den ventralen Ästen der Spinalnerven Th_{10-12} versorgt. Der restliche Muskel mit Weichteilansatz hängt an Th_{11}–L_1. Die Nerven verlaufen im dorsalen Muskelteil quer zu den Muskelfasern im Bindegewebe zwischen dem queren und dem inneren schrägen Bauchmuskel, in den sie an seiner Innenfläche eindringen.

Variationen

– Verminderung der Rippenzacken auf 2. Bei kurzer 12. Rippe fehlt die entsprechende Zacke häufig.
– Vermehrung bis auf 5 ist seltener. Zusatzzacken greifen an der 9. und 8. Rippe oder an einem Lendenwirbelquerfortsatz an.

b) Schultermuskeln

Die Muskeln, welche ums Schulterblatt angeordnet sind, liegen zwar am Rücken, gehören funktionell aber zum Schultergelenk. Ihre Detailbeschreibung findet sich in: LANZ/WACHSMUTH, Bd. I/3 Arm. Deshalb seien hier nur ihre wesentlichen Daten zusammengefaßt.

α) M. serratus anterior

Ursprung: Costae I–IX (X).
Ansatz: Margo medialis scapulae.

Blutversorgung: Aa. thoracicae lateralis et suprema, thoracodorsalis, intercostales posteriores, scapularis dorsalis.
Innervation: N. thoracicus longus $C_{5-7(8)}$.
Funktion: Drehung der Scapula bei der Erhebung des Armes über die Horizontale. Durch eine funktionelle Schlingenbildung mit den Mm. trapezius et rhomboideus gewinnt der M. serratus anterior eine indirekte Verankerung an der Wirbelsäule und kann nicht nur die Scapula fixieren oder die Rippen heben, sondern auch die Körperhaltung beeinflussen.

β) M. subscapularis

Ursprung: Facies costalis scapulae.
Ansatz: Tuberculum minus humeri.
Blutversorgung: Rr. subscapulares arteriae axillaris.
Innervation: N. subscapularis C_{5-8}.
Funktion: Innenrotator des Schultergelenkes, Kapselspanner, Sicherungsmuskel nach vorn.

γ) M. supraspinatus

Urpsrung: Fossa supraspinata scapulae.
Ansatz: Tuberculum majus humeri (oberes Feld).
Blutversorgung: A. suprascapularis.
Innervation: N. suprascapularis $C_{(4), 5, 6}$.
Funktion: Halter des hängenden Arms, Abductor, Kapselspanner.

δ) M. infraspinatus

Ursprung: Fossa infraspinata scapulae.
Ansatz: Tuberculum majus humeri (mittleres Feld).
Blutversorgung: Aa. suprascapularis et circumflexa scapulae.
Innervation: N. suprascapularis $C_{(4), 5, 6}$.
Funktion: Außenrotator, Abduktor, Kapselspanner, Sicherungsmuskel nach hinten.

ε) M. teres minor

Ursprung: Margo lateralis scapulae.
Ansatz: Tuberculum majus humeri (unteres Feld).
Blutversorgung: A. circumflexa scapulae.
Innervation: N. axillaris $C_{5, 6(7)}$.
Funktion: Auswärtsroller, Adductor, Kapselspanner.

ζ) M. teres major

Ursprung: Angulus inferior scapulae.
Ansatz: Crista tuberculi minoris.
Blutversorgung: Aa. circumflexa humeri posterior, circumflexa scapulae.
Innervation: N. thoracodorsalis $C_{6, 7}$.
Funktion: Einwärtsroller, Adductor, Retroflektor.

C. Die autochthone Rückenmuskulatur

Diejenige Muskulatur, welche topographisch und funktionell direkt der Wirbelsäule zugeordnet ist, wird *autochthone* oder *genuine Rückenmuskulatur* genannt. Sie entwickelt sich aus dem Epimer der Myotome und wird von den dorsalen Ästen der Spinalnerven innerviert.

Die genuine Rückenmuskulatur stellt ein System von kurzen und langen Muskelzügen dar, welches die Wirbelsäule zu bewegen und zu stützen hat. Es ist wesentlich für die Form der Wirbelsäule mitverantwortlich.

Man kann an diesem System zwei Hauptzüge erkennen: einen *lateralen* und einen *medialen Trakt*. In kleinen Details beobachtet man eine große Variabilität, und man könnte die beschriebenen großen Züge als präparatorisches Kunstprodukt bezeichnen. Sie lassen sich zwar ziemlich regelmäßig darstellen, doch wird dieses System von verschiedenen Autoren ganz verschieden gegliedert, und die Bezeichnungen sind z.T. recht different. Man muß sich aber bewußt sein, daß alle einzeln aufgeführten Muskelzüge eine funktionelle Einheit bilden.

1. Der laterale Trakt

Der laterale Trakt besteht vorwiegend aus langen, kräftigen Muskeln, welche vom Becken bis zum Hinterhaupt reichen. Seine Mächtigkeit nimmt wie die Belastung der Wirbelsäule von unten nach oben ab. Er kann beim Lebenden beidseits der Mittelfurche inspiziert und palpiert werden. Er dient uns vor allem als Bewegungsmuskel (Abb. 83, 93).

Der laterale Trakt beginnt unten mit einer mächtigen Fleischmasse, welche in der Tiefe die Fläche des Darmbeinkammes und die Oberfläche der Ligamenta sacroiliaca dorsalia besetzt (Abb. 94). Oberflächlich ist der Ursprung sehnig. Die steil kopfwärts verlaufenden Sehnenbündel sind medial lang und werden lateralwärts rasch kürzer. Sie sind zu einer dicken Platte verwachsen, welche an den Dornfortsätzen des 1. oder 2.–5. Lendenwirbels und an der Crista sacralis mediana befestigt ist. An der Crista sacralis lateralis hängt sie mit dem Ligamentum sacrotuberale und den Ligamenta sacroiliaca dorsalia zusammen und besetzt schließlich das Labium externum der Crista iliaca von der Spina iliaca posterior superior bis etwa zur Linea glutea posterior.

In der untern Lendenregion gliedert sich der laterale Trakt in zwei selbständige Muskelstränge. Der lateral gelegene M. iliocostalis greift ausschließlich an den Rippen und Rippenrudimenten an, während der medial anschließende M. longissimus neben Ansätzen an den Rippen auch solche an den Querfortsätzen aufweist. Die gemeinsame Ursprungsportion ganz unten kann zwar im fleischigen Teil relativ leicht getrennt werden, hingegen ist dies im sehnigen Teil nur künstlich mit dem scharfen Messer möglich (Abb. 83, 93). Der laterale Trakt entspricht dem früheren

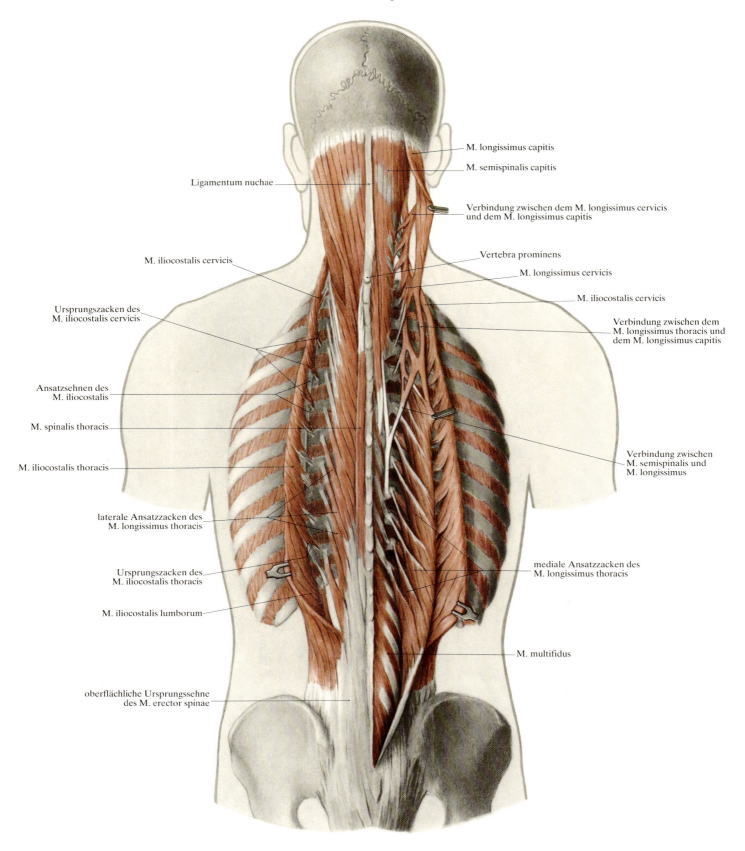

Abb. 93. Der M. erector spinae

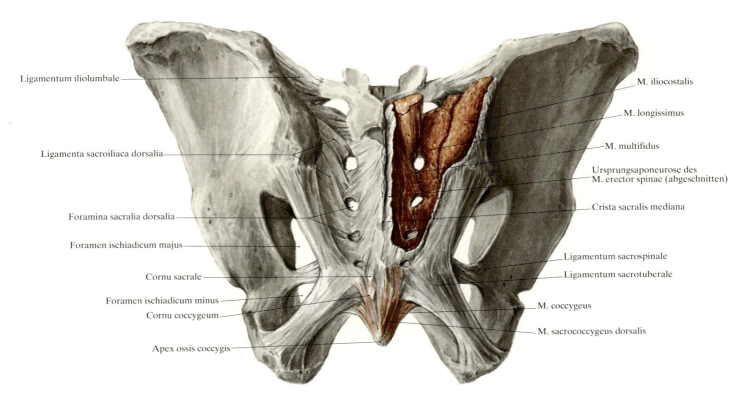

Abb. 94. Muskeln und Bänder am caudalen Wirbelsäulenende

M. sacrospinalis. Diese Bezeichnung der Basler N.A. wurde in den Pariser N.A. in „M. erector spinae" geändert, ein Name, den schon QUAIN gebraucht hatte. BENNINGHOFF/GOERTTLER (1980), sowie RAUBER/KOPSCH/TÖNDURY (1968) bezeichnen mit M. erector spinae die Gesamtheit der autochthonen Rückenmuskulatur.

a) M. iliocostalis (Abb. 83, 93)

Der M. iliocostalis benützt von der oben erwähnten Ursprungssehnenplatte des lateralen Traktes diejenigen Teile, welche an der *Crista iliaca* und an der *Crista sacralis lateralis* verankert sind. Im Lendenbereich überlagert sein Muskelbauch die lateralen Teile des M. longissimus von dorsal und liegt erst im mittleren Thorakalbereich ganz seitlich von ihm. An seinem Lateralrand spaltet er sich in segmentale Zacken auf. Diese gehen in platte Sehnen über, welche sich an der Dorsalfläche der Rippenwinkel und an den dorsalen Höckern der Querfortsätze des 4.–7. Halswirbels festheften. Dabei geht die am Becken entspringende Muskelmasse fast völlig in den Ansatzzacken an der unteren Brustkorbhälfte auf. Für die weiter cranial ansetzenden Teile sind daher neue Ursprungsportionen nötig. Auf Grund dieser Ursprungs- und Ansatzverhältnisse können am M. iliocostalis 3 Abschnitte unterschieden werden, ein Lenden-, ein Brust- und ein Halsabschnitt.

Der **M. iliocostalis lumborum** wird von der Muskelmasse gebildet, welche am Darmbeinkamm und am Kreuzbein entspringt (Abb. 94). Seine Ansatzzacken erreichen meist die unteren 6 Rippen, können sich aber auch bis zur 4. Rippe erstrecken oder schon bei der 7. erschöpft sein. Die Zacken zur 12. und 11. Rippe sind fleischig, besonders breit und liegen auf der Ventralseite des Muskels, werden also erst nach Abheben des Muskels von der Unterlage sichtbar. Die übrigen Zacken sind an ihrer Oberfläche mit breiten Sehnen versehen, welche durch dünnere sehnige Zwischenstücke zu einer Aponeurose verbunden werden. Die cranialsten Sehnenzacken können teilweise in die den Muskel bedeckende Fascie ausstrahlen.

Der **M. iliocostalis thoracis** entspringt mit fleischigen Zacken von den untersten 5–6 Rippen und den obersten 2 Processus costales, medial von den Ansatzzacken des M. iliocostalis lumborum (Abb. 93). Sie legen sich dachziegelartig übereinander und vereinigen sich zu einem relativ platten Muskelbauch, der sich rasch wieder in seitliche Ansatzzacken auflöst. Diese bilden dünne Sehnen, welche an den oberen 6 evtl. 7 Rippen inserieren. Gelegentlich erreicht dieser Muskelteil auch noch den Querfortsatz des letzten Halswirbels.

Der **M. iliocostalis cervicis** entspringt von der 3. oder 4. bis zur 6. oder 7. Rippe und setzt mit seinen Sehnen an den Tubercula posteriora der Querfortsätze des 3. (evtl. 4.) bis 6. Halswirbels an.

Variationen des M. iliocostalis bestehen fast ausschließlich in einer Vermehrung oder Verminderung der Ursprungs- oder Ansatzzacken. Im Lendenteil beobachtet man gelegentlich eine Zacke zum Ligamentum lumbocostale, wo vereinzelt auch die erste Ursprungszacke des Brustteils gefunden werden kann. In den Grenzbereichen zwischen den einzelnen Abschnitten können Ursprungs- oder Insertionszacken fehlen.

Innervation: Der M. iliocostalis wird von lateralen Ästen der Rami dorsales der Spinalnerven versorgt, welche zwischen den Zacken des M. longissimus hervortreten und

von ventral in die einzelnen Ursprungszacken eindringen (Abb. 95, 209).
Iliocostalis cervicis (C$_8$) Th$_1$, Th$_2$ (Th$_3$).
Iliocostalis thoracis (Th$_1$) Th$_2$–Th$_9$ (Th$_{10}$).
Iliocostalis luborum Th$_9$–L$_1$.

b) M. longissimus (Abb. 83, 93)

Der M. longissimus ist ähnlich aufgebaut wie der M. iliocostalis, umfaßt aber eine größere Muskelmasse als dieser. Seine Ansätze erfolgen nicht nur mit *lateralen Zacken* an den Rippen, sondern er greift mit *medialen Zacken* auch an den Querfortsätzen an. Die Ursprungsportion vom Kreuzbein erschöpft sich ebenfalls im Bereich des Thorax und macht neue Ursprünge nötig, von denen aus Muskelzüge die Halswirbelsäule und den Schädel erreichen. Entsprechend lassen sich auch beim M. longissimus 3 Abschnitte unterscheiden:

Der **M. longissimus thoracis** besitzt eine tiefe, fleischige Ursprungsportion (Abb. 94), deren Fasern an der Lendenwirbelsäule enden, während die von der großen, oberflächlichen Ursprungssehne ausgehenden Bündel, Rippen und Brustwirbel erreichen. Da sich die beiden Anteile verhältnismäßig leicht voneinander trennen lassen, wird der tiefe Abschnitt von verschiedenen Autoren auch als selbständiger *M. longissimus lumborum* beschrieben. Er erreicht mit 5 kräftigen, fleischigen Zacken die Processus accessorii der ersten 4 und den Proc. mamillaris des 5. Lendenwirbels. Meist erstrecken sich diese Zacken auch auf einen vom Processus accessorius zum Processus mamillaris ausgespannten Sehnenbogen, unter welchem der mediale Ast des Ramus dorsalis der Spinalnerven durchtritt. Laterale, breite Zacken sind an der Dorsalfläche der Processus costales und am Ligamentum lumbocostale befestigt. Sie werden von den medialen Zacken teilweise bedeckt und sind von diesen am 3. und 4. Lendenwirbel nur schwer zu trennen.

In der oberflächlichen Portion reichen die Muskelzüge um so weiter cranialwärts, je weiter medial sie entspringen. Die medialen Insertionszacken greifen mit cranialwärts länger werdenden Sehnen an den Querfortsätzen der Brustwirbel an. Die lateralen Zacken sind breiter und laufen in flache Sehnen aus, welche am Unterrand der Rippen, medial von den Iliocostalisursprüngen befestigt sind. Die Zacke zur 12. Rippe ist meist die stärkste und ganz fleischig.

Sehr häufig wird die obere Portion des M. longissimus thoracis durch Muskelzüge verstärkt, welche mit platten Sehnen von untern Brustwirbelquerfortsätzen oder den Proc. mamillares der ersten beiden Lendenwirbel ausgehen. Sie können aber auch aus den Ursprungssehnen des M. multifidus oder semispinalis entspringen und ein Stück weit mit Semispinalissehnen verwachsen sein (Abb. 93). Solche Verstärkungszüge sind sehr variabel und von verschiedenen Autoren auch als eigenständige Muskeln beschrieben worden, da sie sich mit dem Messer aus dem Verband des M. longissimus „herausmodellieren" lassen. Gerade diese Verstärkungszüge des M. longissimus, die in kein Schema passen, machen deutlich, daß der ganzen lehrbuchmäßigen Gliederung der autochthonen Rückenmuskulatur etwas mehr oder weniger Willkürliches anhaftet.

Der **M. longissimus cervicis** stellt ein plattes Muskelband dar, welches sich seitlich um die übrige Nackenmuskulatur herumwindet und daher mit seinem Querschnitt zur Hauptsache sagittal eingestellt ist. Er entspringt vom 1. oder 2. bis zum 5. oder 6. Brustwirbelquerfortsatz und zieht zu den Tubercula posteriora des 2.–5. Halswirbels. Häufig zeigt er Verwachsungen mit dem Bauch des M. longissimus thoracis. Auch können sich ihm Verstärkungen von den untern Halswirbelquerfortsätzen zugesellen. Schließlich kann der Ansatz cranial bis zum Atlasquerfortsatz reichen.

Der **M. longissimus capitis** ist oft nur schwer vom vorigen zu trennen. Er erstreckt sich von den Querfortsätzen der letzten 3–5 Halswirbel und der ersten 3–5 Brustwirbel zum Hinterrand des Processus mastoideus bis gegen dessen Spitze, lateral von der Usprungsfläche des M. digastricus (Abb. 86). Dabei liegen die am weitesten caudal entspringenden Muskelbündel am dorsalen und die cranialsten am ventralen Rand des bandförmigen Muskels. Eine Zwischensehne kann ihn da, wo er von der Atlaszacke des M. splenius überkreuzt wird, ganz oder teilweise in einen zweibäuchigen Muskel unterteilen.

Variationen

Wir haben bereits erwähnt, daß die Gestalt des M. longissimus insbesondere in seinen cranialen Portionen sehr variabel ist. Die Varianten betreffen vor allem die Zahl der Insertions- und Ursprungszacken sowie die Verwachsungen mit Nachbarmuskeln. Der M. longissimus capitis kann vollständig fehlen. Seine Ursprünge können bis zum 5. Brustwirbel ausgedehnt oder bis auf die letzten 2 Halswirbel reduziert sein. Er kann der Länge nach in zwei völlig getrennte Muskeln zerfallen, wobei der eine von der untern Hals-, der andere von der oberen Brustwirbelsäule entspringt. Der Ansatz kann durch die A. occipitalis in einen oberhalb und einen unterhalb dieses Gefäßes liegenden Teil getrennt sein. Neben Verwachsungen mit dem M. longissimus cervicis kommen auch solche mit dem M. splenius vor.
Die Ursprünge des M. longissimus cervicis können sich abwärts bis zum 11. Brustwirbel erstrecken, allerdings meist nicht in ununterbrochener Reihenfolge. Sie können aber auch bis auf 3 Zacken reduziert sein.

Beim M. longissimus thoracis sind oft die lateralen Ansatzzacken in ihrer Zahl reduziert, indem die cranialen bis zur 5. Rippe fehlen können. Es können aber auch gleichzeitig craniale und caudale Ansatzzacken ausfallen und bis auf die Hälfte der Norm vermindert sein. Bei den medialen Zacken kann außer einer Reduktion bis zum 5. Brustwirbelquerfortsatz auch eine zusätzliche Zacke am 7. Halswirbel vorkommen.

Innervation

Der M. longissimus wird von den lateralen Ästen der Rami dorsales der Spinalnerven versorgt und zwar aus folgenden Segmenten:
M. longissimus capitis C$_1$–C$_3$ oder C$_4$.
M. longissimus cervicis (C$_3$) C$_4$–Th$_2$.
M. longissimus thoracis (Th$_2$) Th$_3$–L$_5$.
L$_5$ versorgt nur die letzte mediale Zacke, die letzte laterale gehört zu L$_4$. Im Kopf- und Halsteil treten die Nerven meist von medial in den Muskel ein. Im thoracalen Abschnitt erreichen sie ihn zwischen den medialen und lateralen Ansatzzacken von ventral her (Abb. 95).

c) M. splenius (Abb. 79, 83)

Der M. splenius gehört zur Nackenmuskulatur, die im Gefüge der Rückenmuskulatur eine etwas größere Selb-

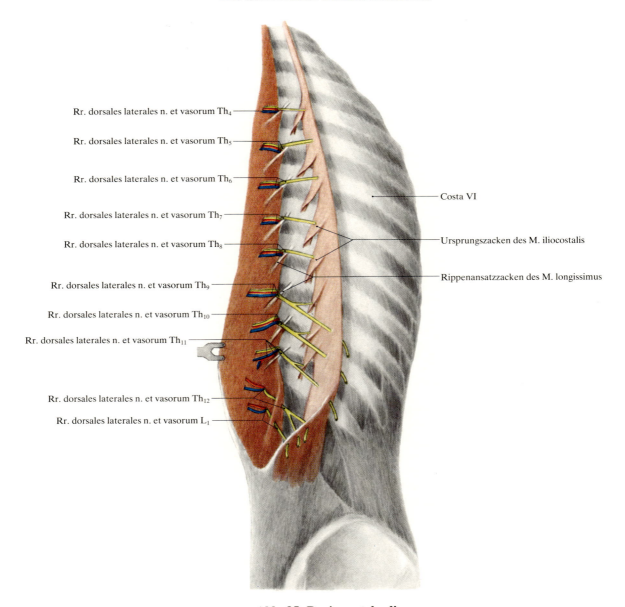

Abb. 95. Regio vertebralis
Gefäße und Nerven zwischen den Mm. longissimus et iliocostalis

ständigkeit hat. Er entspringt vom *Ligamentum nuchae* und den ersten Brustdornfortsätzen. Sein Ansatz befindet sich am *Processus mastoideus*, an der *Linea nuchae superior* und an den *Querfortsätzen der ersten Halswirbel*. Der Muskel ist recht stark und läßt sich in einen Kopf- und einen Halsteil aufgliedern.

Der **M. splenius capitis** entspringt vom Ligamentum nuchae, etwa von der Höhe des 3. Halsdornfortsatzes abwärts und den Dornfortsätzen C_7, Th_1 und Th_2, evtl. Th_3 sowie vom Ligamentum supraspinale in diesem Bereich. Der Muskel bildet ein rechteckiges Band, das sich nach lateral und kopfwärts um die tieferliegenden Muskeln windet. Die Muskelbündel konvergieren in dieser Richtung, so daß die Ansatzportion weniger breit ist als der Ursprung. Dafür weist sie einen verdickten ventrolateralen Rand auf. Die kurze Ansatzsehne heftet sich in leichtem Bogen an die Außenfläche des Processus mastoideus bis gegen dessen Spitze und an die laterale Hälfte der Linea nuchae superior (Abb. 86, 87). Der mediale Rand des M. splenius capitis begrenzt zusammen mit dem Ligamentum nuchae und der medialen Hälfte der Linea nuchae superior ein Dreieck, das mehr oder weniger vollständig vom M. trapezius bedeckt und in der Tiefe vom M. semispinalis capitis ausgefüllt ist. In diesem Dreieck treten die Vasa occipitalia um den Medialrand des M. splenius und der N. occipitalis major zur Oberfläche.

Der **M. splenius cervicis** schließt sich lateral und caudalwärts dicht an den vorigen an. Er entspringt mit von oben nach unten rasch an Länge zunehmenden Sehnenfasern vom 3.–5. oder 6. Brustdornfortsatz und dem Ligamentum supraspinale. Sein langer, schmaler Bauch verläuft steiler um den Nacken als der M. splenius capitis unter dessen Lateralrand und teilt sich schließlich in 2 oder 3 Zacken auf. Die oberste ist die stärkste und heftet sich mit einer flachen Sehne dorsocaudal an den Processus transversus atlantis. Die zweite geht dorsal an den Processus transversus axis. Die 3. Zacke ist meist dünn und schickt eine lange, schlanke Sehne zum Tuberculum posterius des 3. Halswirbels.

Die Ansatzsehnen sind auf eine längere Strecke mit den Sehnen des M. levator scapulae und des M. longissimus cervicis verwachsen. Ferner treten laterale Bündel der Mm. intertransversarii posteriores cervicis auf die zweite und dritte Zacke über und bilden platte, dreieckige Muskelchen, die cranial sehnig am Querfortsatz des Atlas bzw. Axis befestigt sind.
Variationen betreffen die Gliederung, den Ursprung und Ansatz sowie das Verhalten zu Nachbarmuskeln.
Selten wurde das vollständige Fehlen des M. splenius cervicis beobachtet. Häufiger wurde eine *Zwischenportion* beschrieben, in welcher der Kopfteil mit dem Halsteil verschmilzt. Ihre Sehne zieht über den Processus transversus atlantis hinweg und strahlt in die Fascie der tiefen suboccipitalen Muskeln ein. Bei stärkerer Ausbildung kann sie um den hinteren Bauch des M. digastricus unter dem M. longissimus capitis an den Rand des Processus mastoideus ziehen und allenfalls sogar weiter medianwärts in die Fascia prevertebralis einstrahlen. Die *Gliederung* des M. splenius kann gelegentlich auch weiter gehen als vorstehend beschrieben. So kann der M. splenius capitis in 2 Teile zerfallen, wobei der im Ursprungsgebiet cranial gelegene an der Linea nuchae superior ansetzt und der caudal entspringende zum Processus mastoideus zieht. Selten werden der Kopf- und Halsteil durch die Ursprungsaponeurose des M. serratus posterior superior getrennt, so daß der M. splenius cervicis oberflächlich zum M. serratus liegt. Hingegen können kleinere Portionen eines der beiden Spleniusteile öfters dorsal vom Serratus von der Wirbelsäule entspringen. Der *Ursprung* des M. splenius kann cranial stark verschoben sein. Er kann am Ligamentum nuchae bis in die Höhe des Atlas reichen, wobei er im craniomedialen Bereich dann aber meist nicht mehr eine geschlossene Platte bildet. Vereinzelte locker liegende Muskelbündel ziehen an den großen Sehnenbogen über den Nervus und die Vasa occipitalia und gegen die Protuberantia occipitalis externa. Der Ursprung des M. splenius cervicis reicht kaum je über den 6. Brustdorn nach unten.
Die Ausdehnung des *Ansatzes* ist unabhängig von derjenigen des Ursprunges. So kann sich der Ansatz des M. splenius capitis bis gegen die Protuberantia occipitalis hinziehen, sich aber auch ganz auf die Pars mastoidea des Schläfenbeins beschränken.
Verwachsungen des M. splenius capitis mit dem M. longissimus capitis sind häufig. Gelegentlich spaltet sich auch ein Bündel von seinem Seitenrand ab und verbindet sich mit dem M. splenius cervicis. Dieser zeigt nicht allzuselten Verbindungen zum M. longissimus capitis, meist in Form von kleinen Muskelbündeln zu dessen Zwischensehne. Selten ist das Aufgehen einer Ursprungszacke des M. levator scapulae im M. splenius cervicis.

Innervation. Die Angaben über die Innervation des M. splenius sind, vor allem was die Segmente anbelangt, kontrovers. Selbst die Meinung, daß der M. splenius von dorsalen und ventralen Spinalnervenästen versorgt werde, ist vertreten worden. Am zuverlässigsten dürfte die Angabe von EISLER (1912) sein, daß der Splenius von lateralen Ästen der Rami dorsales der Spinalnerven C_2–C_5 versorgt wird, denen sich meist noch Fasern aus C_1, selten aus C_6 zugesellen.

d) Mm. intertransversarii

Zum lateralen Trakt gehören auch noch einige kurze Muskeln, welche zwischen Querfortsätzen ausgespannt sind. Sie haben ihren ursprünglichen segmentalen Charakter bewahrt und sind im Hals- und Lendenabschnitt besonders gut ausgebildet. Hier können ihnen aus topographischen Gründen auch Muskeln zugerechnet werden, welche von ventralen Spinalnervenästen versorgt werden, also nicht zur eigentlichen Rückenmuskulatur gehören.

α) Dorsale Mm. intertransversarii

Die **Mm. intertransversarii mediales lumborum** (Abb. 89) entspringen von der caudalen Fläche des Processus accessorius und einem von da über den medialen Ast des Ramus dorsalis n. spinalis zum Processus mamillaris ausgespannten Sehnenbogen. Am letztern inserieren auch die medialen Zacken des Lendenlongissimus. Der Ansatz der sagittal gestellten Muskelplatten erstreckt sich von der Cranialfläche des Processus mamillaris des nächstfolgenden Wirbels bis zur Wurzel des Processus costalis und zur Cranialfläche des Processus accessorius. Der Muskel kann mehr oder weniger stark in einzelne Teile aufgespalten sein, so daß *Fasciculi intermamillares, interaccessorii, mamilloaccessorii* und *accessorii-tendinosi* unterschieden werden können. Bei den letzten handelt es sich um Muskelbündel, welche ihren Ansatz auf eine mediale Longissimussehne verlegt haben. Die verschiedenen Variationen können alle bei ein und demselben Individuum vorkommen.
In den untersten 2–3 Segmenten ist die Muskulatur meist stark reduziert und durch Bindegewebe ersetzt. Der unterste mediale Intertransversarius erscheint als Bindegewebsstrang mit eingestreuten Muskelfasern zwischen dem Processus mamillaris des ersten Kreuzbeinwirbels und dem craniolateralen Umfang des obersten Foramen sacrale dorsale.
Die **Mm. intertransversarii thoracis** sind in der Regel nur in der Dreizahl vorhanden, nämlich zwischen dem 1. und 2., dem 10. und 11. sowie dem 11. und 12. Brustwirbelquerfortsatz (Abb. 101). Die übrigen sind meist sehnig umgewandelt und nur schwer von den medialen Anteilen des M. longissimus thoracis zu trennen.
Die **Mm. intertransversarii posteriores cervicis** (Abb. 84, 102). Entsprechend der Zweiteilung des Halswirbelquerfortsatzes gibt es im Halsbereich auch 2 Zwischenquerfortsatzmuskeln: vordere und hintere. Die vorderen gehören zur ventralen Muskulatur und sollen gesondert aufgeführt werden. Die hintern sind Bestandteile der genuinen Rückenmuskulatur.
Der oberste M. intertransversarius posterior ist zwischen den Querfortsätzen des Atlas und des Axis ausgespannt. Wegen der starken seitlichen Ausladung des Atlas verläuft er schräg nach medial abwärts. An seinem Ansatz ist er meist mit der Sehne der zweitobersten Zacke des M. longissimus cervicis verbunden. Von da aus kann er sich mittels eines Sehnenbogens nach medial auf den untern Gelenkfortsatz, oft sogar bis auf den Bogen des Axis ausbreiten.
Der 2. Muskel in dieser Reihe entspringt von der Unterfläche des Endhöckers des Axisquerfortsatzes und inseriert an der oberen und hinteren Fläche des Tuberculum posterius des 3. Halswirbels. Der Ursprung am 3. und 4. Halswirbel besetzt nicht nur die Unterfläche des Tuberculum posterius, sondern schiebt sich auch nach vorn unter den Boden der Querfortsatzrinne, in den vom M. scalenus medius freigelassenen Raum.
Am 5. und 6. Halswirbel beschränkt sich der Ursprung am Knochen wieder auf die Unter- und Dorsalfläche des Tuberculum posterius. Dafür greifen die Muskeln auf den Unterrand der

Iliocostalis- und Longissimussehnen der entsprechenden Segmente über. Den Ansatz findet man an der Cranialfläche des nächstunteren Tuberculum posterius und am Oberrand der daran haftenden Iliocostalis-Longissimussehne.

Von der Unterfläche und dem Hinterrand des 7. Halsquerfortsatzes entspringt in der Regel eine größere Muskelmasse, welche außer am ersten Brustwirbelquerfortsatz auch an der ersten Rippe unmittelbar lateral und ventral vom Tuberculum und z.T. am Collum ansetzt.

Variationen

Das beschriebene Übergreifen der M. intertransversarii auf die angrenzenden Sehnen der Mm. iliocostalis und longissimus kann nicht als Variation gelten, da es sehr regelmäßig vorkommt. Variabel ist höchstens das Ausmaß dieses Übergreifens. Im Extremfall verlieren die Intertransversarii die Verbindung zu den Querfortsätzen und verschmelzen mit den langen Muskeln des lateralen Trakts.

Gelegentlich verschmelzen auch 2 oder (seltener) mehr benachbarte Intertransversarii ganz oder mit einzelnen Bündeln zu längeren Zügen, die ein oder mehrere Segmente überspringen. Dies ist am thoracolumbalen Übergang und in der Lendenregion häufiger der Fall als im Halsbereich.

Innervation

Die Nervenversorgung der Mm. intertransversarii erfolgt streng aus den zugehörigen Segmenten und wird von Zweigen gewährleistet, welche aus dem Anfangsteil des Ramus dorsalis n. spinalis abgehen. Diese gelangen von medial und dorsal an die Muskeln heran.

β) Ventrale Mm. intertransversarii

Im Hals- und Lendenbereich sind zwischen den Rippenrudimenten segmentale Muskeln ausgespannt, die herkunfts- und innervationsgemäß der Zwischenrippenmuskulatur entsprechen. Aus topographischen und funktionellen Gründen können sie zur Rückenmuskulatur geschlagen werden.

Die **Mm. intertransversarii laterales lumborum** (Abb. 89) reichen vom Processus transversus des 12. Brustwirbels bis zum Processus costalis des 5. Lenden- oder zur Pars lateralis des ersten Kreuzbeinwirbels. Es handelt sich also um 5 oder 6 Muskeln, deren Ausbildung individuell stark wechselt. Meist stellen sie dicke vierseitige Platten dar, welche lateral bis zur Spitze der Rippenfortsätze und medial bis zu deren Wurzel reichen. Gegen den Wirbelkörper lassen sie eine Spalte für den Durchtritt des dorsalen Astes des Spinalnerven frei (Abb. 211, 214). Oft erscheinen die Muskelplatten zweischichtig, indem die ventralen Fasern parallel zur Körperlängsachse, die dorsalen von oben innen nach unten außen verlaufen.

Der oberste M. intertransversarius lateralis gleicht mit seinem Ursprung am Querfortsatz des 12. Brustwirbels und Ansatz am ersten Processus costalis einem M. levator costae brevis. EISLER (1912) homologisierte die Mm. intertransversarii laterales lumborum generell mit den Mm. levatores costae, während GEGENBAUER (1896) und andere sie mit den Intercostalmuskeln gleichsetzten.

Die **Mm. intertransversarii anteriores cervicis** (Abb. 81, 84) stellen 6 platte Muskeln dar, die von der ventrocaudalen Kante des Querfortsatzes des 1.–6. Halswirbels entspringen und an der ventrocranialen Kante des nächstunteren Querfortsatzes ansetzen. Der Ursprung ist fleischig, während am Ansatz eine kurze oberflächliche Sehne auftritt. Der laterale Rand der Muskelplatten ist verdickt, der mediale dünn und oft auf die Vorderfläche des Wirbelkörpers vorgeschoben. Außer dem obersten sind sie von den Mm. longus capitis et colli bedeckt. Nach hinten grenzen sie an die Vasa vertebralia, nach lateral an die Zacken des M. scalenus anterior.

Variationen

Neben der Variation der Zahl können wie bei den dorsalen Intertransversarii Verschmelzungen mit benachbarten Muskeln und lange, ein oder mehrere Segmente überspringende Züge vorkommen. Mehr oder weniger weitgehende Verschmelzungen kommen im Lendenbereich mit dem M. quadratus lumborum, am Hals mit den Mm. scaleni vor.

Innervation

Die Nervenversorgung der vorderen Intertransversarii stammt aus dem ventralen Ast des entsprechenden Spinalnerven. Die dünnen Nervenzweige treten im Lendenabschnitt nahe dem Medialrand in die Ventralfläche der Muskeln ein. Im Halsabschnitt liegt der Ramus ventralis dorsal von den Mm. intertransversarii anteriores. Der Muskelast verläuft um die V. vertebralis und dringt nahe dem Lateralrand in die Dorsalfläche des Muskels ein.

2. Der mediale Trakt

Der mediale Trakt beschränkt sich mit seinen Ursprüngen und Ansätzen ganz auf die Wirbelsäule. Kurze und lange Züge sind in die Knochenrinne zwischen Quer- und Dornfortsätzen eingelagert.

Im Nackenbereich sind sie als wichtigste Halte- und Bewegungsmuskeln des Kopfes verstärkt, so daß sie aus dieser Rinne herausquellen. Sie lassen sich in ein spinales, von einem Dornfortsatz zu einem andern ziehendes und in ein transversospinales, zwischen Quer- und Dornfortsätzen ausgespanntes System gliedern. Die kurzen Züge liegen in der Tiefe, eng an der Wirbelsäule und werden von den langen überlagert. Im Lendenbereich wird der mediale Trakt als Ganzes wieder vom lateralen, besonders der dicken Ursprungsaponeurose des M. longissimus überdeckt.

a) Das spinale System

α) M. spinalis (Abb. 93, 96)

Ursprung und Ansatz des M. spinalis erfolgen an Dornfortsätzen. Seine Muskelzüge sind aus mindestens zwei Segmenten zusammengesetzt. Solche Muskelstränge kommen nur im Brust- und Halsbereich regelmäßig vor.

Der **M. spinalis thoracis** (Abb. 93) entspringt sehnig von den Dornfortsätzen der untersten 2–3 Brust- und der obern 2–3 Lendenwirbel. Die lumbalen Ursprungssehnen müssen mit dem Messer von der Longissimusaponeurose getrennt werden, wenn sie selbständig dargestellt werden sollen. Von ihnen entspringen die längsten Züge, welche die weiter cranial abgehenden kürzern lateral umfassen. Der im ganzen spindelförmige Muskel entläßt

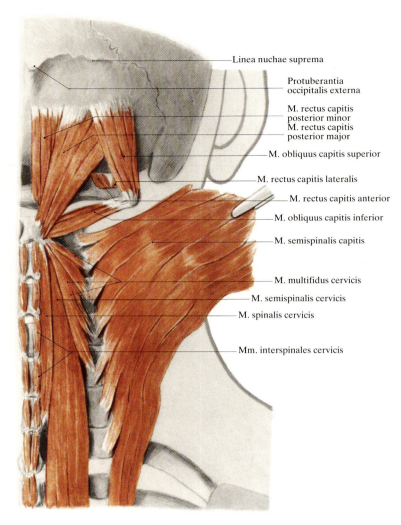

Abb. 96. Die kurzen Nackenmuskeln

nach medial 8–9 Ansatzzacken, die sich mit platten Sehnen an den Spitzen der Dornfortsätze des 1. oder 2.–9. oder 10. Brustwirbels festsetzen. Gelegentlich erreichen sie den 7. Halswirbel.

Der **M. spinalis cervicis** (Abb. 96, 102) entspringt in der Regel sehnig oder muskulär von den Dornfortsätzen des 6. Hals- bis 2. Brustwirbels, oberflächlich vom Ansatz des M. spinalis thoracis. Der Ursprung kann abwärts bis zum 4. Brustwirbel reichen und sich cranialwärts bis auf das Ligamentum nuchae erstrekken. Den Ansatz findet man an den Dornfortsätzen des 2.–4. Halswirbels.

Variationen

Die häufigsten Variationen betreffen die Länge der Muskeln. Sie ergeben sich aus einer Verschiebung der Ursprünge nach unten oder der Ansätze nach oben. Sie wurden vorstehend bereits erwähnt.

Selten fehlt der M. spinalis ganz. Noch seltener ist er links und rechts völlig symmetrisch ausgebildet.

Gelegentlich liegt der Halsteil als unpaarer Strang in der Rinne der verdoppelten Halsdornen.

Nur unregelmäßig kommen Muskelbündel vor, die von Dornfortsätzen der Hals- oder cranialer Brustwirbel oder vom Ligamentum nuchae entspringen und sich dem M. semispinalis capitis anlagern. Sie wurden von verschiedenen Autoren als *M. spinalis capitis* bezeichnet. EISLER (1912) betrachtet ihn als Variante, wie auch den seltenen *M. spinalis lumborum*. Dieser entspringt mit langer, dünner Sehne von den 2 unteren Lendenwirbeln und schließt sich dem Ansatz des M. multifidus oder semispinalis zum 10. evtl. auch zum 9. und 10. Brustwirbeldornfortsatz an.

Innervation

Der M. spinalis wird von den Endverzweigungen der medialen Äste der Rami dorsales der Spinalnerven versorgt. Sie kommen medial neben den Ansätzen des Semispinalis aus der Tiefe hervor und treten von ventral in den Muskel ein. M. spinalis thoracis: Th_6–Th_8 (evtl. Th_9, Th_{10}). M. spinalis cervicis: C_2–C_4.

β) Mm. interspinales

Diese zwischen den Dornfortsätzen ausgespannten segmentalen Muskeln sind im Lenden- und Halsabschnitt regelmäßig vorhanden. An der Brustwirbelsäule findet man sie in der Regel nur am untern und obern Ende. Am Kreuzbein können Rudimente vorhanden sein.

Die **Mm. interspinales lumborum** findet man vom ersten Lenden- bis zum ersten Kreuzbeindornfortsatz (Abb. 89, 101). Die paarigen Muskeln werden durch das Ligamentum interspinale voneinander getrennt. Sie sind einerseits muskulös an der oberen Hälfte der Außenfläche eines Dornfortsatzes und anderseits mit einer kurzen Sehne am untern Rand und einem schmalen Streifen der Außenfläche des nächstoberen Dornes verankert. Gewöhnlich kann man einen platten ventralen Anteil, der sich über die ganze Dornfortsatzlänge erstreckt, und einen rundlichen dorsalen, welcher die Endanschwellungen der Dornfortsätze verbindet, unterscheiden.

Die **Mm. interspinales thoracis** kommen lediglich zwischen dem 1. und 2. sowie zwischen dem 11. und 12. Brustwirbel mit größerer Regelmäßigkeit vor (Abb. 101). Meist ist auch einer zwischen dem 12. Brust- und dem ersten Lendenwirbel vorhanden. Der letztere gleicht in seiner Form den lumbalen Interspinales. Seine Muskelfasern sind aber kürzer, so daß die sehnigen Anteile stärker hervortreten.

Die **Mm. interspinales cervicis** (Abb. 96, 102) bilden sagittal gestellte, kräftige Muskelplatten, welche vom Axis bis zum 6. Halswirbel in der ganzen Länge an der Unterfläche der Dornfortsatzhälften entspringen. Am 7. Halswirbel liegt der Ursprung des mehr rundlichen Muskels am Caudalrand dicht vor dem Endknopf des Dornfortsatzes. Der Ansatz liegt an der Cranialfläche der Dornfortsatzhälfte des nächstunteren Wirbels. Am 7. Halswirbel erstreckt er sich vom cranialen Umfang an die Seitenfläche der Dornfortsatzendknopfes. Am ersten Brustwirbel liegt er an der Lateralfläche des Dornfortsatzes unmittelbar vor seiner Endanschwellung.

Variationen

Die Zahl der Mm. interspinales kann im Thorakalbereich stark schwanken. Verwachsungen mit Nachbarmuskeln kommen vor allem am Hals vor, ebenso Verschmelzungen mehrerer Segmente (*Mn. interspinales longi*). Am unteren Ende der Wirbelsäule findet man beim Menschen keine geschlossene Muskulatur mehr. Gelegentlich läßt sich ein *M. sacrococcygeus dorsalis* (Abb. 94) nachweisen, der aus dünnen Sehnenzügen mit eingelagerten Muskelfaserbündeln besteht. Sie liegen dem Periost des Kreuz- und Steißbeins und den Ligamenta sacrococcygea dorsalia un-

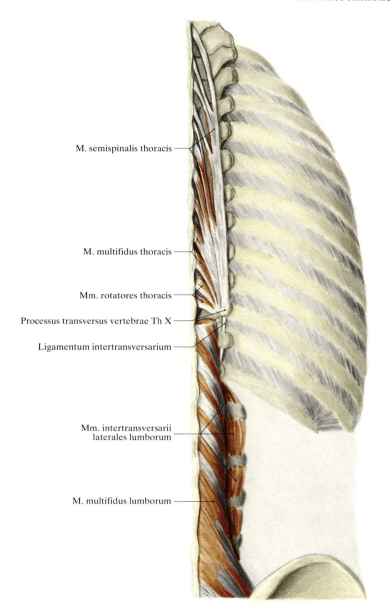

Abb. 97. M. transversospinalis
Von einem Querfortsatz aus dargestellt

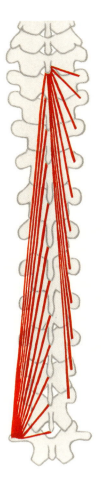

Abb. 98. Schematische Darstellung des M. transversospinalis *links* von einem Querfortsatz, *rechts* von einem Dornfortsatz aus

mittelbar an. Sie werden von den oberflächlichen Zügen des Ligamentum sacrotuberale bedeckt sowie von einem starken aponeurotischen Fascienblatt, auf dem die caudalen Bündel des M. gluteus maximus entspringen. Der Muskel wird mit dem *M. levator caudae* der geschwänzten Säuger homologisiert.

Innervation

Die Nervenversorgung der Mm. interspinales erfolgt immer aus dem medialen Ast des R. dorsalis des zum Segment gehörigen Spinalnervs. Allfällige Mm. interspinales longi beziehen ihre Innervation in der Regel aus dem Segment, das zur cranialen Portion gehört.

b) Das transversospinale System (Abb. 97, 98, 101)

Die transversospinalen Muskelstränge stellen das wohl wichtigste Verspannungssystem der Wirbelsäule dar. Sie bestehen aus Zügen, die aus einem bis zu ungefähr einem Dutzend Segmenten aufgebaut sind. Dabei finden sich die Verankerungsstellen an Quer- und Dornfortsätzen um so näher am Wirbelbogen, je kürzer die Muskeln sind. Folglich liegen die kurzen Züge des Systems ganz versteckt in der Tiefe und werden von den langen überlagert. So lassen sich nach der Lage und der Zahl der Segmente verschiedene Muskeln unterscheiden, deren Individualität aber gering ist. Die benachbarten sind häufig zu einem Komplex verwachsen und müssen mehr oder weniger willkürlich gegeneinander abgegrenzt werden.

α) M. semispinalis (Abb. 99)

Unter dieser Bezeichnung werden die längsten Züge im transversospinalen System zusammengefaßt. Sie sind durch Verschmelzung von 6 und mehr Segmenten entstanden und liegen im ganzen System am oberflächlichsten. Sie verlaufen steil cranialwärts und treten unter sehr kleinem Winkel an die Dornfortsätze. Topographisch kann man verschiedene Abschnitte unterscheiden:

Der **M. semispinalis thoracis** entspringt mit platten Sehnen von der cranialen Fläche der Endauftreibung der Querfortsätze des 6. oder 7.–11. Brustwirbels, oft auch noch vom Processus mamillaris des 12. Die langen Ansatzsehnen heften sich an den Spitzen der Dornfortsätze des 6. oder 7. Hals- bis zum 3. oder 4. Brustwirbel fest. Die Zahl der Ursprünge schwankt zwischen 4 und 7, die der Ansätze zwischen 2 und 8. Auch wenn gleichviele Ansätze wie Ursprünge vorhanden sind, laufen die Fasern eines Ursprunges nicht zum gleichen Ansatz durch, sondern verteilen sich auf mehrere Querfortsätze.

Der **M. semispinalis cervicis** (Abb. 96) entspringt vom 2. oder 3. bis zum 6. oder 7. Brustquerfortsatz. Seine platten Ursprungssehnen sind breiter als im Thorakalabschnitt und am Seitenrand des Muskels dicht nebeneinander gelagert. Die Insertionen findet man an den Dornfortsätzen des 2.–6. Halswirbels. Die oberste Zacke ist die kräftigste und besetzt fleischig die Unterkante des Axisdornfortsatzes bis zu dessen Wurzel. Ihre Muskelmasse verdeckt die übrigen Zacken, die sich mit platten Sehnen an die Spitzen der caudal folgenden Dornfortsätze anheften. Die Zahl der Ursprünge schwankt zwischen 4 und 7. Sie erreichen gelegentlich kopfwärts den Gelenkfortsatz des 7. Halswirbels, caudalwärts den Querfortsatz des 8. Brustwirbels.

Oft sind die Ursprünge und Ansätze des M. semispinalis cervicis in der direkten Fortsetzung derjenigen des M. semispinalis thoracis zu finden. Gelegentlich benützen sie an der Grenze auch die gleichen Fortsätze. Nicht so selten kann man sie überhaupt nicht gegeneinander abgrenzen. Sie werden oberflächlich vom M. longissimus, M. spinalis und zu einem großen Teil vom M. semispinalis capitis überdeckt. Gegenüber dem tieferliegenden M. multifidus sind sie durch eine dünne Schicht lockeren, von Fett durchsetzten Bindegewebes getrennt.

Der **M. semispinalis capitis** (Abb. 96, 99) entspringt vom 3. Hals- bis zum 6. oder 8. Brustwirbel und heftet sich ans Hinterhauptsbein in der medialen Hälfte des Knochenfeldes zwischen den Lineae nuchae superior et inferior (Abb. 86). Sein langer medialer Rand grenzt ans Nackenband und die Dornfortsätze der oberen Brustwirbel.

Am 3.–6. Halswirbel greifen die Ursprungssehnen von der Wurzel des Querfortsatzes auf die Seitenfläche des unteren Gelenkfortsatzes über. Vom 7. Halswirbel an abwärts sind sie dorsocranial an den Querfortsätzen verankert. Die Halswirbelzacken grenzen damit eng an die Kapseln der Wirbelgelenke, mit welchen sie z.T. auch verwachsen sind.

Der Muskel wird durch mehrere Zwischensehnen in verschiedene Bäuche zerlegt. Die letzten 4–6 Ursprungszacken konvergieren fiedrig gegen eine platte, längsverlaufende Schaltsehne, welche an der Muskeloberfläche etwa von der Höhe des 2. Brust- bis zum 6. Halsdornfortsatz reicht. Kopfwärts ziehen von dieser Sehne ein lateraler Teil von oberflächlichen Muskelbündeln ununterbrochen bis zum Occiput. Die medialen und tiefen Muskelanteile zeigen auf Höhe des Axis eine zweite kurze und zakkige Zwischensehne. Diese setzt sich nach lateral auf jene Muskelzüge fort, welche vom 2. oder 3. Brust- bis zum 3. Halswirbel entspringen. Diese Schaltsehnen liegen an den Stellen, welche vom M. splenius mit dem stärksten Druck belastet werden.

Da die caudalen Ursprungszacken zu einer zentralen Sehne ziehen, bei der sich der Muskel verschmälert, entsteht gegen den von den cranialen Zacken gebildeten Bauch eine längsverlaufende Rinne, welche den Muskel oberflächlich in eine laterale und eine mediale Portion teilt. Man hat gelegentlich die beiden Portionen als selbständige Muskeln beschrieben. Sie sind aber in der Tiefe immer muskulär verbunden.

Der Ansatz läßt einen oberflächlichen muskulösen Teil und einen tiefen sehnigen erkennen. Im tiefen Teil sind vor allem

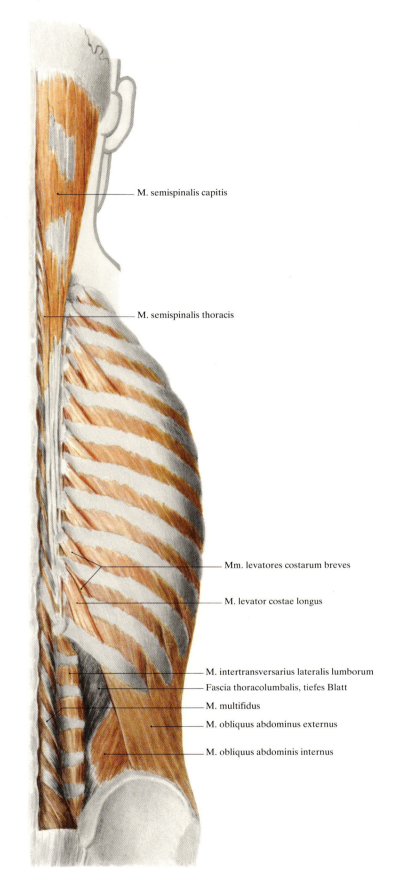

Abb. 99. M. transversospinalis, lange Züge

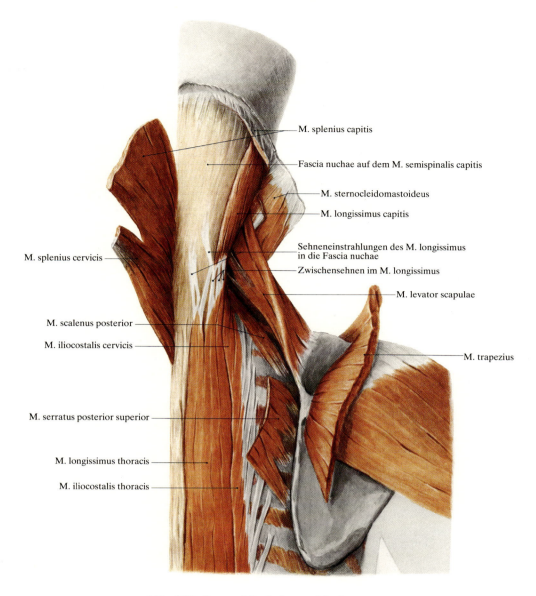

Abb. 100. Lange Muskeln am Nacken

jene Muskelbündel verankert, welche von den untern Hals- und oberen Brustwirbeln entspringen.

Der M. semispinalis capitis bedeckt einen Teil des Semispinalis thoracis und den ganzen Semispinalis cervicis sowie die suboccipitalen Muskeln, von denen er durch ein größeres Bindegewebs- und Fettlager getrennt ist. Der laterocaudale Teil wird vom Splenius und den oberen Abschnitten des Longissimus bedeckt, während über dem mediocranialen Teil der M. trapezius und die Nackenfascie liegen. Dank dieser oberflächlichen Lage kann er, besonders bei mageren Personen und bei kräftigem Tonus, leicht als am Nacken vorspringender Wulst gesehen werden. Eine eigene Fascie (*Fascia nuchae*), in welche der Longissimus mit Sehnenzügen einstrahlen kann, verleiht im funktionell eine relativ große Unabhängigkeit (Abb. 100).

Variationen

Selten findet man einen *M. semispinalis lumborum*. Ist ein solcher vorhanden, wird er von einer kräftigen Fascie bedeckt, welche seitlich an den Processus mamillares des 2.–5. Lenden- und des 1. Sacralwirbels befestigt und mediocaudal mit der Ursprungsaponeurose des Longissimus verwachsen ist. Der Muskel benützt diese Fascie teilweise als Ursprungsplatte und hat zudem noch sehnige Ursprungszacken von den Mamillarfortsätzen des 12. Brust- und 1. Lendenwirbels. Seine langen Ansatzsehnen sind an den Dornfortsätzen vom 6. Brust- bis zum 1. Lendenwirbel fixiert. Im caudalen Teil ist die Trennung vom darunterliegenden Multifidus oft schwierig durchzuführen.

Am M. semispinalis thoracis und cervicis ist lediglich die Zahl der Ursprungs- und Ansatzzacken variabel. Beim M. semispinalis capitis kommen außerdem in wechselndem Ausmaß Verstärkungszüge von benachbarten Muskeln hinzu. So kann häufig eine direkte Verbindung vom M. longissimus thoracis oder vom M. spinalis thoracis zum caudalen medialen Bauch beobachtet werden. Ebenso gibt es zuweilen vom M. longissimus capitis Verbindungszüge zum caudalen lateralen Teil. Sehr häufig ist auch die craniale Schaltsehne am Lateralrand mit dem oberen Ende der Schaltsehne des M. longissimus capits an dessen Unterfläche verwachsen.

Häufig entspringen auch von einem oder mehreren Dornfortsätzen cranialer Brustwirbel kleine platte Muskeln, die sich entweder dem caudalen Muskelbauch anlegen oder mit einer schlanken Sehne in die caudale Schaltsehne des M. semispinalis capitis einstrahlen.

Aus der caudalen Schaltsehne können selbständige akzessorische Muskelbündel hervorgehen, die zum Nackenband oder zwischen ihm und dem M. rectus capitis posterior major ziehen. Gelegentlich beobachtet man einen rundlichen Muskel, der vom Querfortsatz des Axis parallel zum M. semispinalis capitis, aber getrennt von ihm an das Occiput zieht.

Selten wurde eine Verdoppelung der medialen Portion in frontaler Ebene beschrieben.

Innervation

Der M. semispinalis wird von medialen Ästen der R. dorsales der Spinalnerven versorgt. Seine motorischen Zuleitungen laufen meist stark caudalwärts, um dann von ventral in den Muskel einzutreten. Es sind folgende Segmente beteiligt: *M. semispinalis lumborum* (wenn vorhanden): Th_{11} und Th_{12}.
M. semispinalis thoracis: (Th_3) Th_4 bis Th_6.
M. semispinalis cervicis: C_3 bis C_6 (C_7).
Der *M. semispinalis capitis* wird von medialen und lateralen Ästen aus C_1 bis C_4 versorgt.

Der N. occipitalis major durchsetzt den cranialen Abschnitt des Muskels nahe dessen medialen Rand.

β) M. multifidus

Der M. multifidus setzt sich aus Muskelzügen zusammen, welche aus 3–6 Segmenten bestehen. Seine Ursprünge reichen vom 4. Sacral- bis zum 4. oder 5. Halswirbel. Er legt sich seitlich an die Mm. interspinales und bedeckt die kurzen Muskeln des transversospinalen Systems sowie die dazwischen frei bleibenden Teile der Wirbelbögen und Dornfortsätze. Er selbst wird vom M. semispinalis überlagert sowie in der Lenden- und Kreuzbeingegend vom Bauch und der großen Ursprungsaponeurose des M. longissimus.

Seine Konstruktion ist nicht in allen Abschnitten gleich, indem sich die Ursprungszacken auf verschieden viele Insertionen verteilen können. Wegen diesen örtlichen Unterschieden im Gefüge des Muskels hat VIRCHOW (1907) 4 Multifidustypen auseinandergehalten: einen Lenden-, einen unteren und einen oberen Brust- sowie einen Halstypus. Besondere Bezeichnungen für diese 4 Abschnitte sind heute jedoch nicht mehr gebräuchlich.

Im *Lendenabschnitt* ist der M. multifidus am kräftigsten ausgebildet. Seine Fleischmasse stellt eine sagittal ausgerichtete Platte dar. Deren Seitenfläche ist abgerundet und tritt als vorquellender Wulst in Erscheinung, sobald man die Ursprungsaponeurose des M. longissimus von den Dornfortsätzen abtrennt (Abb. 97, 99).

Der Ursprung umfaßt die dorsale Fläche des Kreuzbeins abwärts bis zu seinem 4. Wirbel, medial die Crista sacralis mediana, lateral die Crista sacralis lateralis und die Ligamenta sacroiliaca dorsalia. Schließlich erstreckt er sich auf das dorsale Ende der Crista iliaca und die Processus mamillares der Lendenwirbelsäule (Abb. 94).

Die Kreuzbeinursprünge besitzen eine oberflächliche Sehne, die teilweise mit der Unterfläche der Longissimusaponeurose verwachsen ist. Die tiefen Ursprünge weisen Sehnenbögen auf, welche sich über die Foramina sacralia dorsalia und die daraus austretenden Nervenäste spannen.

Die oberflächlichsten Ursprungsbündel sind die längsten und überspringen 3–5 Wirbel. Die längste vom ersten Lendenwirbel kommende Portion erreicht so den 7. Brustdornfortsatz. Die in der Tiefe entspringenden Fasern lassen in der Regel 2 Wirbel zwischen Ursprung und Ansatz frei.

Während im Lendenabschnitt die Fasern einer Ursprungszacke sich höchstens auf 3 Ansatzzacken verteilen, ziehen sie im *untern Brustabschnitt,* welcher sich vom 1. Lenden- bis zum 7. Brustwirbel erstreckt, von einem Querfortsatz zu 4–5 verschiedenen Dornfortsätzen (Abb. 101). Die Ursprünge sind hier oberflächlich meist langsehnig, in der Tiefe fleischig und erstrecken sich bis auf den Hals des Querfortsatzes. Die längsten Fasern dieses Abschnittes erreichen den Dornfortsatz des ersten Brustwirbels.

Im *oberen Brustabschnitt* sind die Ursprünge an den Querfortsätzen des 6. bis 2. Brustwirbels auch oberflächlich teilweise muskulär. Eine Ursprungszacke teilt sich nur auf 2–3 Ansatzportionen auf. Indem die Muskelzüge 3–4 Segmente überspringen, erreichen die obersten den Dornfortsatz des 5. Halswirbels. Sie greifen am caudalen Rand der Dornfortsätze ventralwärts bis zur Wurzel an.

Im *Halsabschnitt* reichen die Ursprünge vom 1. Brust- bis zum 5. evtl. 4. Halswirbel, die Ansätze vom 5.–2. Halsdorn. Die Ursprungszacken kommen je von einer Rauhigkeit an der Hinterfläche des caudalen Gelenkfortsatzes und greifen in der Tiefe meist auch noch etwas auf die Dorsalfläche des Wirbelbogens über (Abb. 96).

Von den Ansatzzacken ist die oberste die kräftigste. Sie nimmt aus allen Ursprungszacken Fasern auf und heftet sich an die ganze Länge der Unterkante des Axisdornfortsatzes. Sie kann sich aber auch noch etwas auf den Wirbelbogen erstrecken. Auch am 3.–5. Halswirbel haften die Insertionen, meist mit einer platten Sehne, am ganzen Caudalrand des Processus spinosus und daneben noch etwas am Bogen. Wegen der geringen Wirbelhöhe, der andern Stellung der Dornfortsätze und den meist ein Segment weniger umfassenden Muskelzügen erreichen diese die Dornfortsätze unter weniger spitzem Winkel als im Brustabschnitt. Daher bleiben zwischen den platten Enden der Ansatzzacken kleine dreieckige Räume frei.

Variationen

Das von Abschnitt zu Abschnitt stark wechselnde Muskelgefüge macht natürlich eine Vielzahl von Varianten möglich, die alle zu beschreiben sinnlos wäre. Eine Symmetrie zwischen links und rechts besteht selten.

Die unterste Ansatzzacke kann sich am 1. Kreuzbeinwirbel festsetzen. Gelegentlich fehlt die Ursprungszacke am 7. Halswirbel. Die am 4. Halswirbel entspringende Portion setzt manchmal an der ganzen Breite des Axisbogens an. Schließlich sind einzelne aberrierende Bündel an Gelenk- und Querfortsätzen sowie an Kapseln von Wirbelgelenken im Halsbereich beschrieben worden.

Innervation

Der M. multifidus wird von den medialen Ästen der Rami dorsales der Spinalnerven C_3–L_5 evtl. S_1 versorgt.

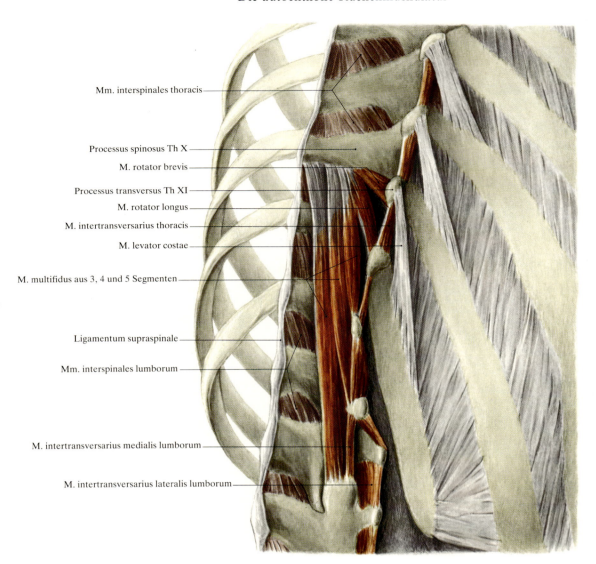

Abb. 101. **Monomere Muskeln und Elemente des transversospinalen Systems im thoracolumbalen Übergangsgebiet**

Die Nerven laufen dorsocaudalwärts durch den Muskel und innervieren in der Tiefe Bündel, welche zum Dornfortsatz des gleichen, in der Oberfläche solche, die zu Dornen des gleichen und benachbarten Segmentes ziehen.

γ) Mm. rotatores (Abb. 101)

In der Tiefe des transversospinalen Systems findet man kurze Muskelzüge, die aus einem oder zwei Segmenten aufgebaut sind. Sie wurden zunächst dem Multifidus zugerechnet und erst relativ spät als eigenständige Muskeln aufgefaßt.

VIRCHOW (1907) sprach vom „Herausschnitzen" von besonderen Portionen des Multifidus. Da für ihre Darstellung jedoch nicht mehr Gewaltanwendung nötig ist als für die übrigen Teile der autochthonen Rückenmuskulatur, setzte sich die Auffassung von ihrer Selbständigkeit durch. Wegen ihrer versteckten Lage unter dem Multifidus wurden sie zunächst unter der Bezeichnung „*M. submultifidus*" zusammengefaßt. In der Basler Nomenklatur nannte man sie dann offiziell „Mm. rotatores". Sie sind als *Mm. rotatores breves* von einem Querfortsatz zum Dornfortsatz des nächsthöheren und als *Mm. rotatores longi* zum übernächsten Wirbel ausgespannt. Die stärkste und typischste Ausbildung weisen sie im Brustabschnitt auf. Sie kommen aber mit Modifikationen auch im Lenden- und im Halsbereich vor.

Mm. rotatores thoracis

An der Brustwirbelsäule findet man meist je 11 lange, einen Wirbel überspringende, und kurze, zum nächsthöheren Wirbel ziehende Rotatoren. Beide werden von cranial nach caudal stärker. Zugleich verschieben sich ihre Ursprünge vom Hals des Querfortsatzes gegen dessen Basis, während sich die Ansätze vom Wirbelbogen auf den Dornfortsatz verlagern.
Der erste M. rotator longus entspringt am Oberrand und an der Hinterfläche des Halses des 2. Brustwirbelquerfortsatzes. Er verläuft schräg cranial-medianwärts und setzt am 7. Halswirbel an der medialen Hälfte des Unterrandes der Lamina an. Am 11. und 12. Brustwirbel entspringen die Mm. rotatores longi vom Tuberculum mamillare und setzen sich am Unterrand des

9. und 10. Brustdornfortsatzes bis gegen dessen Endknopf hin fest.

Die Mm. rotatores breves verlaufen fast horizontal und haben enge Beziehungen zu den Intervertebralgelenken. Der erste zieht von der Basis des 1. Brustquerfortsatzes zur Dorsalfläche des unteren Gelenkfortsatzes und der anschließenden Bogenhälfte des 7. Halswirbels. Die Ursprünge der übrigen Mm. rotatores breves werden von dem am gleichen Querfortsatz verankerten M. rotator longus teilweise bedeckt. Der unterste M. rotator brevis entspringt von der Basis des 11. Brustquerfortsatzes und heftet sich an den Caudalrand und die Seitenfläche des 10. Brustdornes. Da die kurzen Rotatoren nach unten breiter werden, überlagern sie in der untern Thoraxhälfte mit einer Ecke die Ansätze der langen Rotatoren.

Variationen

Die Zahl der Mm. rotatores breves im Brustbereich kann 9–12 betragen. Reduktion kommt vor allem am cranialen Ende der Reihe vor. Ausnahmsweise findet man zwischen dem 12. und 11. Brustwirbel einen kurzen Rotator.

Die Zahl der Mm. rotatores longi ist weniger variabel. Hingegen sind sie oft schwach ausgebildet. Vor allem die ersten 2–3 und der letzte können in ihrer Größe stark abfallen. Selten kommen aberrierende Bündel vor, welche 2 Wirbel überspringen.

Die **Mm. rotatores cervicis** (Abb. 102) sind sehr variabel ausgebildet. Gelegentlich fehlen sie ganz, manchmal ist eine vollständige Reihe bis zum Axis vorhanden, so daß die Rotatores thoracis auf den Hals fortgesetzt erscheinen. Die langen Züge entspringen dabei an der Dorsalfläche der Gelenkfortsätze und setzen an der Wurzel des übernächsten Dornfortsatzes an. Die kurzen entspringen medial von den langen an der Rückfläche des Wirbelbogens und setzen sich lateral von den langen ebenfalls am Bogen des nächsten Wirbels fest. Der Verlauf der Mm. rotatores cervicis ist im ganzen steiler als derjenige der thorakalen Dreher. Er nähert sich cranialwärts immer mehr der longitudinalen Richtung.

Als **Mm. rotatores lumborum** (Abb. 89) werden ein- und zweisegmentige Muskelzüge zwischen dem 2. Sacral- und dem 11. Brustwirbel bezeichnet. Die langen entspringen von der Dorsalfläche des 1. und 2. Kreuzbeinwirbels und von den Processus mamillares der Lendenwirbel dicht neben dem Ursprung der medialen Intertransversarii. Sie setzen am Unterrand des Bogens und teilweise des Dornfortsatzes des übernächsten Wirbels an. Sie gleichen in Form und Verlauf den Mm. rotatores longi thoracis, lassen sich aber weniger gut vom Multifidus trennen als jene.

Die kurzen Züge entspringen neben der Wurzel des Dornfortsatzes von der Dorsalfläche des Bogens bis gegen die Basis des caudalen Gelenkfortsatzes hin, um zum Unterrand des nächsthöheren Wirbelbogens zu ziehen. Dabei verlaufen sie häufig rein longitudinal und schließen sich eng an den Vorderrand der Interspinales an, so daß sie praktisch nicht von ihnen zu trennen sind. Dies gelingt nur, wenn sie leicht schräg verlaufen und die Interspinales am Ansatz etwas überlagern. Der oberste dieser kurzen Züge liegt zwischen dem 12. und 11. Brust-, oder zwischen dem 1. Lenden- und dem 12. Brustwirbel, der unterste zwischen dem 5. und 4. Lendenwirbel.

Innervation

Die Versorgung der Rotatoren stammt aus den medialen Ästen der Rami dorsales der Spinalnerven. Im Hals- und Brustabschnitt geben jene Nerven, welche zum Multifidus ziehen, einen cranialwärts umbiegenden Ast an den M. rotator brevis ab, der in dessen Dorsalfläche eindringt. Der Stamm läuft weiter über den langen Rotator, der zum gleichen Dornfortsatz zieht und den er ebenfalls von dorsal her versorgt. In der Fortsetzung gibt er schließlich noch einen oder mehrere Zweige an den Interspinalis ab, um dann von ventral in den Multifidus einzudringen (Abb. 212).

Im Lendenabschnitt treten die Muskeläste zwischen den langen und kurzen Zügen hindurch. Sie versorgen die kurzen von dorsal, die langen aber von ventral her, wie den Multifidus. Dieser topographische Unterschied der versorgenden Nervenäste veranlaßte Eisler (1912), diese zweisegmentigen Muskelzüge dem Multifidus zuzurechnen.

3. Mm. suboccipitales (Abb. 96, 102)

Zwischen den ersten beiden Halswirbeln und dem Hinterhauptbein befindet sich eine Gruppe kräftiger, ein- und zweisegmentiger Muskeln, die eigentlich zum medialen Trakt der autochthonen Rückenmuskulatur gehören, mit Ausnahme des Obliquus superior, welcher lateral einzureihen ist. Die andere Form der Gelenke in diesem Wirbelsäulenabschnitt und die Verbindung zum Kopf rechtfertigen ihre gesonderte Beschreibung.

Sie liegen in der Tiefe versteckt unter dem M. semispinalis capitis sowie den Mm. longissimus et splenius capitis. Sie werden von einem filzigen, mit Fett durchsetzten Bindegewebe umgeben, in welches der suboccipitale Venenplexus und die beiden ersten Halsnerven eingelagert sind. Dieses Bindegewebe bildet an der Hinterfläche der Muskeln eine verhältnismäßig derbe Fascie.

a) Mm. recti capitis posteriores

α) Der **M. rectus capitis posterior major** ist ein zweisegmentiger Muskel, welcher am Axisdorn entspringt und am lateralen Teil der Linea nuchae inferior sowie einem davor liegenden verschieden großen Knochenfeld inseriert. Die Muskelfasern divergieren vom Ursprung zum Ansatz. Dadurch bekommt der Muskel eine Dreieckform.

Variationen

Völliges Fehlen dieses Muskels ist selten. Hingegen beobachtet man in etwa 9% eine Verdoppelung in 2 nebeneinanderliegende Muskeln. Der laterale dehnt dann seinen Ansatz bis gegen das vordere Ende der Linea nuchae inferior und den M. rectus capitis lateralis hin aus. Er ist häufig der schwächere. Beide Muskeln können durch eine Spalte getrennt sein, sich mit den Rändern berühren oder teilweise überlagern. Vereinzelt wurden accessorische Bündel vom 3. Halsdorn oder vom Ligamentum nuchae ausgehend beschrieben.

β) Der **M. rectus capitis posterior minor** ist ein platter, einsegmentiger Muskel, der mit einer kurzen Sehne am Tuberculum posterius atlantis entspringt. Auch er ist dreieckig, indem seine Muskelbündel fächerförmig zum Ansatz am medialen Drittel der Linea nuchae inferior und einem Teil des davor gelegenen

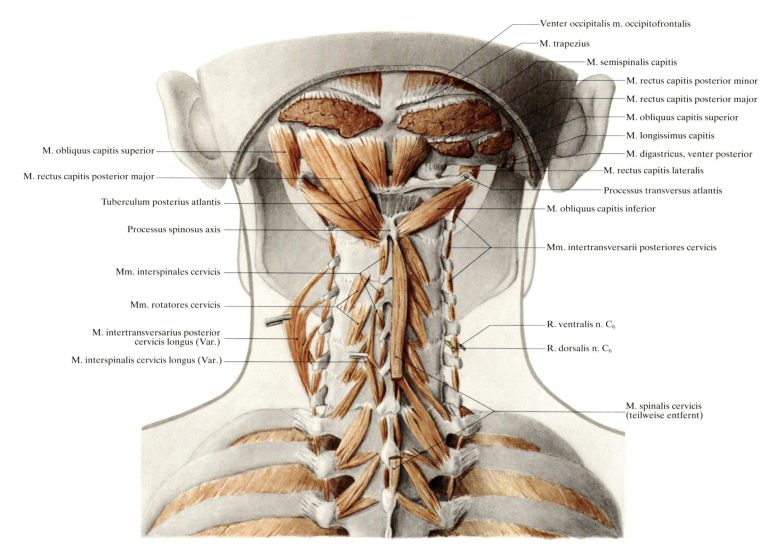

Abb. 102. Die kurzen Nackenmuskeln

Knochenfeldes ziehen. Die laterale Ecke seines fleischigen Ansatzes schiebt sich dabei unter den M. rectus capitis posterior major.

Variationen

Der Muskel kann ein- oder beidseitig fehlen, auf einer Seite sehr klein oder auch verdoppelt sein. Bei Verdoppelung ist der zweite Muskel kleiner und liegt auf der Lateralseite des typischen, verdeckt vom M. rectus capitis posterior major.
Auch bei diesem Muskel wurden Zuschußbündel vom Axis und vom Ligamentum nuchae aus beschrieben.

b) Mm. obliqui capitis

α) Der **M. obliquus capitis superior** entspringt teils fleischig, teils sehnig an der dorsalen Ecke und am Seitenrande der dorsalen Spange des Atlasquerfortsatzes. Der rundliche Muskelbauch verläuft dorsocranialwärts, entweder rein sagittal oder nur wenig nach median. Sein Ansatz am Hinterhauptbein ist ein leicht grubig vertieftes Feld lateral neben dem sagittalen Schenkel der Linea nuchae inferior. Gelegentlich breitet sich seine Insertion fächerförmig nach medial auf den transversalen Schenkel der Linea nuchae aus.

Variationen

Es existiert nur die Beschreibung einer Aufgliederung des Muskels in 2 Schichten.
Gelegentlich beobachtet man einen kleinen Muskel, der vom Processus transversus atlantis entspringt und am Hinterrand des Processus mastoideus oder am lateralen, gelegentlich auch am medialen Rand der Incisura mastoidea ansetzt. Er wird als zum M. obliquus capitis superior gehörig betrachtet. Die von GRUBER (1876) geschätzte Häufigkeit dieses *M. atlantomastoideus* von 20% dürfte zu hoch gegriffen sein. Bei den Menschenaffen scheint er regelmäßig vorzukommen.

β) Der **M. obliquus capitis inferior** schiebt sich mit seinem sehnigen Ursprung am Dornfortsatz des Axis zwischen die Ursprungsfläche des M. rectus capitis posterior major und den Ansatz des M. semispinalis cervicis hinein. Der Muskelbauch ist spindelförmig und verläuft nach lateral, ventral und cranialwärts. Er setzt an der hintern und untern Fläche des Atlasquerfortsatzes bis gegen die Wurzel der dorsalen Spange an. Seitlich können sich oberflächliche Bündel über den Dorsalrand des Querfortsatzes in den Ursprung des M. obliquus capitis superior hineinschieben.

Variationen

Sehr selten ist der Muskel verdoppelt. Als Einzelbeobachtungen sind vom Lateralrand abgespaltene Bündel beschrieben worden, die zum Processus mastoideus, zum Innenrand der Incisura mastoidea oder um den Axisquerfortsatz umbiegend abwärts zum Querfortsatz des 3. Halswirbels verliefen.

Innervation

Die suboccipitalen Muskeln werden von den dorsalen Ästen der Spinalnerven C_1 und C_2 innerviert. Mit Ausnahme des M. obliquus capitis superior, welcher laterale Zweige erhält, sind es die medialen Äste dieser Nerven, welche die ganze Gruppe versorgen.

Mm. recti capitis posteriores: Zweige aus C_1 dringen in den Lateralrand des M. rectus capitis posterior major. Ein Ast zieht aber um oder durch diesen Rand auf die Hinterfläche, wo er weitere Zweige in den Muskel abgibt und sich oft mit einem Faden aus dem N. occipitalis major verbindet. Schließlich durchbohrt er den M. rectus capitis posterior major in der Nähe seines medialen Randes, um in die dorsale Fläche des M. rectus capitis posterior minor einzudringen (Abb. 285).

M. obliquus capitis superior: Laterale Zweige aus C_1 dringen in seine Unterfläche. Gelegentlich tritt ein lateraler Ast aus C_2 nach Durchquerung des M. longissimus capitis in die Oberfläche des M. obliquus capitis superior und anastomosiert mit dessen Nerv aus C_1. Nach der Innervation gehört er also zum lateralen Trakt.

Der *M. obliquus capitis inferior* wird immer aus C_1 und C_2 versorgt. Ein starker Zweig (oder mehrere) aus dem Medialast von C_1 tritt über den hintern Atlasbogen in seine Vorderfläche oder seinen oberen Rand ein. Gelegentlich dringen von diesem Ast Zweige durch den Obliquus inferior dorsalwärts in den M. longissimus capitis. Aus C_2 treten meist mehrere Äste in den Unterrand und die Dorsalfläche des M. obliquus capitis inferior ein. Einer von ihnen verläuft häufig über die Dorsalfläche des Muskels und verbindet sich mit einem Ästchen von C_1 zu einer Schlinge, aus welcher weitere Muskeläste in den Cranialrand gelangen.

4. Zur Funktion der autochthonen Rückenmuskulatur

Es wurde bereits erwähnt und soll hier nochmals betont werden, daß die vielen anatomischen Glieder der Rückenmuskulatur eine funktionelle Einheit bilden. Es ist unwahrscheinlich, daß einzelne der beschriebenen Züge isoliert eingesetzt werden. Immer ist der ganze der Wirbelsäule entlang laufende Muskelstrang von der Funktion erfaßt. Das Ausmaß der Wirkung der einzelnen Teile kann aber je nach Lage und Verlauf verschieden sein.
Grundsätzlich hat die Rückenmuskulatur zwei Aufgaben zu erfüllen: sie hat unser zentrales Stützorgan in einer bestimmten Form und Stellung zu halten und seine Bewegungen durchzuführen. Je größer die Hebelarme sind, mit denen die Muskeln an der Wirbelsäule angreifen, um so

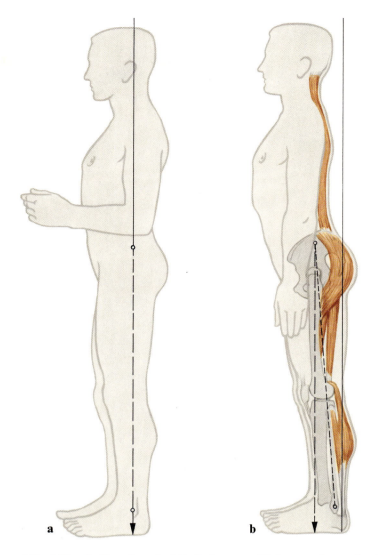

Abb. 103a, b. **Der dorsale Muskelzug zur Sicherung des aufrechten Standes** bei leichter Ventralverlagerung des Schwerpunktes (**b**) aus der Normalhaltung (**a**). (Nach BENNINGHOFF-GOERTTLER 1980)

ausgiebiger ist natürlich ihre Wirkung. Die weit seitlich und oberflächlich gelegenen Muskelzüge des lateralen Trakts können maximale Bewegungsausschläge erzeugen, während die unmittelbar der Wirbelsäule anliegenden Elemente des medialen vorwiegend für die Haltefunktion eingesetzt werden.

Als *Halteeinrichtungen* wirken die Rückenmuskeln in erster Linie gegen die Schwerkraft. Da der Schwerpunkt des Körpers vor der Wirbelsäule liegt, droht dieser nach vorn zu fallen. Dem wirkt die hinter der Wirbelsäule angeordnete Muskulatur entgegen (Abb. 103). Das Gewicht sucht aber auch die Wirbelsäule nach vorn zu verbiegen. Die normale Federform und damit die aufrechte Haltung des Körpers müssen durch die Rückenmuskulatur garantiert werden, denn die Bänder allein wären dazu auf die Dauer nicht in der Lage. Am deutlichsten wird uns dies vor Augen geführt, wenn die Rückenmuskulatur gelähmt ist. Es kommt zu einer verstärkten Brustkyphose, und der

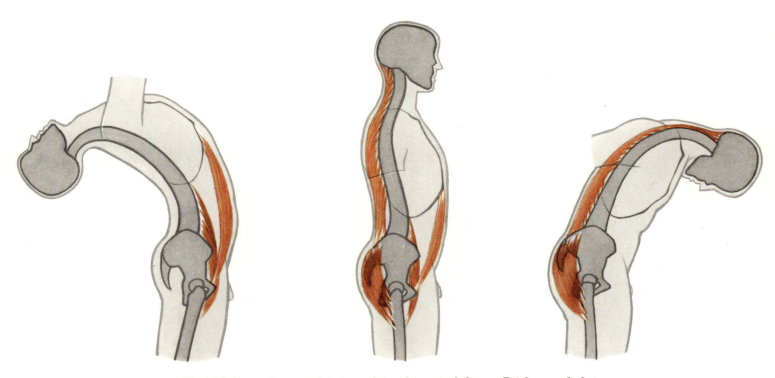

Abb. 104. Synergisten und Antagonisten der autochthonen Rückenmuskulatur

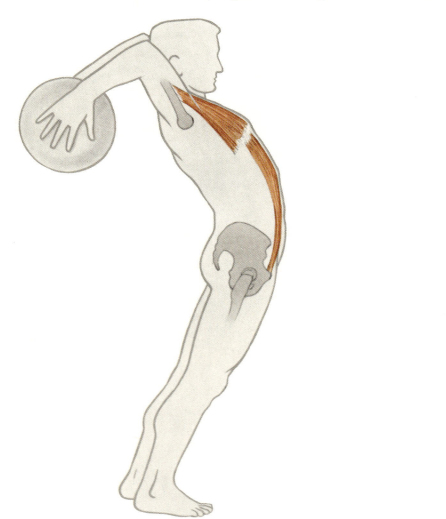

Abb. 105. Die gedehnten Muskeln bei maximaler Rückneigung des Rumpfes

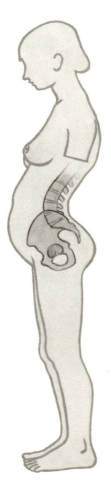

Abb. 106. Hyperlordosierung bei Lähmung der Bauchmuskulatur

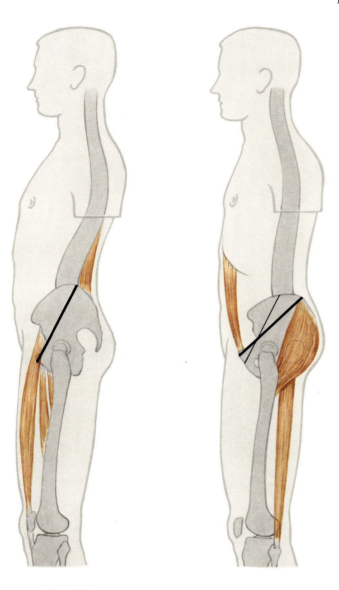 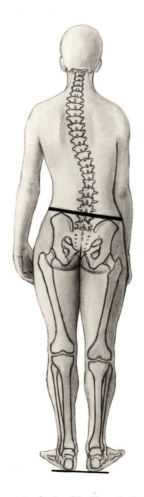

Abb. 107. Beckenneigung und Lendenlordose   **Abb. 108. Kompensatorische Skoliose bei relativer Beinverkürzung rechts**

Patient kann nur aufrecht stehen oder sitzen, wenn er unter übermäßiger Lordosierung der Lendenwirbelsäule den Oberkörper stark nach hinten lehnt, um den fehlenden Muskelzug durch Rumpfgewicht zu ersetzen. Einseitige Lähmung führt zu einer Seitenverkrümmung der Wirbelsäule. Gerade diese Skoliosen und Kyphoskoliosen beweisen augenfällig, daß die Wirbelsäule in ihrer Form von einer normalen Rückenmuskulatur und dem fein ausregulierten Gleichgewicht ihrer Kräfte abhängig ist.

Die Form der Wirbelsäule ist jedoch auch noch von andern als den eigentlichen Rückenmuskeln abhängig. So wirkt z.B. die Bauchmuskulatur mit ihrem Tonus beugend auf sie ein. Sie ist der normale Gegenspieler der Rückenmuskulatur (Abb. 104, 105). Bei einer Lähmung erhält der Rückenstrecker ein Übergewicht, was zu einer Verstärkung der Lendenlordose führt (Abb. 106).

Schließlich sorgt die Rückenmuskulatur dafür, daß die Gesamthaltung des Körpers unter allen Umständen möglichst aufrecht ist. So werden z.B. Änderungen der Beckenstellung, was auch immer ihre Ursache sein mag, durch eine entgegengesetzte Krümmung der Wirbelsäule kompensiert (Abb. 107, 108).

Die Wirbelsäule ist aber nicht nur ein Stütz-, sondern auch ein Bewegungsorgan. Als solches kann sie gebeugt, gestreckt, seitwärtsgeneigt und torquiert werden. Zum *Beugen und Strecken* muß die Rückenmuskulatur beider Seiten symmetrische eingesetzt werden. Sofern die Beugung nicht gegen die Schwerkraft erfolgt (z.B. Aufsitzen aus der Rückenlage), wird der Rückenstrecker auch bei dieser Bewegung beansprucht. Wir brauchen ihn dann als Bremse, welche die durch das Körpergewicht bedingte Beugung in Geschwindigkeit und Ausmaß reguliert. Obwohl die Rückenmuskulatur beim Wiederaufrichten die maximale Leistung entfalten muß, kann man sie doch als die wichtigste Muskulatur beim Bücken bezeichnen (Abb. 109). Alle Muskelzüge der autochthonen Rückenmuskulatur wirken streckend, wenn sie auf beiden Seiten gleichzeitig eingesetzt werden.

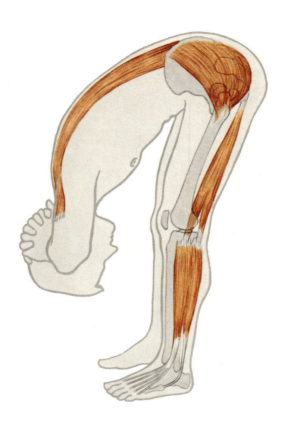

Abb. 109. Bei maximaler Rumpfbeugung gedehnte Muskeln

Für die *Seitwärtsneigung* wird vorwiegend die Rückenmuskulatur einer Seite eingesetzt. Die Mm. iliocostalis und longissimus eignen sich mit ihren langen Hebeln besonders gut dazu, ebenso die Mm. intertransversarii. Die Bewegung wird zunächst mit dem gleichseitigen Muskelstrang eingeleitet. Durch das seitliche Überhängen des Oberkörpers wird aber mehr und mehr die Schwerkraft für diese Bewegung wirksam. Entsprechend muß deren Kontrolle zur Muskulatur der Gegenseite verlagert werden. Da die langen Züge des lateralen Traktes, besonders der Longissimus, bei einseitigem Einsatz auch eine geringe Rotationswirkung zeigen, muß diese für eine reine Seitneigung durch Elemente des medialen Trakts der Gegenseite kompensiert werden. Für eine Seitneigung werden aber auch die seitlichen Bauchwandmuskeln eingesetzt, welche vom Beckenkamm aus den Thorax seitlich nach unten ziehen (Abb. 110).

Die *Torsion* des Rumpfes ist eine Bewegung, welche durch möglichst schräg oder quer zur Längsachse der Wirbelsäule verlaufende Muskelzüge ausgelöst werden muß. Es sind dies vor allem die kurzen und mittellangen Elemente des transversospinalen Systems (Rotatores, Multifidi). Für eine kräftige Drehbewegung müssen sie aber durch andere Rumpfmuskeln unterstützt werden. Am geeignetsten sind hierfür die seitlichen Bauchmuskeln, in denen Schlingen eingesetzt werden können, welche die Seitenfläche des Brustkorbes mit dem Beckenkamm der Gegenseite verbinden. Da die Bauchmuskulatur aber eine stark beugende Wirkung auf die Wirbelsäule ausübt, muß diese durch den Rückenstrecker wieder kompensiert werden, so daß auch der laterale Trakt bei einer aufrechten Rumpfdrehung eingesetzt werden muß (Abb. 110, 111).

Eine spezielle Betrachtung verdienen die *Nackenmuskeln,* welche auf den Kopf einwirken. Auch hier sind Halte- und Bewegungsfunktion auseinanderzuhalten. Infolge der labilen Lage, welche der menschliche Schädel am obern Ende der Wirbelsäule einnimmt, ist ein starkes muskuläres Verspannungssystem notwendig. Da der Schwerpunkt des Kopfes vor der Wirbelsäule liegt, muß dieses hinter der Wirbelsäule besonders stark sein (Abb. 103). Daher nimmt das System der Rückenmuskulatur von unten nach oben nur bis zum obern Brustbereich an Umfang ab, um im

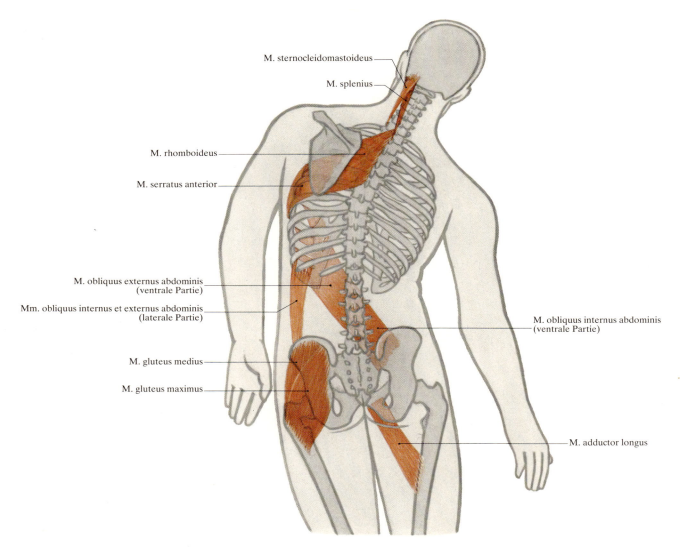

Abb. 110. Seitwärtsneigung des Rumpfes; gedehnte Muskeln

Nackenbereich wieder beträchtlich verstärkt zu werden. Die wichtigsten Muskeln, welche den Kopf in der aufrechten oder auch leicht vorgeneigten Haltung stabilisieren, sind die Mm. semispinales, longissimi et splenii. Als Bewegungsmuskeln beugen sie den Kopf rückwärts und bei einseitigem Einsatz neigen und drehen sie ihn zur gleichen Seite. Dabei ist die seitwärtsneigende und rotierende Wirkung um so größer, je weiter lateral der Ansatz am Schädel liegt. Sie nimmt also beim Semispinalis von der medialen zur lateralen Portion zu und ist am größten beim Longissimus und beim Splenius. Das gleiche gilt auch für die suboccipitalen kurzen Nackenmuskeln, die aber kleinere Bewegungsausschläge erzeugen, da sie nicht wie die langen Muskeln auf die ganze Halswirbelsäule, sondern nur auf die eigentlichen Kopfgelenke einwirken. Der M. obliquus capitis inferior ist in dieser Gruppe der stärkste Dreher. Er wirkt nur auf die Atlantoaxialgelenke.

Eine Sonderstellung nimmt der *M. splenius* ein. Sein nach lateral schräger Verlauf ermöglicht ihm neben Strecken und Seitwärtsneigen vor allem eine kräftige Drehung von Kopf und Halswirbelsäule nach der gleichen Seite. Da der M. sternocleidomastoideus im gleichen Sinn streckt und seitwärtsneigt, aber nach der Gegenseite dreht, kann für eine horizontale Kopfdrehung der M. splenius in Kombination mit dem M. sternocleidomastoideus der Gegenseite eingesetzt werden (Abb. 111). Die besondere Bedeutung des Splenius liegt aber in der Tatsache, daß er die längsverlaufenden, tieferliegenden Nackenmuskeln gegen die Wirbelsäule fixieren kann. Dies ist bei der gut beweglichen Halswirbelsäule nötig, damit sich bei starker Lordosierung vor allem der Semispinalis nicht von der Wirbelsäule abhebt. Der Splenius erfüllt somit im Halsbereich die gleiche Funktion wie die Fascia thoracolumbalis im Lendenabschnitt.

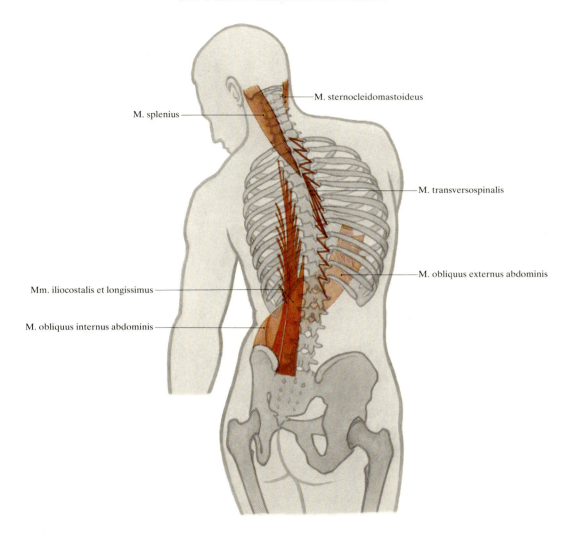

Abb. 111. Rotation des Rumpfes nach links; kontrahierte Muskeln

D. Die Fascienverhältnisse am Rücken

Die **oberflächliche Körperfascie** (Abb. 170) besitzt am Rücken über den großflächigen Platten der Mm. trapezius et latissimus dorsi eine filzige Struktur. Sie ist inniger mit dem Perimysium einerseits und der Subcutis andererseits verwachsen als bei andern Rumpfmuskeln. Nur an wenigen Stellen ist eine bestimmte Faserrichtung deutlich erkennbar. Über dem Nackenteil des *M. trapezius* ist sie durch starke Querzüge verdickt, welche ventralwärts in die oberflächliche Halsfascie auslaufen (Abb. 282). Am lateralen Rand der Pars ascendens musculi trapezii weist sie straffe Längsfaserzüge auf, welche zwischen den Randbündeln des Trapezius im Perimysium verankert sind und teils vor, teils hinter den M. latissimus dorsi ziehen. Die gleiche Faserung ist auch an und zwischen den Bündeln der scapularen Ansatzsehne des M. trapezius befestigt, von wo sie in die sehnigen Züge übergeht, welche vom Rand der Trapeziussehne longitudinal in die Fascia infraspinata ausstrahlen.

Auf der Außenfläche des *M. latissimus dorsi* verlaufen undeutlich erkennbare Fascienzüge lateral abwärts, um sich im Bereich des lateralen Muskelrandes in einem filzigen Geflecht zu verlieren. Mit der Ursprungsaponeurose ist die Fascie verwachsen. Im Bereich des Trigonum lumbale ist sie mit starken, zum Teil sehnigen, zum Darmbeinkamm parallel verlaufenden Faserzügen versehen. Sie ziehen von der Oberfläche des M. latissimus dorsi zu derjenigen des M. obliquus externus abdominis hinüber. Ist zwischen diesen beiden Muskeln eine Lücke vorhanden, verbindet sich hier die oberflächliche Fascie mit derjenigen des M. obliquus internus abdominis.

Zwischen dem M. trapezius und dem M. rhomboideus befindet sich lockeres Bindegewebe als Verschiebeschicht. Am untern Rand des Rautenmuskels wird dieses durch eine sehnige Platte fortgesetzt, deren Fasern von den Dornfortsätzen kommen und die wie eine craniale Fortsetzung der Ursprungsaponeurose des M. latissimus dorsi erscheint (Abb. 79). Ihre Fasern ziehen jedoch vor den Latissimus, wo sie sich im Perimysium verlieren. Es handelt sich offenbar um eine *Zwickelfascie* des Latissimus,

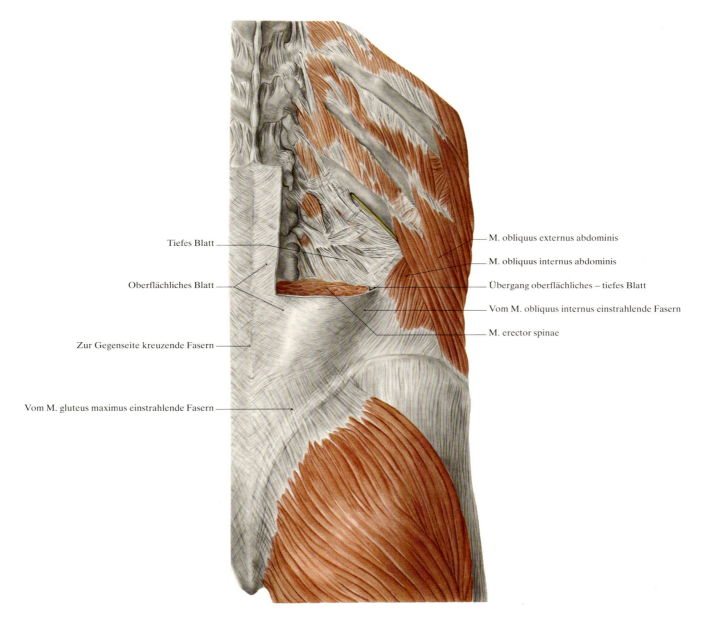

Abb. 112. Die Fascia thoracolumbalis

die durch den Zug hervorgerufen wird, welcher im Bindegewebe zwischen Muskelrand und Wirbelsäule beim Heben und Senken des Schultergürtels entsteht.

Der fleischige Teil der Mm. serrati posteriores wird von einer dünnen Fascie bedeckt, welche wirbelsäulenwärts mit der Ursprungsaponeurose verwächst. Die Ursprungsaponeurose des M. latissimus dorsi verbindet sich mit derjenigen des M. serratus posterior inferior und mit dem M. obliquus internus abdominis. Sie ist aus straffen, derben Sehnenfasern aufgebaut. Sie ist aber nicht nur Ursprungssehne, sondern gleichzeitig die Hülle des M. erector spinae und wird daher auch als **Fascia thoracolumbalis** bezeichnet (Abb. 79, 83, 112, 113). Sie bildet zusammen mit den Dorn- und Querfortsätzen einen osteofibrösen Kanal, in welchen die tiefen Rückenmuskeln eingebaut sind. Sie reicht vom Kreuzbein bis zur mittleren Brustwirbelsäule und steht in der Lendenregion um den Seitenrand des Rückenstreckers herum mit einer vor diesem gelegenen Sehnenplatte in Verbindung, welche an den Processus costales verankert ist. Man unterscheidet daher ein oberflächliches und ein tiefes Blatt der Fascia thoracolumbalis.

Im *oberflächlichen Blatt* verläuft die Hauptmasse der Fasern nicht in der Zugrichtung des Latissimus, sondern weicht davon nach medial oben ab. Diese Verlaufsrichtung entspricht offenbar der Resultante zwischen Latissimuszug und Druck des M. erector spinae, welcher einen zirkulären Verlauf erwarten ließe. Ein beachtlicher Teil dieser Sehnenfasern endet nicht an den Dornfortsätzen oder am Ligamentum supraspinale, sondern überschreitet die Mittellinie. Sie über- und durchkreuzen auf der andern Seite die Hauptfaserung der Aponeurose, um zum Teil am Seitenrand des Rückenstreckers ins tiefe Blatt umzubiegen. Ein anderer Teil behält seine Verlaufsrichtung bei, gibt einige

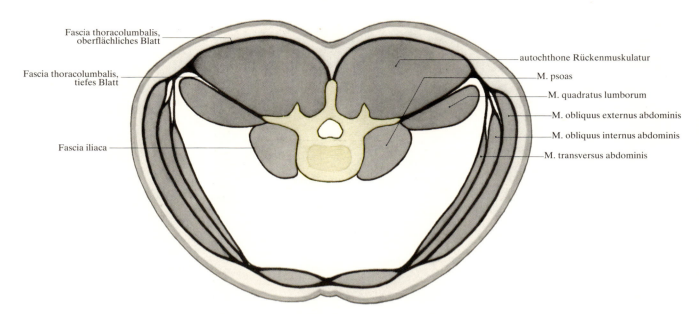

Abb. 113. Fascienverhältnisse im Lendenabschnitt

Fasern über das Trigonum lumbale an die Fascie des M. obliquus externus abdominis ab und heftet sich mit dem Rest an die Darmbeinkante.

Über dem Kreuzbein sind die Faserzüge anders angeordnet. Ein oberflächliches System zieht von der Crista sacralis lateralis steil aufwärts zu den Dornfortsätzen L V und S I. Es ist teilweise von den Ursprungssehnenfasern des M. gluteus maximus durchflochten. Ein tiefes System ist an der Spina iliaca posterior superior verankert und breitet sich fächerförmig gegen die Crista sacralis mediana aus.

In der Lendengegend ist das oberflächliche Blatt der Fascia thoracolumbalis vom M. erector spinae, besonders von der kräftigen Ursprungssehne des M. longissimus, durch lockeres Bindegewebe mit eingestreuten Fettläppchen getrennt. Dieses verschwindet gegen das Kreuzbein hin, über welchem Fascia thoracolumbalis und Longissimussehne fest miteinander verwachsen.

Das *tiefe Blatt* der Fascia thoracolumbalis (Abb. 89, 112) liegt zwischen der Vorderfläche des Rückenstreckers und der Hinterfläche des M. quadratus lumborum. Es reicht cranial bis zur 12. Rippe, caudal bis zum Darmbeinkamm. Die Grundlage dieser kräftigen Platte ist die Ursprungsaponeurose des M. transversus abdominis, welche von den Processus costales L I–IV ausgeht. Von den Spitzen dieser Fortsätze breiten sich fächerartige Fasersysteme aus, deren erstes das *Ligamentum lumbocostale,* deren fünftes das *Ligamentum iliolumbale* enthält. Die Mm. intertransversarii laterales lumborum besitzen einen eigenen, dünnen Fascienüberzug, welcher nicht als Fortsetzung des tiefen Blattes der Fascia thoracolumbalis aufgefaßt werden kann.

Vom obern Rand des M. serratus posterior inferior erstreckt sich eine dünne Muskelbinde mit querer Faserung als craniale Fortsetzung der Fascia thoracolumbalis bis zum untern Rand des M. serratus posterior superior (Abb. 83, 305). Sie ist an den Dornfortsätzen befestigt, spannt sich über den Rückenstrecker und heftet sich lateral von den Ansätzen des M. iliocostalis an die Rippenwinkel. Vom obern Rand des M. serratus posterior superior zieht diese Fascie als **Fascia nuchae** über den M. splenius kopfwärts. Sie ist im allgemeinen schwach und filzig, läßt aber über der Mitte des M. splenius eine deutliche Querfaserung erkennen. In der Lücke zwischen M. trapezius und M. sternocleidomastoideus verschmilzt sie mit der oberflächlichen Körperfascie und Faserbündeln aus der Subcutis, so daß sie an dieser Stelle dick wird. Über dem M. semispinalis capitis verbindet sie sich mit dessen Bindegewebshülle, welche vor dem M. splenius durch einstrahlende Longissimuszüge gespannt werden kann (Abb. 100). Medial hängt sie mit dem Ligamentum nuchae zusammen, lateral geht sie in die Lamina prevertebralis fasciae cervicalis über (Abb. 282).

Hinter den suboccipitalen Muskeln verdichtet sich das umgebende filzige Bindegewebe zu einem dicken Blatt, welches medianwärts beim Übergang auf die Mm. recti capitis posteriores von zahlreichen Gefäß- und Nervenästen durchbrochen wird. Nach ventral verbindet es sich um den M. obliquus capitis superior herum mit dem kräftigen Fascienblatt, welches vom Processus styloideus dorsalwärts auf den M. rectus capitis lateralis und an den Processus paramastoideus medial vom Venter posterior musculi digastrici zieht und von der A. occipitalis durchbohrt wird.

V. Übersicht über die Arterien des Rückens

Da die großen Gefäßstämme alle vor der Wirbelsäule gelegen sind, müssen die Rückenarterien das Achsenskelett dorsalwärts kreuzen, um zu ihrem Versorgungsgebiet zu gelangen. Mit wenigen Ausnahmen liegt diese Kreuzung nahe bei der Wirbelsäule, so daß sich die Körperbewegungen weder auf ihren Verlauf, noch auf ihre Durchblutung auswirken können. Für die Nacken-, Scapular- und Infrascapularregion ist die **A. subclavia** das Hauptstammgefäß. Im thorakolumbalen Bereich entspringen die Versorgungsgefäße direkt der **Aorta descendens**. Im lumbosacralen Abschnitt kommen schließlich Äste aus den **Aa. iliacae** dazu. Diese 3 großen Gefäßgebiete stehen untereinander in Verbindung. Alle Rückenarterien sind mit einer Ausnahme paarig (Abb. 114).

A. Arterien der Nackenregion

Im Nackenbereich kreuzen die Arterien die Halswirbelsäule in kleinen, spitzen Winkeln, da sie steil aufwärts verlaufen. Eine Ausnahme machen lediglich die A. occipitalis am obern und die A. transversa colli am untern Ende der Region. Die Nackenarterien hängen vielfältig mit dem Versorgungssystem des übrigen Halses und des Kopfes zusammen, so daß eine Unterbrechung eines Gefäßes keinen Einfluß auf die Versorgung dieser Region hat (Abb. 115). Im einzelnen sind es folgende Leitungen, die mit Ausnahme der ersten aus der A. subclavia stammen:

1. A. occipitalis

Sie stammt meistens aus dem dorsalen Umfang der *A. carotis externa*. Entlang der Medialfläche des Venter posterior musculi digastrici gelangt sie in den Sulcus arteriae occipitalis medial vom Processus mastoideus und von da zum Hinterhaupt. Sie überschreitet zwischen den Mm. splenius et semispinalis capitis die Linea nuchae suprema, um hier mit zahlreichen Ästen in die Kopfschwarte einzudringen. Neben Verbindungen zu den homolateralen *Aa. retroauricularis et temporalis superficialis* weist sie in der Occipitalregion auch Anastomosen über die Mittellinie hinweg zur gegenseitigen A. occipitalis auf. Zwischen Warzenfortsatz und Linea nuchae suprema gibt sie zahlreiche **Rr. musculares** an die Mm. sternocleidomastoideus, longissimus capitis, digastricus, stylohyoideus und die Nackenmuskeln ab. Ein besonders starker **R. descendens** steigt zwischen dem Mm. splenius et semispinalis capitis ab. Alle Muskeläste anastomosieren mit den *Aa. vertebralis et cervicalis profunda*.

2. A. cervicalis ascendens

Sie entspringt aus dem *Truncus thyrocervicalis*, steigt neben dem N. phrenicus in einer Scheide der Lamina prevertebralis fasciae cervicalis cranialwärts und liegt in einer Rinne zwischen den prä- und paravertebralen Halsmuskeln. Sie gibt folgende Äste ab:
- **Rr. musculares** zu den Mm. scaleni anterior et medius sowie zu den prävertebralen Mm. longus colli et capitis.
- **R. profundus:** er zieht unter dem Querfortsatz des 5. Halswirbels nach dorsal und anastomosiert mit Ästen der *A. cervicalis profunda*.
- **Rr. spinales** treten durch die Foramina intervertebralia des 4., 5. und 6. Halswirbels in den Wirbelkanal ein und beteiligen sich an der Versorgung der Wirbelsäule und des Inhalts des Wirbelkanals.

3. A. vertebralis

Sie entspringt als erster Ast aus der *A. subclavia* und steigt entlang des medialen Randes des M. scalenus anterior zum Foramen processus transversi CVI empor. In den Querfortsatzlöchern läuft sie der Halswirbelsäule entlang bis zum Atlas hinauf, unter dessen Querfortsatz sie eine Reserveschleife für die Kopfdrehung bildet. Nach Durchtritt durch den Atlasquerfortsatz läuft sie zunächst nach dorsal, dann medialwärts um die Massa lateralis herum und durchbohrt die Membrana atlantooccipitalis posterior sowie die Dura. Durch das Foramen magnum steigt sie zum Clivus auf, wo sie sich mit der A. vertebralis der Gegenseite zur A. basilaris vereinigt und so eine breite Anastomose zur A. subclavia der Gegenseite schafft. Sie entläßt im Wirbelsäulenabschnitt nur kleinere, unregelmäßig ausgebildete segmentale Äste:
- **Rr. musculares** zu den tiefen Hals- und Nackenmuskeln. Sie sind mehrfach mit den *Aa. cervicales ascendens, profunda, superficialis et occipitalis* verknüpft.
- **Rr. spinales** treten durch die Zwischenwirbellöcher in den Wirbelkanal und versorgen Wirbelsäule und Inhalt des Wirbelkanals.
- **R. meningeus:** Er entspringt zwischen Atlas und Hinterhaupt aus der A. vertebralis, dringt in die hintere Schädelgrube ein und verzweigt sich hier an Dura und Knochen.

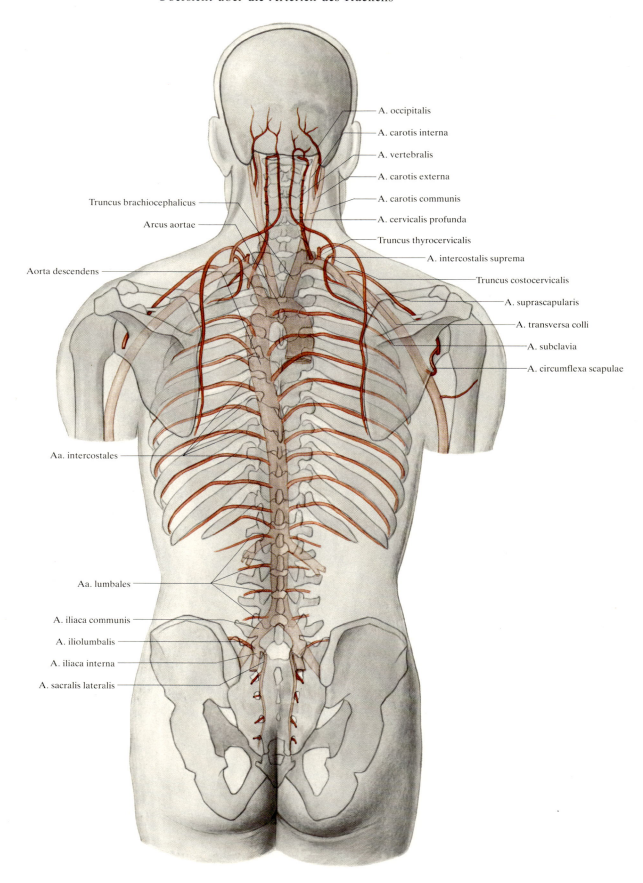

Abb. 114. Übersicht über die Arterienstämme, welche den Rücken versorgen

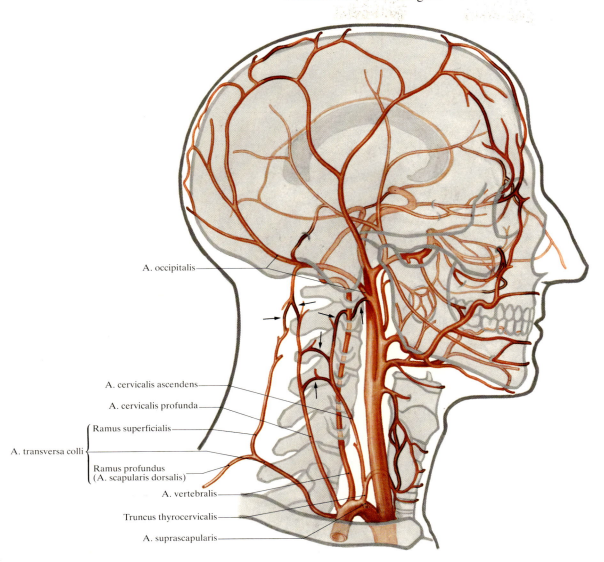

Abb. 115. Übersicht über die Arterien am Hals und Kopf
Anastomosen sind durch dunkle Umrisse hervorgehoben. Die für den Rücken wichtigen Arterien sind beschriftet, ihre Anastomosen zusätzlich durch Pfeile markiert

4. A. cervicalis profunda

Sie beginnt am *Truncus costocervicalis,* welcher aus der A. subclavia entspringend auch noch die A. intercostalis suprema abgibt. Sie durchsetzt den Zwischenraum zwischen dem Querfortsatz des 7. Halswirbels und der 1. Rippe und steigt am Nacken auf dem M. semispinalis bis zum 2. Halswirbel auf. Sie entläßt:
- **Rr. musculares** zu den tiefen Hals- und Rückenmuskeln, welche im M. erector spinae mit den *Aa. cervicalis ascendens et occipitalis* und dem *R. superficialis a. transversae colli* verbunden sind.
- **Rr. spinales** zu Wirbelsäule und Inhalt des Wirbelkanals.

5. A. transversa colli, R. superficialis

Die A. transversa colli entspringt gewöhnlich aus dem *Truncus thyrocervicalis* oder lateral der Scalenuslücke aus der *A. subclavia*. Den Mm. scaleni medius et posterior anliegend verläuft sie quer durch die Tiefe des seitlichen Halsdreiecks und teilt sich in der Gegend des M. levator scapulae in die *Rr. superficialis et profundus*. Der R. superficialis kann auch als selbständiges Gefäß aus dem Truncus thyrocervicalis entspringen und wird dann **A. cervicalis superficialis** genannt. Sie verläuft unter den M. trapezius, versorgt diesen und die Mm. splenii cervicis et capitis und ist an der Durchblutung der Nackenhaut beteiligt.

B. Arterien der Regiones scapularis et infrascapularis

Auch für diese Regionen ist die A. subclavia mit ihrer Fortsetzung, der A. axillaris, das Hauptstammgefäß (Abb. 348).

1. A. transversa colli, R. profundus

Entspringt dieser Ast selbständig aus der *A. subclavia* oder aus dem *Truncus thyrocerviacalis*, nennt man ihn **A. scapularis dorsalis**. Sie begleitet den N. dorsalis scapulae entlang dem Margo medialis scapulae vor dem M. rhomboideus. Sie versorgt diesen und die übrigen benachbarten Muskeln und endet im M. latissimus dorsi. Sie anastomosiert mit den übrigen Schulterblattarterien und mit Intercostalarterien.

2. A. suprascapularis

Sie entspringt meist aus dem *Truncus thyrocervicalis* und zieht über dem Ligamentum transversum scapulae in die Fossa supraspinata, wo sie direkt auf der Knochenhaut liegt. Um das Collum scapulae herum erreicht sie die Fossa infraspinata und verbindet sich hier mit der A. circumflexa scapulae, mit der sie das Rete scapulare bildet. Sie anastomosiert außerdem mit Ästen der A. scapularis dorsalis.
- **Rr. musculares** versorgen die Mm. supra- et infraspinatus.
- **R. acromialis:** Der starke Ast durchbohrt den Ansatz des M. trapezius. Seine Verästelungen bilden auf der cranialen Fläche des Acromion zusammen mit dem R. acromialis der *A. thoracoacromialis* das *Rete acromiale*.

3. A. subscapularis

Sie ist der stärkste Ast der *A. axillaris*. Entlang dem M. subscapularis, den sie zusammen mit einigen direkt aus der A. axillaris kommenden schwachen *Rr. subscapulares* versorgt, zieht sie gegen den untern Schulterblattwinkel. Auf Höhe der Achsellücken teilt sie sich regelmäßig in 2 Äste:

a) A. circumflexa scapulae

Sie zieht durch die mediale Achsellücke zur Fossa infraspinata. Sie speist das Rete scapulare, versorgt die Mm. subscapularis, teretes, infraspinatus, latissimus dorsi et deltoideus und schickt zwischen den Mm. teres major et minor hindurch einen kräftigen Ast zur Haut.

b) A. thoracodorsalis

Sie liegt zwischen Brustwand und lateralem Latissimusrand. Neben den Mm. serratus anterior et teres major versorgt sie vor allem den M. latissimus dorsi und die Haut über ihm. Sie ist von entscheidender Bedeutung für die Latissimuslappentransplantation.

C. Arterien der thoracolumbalen Regionen

Diese Gefäße sind die Hauptarterien des Rückens. Sie stammen mit Ausnahme des obersten direkt aus der Aorta und sind streng segmental angeordnet (Abb. 114).

1. A. intercostalis suprema

Sie versorgt als Ast aus dem Truncus costocervicalis den 1. und 2. Intercostalraum, in die sie je eine A. intercostalis posterior abgibt, die sich wie die übrigen Intercostalarterien verhalten.

2. Aa. intercostales posteriores 3–11

Diese parietalen Äste der *Pars thoracica aortae* gehen vom dorsalen Umfang der großen Körperschlagader weg. Infolge der Linkslage der Aorta sind die rechten Intercostalarterien länger als die linken. Da die Aorta einen Descensus durchgemacht hat und wegen Wachstumsverschiebungen gegenüber der Wirbelsäule zeigen die Intercostalarterien bis etwa zum 6. Intercostalraum einen aufsteigenden Verlauf. Die 4–5 oberen können über die Rippenkopfgelenke verlaufen, was bei Rippenresektionen besondere Vorsicht nötig macht. Alle Aa. intercostales posteriores teilen sich konstant in gleicher Weise auf (Abb. 116): In der Gegend des Rippenköpfchens entläßt die A. intercostalis posterior den
- **R. dorsalis,** welcher zwischen den Rippenhälsen nach hinten dringt. Er gibt auf Höhe des Foramen intervertebrale den
- *R. spinalis* ab für die Versorgung der Wirbelsäule und des Inhalts des Wirbelkanals. Nach dem Durchtritt zwischen den Querfortsätzen teilt sich der R. dorsalis in die
- *Rr. dorsales medialis et lateralis:* Der mediale Ast versorgt einen Teil der Rückenmuskulatur und des Wirbelbogens und endet als Hautast. Der laterale Ast versorgt die Hauptmasse der Rückenmuskulatur und endet ebenfalls als Hautast.
- Der **Stamm** der A. intercostalis posterior zieht am untern Rand der Rippe zwischen den Intercostalmuskeln ventralwärts. In der Gegend der vordern Axillarlinie gibt er den dünnen *R. collateralis* ab, welcher am Oberrand der nachfolgenden Rippe nach vorn bis zur A. thoracica interna verläuft. Pleurapunktionen vor der Axillarlinie müssen daher in der Mitte des Intercostalraumes vorgenommen werden, um diesen Ast zu schonen. Der Hauptast entläßt im Bereich der seitlichen Brustwand den *R. cutaneus lateralis,* welcher sich wieder in einen hintern und einen vordern Ast aufteilt. Ventral verbindet sich die A. intercostalis posterior in den obern 6 Intercostalräumen mit der *A. intercostalis anterior* aus der A. thoracica interna zu einem Anastomosenring. Die caudalen Intercostalarterien anastomosieren mit der *A. musculophrenica*.

3. A. subcostalis

Sie entspricht einer Intercostalarterie mit gleicher Aufteilung, verläuft aber ganz in der Bauchwand und anastomosiert mit der *A. epigastrica superior*.

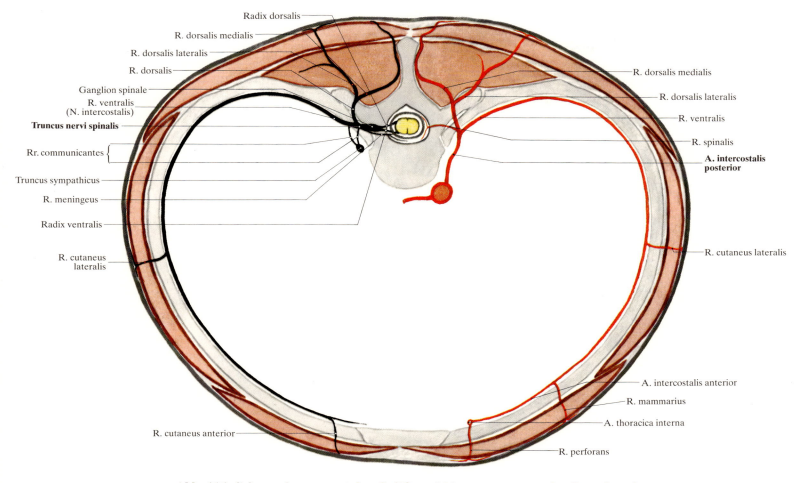

Abb. 116. Schema der segmentalen Gefäß- und Nervenversorgung der Rumpfwand

4. Aa. lumbales 1–4

Diese parietalen Äste der *Pars abdominalis aortae* verlaufen von der Vorder- zur Seitenfläche der Lendenwirbelkörper, indem sie die von den Sehnenbogen der Psoasursprünge ausgesparten Lücken benützen. Hinter dem M. psoas teilen sie sich in gleicher Weise auf wie die Intercostalarterien. Nach der Abzweigung des **R. dorsalis** zum Rücken laufen sie vor oder hinter dem M. quadratus lumborum in die Bauchwand und verbinden sich vorn mit der *A. epigastrica inferior*.

Übersicht über die Arterien des Rückens

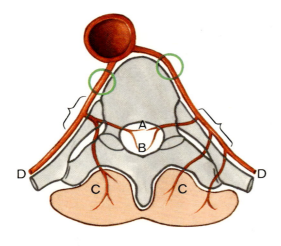

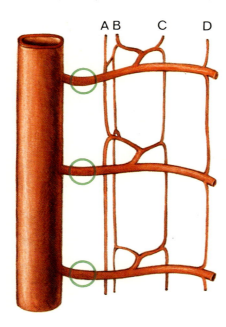

Abb. 117. Längsanastomosen der segmentalen Rückenarterien *A, B* intravertebrale Anastomosen; *C* intramuskuläre Anastomosen; *D* Anastomosen in der lateralen Brust- bzw. Bauchwand. Die mit Ringen bezeichneten Gefäßstrecken sind für eine Ligatur günstig, die mit Klammern bezeichneten sind ungünstig. (Nach Louis 1978)

D. Längsanastomosen der segmentalen Rückengefäße

Die vorstehend beschriebenen segmentalen Rückengefäße sind in 4 Bereichen der Länge nach untereinander verbunden: neben der Wirbelsäule, in der Rückenmuskulatur, im Wirbelkanal extra- und intradural. Müssen eines oder mehrere dieser Gefäße unterbunden werden, sollte die Ligatur, um Durchblutungsstörungen des Rückenmarks zu vermeiden, möglichst nahe der Aorta angelegt werden (Abb. 117).

E. Arterien der lumbosacralen Region

An der Versorgung dieses untersten Rückenabschnittes ist die Aorta nur noch geringfügig mit einem direkten Ast beteiligt. Die Hauptblutquellen bilden die *Aa. iliacae interna et externa*. Die Pars abdominalis aortae teilt sich etwa in Höhe der Wirbel L IV/V in die beiden Aa. iliacae communes. In der Gabelung entspringt sozusagen als dünne Fortsetzung der Körperschlagader die

1. A. sacralis mediana

Sie verläuft von der *Bifurcatio aortae* über den 5. Lendenwirbel und die letzte Bandscheibe auf die Mitte der Kreuzbeinvorderfläche und ist die einzige unpaare Rückenarterie. Außer kleinen Ästchen an ihrer Umgebung gibt sie nach beiden Seiten eine **A. lumbalis ima** ab, welche zum letzten Foramen intervertebrale zieht. Zudem ist sie mit den *Aa. sacrales laterales* verbunden. Das Ende der A. sacralis mediana bildet vor der Steißbeinspitze zusammen mit ihrer Begleitvene das **Corpus coccygeum,** ein arteriovenöse Anastomosen und epitheloide Zellen enthaltendes Knötchen.

2. A. iliolumbalis

Sie stammt aus der *A. iliaca interna*, hinterkreuzt ihr Ursprungsgefäß und den M. psoas, wo sie sich aufteilt.
- **R. spinalis:** tritt zwischen LV und SI in den Wirbelkanal ein.
- **R. lumbalis:** Dieser aufsteigende Ast schickt seine Zweige in die Mm. psoas et quadratus lumborum.
- **R. iliacus:** verläuft durch die Fossa iliaca parallel zum Darmbeinkamm. Er versorgt den M. iliacus und anastomosiert mit der *A. circumflexa ilium profunda*.

3. A. sacralis lateralis

Sie ist ebenfalls ein Ast der *A. iliaca interna*, verläuft (gelegentlich doppelt oder 3fach geführt) medial von den Foramina sacralia pelvina über die Kreuzbeinvorderfläche lateralwärts.
- In die Foramina sacralia pelvina zweigen **Rr. spinales** ab, welche aber besser Rr. dorsales genannt würden, da ihr Hauptast den Sacralkanal durch die Foramina sacralia dorsalia wieder verläßt und die Rückenmuskulatur versorgt.
- **Rr. anastomotici** stellen Querverbindungen variabler Zahl mit der *A. sacralis mediana* dar.

4. A. circumflexa ilium profunda

Ihr Stammgefäß ist die *A. iliaca externa*. Sie folgt auf der Innenseite dem Leistenband und dem Darmbeinkamm und versorgt die benachbarten Bauchmuskeln. Ihre Bedeutung für den Rücken liegt in ihrer Anastomose mit der *A. iliolumbalis*.

VI. Übersicht über die Venen des Rückens

So wie wir 3 große Zuflußgebiete für die Durchblutung des Rückens unterscheiden können, finden wir auch 3 Abflußgebiete. Aus der Nacken- und Schulterregion fließt das Blut beiderseits zur **V. brachiocephalica.** Der thoracolumbale Bereich wird durch die **V. azygos** drainiert und die Lumbosacralregion schickt ihr Blut in die **Vv. iliacae.** Längs- und Querverbindungen dieser Gefäßbezirke sind bei den Venen noch reichlicher vorhanden als bei den Arterien. Im ganzen stellen sie eine breite Verbindungsstraße zwischen oberer und unterer Hohlvene dar (Abb. 118).

A. Venen der Nacken- und Schulterregion

Die Nackenvenen stehen mit den Kopfvenen einerseits und mit den großen Halsvenen andererseits in Verbindung. Die letztern sind klappenlose Blutleiter, welche von den mediastinalen Druckverhältnissen beeinflußt werden. Sie spielen als Saugvenen nicht nur physiologisch, sondern auch klinisch-chirurgisch eine besondere Rolle. (Näheres s. LANZ/WACHSMUTH, Bd. I/2 Hals).
Die Nacken- und Schultervenen sind, soweit sie nicht zu den Plexus venosi vertebrales gehören, meist doppelt geführte Begleitvenen von Arterien. Sie sind mit diesen durch eine Bindegewebsscheide verbunden und ihren Pulsationen ausgesetzt, die zur venösen Blutförderung beitragen. Mindestens vor ihren Mündungen in größere Stämme tragen sie Klappen, welche im übrigen aber spärlich vorhanden sind und im Alter oft rückgebildet werden.
Da die großen Venenstämme am Hals selbständige Gefäße und in ihrer Lage gegenüber den Arterien oft beträchtlich verschoben sind, lösen sich die Nacken- und Schultervenen im Mündungsbereich von ihren Arterien und verlaufen über eine kürzere oder längere Strecke unabhängig. Dieses Mündungsstück ist in der Regel ein einheitlicher Stamm, der bezüglich Länge, Verlauf und Mündungsort starken individuellen Variationen unterworfen ist.
Die großen Sammelrohre sind die **V. jugularis externa** für die oberflächlichen und die **V. subclavia** für die tiefen Nacken- und Schultervenen (Abb. 119).

1. V. jugularis externa

Sie entsteht caudal des Ohres und verläuft, bedeckt vom Platysma, über die Mitte des M. sternocleidomastoideus zur Fossa supraclavicularis. Sie durchsetzt die oberflächliche und mittlere Halsfascie, welche sie verspannen und mündet meist direkt in den Venenwinkel, seltener in die V. subclavia oder V. jugularis interna. Sie nimmt folgende Venen auf:

a) V. occipitalis

Diese sammelt das Blut aus dem Versorgungsbereich ihrer Arterie und vereinigt sich mit der folgenden zur V. jugularis externa. Sie hat aber auch Verbindungen zur *V. retromandibularis*.

b) V. auricularis posterior

Führt das Blut aus der Kopfschwarte hinter dem Ohr der V. jugularis externa zu. Sie hat oft eine Verbindung durch das Emissarium mastoideum zum *Sinus sigmoideus*.

c) V. suprascapularis

Ihr Einzugsgebiet sind die Muskulatur und Haut hinter dem Schulterblatt und sie drainiert die den arteriellen Netzen entsprechenden *Retia venosa scapulare et acromiale*. Peripher der Incisura scapulae begleitet sie die A. suprascapularis doppelt, proximal davon ist sie ein einheitlicher kräftiger Stamm. Dieser löst sich im omoclavicularen Winkel von der Arterie und läuft vor oder hinter der mittleren Halsfascie zur V. jugularis externa. Sie kann auch direkt in den Venenwinkel münden.

2. V. subclavia

Zur V. subclavia fließt das Blut im allgemeinen aus folgenden Venen ab:

a) V. vertebralis

Sie begleitet die A. vertebralis doppelt oder als Geflecht durch die Querfortsatzlöcher der Halswirbelsäule. Sie wurzelt im *Plexus venosus suboccipitalis* zwischen Atlas und Occiput und nimmt *Vv. intervertebrales* aus dem Wirbelkanal und *Rr. musculares* aus der benachbarten Rückenmuskulatur auf. Zwischen dem 6. und 7. Halswirbel verläßt sie als einheitlicher Stamm die Wirbelsäule, um sich mit der V. cervicalis profunda zu vereinigen oder direkt in die V. subclavia zu münden.

b) V. vertebralis accessoria

So wird eine inkonstante Vene bezeichnet, welche gelegentlich außerhalb der Wirbelsäule das Blut aus den Plexus venosi suboccipitalis et vertebrales ableitet. Sie verläuft oft durch das Foramen processus transversi C VII und mündet in die V. vertebralis oder subclavia.

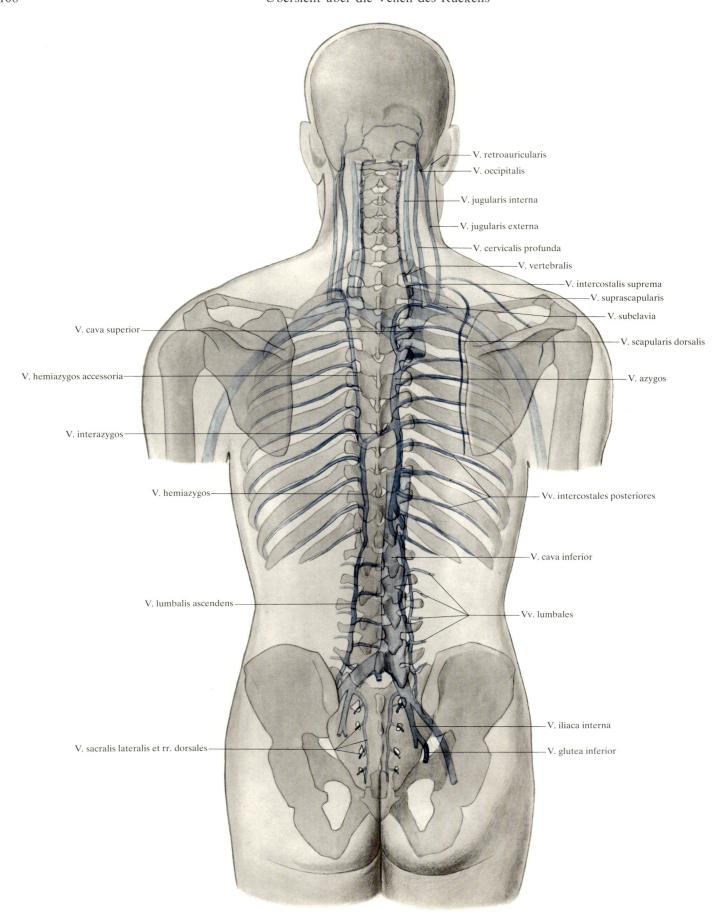

Abb. 118. Übersicht über die Venenstämme, welche das Blut aus dem Rücken ableiten

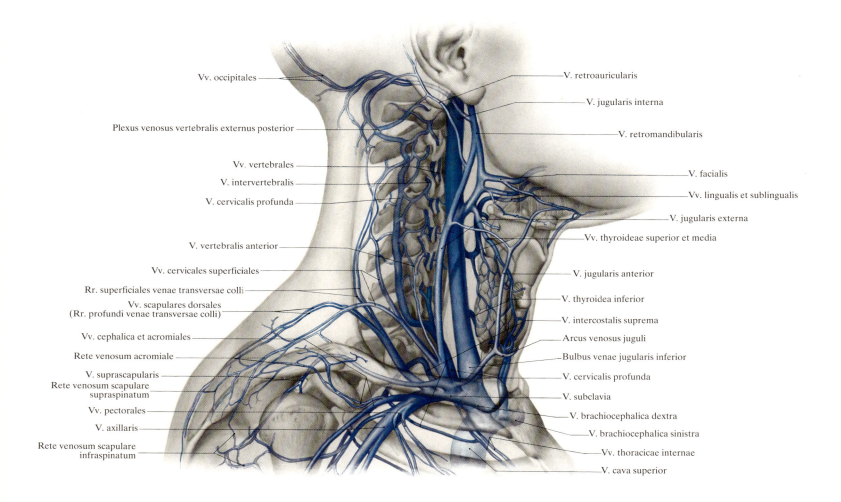

Abb. 119. Übersicht über die Halsvenen

c) V. vertebralis anterior

Sie ist die Begleitvene der *A. cervicalis ascendens* und mündet in die V. vertebralis oder jugularis externa oder in den Venenwinkel.

d) V. cervicalis profunda

Die Begleitvene der A. cervicalis profunda ist das mächtigste Abflußrohr aus dem Nackenbereich. Sie beginnt unter dem Hinterhaupt mit einem Zufluß aus dem *Plexus venosus suboccipitalis* und verläuft in der Tiefe zwischen den Mm. semispinalis capitis et cervicis. Sie nimmt Äste aus dem *Plexus venosus vertebralis externus* und *Rr. musculares* aus den umgebenden Nackenmuskeln auf. Unter dem Querfortsatz des 7. Halswirbels zieht sie nach vorn, vereinigt sich mit der V. vertebralis zu einem starken Stamm und mündet in die V. subclavia.

e) V. transversa colli

Sowohl der aufsteigende, wie der absteigende Ast der A. transversa colli werden von je 2 Venen begleitet, welche im seitlichen Halsdreieck zu einem einheitlichen Stamm zusammentreten, der in der Regel lateral der Scalenuslücke in die V. subclavia, gelegentlich in die V. jugularis externa mündet. Sind die Arterienäste selbständig, verhalten sich die Venen entsprechend. Die *V. cervicalis superficialis* mündet dann in die V. jugularis externa, die *V. scapularis dorsalis* in die V. subclavia.

f) V. subscapularis

Sie sammelt das Blut aus dem Versorgungsgebiet der gleichnamigen Arterien und deren Ästen und führt es der V. axillaris zu.

B. Venen der thoracolumbalen Regionen

Diese Rumpfwandvenen sind wie die Arterien segmental angeordnet. Ihr Blut wird von der **V. azygos** gesammelt und der **V. cava superior** zugeführt. Die obersten Segmente machen in dieser Hinsicht allerdings eine Ausnahme.

1. V. intercostalis suprema

Sie leitet das Blut aus dem 1. Intercostalraum jederseits der entsprechenden *V. brachiocephalica* zu. Sie kann auch in die *V. vertebralis* einmünden (Abb. 207).

2. V. intercostalis superior sinistra

Sie faßt die Vv. intercostales posteriores des 1. und 2. linken Intercostalraumes in einem gemeinsamen Stamm zusammen und mündet in die *V. brachiocephalica sinistra*. Häufig anastomosiert sie mit der *V. hemiazygos accessoria* (Abb. 207).

3. V. intercostalis superior dextra

Sie entsteht durch den Zusammenfluß der 2. und 3., gelegentlich auch der 4. Vv. intercostales posteriores dextrae und mündet in die *V. azygos*. Sie hat oft eine Verbindung zur *V. brachiocephalica dextra* (Abb. 207).

4. Vv. intercostales posteriores 4–11

Sie verlaufen oberhalb der gleichnamigen Arterien und münden rechts in die *V. azygos*, links in die *V. hemiazygos* (9–11) bzw. in die *hemiazygos accessoria* (4–8).
Die Vv. intercostales posteriores haben in allen Intercostalräumen die gleichen Wurzeln, die aus den Versorgungsgebieten der entsprechenden Arterien kommen. Im Bereich des Rippenköpfchens nehmen sie den **R. dorsalis** auf, welcher mit einem medialen und einem lateralen Ast das Blut aus der Muskulatur und der Haut des Rückens sowie aus dem hintern äußern Wirbelvenengeflecht herbeiführt. In ihn mündet auch die aus dem Foramen intervertebrale kommende **V. intervertebralis**, welche das Blut aus den *Plexus venosi vertebrales interni* ableitet (Abb. 120b).
In den ersten 6 Intercostalräumen verbinden sich die Vv. intercostales posteriores mit den Vv. intercostales anteriores, welche sich in die Vv. thoracicae internae ergießen. Vom 7. Intercostalraum an nehmen die Intercostalvenen an Kaliber zu, weil sie das Blut aus der muskelkräftigen Bauchwand aufzunehmen haben.

5. V. subcostalis

Die Begleitvene der A. subcostalis entspricht in ihrem Verhalten einer Intercostalvene.

6. Vv. lumbales 1–5

Die Segmentalvenen des Lendenbereichs münden in die V. lumbalis ascendens. Die 3. und 4. haben meist auch eine direkte Verbindung zur V. cava inferior, die 5. immer eine solche zur V. iliaca communis. Sie nehmen wie die Intercostalvenen je einen **R. dorsalis** mit einer **V. intervertebralis** auf und drainieren so Wirbelsäule, Rückenmuskulatur und Rückenhaut.

7. Plexus venosi vertebrales (Abb. 120)

Von der Schädelbasis bis zum Kreuzbein umgeben die *Plexus venosi vertebrales externi anterior et posterior* vorn die Wirbelkörper und hinten die Wirbelbogen.
Die *Plexus venosi vertebrales interni anterior et posterior* liegen zwischen Dura und Vorder- bzw. Hinterwand des Wirbelkanals. Sie reichen vom Foramen magnum, wo sie mit intrakraniellen Blutleitern in Verbindung stehen, bis in den Sacrakanal und bilden zusammen mit dem epiduralen Fett ein hydraulisches Polster für das Rückenmark. Die Wirbelvenengeflechte nehmen das Blut aus der Wirbelsäule und dem Rückenmark auf. Sie sind durch die *Vv. intervertebrales* in den Foramina intervertebralia untereinander verbunden und geben ihr Blut über die dorsalen Äste der Segmentvenen an die *V. azygos*, bzw. *hemiazygos et hemiazygos accessoria*, im Nacken auch an die *Vv. vertebrales et cervicales profundae* ab. Die Plexus venosi vertebrales sind klappenfrei und stellen ein dem Cava- und Azygossystem collaterales Längssystem dar.

8. V. lumbalis ascendens

Es handelt sich um eine Längsanastomose der lumbalen Segmentvenen, welche vor den Processus costales der Lendenwirbel verläuft und vom M. psoas bedeckt ist. Sie ist caudal mit der *V. iliaca communis* verbunden und setzt sich cranial durch das Zwerchfell in die *V. azygos* bzw. *hemiazygos* fort (Abb. 325).

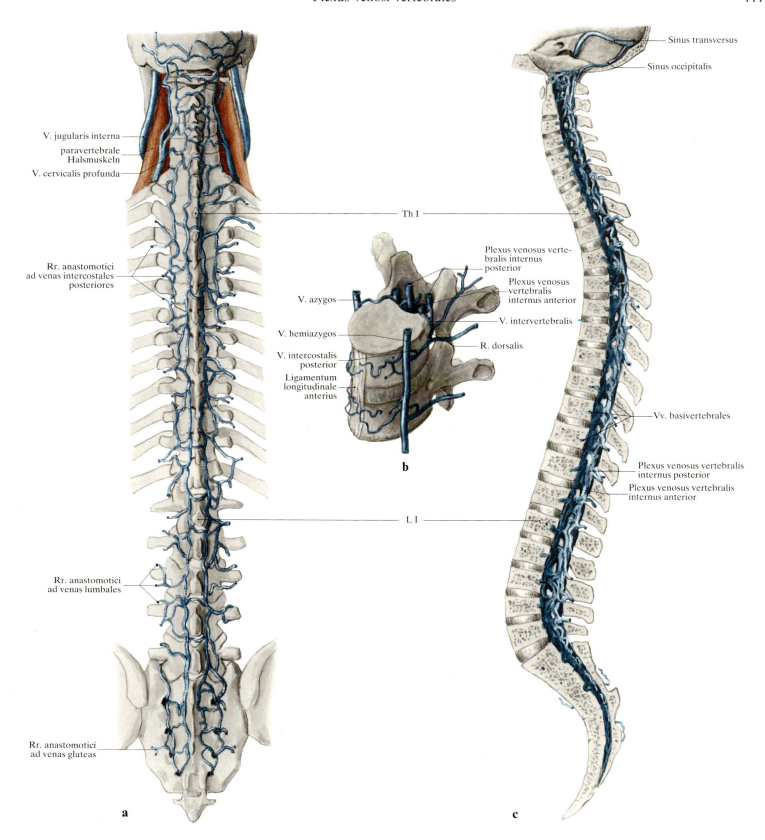

Abb. 120 a–c. Plexus venosi vertebrales
a Plexus venosus vertebralis externus posterior. b Plexus venosus vertebralis externus anterior. c Plexus venosi vertebrales interni
(Nach Clemens 1961)

9. Vv. azygos, hemiazygos et hemiazygos accessoria
(Abb. 118, 207)

Diese Abkömmlinge der embryonalen Vv. cardinales inferiores nehmen wie die vorigen die segmentalen Venen der Rumpfwand und die Abflüsse der Wirbelvenengeflechte auf. Sie setzen an der Durchtrittstelle des N. splanchnicus major durch das Zwerchfell die V. lumbalis ascendens fort und verlaufen auf der ventrolateralen Fläche der Wirbelsäule cranialwärts.

a) Die **V. azygos** liegt rechts neben dem Ductus thoracicus und ist von der Pleura parietalis bedeckt. Auf Höhe des 4.–5. Brustwirbels biegt sie nach ventral um, verläuft über den rechten Bronchus und mündet von hinten her in die *V. cava superior*, unmittelbar vor deren Eintritt ins Perikard.

b) Die **V. hemiazygos** setzt die linke V. lumbalis ascendens fort. Sie zieht links der Aorta auf der Seitenfläche der Wirbelsäule aufwärts, überquert diese zwischen dem 10. und 7. Brustwirbel, um nach rechts zur *V. azygos* zu gelangen.

c) Die **V. hemiazygos accessoria** nimmt die 4.–8. Intercostalvene der linken Seite auf und mündet entweder in die gleiche Querverbindung zur *V. azygos* wie die *V. hemiazygos*, oder sie besitzt oberhalb derselben eine eigene. Wenn sie eine Verbindung zur *V. intercostalis superior sinistra* aufweist, besteht eine durchgehende Venenkette zwischen der *V. iliaca communis* und der *V. branchiocephalica sinistra*.

d) Außer Rumpfwandvenen nimmt das Azygossystem auch *viscerale Venen* aus dem Mediastinum auf. Es stellt eine wichtige Collateralverbindung zwischen den Vv. cava inferior et superior dar und ermöglicht auch eine Umgehung des Pfortaderkreislaufes in der Leber.

C. Venen der Lumbosacralregion

Die Venen des untersten Rückenabschnittes münden in die Wurzeln der V. cava inferior.

1. V. iliolumbalis

Die Begleitvene der gleichnamigen Arterie mündet in die V. iliaca communis.

2. V. sacralis mediana

Sie begleitet die unpaare A. sacralis mediana, mit welcher sie das Corpus coccygeum bildet und mündet in die V. iliaca communis sinistra.

3. V. sacralis lateralis

Sie begleitet die gleichnamige Arterie und führt zusammen mit der vorigen das Blut aus dem *Plexus venosus sacralis* ab. Dieser liegt auf der Vorderfläche des Kreuzbeines und nimmt durch die Foramina sacralia pelvina Venen aus dem Sacralkanal auf, die ihrerseits nach dorsal Verbindungen zur Sacral- und Gesäßregion aufweisen. Er ist auch an die *V. sacralis mediana* angeschlossen. Die V. sacralis lateralis mündet in die *V. iliaca interna*.

4. V. circumflexa ilium profunda

Sie drainiert einen Teil der Mm. psoas et quadratus lumborum. Sie hat Verbindungen zu den *Lumbalvenen* und mündet in die *V. iliaca externa*.

VII. Übersicht über das Lymphsystem des Rückens

Aus dem Nacken-Schulterbereich fließt die Lymphe sowohl oberflächlich wie tief zu Halslymphknoten. In den übrigen Abschnitten ist jedoch eine Trennung in ein tiefes und oberflächliches System zu beobachten. So erreichen die Lymphgefäße aus der Haut und Subcutis im thorakalen Abschnitt axilläre, im lumbosacralen Abschnitt oberflächliche Leistenlymphknoten. Aus der Muskulatur und dem Skelet dieser Region wird die Lymphe von Knoten gefiltert, welche entlang der Wirbelsäule liegen. Vereinfacht läßt sich sagen: Am Rücken gibt es einen lateralwärts gerichteten oberflächlichen und einen medialwärts gerichteten tiefen Lymphstrom (Abb. 121).

A. Die Lymphbahnen des Nackens

Die einzigen oberflächlichen Lymphknoten, welche im Rückenbereich regelmäßig zu finden sind, liegen an der Grenze zur Regio occipitalis. Die **Nodi lymphatici occipitales** sammeln die Lymphe vorwiegend aus der Kopfschwarte, haben aber auch Verbindungen zu oberflächlichen Nackenlymphgefäßen, ebenso wie die **Nodi lymphatici mastoidei (retroauriculares)**. Ihre sekundären Stationen sind teils die tiefen Halslymphknoten entlang der V. jugularis interna, teils die **Nodi lymphatici cervicales superficiales**. Diese Knotengruppe liegt in der cranialen Hälfte des seitlichen Halsdreiecks bedeckt von der Lamina superficialis fasciae cervicalis.

Vergrößerte Knoten können hier gut getastet werden, und sie sind auch operativ leicht zugänglich. Dabei ist aber zu beachten, daß sie entlang dem *N. accessorius* angeordnet sind. Sie sind die primären Lymphknoten für die Oberfläche und die Tiefe des Nackens. Ihr Abfluß erfolgt teils direkt in caudale **Nodi lymphatici jugulares,** teils über die *Nodi lymphatici supraclaviculares* (Abb. 122).

B. Der Lymphabfluß aus der Regio scapularis

Aus dem obern und medialen Bereich dieser Region fließt die Lymphe vorwiegend entlang den Vasa suprascapularia et transversa colli zu den **Nodi lymphatici supraclaviculares**. Diese Knoten sind an der Basis des Trigonum colli laterale angehäuft. Sie liegen vorwiegend unter, vereinzelt auch über der mittleren Halsfascie und können gut getastet oder operativ angegangen werden. Diese Gruppe ist aber gleichzeitig sekundäre Station für Lymphe aus Hinterhaupt, Nacken, Arm und Brustwand. Sie sind teils direkt, teils unter Zwischenschaltung tiefer jugularer Lymphknoten an den **Truncus jugularis** angeschlossen (Abb. 122).

Vom lateralen Rand und der Vorderfläche des Schulterblattes gehen tiefe Lymphgefäße zu den **Nodi lymphatici subscapulares**, einer Untergruppe der axillären Lymphknoten, welche entlang den Vasa subscapularia und ihren Verzweigungen angeordnet ist und von den *Nn. intercostobrachiales* durchzogen wird. Ihre Vasa efferentia gelangen über weitere axilläre Filterstationen zum *Truncus subclavius*.

Die Haut und Subcutis der mittleren und untern Schulterblattregion schickt ihre Lymphe in die gleiche Knotengruppe, indem ihre Gefäße teils durch die Achsellücken treten, wo nicht selten ein oberflächlicher Lymphknoten beobachtet werden kann, teils um die hintere Achselfalte verlaufen.

C. Der Lymphabfluß aus den thoracolumbalen Rückenregionen

Hier ist eine deutliche Zweiteilung in ein oberflächliches und ein tiefes System zu erkennen.

1. Oberflächliche Abflüsse

Aus der Haut und Subcutis des thorakalen Bereichs fließt die Lymphe axillären, vorwiegend den **Nodi lymphatici subscapulares** zu (Abb. 123). Aus dem lumbalen Bereich, der vom thorakalen nicht scharf zu trennen ist, erreicht sie die **Nodi lymphatici inguinales superficiales** und zwar die superolaterale Gruppe.

2. Tiefe Abflüsse

Aus den subfascialen Rumpfwandschichten fließt die Lymphe über Gefäße ab, welche die Vasa segmentalia begleiten. Sie enden im thorakalen Teil in **Nodi lymphatici intercostales,** die neben der Wirbelsäule in den Intercostalräu-

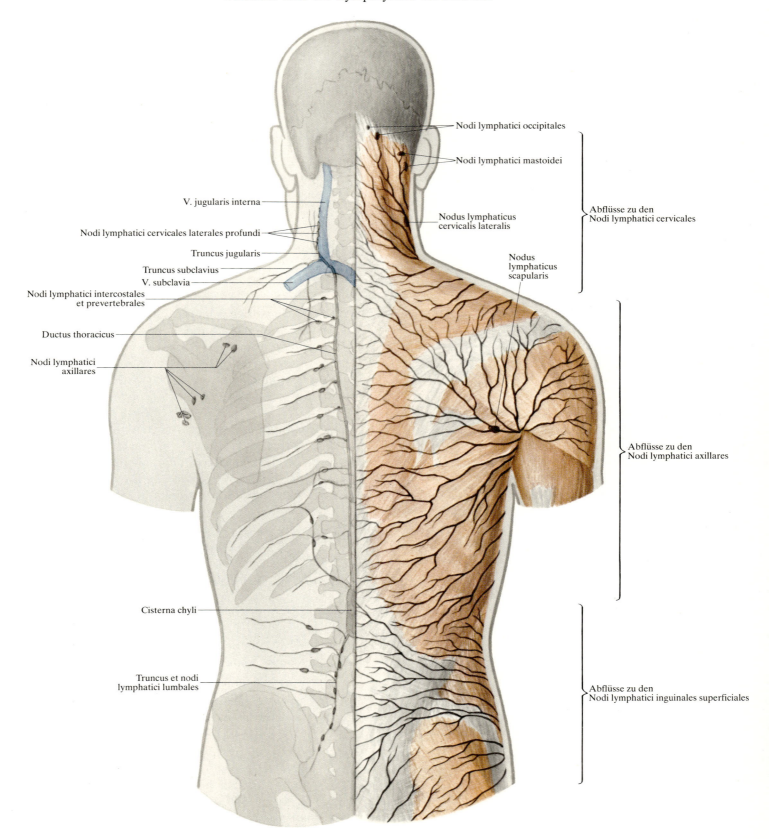

Abb. 121. Übersicht über das Lymphsystem am Rücken
Links tiefe, *rechts* oberflächliche Lymphgefäße und Lymphknoten

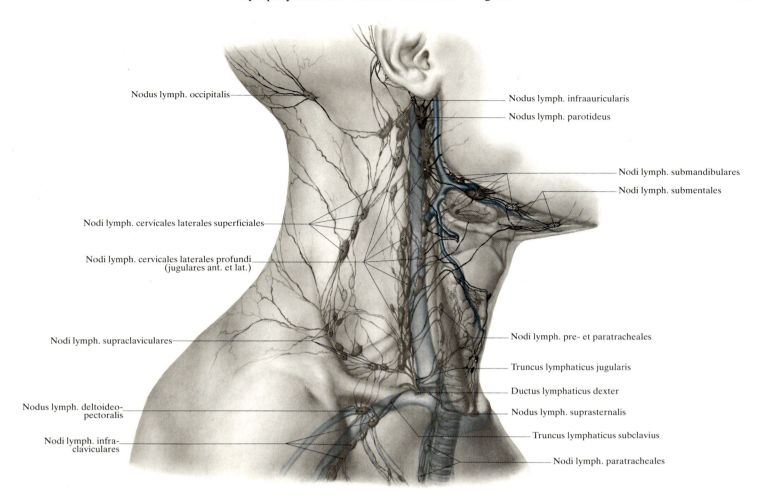

Abb. 122. Übersicht über das Lymphsystem des Halses

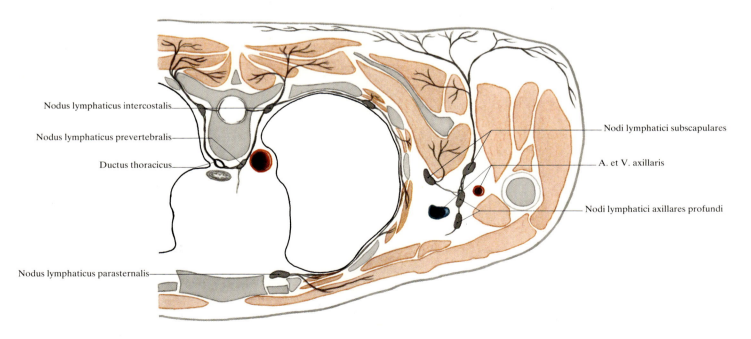

Abb. 123. Lymphabfluß aus den Regiones vertebralis thoracalis et scapularis

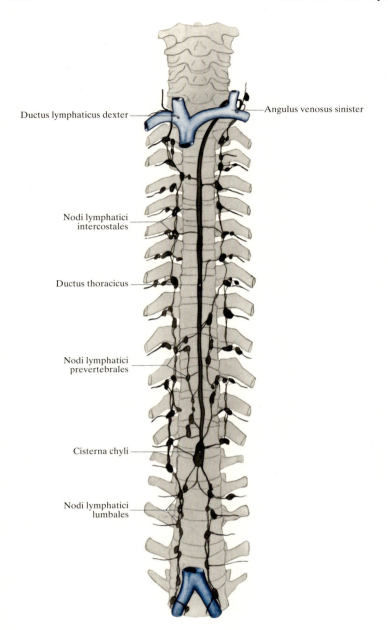

Abb. 124. Tiefe Lymphabflußwege am Rücken

men liegen. Nach vorn haben sie auch Verbindungen zu den **Nodi lymphatici parasternales.**

Aus dem 1. und 2. Intercostalraum fließt die Lymphe über einen gemeinsamen Stamm zu den untersten **Nodi lymphatici jugulares.**

Die Vasa efferentia der Knoten in den folgenden Intercostalräumen münden entweder direkt in den **Ductus thoracicus** oder sie passieren durch die **Nodi lymphatici mediastinales posteriores,** welche auch Lymphe aus dem Oesophagus und den Lungen aufnehmen. Die efferenten Lymphgefäße der 3–5 untersten Intercostalräume werden häufig mit den subcostalen zu einem einheitlichen Stamm zusammengefaßt, welcher auf Höhe des 1. Lendenwirbels in die **Cisterna chyli** mündet (Abb. 124).

Im lumbalen Teil enden die tiefen Lymphgefäße in **Nodi lymphatici lumbales,** die zu einem kleinen Teil zwischen den Processus costales, zu einem größeren neben der Aorta oder V. cava inferior gelegen und an den **Truncus lumbalis** angeschlossen sind. Dieser mündet ebenfalls in der Cisterna chyli.

D. Der Lymphabfluß aus der Regio sacralis

Aus den oberflächlichen Schichten dieser Region wird die Lymphe über den Damm und die Innenseite der Oberschenkel der superomedialen Gruppe der **Nodi lymphatici inguinales superficiales** zugeleitet. Aus Muskulatur und Skelet gelangt sie zu den **Nodi lymphatici sacrales,** welche auf der Vorderfläche des Kreuzbeins neben den Vasa sacralia mediana liegen. Sekundäre Stationen sind die **Nodi lymphatici iliaci communes,** die entlang den Vasa sacralia erreicht werden und deren Abfluß über die **Trunci lumbales** ebenfalls zur Cisterna chyli führt.

E. Die großen Lymphstämme

Diese werden hier nur soweit besprochen, als sie für den Lymphabfluß aus dem Rücken von Bedeutung sind. Für andere Zusammenhänge und Einzelheiten s. LANZ/WACHSMUTH, Bd. II/5 Thorax, bzw. Bd. II/6 Bauch.

Aus der tiefen Rumpfwand unterhalb des Zwerchfells wird die Lymphe zusammen mit derjenigen aus den Beinen über die **Trunci lumbales dexter et sinister** abgeleitet. Diese vereinigen sich vor der Wirbelsäule, irgendwo zwischen L II und Th XI, zum **Ductus thoracicus.** Bei tiefem Beginn ist dieser erweitert. Ist diese Erweiterung ampullenförmig, spricht man von der *Cisterna chyli.* Eine solche ist immer zu finden, wenn der aus den Eingeweiden stammende **Truncus intestinalis** nicht wie in den meisten Fällen in den Truncus lumbalis sinister, sondern direkt in den Ductus thoracicus einmündet. Beginnt der Ductus thoracicus hoch (im Bereich der beiden untersten Brustwirbel), sind die Trunci lumbales erweitert oder in mehrere Gefäße aufgeteilt.

Der *Ductus thoracicus* liegt zunächst rechts hinter der Aorta, mit welcher er durch den Hiatus aorticus ins hintere Mediastinum gelangt. Hier findet man ihn meistens zwischen Aorta und V. azygos hinter dem Oesophagus. An den Kreuzungsstellen trennen ihn die rechten Intercostalarterien und die Verbindungen zwischen den Vv. azygos et hemiazygos von der Wirbelsäule. Im Bereich des Recessus retrooesophageus berührt er die rechte Pleura parietalis. Auf Höhe des 5. Brustwirbels weicht er nach links aus und erreicht bei der Abgangsstelle des N. laryngeus recurrens sinister die rechte Seitenfläche des Aortenbogens. Der weitere Verlauf aufwärts führt medial an der A. subclavia sinistra und vor der linken A. vertebralis vor-

bei. Zwischen der A. subclavia und der A. carotis communis beschreibt er einen Bogen nach lateral, dessen Scheitel meist auf Höhe des Processus transversus C VII liegt.
Schließlich dringt er vor der V. vertebralis und hinter der V. jugularis interna von medial zum **Angulus venosus sinister** vor. Hier mündet er in die Blutbahn, nachdem er zuvor noch die **Trunci jugularis, subclavius et bronchomediastinalis** aufgenommen hat.
Varianten im Verlauf des Ductus thoracicus, wie Verdoppelungen, Inselbildungen, etc. sind relativ häufig. Siehe dazu LANZ/WACHSMUTH, Bd. II/5 Thorax. Da die Nodi lymphatici intercostales der benachbarten Zwischenrippenräume durch Gefäße untereinander und mit dem Ductus thoracicus verbunden sind, ergeben sich beidseits der Wirbelsäule parallele Umgehungswege für diesen mächtigsten Lymphstamm unseres Körpers (Abb. 124).
Auf der rechten Seite fließt die Lymphe aus dem Arm, der Brustwand sowie aus Hals und Kopf über den **Ductus lymphaticus dexter** in den rechten Venenwinkel oder in die V. brachiocephalica dextra. Die **Trunci jugularis, subclavius et bronchomediastinalis dextri** können aber auch einzeln in die V. brachiocephalica dextra münden.

VIII. Das Nervensystem des Rückens

Eingebaut in die Wirbelsäule enthält der Rücken einen Teil des zentralen Nervensystems, das *Rückenmark*. Dieses ist über die Wurzeln und Äste der Spinalnerven beinahe mit dem ganzen Körper verbunden. Zudem hat der *sympathische Grenzstrang* enge Beziehungen zur Wirbelsäule, so daß der Rücken zu einer wichtigen Steuerzentrale für die meisten Funktionen unseres Organismus wird.

A. Das Rückenmark

1. Entwicklung

a) Die Neurulation

Das Rückenmark entwickelt sich aus der Neuralplatte, welche als Verdickung des Ektoderms im späten Präsomitenstadium (ca. 17. Tag p.c.) sichtbar wird und einen wulstförmigen Rand besitzt (Neuralwulst). Diese Platte faltet sich zu einer Rinne auf und schließt sich zu einem Rohr, welches sich aus dem Verband des Ektoderms löst und so ins Körperinnere verlagert wird (Abb. 125). Dabei wandern die Zellen des Neuralwulstes als Neuralleistenzellen neben das Nervenrohr sowie zwischen Epidermis und Mesoderm aus.

Der Verschluß der Neuralrinne zum Rohr erfolgt zuerst (ca. 22. Tag p.c.) am Übergang Hirn-Rückenmarksanlage. Er schreitet von da nach vorn und hinten fort. Daher ist die Lichtung des Nervenrohres vorerst durch Öffnungen, den vordern, bzw. hintern Neuroporus mit der Amnionhöhle in Verbindung (Abb. 126). Im 20-Somitenstadium (ca. 25. Tag p.c.) schließt sich normalerweise der vordere, bei 25 Somiten (ca. 27. Tag p.c.) der hintere Neuroporus.

Die Ausbildung der Neuralplatte erfolgt im Ektoderm unter dem induktiven Einfluß der Chorda und eines Teils des paraxialen Mesoderms. Die Chorda wächst aus dem *Primitivknoten* am vordern Ende des *Primitivstreifens* genau in der Mittellinie unter dem Ektoderm als Zellstrang cranialwärts. Der *Chorda-*

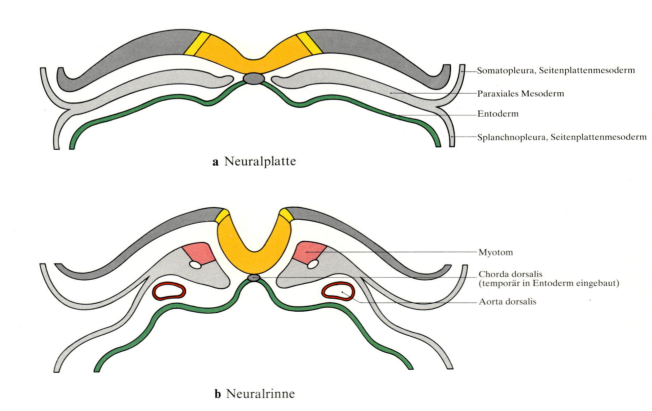

Abb. 125a–e. Zur Entwicklung des Rückenmarks

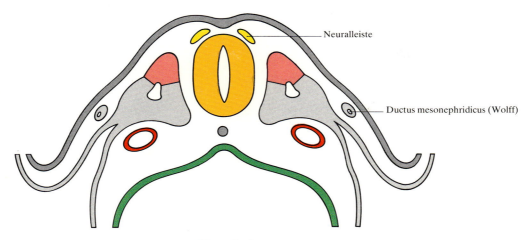

c Neuralrohr

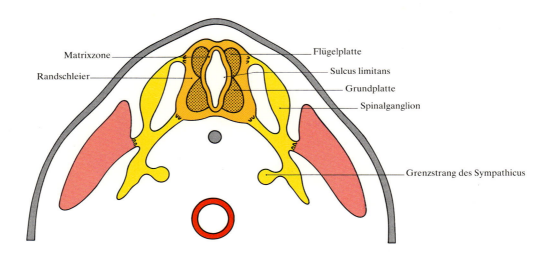

d Differenzierung des Neuralrohres und der Neuralleiste

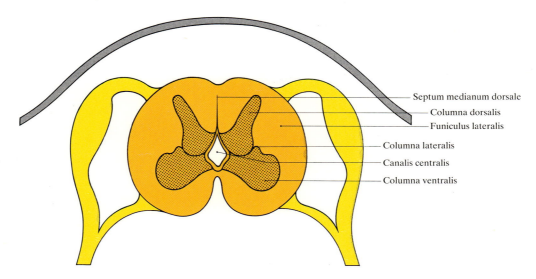

e Differenziertes Rückenmark

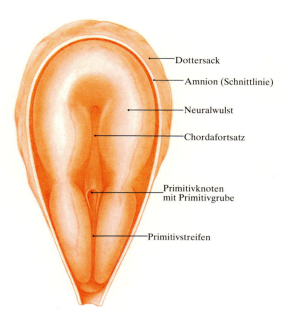

a ca. 18 Tg. p.c.

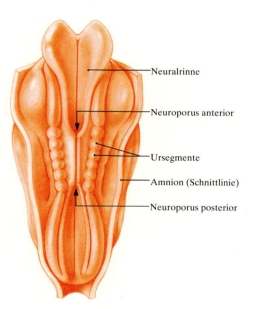

b ca. 22 Tg. p.c.

Abb. 126a, b. Neurulation
Aufsicht auf menschliche Embryonen nach Entfernung des Amnions

fortsatz wird kanalisiert und der Kanal bricht an einzelnen Stellen, später in ganzer Länge in den Dottersack durch. Dabei wird die Chorda als Platte vorübergehend in die Decke des Dottersackes, das Entoderm eingebaut (Abb. 127). Zu dieser Zeit liegt der Primitivknoten im Bereich des hintern Neuroporus. Hier finden wir eine durchgehende Verbindung zwischen Amnion- und Dottersackhöhle, die wegen ihrer Beziehung zur hintern Neuralrohröffnung *Canalis neurentericus* genannt wird. Die Chordaplatte löst sich dann wieder vom Entoderm und bildet einen soliden Strang dorsal davon. Dabei verschwindet auch der Canalis neurentericus. Verschiedenartige Mißbildungen des

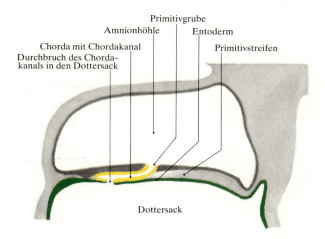

a Sagittalschnitt durch einen ca. 17 Tage p.c. alten menschlichen Embryo

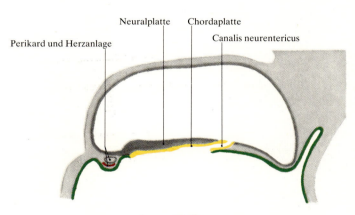

b ca. 19 Tage p.c.

Abb. 127a, b. Zur Chordaentwicklung

caudalen Körperendes sind mehrfach diesem Kanal angelastet worden. Da aber auch Tiere, welche keinen Canalis neurentericus entwickeln gleichartige Mißbildungen zeigen können, scheint seine Bedeutung nicht so groß zu sein, wie oft vermutet. Die enterogenen Cysten und Fisteln aber stehen mit ihm in Zusammenhang (s.S. 145).

Das Rückenmark behält den Charakter eines Rohres zeitlebens bei. Das zeigt sich sowohl im Zentralkanal, der allerdings meist nicht in ganzer Länge durchgängig bleibt, als auch in der Art der Gefäßversorgung. Das Rückenmark hat wie alle schlauchförmigen Organe keinen Hilus, sondern die Gefäße dringen von der ganzen Oberfläche ein.

Da der Kreislauf im Embryo erst am 21.–23. Tag p.c. zu funktionieren beginnt, läuft der erste Teil der Neurulation ohne direkte Blutversorgung ab. Die Neuralplatte und -rinne sind auf die langen Diffusionswege von den mütterlichen Blutlakunen durch das Chorion angewiesen. Zur Zeit des Neuralrohrschlusses beginnt eine neue Phase, indem nun intraembryonale Gefäße die Versorgung übernehmen. Dadurch werden die Diffusionswege wesentlich verkürzt, und eine Steigerung des Energiestoffwechsels wird möglich.

Das Neuralrohr besitzt zunächst eine einschichtige, rein epitheliale Wand. Wie bei allen epithelialen Strukturen liegen die ersten Rückenmarksgefäße außerhalb des Epithels. Sie sind eingebettet in embryonales Bindegewebe, welches als *Meninx primitiva* bezeichnet wird und das neben mesodermalen Bestandteilen auch Zellen aus der Neuralleiste enthält. Sie bilden ein Geflecht, welches zunächst nur auf der ventrolateralen Seite vorhanden ist und sich erst allmählich auf die dorsale und ventrale Fläche vorschiebt. Es wird von Segmentalgefäßen aus den dorsalen Aorten gespeist. Wenn die Differenzierung in Gang kommt, dringen radiäre Gefäße in die Wand des Nervenrohres ein. Damit ist der endgültige Zustand, nämlich Versorgung des Rückenmarks durch intramedulläre Gefäße, erreicht.

b) Differenzierung und Wachstum

Zunächst besteht die Wand des Nervenrohres aus einem einschichtigen Epithel, dem *Neuroepithel*. Mit beginnender Differenzierung erfährt sie eine typische Schichtung in verschiedene Zonen (Abb. 125d). Zuinnerst, dem Zentralkanal anliegend, findet man die *Proliferationszone* oder *Matrix*. Sie ist durch eine dichte Lagerung der Zellen und das Vorkommen von Mitosen gekennzeichnet. Ihr schließt sich nach außen die *Mantelzone* an, in welcher die Zellen eine lockere Anordnung aufweisen. Sie ist die *Differenzierungszone*, in welcher *Neuroblasten* und *Glioblasten* aus dem Neuroepithel herausgesondert werden. Oberflächlich wird die Wand des embryonalen Neuralrohres durch eine zellfreie Randzone, den *Randschleier* abgeschlossen. Dieser besteht aus zarten, eben gebildeten Nerven- und Gliafasern.

Proliferation und Differenzierung spielen sich vor allem in den Seitenwänden der Rückenmarksanlage ab. Diese werden dadurch dick, während die dorsalen und ventralen Anteile als *Deck-* bzw. *Bodenplatte* dünn und wenig differenziert bleiben. In den Seitenwänden treten je ein dorsales und ein ventrales Proliferations- und Differenzierungszentrum auf, so daß auf dem Querschnitt schon bald dorsale (sensible) *Flügel-* und ventrale (motorische) *Grundplatten* unterschieden werden können. Aus ihnen entstehen schließlich die grauen Hinter- bzw. Vordersäulen (Abb. 125).

Durch die Verdickung der Seitenwände wird der spaltförmige Zentralkanal eingeengt, wobei an der Grenze zwischen Grund- und Flügelplatte eine rinnenförmige Erweiterung bestehen bleibt (*Sulcus limitans*). In der Folge obliteriert der Kanal zwischen den Flügelplatten, wobei das *Septum dorsale* entsteht (Abb. 125f). Der ventrale Abschnitt bleibt als definitiver Zentralkanal erhalten. Auch er kann streckenweise und individuell verschieden ausgeprägt obliterien.

Das undifferenzierte Neuralrohr erstreckt sich bis ans caudale Körperende und endet in der Schwanzknospe mit einer kleinen Blase, dem *Sinus terminalis*. Dieser reicht bis an die Epidermis heran und kann nach außen durchbrechen (sekundärer Neuroporus). Im caudalen Teil des Neuralrohres findet jedoch keine Differenzierung zu Nervengewebe statt. Frühzeitige Rückbildungsvorgänge lassen aus diesem Teil das *Filum terminale* entstehen.

Am Ende des 3. Fetalmonates durchsetzt das Rückenmark noch die ganze Länge des Wirbelkanals. Danach kommt es zu einer deutlichen Wachstumsdifferenz zwischen Rückenmark und Körperwand zu Gunsten der letzteren. Dadurch verschiebt sich das untere Ende des Rückenmarks gegenüber der Wirbelsäule. Es steht beim reifen Neugeborenen auf Höhe des 3., beim Erwachsenen des 2. Lendenwirbels (Abb. 128, 222). Dieser *Ascensus medullae* hat Konsequenzen für den Verlauf der Spinalnervenwurzeln, er führt u.a. zur Ausbildung der *Cauda equina*.

c) Myelinisierung

Erst die Ausbildung von Markscheiden führt zur Funktionsfähigkeit der Nervenfasern. Sie ergibt die definitive Konfiguration der weißen Substanz des Rückenmarks und läßt es zudem beträchtlich an Dicke zunehmen. Die Myelinisierung beginnt im Halsabschnitt und schreitet caudalwärts fort. Phylogenetisch ältere Fasersysteme werden früher markhaltig als jüngere. Als erste werden etwa in der Mitte der Schwangerschaft die intersegmentalen Fasern, welche mit den Vordersäulen in Verbindung stehen, myelinisiert, diejenigen der vorderen weißen Kommissur folgen etwas später. Die Fasern der ventralen Wurzeln bekommen ihre Markscheiden vor denjenigen der dorsalen. Die Markreifung der Hinterstränge beginnt im 6., diejenige der Tractus spinothalamici et spinocerebellares im 7. Fetalmonat. Die absteigenden motorischen Bahnen werden um den Geburtstermin mit einer Myelinscheide ausgerüstet, wobei dieser Prozeß erst im 2.–3. Lebensjahr abgeschlossen ist.

2. Äußere Form des Rückenmarks (Abb. 129)

Das Rückenmark ist ein rundlicher bis querovaler Strang, der von besondern Hüllen umgeben in den Wirbelkanal eingebaut ist und dessen Krümmungen folgt.

a) Grenzen und Ausdehnung

Das Rückenmark beginnt auf Höhe des *Foramen magnum*, wo es ohne scharfe Grenze mit der *Medulla oblongata* in kontinuierlicher Verbindung steht. Als obere Grenze werden auch der oberste Wurzelfaden von C_1 oder die Pyramidenkreuzung angegeben.

Das untere Ende ist konisch zugespitzt und läuft in das dünne *Filum terminale* aus, welches keine Nervenelemente enthält. Es ist vorwiegend eine Bildung der Pia mater und liegt zusammen mit den untersten Spinalnervenwur-

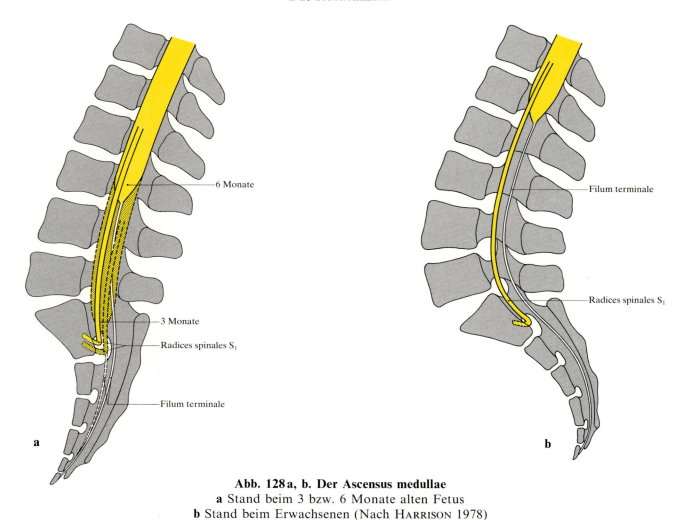

Abb. 128 a, b. Der Ascensus medullae
a Stand beim 3 bzw. 6 Monate alten Fetus
b Stand beim Erwachsenen (Nach HARRISON 1978)

zeln in der *Cauda equina*. Am untern Ende des Duralsakkes, etwa auf Höhe des 2. Sacralwirbels, verwächst es mit der Dura zum *Filum spinale (Filum terminale externum)*, welches an der Hinterfläche des Steißbeins festgewachsen ist (Abb. 224).

Das Rückenmark selbst endet mit dem *Conus medullaris*, dessen Spitze beim Erwachsenen meist auf Höhe des oberen Randes des Wirbelkörpers L II oder der Bandscheibe L I/L II liegt.

Individuelle Schwankungen zwischen Unterrand der Wirbelkörper L II und Th XII kommen vor. Bei der Frau liegt das untere Ende im Durchschnitt etwa eine halbe Wirbelhöhe tiefer als beim Mann.

b) Intumescenzen

Das Rückenmark weist im Hals- und im Lendenbereich je eine Anschwellung auf, die **Intumescentiae cervicalis et lumbosacralis**. Sie umfassen diejenigen Abschnitte, von denen aus die Extremitäten innerviert werden und die daher mehr Zellen und Fasern enthalten müssen.

Die *Intumescentia cervicalis* erstreckt sich über die Rückenmarksegmente C_4–Th_2 mit maximaler Ausdehnung im Bereich $C_{5/6}$. Von ihr aus werden die Arme versorgt.

Die den Beinen zugeordnete *Intumescentia lumbosacralis* umfaßt die Segmente Th_{11}–L_4. Die Grenzen sind allerdings variabel und nicht genau zu bestimmen.

c) Maße

α) Länge

Erwachsene: (40) 43–45 (47) cm
Neugeborene: (11,5) 13,8 (15) cm

Das Verhältnis von Körperlänge zu Rückenmarkslänge beträgt beim

Erwachsenen: (3,7) 4,1 (4,3)
Neugeborenen: (3,2) 3,4 (3,9)

β) Durchmesser

Beim Erwachsenen beträgt der Durchmesser

	frontal	sagittal
C_6	13–14 mm	9 mm
Th_6	10 mm	8 mm
L_3	11–13 mm	8,5 mm

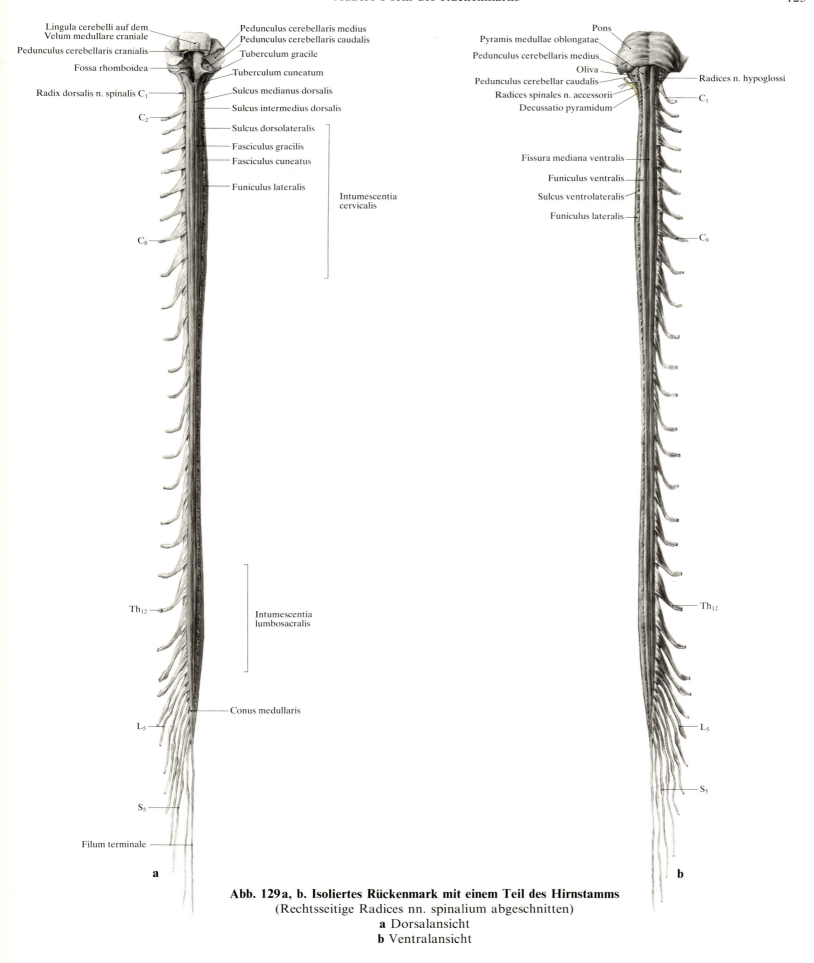

Abb. 129a, b. Isoliertes Rückenmark mit einem Teil des Hirnstamms
(Rechtsseitige Radices nn. spinalium abgeschnitten)
a Dorsalansicht
b Ventralansicht

γ) Gewicht

Das Gewicht wird in der Literatur sehr unterschiedlich zwischen 25 und 46 g angegeben. Art und Zeitpunkt der Entnahme dürften hier eine große Rolle spielen. Im Mittel beträgt es beim Erwachsenen etwa 35 g.
(Zahlenangaben nach DIEM 1980, LASSEK u. RASMUSSEN 1938, MCCOTTER 1916).

d) Oberflächenrelief

Das Rückenmark weist an der Oberfläche eine Reihe von Längsfurchen und -wülsten auf.

Auf der Hinterseite (Abb. 129a) erstreckt sich der *Sulcus medianus dorsalis* über die ganze Länge. Von ihm aus zieht das *Septum medianum dorsale*, eine feine Gliaplatte, in die Tiefe. Seitlich liegt jederseits der *Sulcus dorsolateralis*, in welchem die Hinterwurzeln der Spinalnerven ins Rückenmark eintreten. Sie begrenzen einen Längswulst, den *Hinterstrang* (*Funiculus dorsalis*). Dieser wird im Hals- und oberen Brustabschnitt durch den *Sulcus intermedius dorsalis* in die *Fasciculi gracilis et cuneatus* unterteilt. Auf der Vorderseite (Abb. 129b) findet man in der Mittellinie die *Fissura mediana ventralis*, eine tief einschneidende Spalte. Sie begrenzt mit dem *Sulcus ventrolateralis*, in welchem die Vorderwurzeln austreten, den *Vorderstrang* (*Funiculus ventralis*). Zwischen den Reihen der Vorder- und Hinterwurzeln liegt der *Seitenstrang* (*Funiculus lateralis*).

e) Gliederung

Das Rückenmark ist im Prinzip ein kontinuierlicher, in der Längsrichtung nicht unterteilter Strang. Durch die Anheftung der verschiedenen Spinalnervenwurzeln kommt es aber zu einer äußerlichen segmentalen Gliederung. Üblicherweise findet man 31 Spinalnervenpaare. Wir unterscheiden daher am Rückenmark die *Pars cervicalis* mit 8, *Pars thoracica* mit 12, *Pars lumbalis* mit 5, *Pars sacralis* mit 5 und die *Pars coccygea* mit 1–3 Segmenten. Die Segmentzahlen können mit denen der Wirbel variieren. Ein oder mehrere zusätzliche Nervenpaare findet man am häufigsten am unteren Ende. Die topographische Beziehung der Segmente des Rückenmarks zu denen der Wirbelsäule entnehme man der Abb. 234. Schließlich gibt die Abb. 235c Auskunft über die Länge der Rückenmarkssegmente beim Erwachsenen und Neugeborenen.

f) Zentralkanal

Das Rückenmark enthält als kümmerlichen Rest der Lichtung des embryonalen Neuralrohres den von Ependymzellen ausgekleideten *Canalis centralis*. Er beginnt am caudalen Ende des 4. Ventrikels und endet am Übergang zum Filum terminale, wo er häufig eine kleine Erweiterung, den *Ventriculus terminalis*, aufweist. In den übrigen Abschnitten ist er selten weiter als einige Zehntelmillimeter, häufig ist er streckenweise ganz verödet.

3. Innerer Aufbau

a) Allgemeines über graue und weiße Substanz

Auf einem Querschnitt durch ein frisches Rückenmark erkennt man von bloßem Auge eine Graufärbung der zentralen Teile, während die peripheren Bezirke weiß erscheinen. Die graue Substanz enthält die Nervenzellkörper mit ihren Dendriten sowie Fasern, welche den Rückenmarksneuronen Erregungen zu oder von ihnen wegleiten. Die starke Vascularisierung und das Vorhandensein von nur wenigen markhaltigen Nervenfasern sind für die graue Farbe verantwortlich. Die weiße Substanz besteht aus myelinisierten und unmyelinisierten, vorwiegend in der Längsrichtung verlaufenden Nervenfasern. In beiden Arealen bildet Glia ein Stützgerüst, welches an der Rük-

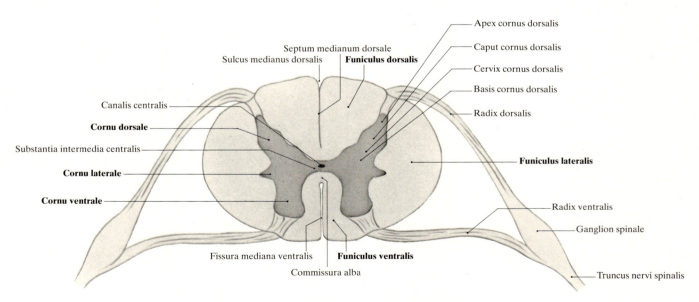

Abb. 130. Gliederung des Rückenmarksquerschnittes

kenmarksoberfläche zu einer Membran verdichtet ist, die mit der Pia mater zusammenhängt.

Die graue Substanz hat die Form einer Schmetterlings- oder H-Figur. Man unterscheidet daran die *Columnae ventrales et dorsales,* deren Querschnittsbild auch als *Cornua ventralia et dorsalia* bezeichnet wird. Sie werden durch die *Substantia intermedia centralis* verbunden, in deren Bereich der Zentralkanal liegt (Abb. 130). Die Form der H-Figur ist in den verschiedenen Abschnitten unterschiedlich. Im Bereich der Intumescenzen laden die Vordersäulen stark nach der Seite aus, Im Thorakalabschnitt ist sie verhältnismäßig schmal und schlank, während sie sacral recht plump erscheint. Im Thorakal- und oberen Lendenabschnitt weist sie zudem zwischen der Vorder- und der Hintersäule eine *Columna lateralis* auf (Abb. 131, 132).

Die weiße Substanz umgibt die graue und wird durch diese in die schon äußerlich sichtbaren *Vorder-, Seiten-* und *Hinterstränge* (*Funiculi ventrales, laterales et dorsales*) gegliedert. Vor dem Querbalken der grauen H-Figur liegt ein schmaler weißer Streifen, die *Commissura alba*. Sie enthält Bündel von markhaltigen Fasern, welche die Mittellinie überkreuzen. Die Stränge (*Funiculi*) bestehen ihrerseits aus mehreren Bahnen (*Fasciculi* oder *Tractus*). Es handelt sich um auf- oder absteigende Faserbündel mit gleichem Ursprung, gleichem Verlauf und gleichem Zielgebiet. Diese haben zwar eine bestimmte Lage in den Strängen, sind jedoch nicht scharf begrenzt, sondern überlappen sich und vermischen zum Teil ihre Fasern. Aus Gründen der Übersicht werden sie jedoch meist klar begrenzt dargestellt, was auch praktischen Anforderungen zu genügen vermag. Im Allgemeinen liegen lange Bahnen mehr an der Peripherie, kurze im Innern der weißen Substanz.

Da die längsverlaufenden Fasern in der weißen Substanz vorwiegend Verbindungen des Rückenmarks mit höheren Zentren darstellen, nimmt ihre Zahl von caudal nach cranial naturgemäß zu. Entsprechend verschieben sich die Proportionen von grauer und weißer Substanz von unten nach oben zu Gunsten der letzteren (Abb. 131).

b) Feinbau der grauen Substanz

Die graue Substanz enthält Nervenzellen verschiedener Form, Größe und funktioneller Bedeutung. Man unterscheidet grundsätzlich 3 Arten: **Wurzelzellen** schicken ihren Neuriten über die vordere Wurzel aus dem Rückenmark, um in somatischen oder visceralen Effektoren zu enden. Die Neuriten der **Strangzellen** treten in die weiße Substanz über, um in einem der Stränge auf- oder abzusteigen. **Zwischen-** oder **Schaltneurone** verbleiben mit ihren Fortsätzen in der grauen Substanz und stellen die Verbindung zwischen mehr oder weniger eng benachbarten Zellgruppen des gleichen oder verschiedener Segmente her.

Die Zellen sind in der grauen Substanz nicht gleichmäßig verteilt, sondern viele sind zu Gruppen zusammengefaßt, die man als *Kerne* bezeichnet. Die meisten Kerne sind im dreidimensionalen Bild stabförmig und erstrecken sich

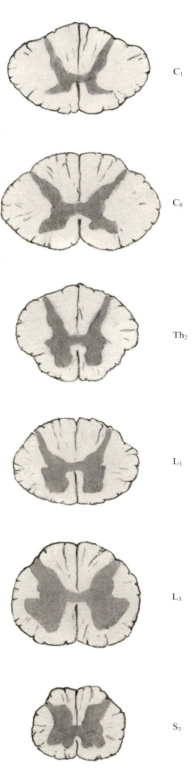

Abb. 131. Querschnitte durch das Rückenmark in verschiedenen Höhen

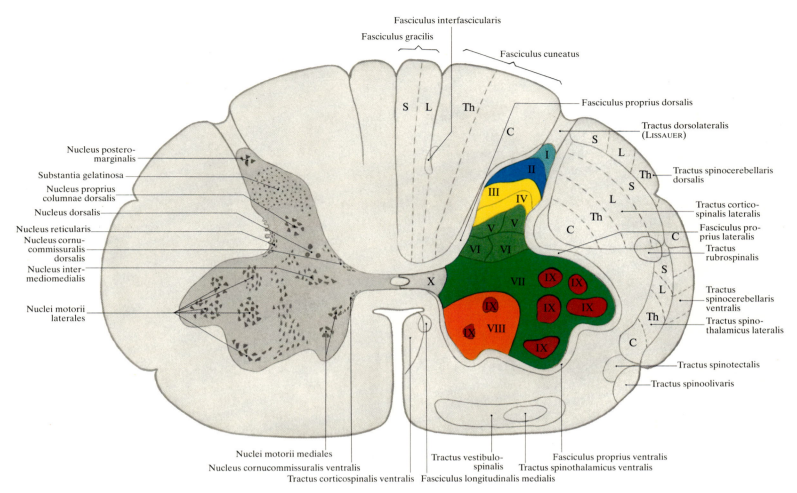

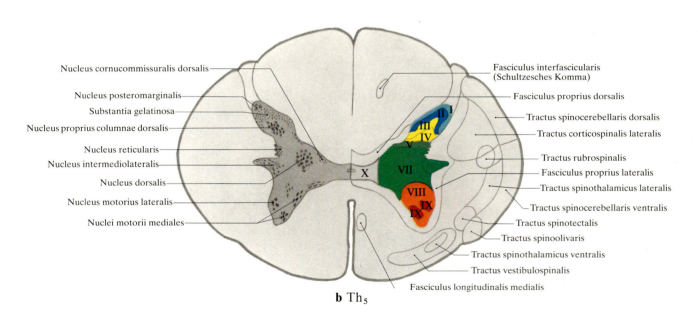

Abb. 132 a–d. Organisation des Rückenmarkquerschnittes
Links sind die Zellgruppen, *rechts* die Rexed-Laminae der grauen Substanz eingezeichnet. In der weißen Substanz sind rechts einige wesentliche Bahnen angegeben. Römische Ziffern = Rexed-Laminae; Buchstaben = somatotopische Gliederung. **C** = cervical, **Th** = thorakal, **L** = lumbal, **S** = sacral

Feinbau der grauen Substanz

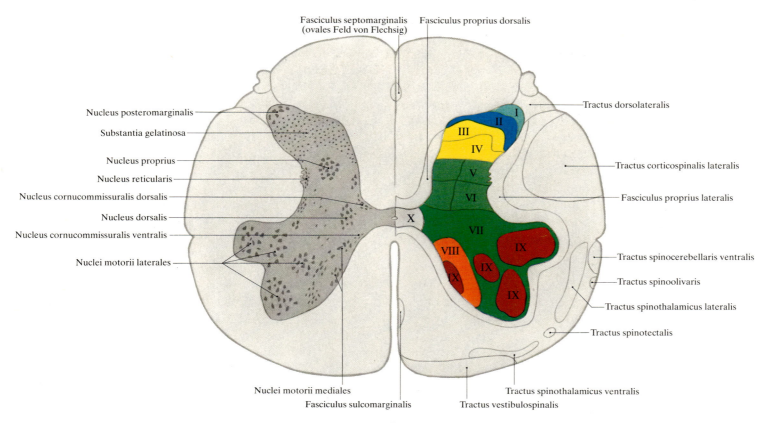

c L₄

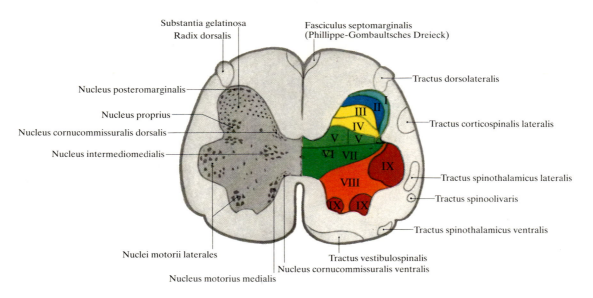

d S₃

entweder über die ganze Länge oder nur über bestimmte Abschnitte des Rückenmarks. Die Kerne bestehen üblicherweise aus Zellen des gleichen morphologischen Typus. Ihre Fortsätze verlaufen meist zusammen in der gleichen Bahn, sie erreichen das gleiche Zielgebiet und dienen der gleichen Funktion. Im folgenden seien die wesentlichsten Kerne kurz aufgeführt. Dabei ist zu bemerken, daß von verschiedenen Autoren über die Form, Ausdehnung, funktionelle Bedeutung und Nomenklatur sehr differente Angaben gemacht werden. Wir stützen uns im Wesentlichen auf die Werke von CROSBY et al. 1962, CARPENTER 1976, ZENKER 1977. Die Zytoarchitektonik ist in Abb. 132 dargestellt.

α) Cornu dorsale

Das Hinterhorn gliedert sich in **Apex, Caput, Cervix** und **Basis** (Abb. 130). Seine Zellen und ihre Fortsätze sind ganz auf das zentrale Nervensystem beschränkt. Sie werden von collateralen oder direkten Endigungen der Hinterwurzelfasern erreicht.

Ihre Neuriten senden sie entweder direkt zu Vorderhornzellen oder sie bilden in der weißen Substanz auf- und absteigende Fasern verschiedener Länge für die intersegmentalen Verknüpfungen. Neben definierten Kernen gibt es unregelmäßig verstreute Zellen, die oft schwer bestimmten Systemen zuzuordnen sind.

- **Nucleus posteromarginalis (Zona marginalis, Zona spongiosa):** Schmale, kappenförmige Grenzschicht auf dem *Apex cornus dorsalis*. Erstreckt sich über die ganze Länge des Rückenmarks. Besteht aus wenig zahlreichen mittelgroßen und größeren Ganglienzellen. Zahlreiche Fasern aus dem benachbarten Tractus dorsolateralis (LISSAUER) durchsetzen den Kern und geben ihm ein schwammiges Aussehen. Seine Neuriten teilen sich im Funiculus lateralis in auf- und absteigende Fasern. Der Kern wird häufig auch als Bestandteil des folgenden beschrieben.
- **Substantia gelatinosa:** Im *Caput cornus dorsalis*. Erstreckt sich über die ganze Länge des Rückenmarks. Enthält zahlreiche dichtgepackte kleine Zellen. An ihnen endet ein Teil der von kleinen Spinalganglienzellen über die Hinterwurzel eintretenden Schmerz- und Temperaturfasern. Sie werden außerdem von zahlreichen Axonen aus benachbarten Teilen des Hinterhorns und vom psychomotorischen Rindenzentrum erreicht. Einzelne Neuriten aus der Substantia gelatinosa gelangen in den Tractus spinothalamicus lateralis. Die meisten Fortsätze verzweigen sich jedoch im Kern selbst oder in unmittelbarer Nachbarschaft. Sie schalten auf Zwischenneurone oder Strangzellen des gleichen oder eines Nachbarsegments. Der Kern ist das hauptsächlichste Assoziationszentrum im Hinterhorn für eintreffende Impulse.
- **Nucleus proprius columnae dorsalis:** Im Bereich der *Cervix cornus dorsalis*. Erstreckt sich über die ganze Länge des Rückenmarks. Besteht aus zahlreichen kleinen, sternförmigen Zellen, welche intersegmentale Verbindungen herstellen, und verstreuten großen, von denen sekundäre aufsteigende Neuriten in den Seitenstrang übertreten. Sie sind reich an axodendritischen Synapsen von Hinterwurzelfasern.
- **Kern für viscerale Afferenzen:** Im lateralen Teil der *Basis cornus dorsalis*. Ausdehnung: Th_1–L_2 und S_2–S_4. Empfängt visceroafferente Fasern über die Hinterwurzel. Sendet Axone aufsteigend zum Gehirn und zu visceroefferenten Zentren des Rückenmarks.
- **Nucleus dorsalis** (CLARKE): Im medialen Teil der *Basis cornus dorsalis*. Ausdehnung: C_8–L_3. Größere Ausdehnung cranial- und caudalwärts wurde beschrieben. Am stärksten entwickelt im untern Thoracal- und oberen Lumbalbereich. Empfängt proprioceptive und möglicherweise auch taktile Fasern über die Hinterwurzel. Ist Ursprung des Tractus spinocerebellaris dorsalis.
- **Nucleus cornucomissuralis dorsalis:** Am Medialrand der *Basis cornus dorsalis*, auf den Dorsalrand der *Substantia intermedia centralis* übergreifend. Erstreckt sich über die ganze Länge des Rückenmarks. Besteht aus kleinen und mittelgroßen Zellen, deren Neuriten vermutlich intersegmentale Verbindungen über den Fasciculus proprius dorsalis bilden.

β) Zona intermedia

Embryologisch und phylogenetisch findet man in der Zona intermedia eine zusammenhängende Zellmasse, welche zunächst dorsal und dorsolateral vom Zentralkanal liegt. Ein Teil dieser Zellen behält seine Lage in der Nachbarschaft des Zentralkanals, während der andere Teil lateralwärts wandert und das Seitenhorn bildet.

- **Nucleus intermediolateralis:** Im *Seitenhorn*. Ausdehnung (C_8) Th_1–L_2 (L_3). Die kleinen spindelförmigen Zellen senden ihre Neuriten über die Vorderwurzeln als präganglionäre Fasern zum Grenzstrang oder zu prävertebralen Ganglien des Sympathicus. Jedes präganglionäre Axon hat Synapsen an Dendriten und Zellkörpern mehrerer postganglionärer Neurone.
- **Nucleus intermediomedialis:** Lateral vom Zentralkanal. Erstreckt sich über die ganze Länge des Rückenmarks. Die kleinen und mittelgroßen Zellen erhalten vermutlich wenige viscerale Afferenzen über die Hinterwurzeln in allen Abschnitten des Rückenmarks und werden auch von Fasern aus Hirnzentren erreicht. Sie dienen als Schaltstationen zu visceromotorischen Neuronen (CARPENTER 1976). Nach andern Autoren hat der Kern die gleiche Ausdehnung und die gleichen Verbindungen wie der Nucleus intermediolateralis.

γ) Cornu ventrale

Im Vorderhorn fallen sehr große Zellen mit vielen Dendriten auf, deren dicke Neuriten (α-Fasern) durch die Vorderwurzel zu den motorischen Endplatten der Skeletmuskeln ziehen. Zwischen diesen großen α-Motoneuronen liegen kleinere Zellen verstreut, deren dünne Neuriten (γ-Fasern) zu den intrafusalen Fasern in den Muskelspindeln ziehen. Weitere kleine Zellen sind als Schaltneurone zwischen den Wurzelzellen eingestreut. Besondere Bedeutung haben die

Renshaw-Zellen, welche zwar physiologisch, aber noch nicht anatomisch identifiziert wurden. Sie sind wahrscheinlich synaptisch mit Collateralen verbunden, welche von 70–80% der γ-Fasern vor Verlassen des Rückenmarks rückläufig abgegeben werden. Ihre Axone enden vermutlich an den gleichen α-Zellen, mit deren Collateralen sie verbunden sind. Da sie inhibitorisch wirken, entsteht so eine rückläufige Hemmung der Motoneurone.

Die großen Zellen der α-Motoneurone sind im Vorderhorn in einer medialen und einer lateralen Gruppe angeordnet, die beide weiter unterteilt werden können (Abb. 132).

– **Mediale Gruppe.** Sie versorgt vor allem die Nacken- und Rückenmuskulatur.
  – **Nucleus ventromedialis:** Erstreckt sich über die ganze Länge des Rückenmarks. Sein craniales Ende auf Höhe der Pyramidenkreuzung wird auch *Nucleus supraspinalis* genannt (Abb. 146). Man nimmt an, daß er die Fasern für die ventrale Wurzel C_1 abgibt. Der *Nucleus n. hypoglossi* scheint eine rostrale Fortsetzung dieses Kerns zu sein.
  – **Nucleus dorsomedialis:** Diese bedeutend kleinere Zellgruppe ist vor allem im Bereich der Intumescenzen vorhanden.
  – **Nucleus cornucomissuralis ventralis:** Dem gleichnamigen dorsalen Kern entsprechend an der Medialfläche der *Vorderhornbasis* auf den Ventralrand der *Substantia intermedia centralis* übergreifend. Erstreckt sich über die ganze Länge des Rückenmarks. Die Axone seiner kleinen bis mittelgroßen Zellen stellen über den Fasciculus proprius ventralis intersegmentale Verbindungen her.

– **Laterale Gruppe.** Diese Gruppe ist im Thorakalmark klein und ungegliedert. Von hier aus wird die Intercostal- und übrige ventrolaterale Rumpfmuskulatur versorgt. Im Bereich der Intumescenzen ist sie jedoch mächtig entfaltet und für die laterale Ausladung des Vorderhorns verantwortlich. Sie kann in diesen Abschnitten weiter unterteilt werden in die **Nuclei ventralis, ventrolateralis, dorsolateralis, retrodorsalis et centralis.** Von hier aus werden die Extremitätenmuskeln innerviert. Eine Zuordnung einzelner Neurone zu bestimmten Muskeln ist beim Menschen nicht möglich. Aber die Zellen für die proximalsten Muskeln liegen am weitesten medial, diejenigen für die distalsten am weitesten lateral. Außerdem liegen die Zellen welche die Strecker innervieren peripher, diejenigen für die Beuger mehr zentral in der grauen Substanz (Abb. 133).

– Die **Pars centralis,** wie der Name sagt, im Zentrum des Vorderhorns gelegen, gliedert sich in 3 abgegrenzte Kerne:
  – **Nucleus accessorius spinalis:** Erstreckt sich von C_1–C_5 (C_6). Seine Säule vermischt sich am caudalen Ende mit der ventrolateralen Zellgruppe, zieht dann dorsomedialwärts und liegt auf Höhe von C_1 dorsolateral. Man nimmt an, daß die caudale Portion des Kerns den M. trapezius, die craniale den M. sternocleidomastoideus innerviert.
  – **Nucleus nervi phrenici:** Erstreckt sich von (C_3) C_4–C_6 (C_7). Die Zellen sind im Kern mit längsverlaufenden Dendriten vermischt. Innervation des Zwerchfells.
  – **Nucleus lumbosacralis:** Erstreckt sich von L_2–S_2. Seine peripheren Verbindungen sind nicht bekannt.

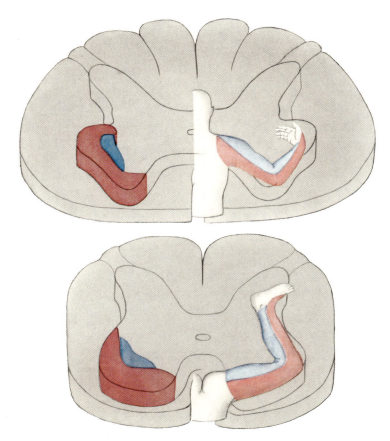

Abb. 133. **Lokalisation der Motoneurone, welche die Beuger** (*blau*) **und Strecker** (*rot*) **der Extremitäten innervieren**

δ) Gliederung des Rückenmarkgraus in Laminae

Die Tatsache, daß einzelne Kerne aus verschiedenen Zelltypen aufgebaut und ihre Grenzen oft unscharf sind, hat mit der Zeit zu einem Wirrwar der Auffassungen über die Architektur des Rückenmarkgraus wie der Nomenklatur geführt. REXED (1954) hat dann bei der Katze eine Schichtung des Rückenmarkgraus beschrieben, die viele Orientierungsprobleme löste und die nach den Untersuchungen von TRUEX und TAYLOR (1968) auch beim Menschen nachgewiesen werden kann.

REXED unterscheidet 9 Zellschichten oder *Laminae,* die in den meisten Abschnitten des Rückenmarks zu erkennen sind. Sie werden mit römischen Ziffern bezeichnet. Hinzu kommt eine Area X, welche das zentrale Grau umfaßt und im ganzen Rückenmark gleichförmig vorhanden ist. Die Grenzen der Laminae sind nicht sehr scharf und ihre Konfiguration ist in verschiedenen Höhen des Rückenmarks variabel. Einzelne entsprechen bestimmten Zellsäulen, andere umfassen deren mehrere oder nur Teile davon. Abb. 132 und Tabelle 2 sollen eine Übersicht über diese Gliederung geben.

c) Aufsteigende Bahnen

Die aufsteigenden Bahnen leiten Sinnesempfindungen in der weißen Substanz zum Hirnstamm und Kleinhirn. Bis

Tabelle 2. Übersicht über die Rexed-Laminae

Lamina	Lokalisation/enth. Kerne	Zellen	Verbindungen/Funktion
I	Apex cornus dorsalis Nucleus posteromarginalis	Wenig kleine, mittlere und große	Durchzug von vielen dünnen und dicken, Endigung von wenigen Hinterwurzelfasern. Komplexe Anordnung von marklosen Fasern, dünnen Dendriten und Synapsen
II	Caput cornus dorsalis Substantia gelatinosa	Viele kleine	Durchzug vieler dicker Hinterstrangfasern. Endigung von Hinterwurzelfasern oder deren Collateralen, teils nach Umschaltung vor allem in Lamina IV
III	Caput cornus dorsalis Teil Nucleus proprius	Wenig große, viele kleine	Viele axodendritische und axosomatische Synapsen von Hinterwurzelfasern und von Neuronen aus Nachbarregionen
IV	Caput cornus dorsalis Teil Nucleus proprius	Kleine bis große	Strangzellen für Tractus spinothalamicus lateralis
V	Cervix cornus dorsalis unterteilt in laterale und mediale Region, ausgenommen thorakal	Lateral große, medial kleinere	Durchzug vieler Fasern durch die laterale Region (Nucleus reticularis). Endigung visceroafferenter und absteigender suprasegmentaler (corticospinaler und rubrospinaler) Fasern
VI	Basis cornus dorsalis fehlt zw. Th_4 und L_2 unterteilt in laterale und mediale Region	Medial: zahlreiche mittlere und kleine Lateral: größere, sternförmige	Medial: Endigung vieler Muskelafferenzen. Lateral: Endigung absteigender Fasern, Strangzellen für Fasciculi proprius et spinothalamicus laterales
VII	Zona intermedia Grenzen und Form variieren in verschiedenen Höhen		Endigung von Hinterwurzelfasern. Autonomes Reflexzentrum. Ursprungskern für präganglionäre sympathische Fasern. Strangzellen für Tractus spinocerebellaris dorsalis
VIII	Basis cornus ventralis Variabel in verschiedenen Höhen	Kleine bis große	Endigung von Fasern der Tractus vestibulospinalis, pontoreticulospinalis et tectospinalis sowie des Fasciculus longitudinalis medialis. Zwischenneurone des motorischen Systems
IX	Cornu ventrale verschiedene getrennte Gruppen	Große und kleine	Motorische Ursprungskerne

zu den obersten Zentren besteht eine solche Sinnesleitung aus mehreren hintereinandergeschalteten Neuronen. Die Zellen des ersten Neurons liegen generell in den Spinalganglien (die spezialisierten Sinnesorgane am Kopf fallen hier außer Betracht). Es sind pseudounipolare Nervenzellen, deren peripherer Fortsatz mit einem oder mehreren Receptoren in Verbindung steht. Der zentrale Fortsatz dringt über die Hinterwurzel ins Rückenmark ein, wo er entweder im Hinterstrang bis in die Medulla oblongata aufsteigt oder im Rückenmarksgrau auf das sekundäre Neuron umgeschaltet wird. Eine Spinalganglienzelle mit ihren Fortsätzen und Receptoren wird als *sensible Einheit* bezeichnet. Ist der periphere Fortsatz nur mit einem Receptor verbunden, ist die sensible Einheit klein, ist er jedoch verzweigt und trägt er mehrere Receptoren, so ist sie groß. Sie kann sich z.B. in einem Hautfeld über mehrere mm^2 erstrecken, wobei sich die Versorgungsgebiete benachbarter sensibler Einheiten überlappen können.

Folgende Sinnesqualitäten werden durch die im Rückenmark aufsteigenden Bahnen vermittelt:

- **Oberflächensensibilität (Exteroceptivität).** Receptoren in der Haut und deren Anhangsgebilden für *Berührung, Druck, Wärme, Kälte, Schmerz.* Abhängig von der Zahl und Verteilung der Receptoren sowie von der Art der zentralen Verknüpfungen kann die vermittelte Empfindung unbestimmt, diffus, grob sein (*protopathische* Sensibilität) oder sie ist präzis und fein (*epikritische* Sensibilität).
- **Tiefensensibilität (Proprioceptivität).** Muskel- und Sehnenspindeln sowie Receptoren in Gelenkkapseln und anderen Bindegewebsstrukturen vermitteln die Empfindung der *Muskelspannung, Stellung* und *Bewegungen* der *Gelenke,* verschiedener mechanischer Einflüsse auf den Körper usw. Oberflächen- und Tiefensensibilität werden als *Somatosensibilität* zusammengefaßt und der *Viscerosensibilität* gegenübergestellt.
- **Eingeweidesensibilität (Visceroceptivität).** Sie wird vor allem durch freie Nervenendigungen in den Organen und durch Spannungsreceptoren der glatten Muskulatur vermittelt.

α) Bahnen für die Somatosensibilität

Die epikritische Oberflächen- und die Tiefensensibilität werden im Rückenmark ungekreuzt durch den Hinterstrang bis zum Hirnstamm geleitet. Die protopathische Sensibilität (Druck, grobe Berührung, Schmerz, Temperatur) hingegen wird durch Fasern vermittelt, welche im Rückenmark auf sekundäre Neurone umgeschaltet werden, deren Axone auf der Gegenseite hirnwärts verlaufen.

- **Fasciculi gracilis et cuneatus** (Abb. 134). *Sinnesqualität:* Epikritische Oberflächen- und Tiefensensibilität. *Lokalisation:* Im Hinterstrang. Die Gliederung in den schmaleren, medial gelegenen Fasciculus gracilis und den breitern, lateralen Fasciculus cuneatus ist nur im Hals- und oberen Brustmark vorhanden. *Verlauf:* Die dicken, markreichen Fasern treten medial vom Hinterhorn in den Hinterstrang ein, wo sie sich in einen kurzen ab- und einen langen aufsteigenden Ast teilen. Die absteigenden Äste bilden die *Fasciculi interfascicularis et septomarginalis*. Sie erschöpfen sich nach wenigen Segmenten in Collateralen zur grauen Substanz. Die aufsteigenden Äste lagern sich zu Lamellen zusammen und zwar so, daß diejenigen der höheren Segmente sich lateral an die tieferen anschließen (Somatotopische Gliederung s. Abb. 132a). Auch sie geben Collateralen zur grauen Substanz ab. Aber nur ein kleiner Teil der Fasern endet im Rückenmark. Der Großteil steigt auf bis zu den *Hinterstrangkernen* (*Nuclei gracilis et cuneatus*) in der Medulla oblongata. Hier erfolgt die Umschaltung auf das zweite Neuron. Dieses kreuzt zur Gegenseite und zieht im *Lemniscus medialis* zum *Nucleus ventralis posterolateralis thalami*. Dieser ist Schaltstation auf das dritte Neuron, das zum sensorischen Areal des *Cortex cerebri* führt.
Je direkter die aufsteigenden Fasern zu den Hinterstrangkernen ziehen, um so präziser ist die Sinnesempfindung. Dies ist die Grundlage für die Zweipunktdiskrimination. Ausfallerscheinungen s.S. 288.

- **Tractus spinothalamicus ventralis** (Abb. 135). *Sinnesqualität:* Druck und grobe Berührung. *Lokalisation:* Im Vorderstrang. *Afferenzen:* Die Fortsätze des ersten Neurons treten in den Hinterstrang ein, wo sie sich in einen kurzen absteigenden und einen etwas längeren aufsteigenden Ast teilen. Diese erstrecken sich über 6–8 Segmente und geben zahlreiche Collateralen an die graue Substanz ab, wo sie sich nicht genau verfolgen lassen. Wahrscheinlich verbinden sie sich mit Schaltneuronen. *Ursprung:* In den Laminae III und IV, nach neueren Befunden (SZENTAGOTHAI 1964) in den Laminae VI, VII und vielleicht auch Teilen von VIII. Die Neuriten der Strangzellen kreuzen in der *Commissura alba* zur Gegenseite und formieren lateral im Vorderstrang den Tractus spinothalamicus ventralis. Dieser schließt sich im Hirnstamm dem Lemniscus medialis an und endet im *Nucleus ventralis posterolateralis thalami*, von wo ein weiteres Neuron zur *Hirnrinde* führt.

- **Tractus spinothalamicus lateralis** (Abb. 136). *Sinnesqualität:* Schmerz und Temperatur. *Lokalisation:* Im Seitenstrang, medial vom Tractus spinocerebellaris ventralis, somatotopisch gegliedert (Abb. 132a). *Afferenzen:* Die dünnen bis mittelstarken Schmerz- und Temperaturfasern gabeln sich im medialen Teil des *Tractus dorsolateralis* (Lissauersche Randzone) in einen auf- und einen absteigenden Ast, die sich über 1–3 Segmente verfolgen lassen. Sie erschöpfen sich in Collateralen, welche sie ins Hinterhorn abgeben. *Ursprung:* Die Umschaltung auf das sekundäre Neuron erfolgt in den Laminae VI und VII, vielleicht auch Teilen von VIII, nach vielen Autoren auch in der Lamina II (*Substantia gelatinosa*). Die Neuriten der Strangzellen kreuzen in der *Commissura alba* auf die Gegenseite und treten in den Seitenstrang über. Die Kreuzung kann im gleichen oder im nächsthöheren Segment erfolgen. In der Bahn ist neben der Somatotopik auch eine bestimmte Anordnung der Sinnesqualitäten zu beobachten, indem die Schmerzfasern mehr ventral, die Temperaturfasern mehr dorsal liegen. Der Tractus spinothalamicus lateralis zieht lateral durch den Hirnstamm, wo er zahlreiche Collateralen zur Formatio reticularis abgibt und endet im *Nucleus ventralis posterolateralis thalami*. Von hier aus führt das tertiäre Neuron zum psychosensorischen Areal des *Cortex cerebri*, wo Schmerz und Temperatur bewußt wahrgenommen werden. Der Tractus spinothalamicus lateralis gehört zu den klinisch wichtigsten aufsteigenden Bahnen. Es soll ihm deshalb in einem speziellen Kapitel nochmals besondere Aufmerksamkeit geschenkt werden (s.S. 207).

Tractus spinotectalis (Abb. 137). *Sinnesqualität:* Nociceptivität. *Lokalisation:* An den Tractus spinothalamicus lateralis ventral angeschlossen (Abb. 132a). *Afferenzen:* Schmerzfasern. *Ursprung und Verlauf:* Die Ursprungszellen dieser dünnen Bahn sind nicht genau bekannt. Sie liegen im Hinterhorn, möglicherweise in der Substantia gelatinosa. Ihre Axone kreuzen in der *Commissura alba* zur Gegenseite, um im vorderen Teil des Seitenstranges zum Hirnstamm zu verlaufen. Sie enden im Mittelhirn in den tiefen Schichten des *Colliculus cranialis* und in lateralen Bezirken der *Substantia grisea centralis*. Die Bahn ist wahrscheinlich Teil eines multisynaptischen Leitungssystem für nociceptive Impulse.

Tractus spinalis nervi trigemini (Abb. 137). Zentrale Fortsätze von im Trigeminusganglion gelegenen Zellen, welche Schmerz-, Temperatur- und grobe Berührungsimpulse aus dem Gesicht ableiten, werden zum Teil im *Nucleus spinalis nervi trigemini* auf das sekundäre Neuron umgeschaltet. Dieser Kern erstreckt sich von der Brücke bis in die oberen drei Segmente des Halsmarks, wo er sich in die Substantia gelatinosa hineinschiebt. Diejenigen Primärfasern, welche im Rückenmarksabschnitt dieses Kerns umgeschaltet werden, ziehen als *Tractus spinalis* lateral neben diesem Kern caudalwärts. Die sekundären Neurone kreuzen auf die Gegenseite und verlaufen als *Tractus trigeminothalamicus* zum Zwischenhirn, wo sie im *Nucleus ventralis posteromedialis thalami* endigen.

Tractus spinocerebellaris dorsalis (Abb. 138). *Sinnesqualität:* Tiefensensibilität, wenige Fasern für Druck und Berührung. *Ursprung:* C_8–L_3 Nucleus dorsalis (CLARKE) = medialer Teil der Lamina VII. Aus den Segmenten unterhalb L_3, wo der Nucleus dorsalis noch nicht vorhanden ist, verlaufen die Fasern des ersten Neurons zunächst im Hinterstrang aufwärts, um in den oberen Lendensegmenten in den Kern einzutreten. Oberhalb C_8 (vor allem aus der oberen Extremität) steigen die Fasern des 1. Neurons im *Fasciculus cuneatus* auf zum *Nucleus cuneatus accessorius*, der bezüglich Zellformen und Funktion dem Nucleus dorsalis gleicht. *Verlauf:* ipsilateral an der Oberfläche des Seitenstranges, über den *Pedunculus cerebellaris caudalis* zum *Cortex vermis cerebelli*. Die sekundären Neurone aus dem Nucleus cuneatus accessorius schließen sich als *Tractus cuneocerebellaris* dem Tractus spinocerebellaris dorsalis an.

- **Tractus spinocerebellaris ventralis** (Abb. 139). *Sinnesqualität:* Tiefensensibilität (vorwiegend aus Sehnenspindeln). *Ursprung:* Laterale Teile der Laminae V, VI und VII. In den lumbalen Segmenten auch Peripherie des Vorderhorns (Nucleus pericornualis ventralis). *Verlauf:* Die meisten Neuriten

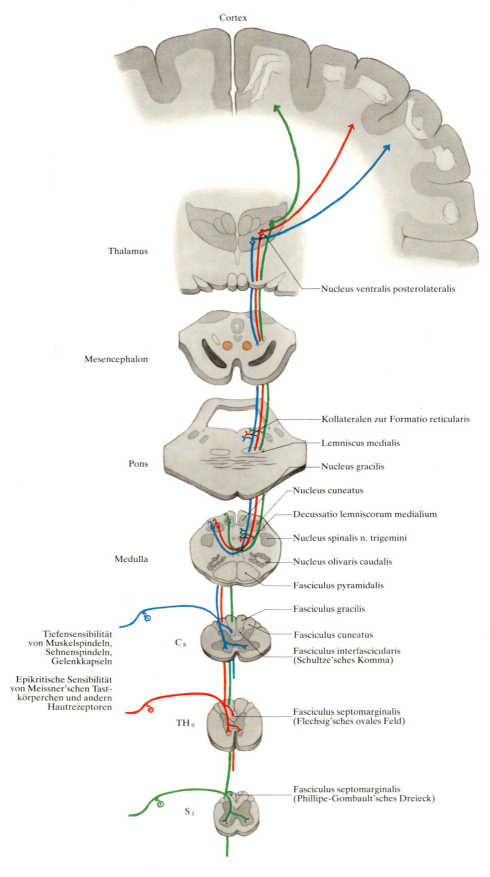

Abb. 134. Die Hinterstrangbahnen
Die Symbole am Cortex in den Abb. 134–137 geben lediglich einen groben Hinweis auf die Projektion der verschiedenen Körperteile. Für genauere Details s. Bd. 1, Teil 1 B, Kopf

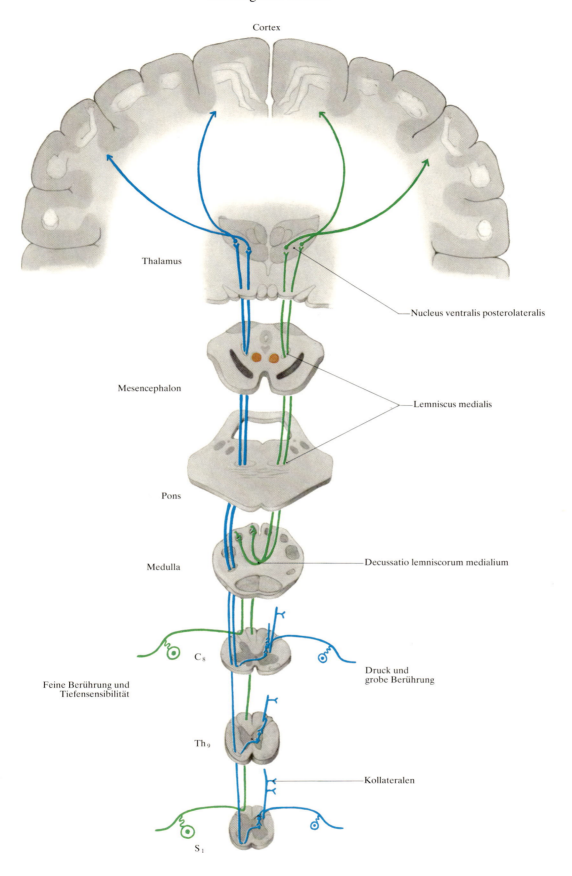

Abb. 135. Tractus spinothalamicus ventralis (*blau*) **und Hinterstrangbahnen** (*grün*)

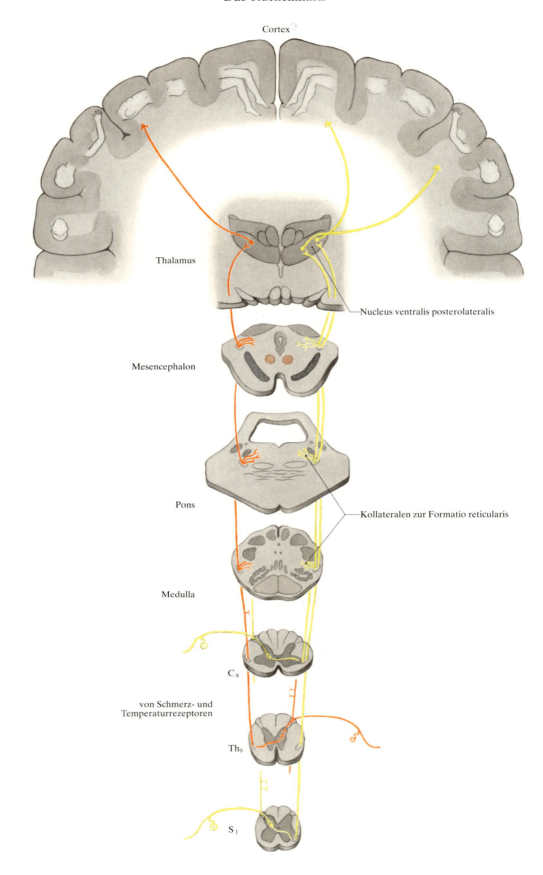

Abb. 136. Tractus spinothalamicus lateralis

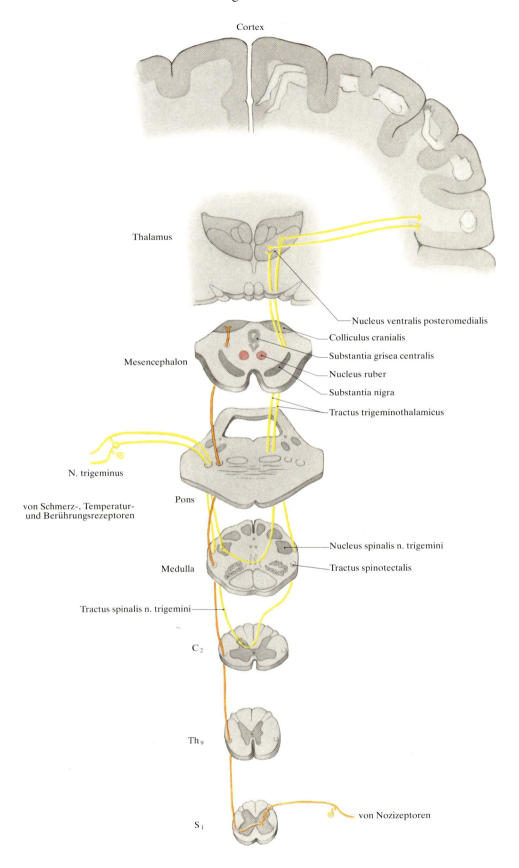

Abb. 137. Tractus spinalis n. trigemini (*gelb*) **et Tractus spinotectalis** (*orange*)

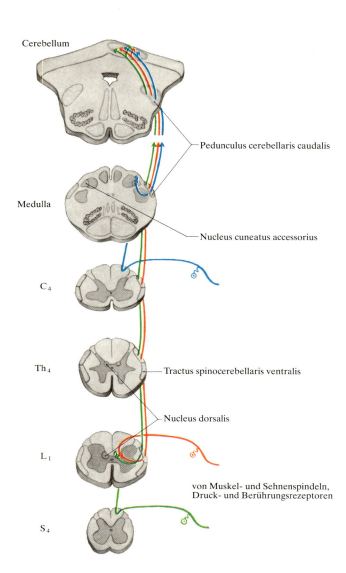

Abb. 138. Tractus spinocerebellaris dorsalis

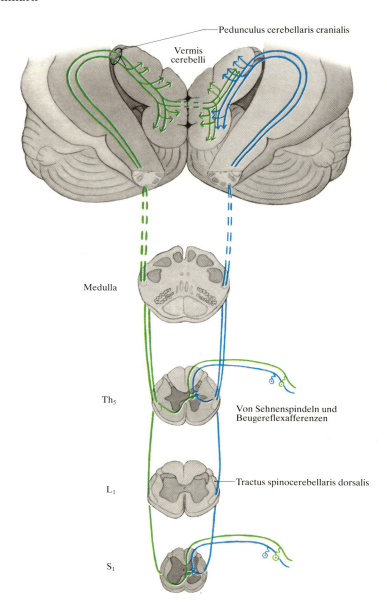

Abb. 139. Tractus spinocerebellaris ventralis

der sekundären Neurone kreuzen in der *Commissura alba* zur Gegenseite in den Seitenstrang. Hier verlaufen sie ventral vom Tractus spinocerebellaris dorsalis und lateral vom Tractus spinothalamicus lateralis durch das Rückenmark und den Hirnstamm bis ins Mittelhirn. Rückläufig erreichen sie über den *Pedunculus cerebellaris cranialis* das Kleinhirn, wo ein Teil der Fasern nochmals die Seite wechselt. Ein kleiner Teil der sekundären Neurone, vor allem in der oberen Körperhälfte, soll auch ipsilateral aufsteigen und sich im oberen Cervicalmark mit den Zügen des Tractus spinocerebellaris dorsalis vermischen.

– **Tractus spinoreticularis.** Unter diesem Begriff werden all jene Fasern zusammengefaßt, welche in allen Segmenten des Rückenmarks vorwiegend an Zellen des Hinterhorns entspringen und zur *Formatio reticularis* des Hirnstamms ziehen. Sie bilden kein geschlossenes Bündel, sondern steigen verstreut im Vorder- und Seitenstrang auf. Der größere Teil dieser Fasern endet ungekreuzt in der *Formatio reticularis medullae*. Sie vermitteln wahrscheinlich exteroceptive Impulse an tertiäre Neurone, welche ins Kleinhirn ziehen. Der kleinere Teil verläuft sowohl gekreuzt wie ungekreuzt zur *Formatio reticularis pontis*. Nur wenige Fasern konnten bis in die *Formatio reticularis mesencephali* verfolgt werden. Die spinoreticulären Fasern sind Teil eines phylogenetisch alten, polysynaptischen Systems, das bei der Erhaltung des Bewußtseins und des Wachzustandes eine bedeutende Rolle spielt.

Neben den bisher aufgeführten Bahnen sind weitere aufsteigende Fasersysteme beschrieben worden, über deren funktionelle Bedeutung wenig bekannt ist.

– **Tractus spinocorticalis.** Von allen Abschnitten, aber besonders vom Halsbereich aufsteigende Fasern. Ein Teil kreuzt im Rückenmark, die Mehrzahl jedoch in der Pyramidenkreuzung. Sie folgen den corticospinalen Faserzügen in umgekehrter Richtung zu den tiefen Schichten des *Cortex cerebri*. Sie sollen möglicherweise Afferenzen aus der Haut vermitteln.

- **Tractus spinopontinus.** Diese Fasern begleiten die vorgenannten, von denen sie vielleicht Collateralen sind. Sie enden an den *Brückenkernen*. Möglicherweise sind sie Glieder einer Leitungskette für exteroceptive Impulse zum Kleinhirn.
- **Tractus spinoolivaris.** Von allen Segmenten kontralateral im Vorderstrang aufsteigend. Etwa die Hälfte kreuzt in der Medulla. Endigung in den *Nuclei olivares accessorii medialis et dorsalis*. Wahrscheinlich Teil einer spinocerebellaren Leitung. Vermittelt Impulse aus cutanen Afferenzen und vermutlich auch aus Sehnenspindeln.
- **Tractus spinovestibularis.** Von den untern Lumbalsegmenten an ipsilateral aufsteigend erreichen diese Fasern den dorsalen Teil des *Nucleus vestibularis lateralis*. Sie sind zum Teil mit dem Tractus spinocerebellaris dorsalis vermischt.

β) Bahnen für die Viscerosensibilität

Über die sekundären, zum Hirn leitenden Neurone für viscerale Afferenzen ist noch wenig bekannt. Ausgangspunkt ist der Kern für viscerale Afferenzen in der Basis des Hinterhorns. Aus ihm sollen sowohl ipsilateral, wie auch kontralateral weiterziehende lange und kurze Faserzüge entspringen. Die langen schließen sich dem Tractus spinothalamicus lateralis und spinoreticulären Fasern an. Die kurzen steigen im *Fasciculus proprius lateralis* einige Segmente auf, wo sie wieder im Kern für viscerale Afferenzen auf ein weiteres Neuron umgeschaltet werden, das nun seinerseits den Impuls wieder einige Segmente höher leitet (Abb. 145). So entstehen Neuronenketten, die schließlich die höheren Zentren im Gehirn (*Thalamus, Hypothalamus*, u.a.) erreichen. Je mehr Glieder eine solche Kette aufweist, um so geringer ist ihre Leitungsgeschwindigkeit und um so diffuser sind die vermittelten Empfindungen.

d) Absteigende Bahnen

Die absteigenden Bahnen vermitteln somatomotorische und viscerale Funktionen. Sie beginnen im Gehirn und haben auf diesem Niveau verschiedene Beziehungen zu andern Systemen, die erst ihre volle Funktionsfähigkeit ausmachen. Für diese Beziehungen s. LANZ/WACHSMUTH, Bd. I/1 Kopf, Teil A: Übergeordnete Systeme. An dieser Stelle soll lediglich ihr Verhalten im Rückenmark dargestellt werden. Nach dem Ursprung lassen sich zwei große Gruppen unterscheiden:
- Bahnen vom Großhirn (Pyramidenbahnsystem).
- Bahnen vom Hirnstamm (extrapyramidalmotorisches und visceromotorisches System).

α) Tractus corticospinales (pyramidales) lateralis et ventralis

Dieses größte und wichtigste absteigende Fasersystem steuert die Willkürmotorik. Es zeigt ein großes Ursprungsgebiet in der Hirnrinde, das wesentlich mehr als nur den *Gyrus precentralis* umfaßt. Die Fasern konvergieren in der *Corona radiata*, ziehen durch die *Capsula interna*, das *Mittelhirn*, in Bündel aufgesplittert durch den *Pons* und erreichen in der *Medulla oblongata* deren ventrale Oberfläche, die sie vorwölben (*Pyramis*). Hier kreuzen 70–90% der Fasern zur Gegenseite (*Decussatio pyramidum*) und steigen als **Tractus corticospinalis lateralis** im dorsalen Teil des Seitenstrangs ab. Der ungekreuzte Rest bildet den **Tractus corticospinalis ventralis** (Abb. 140).

- Der **laterale Trakt** liegt zwischen dem Tractus spinocerebellaris dorsalis und dem Fasciculus proprius lateralis. Caudal von L_3, wo die hintere Kleinhirnbahn noch nicht begonnen hat, liegt er an der Oberfläche des Seitenstrangs und ist hier besonders verletzlich (Abb. 132c). Diejenigen Fasern, welche die Bahn zuerst (d.h. in höheren Segmenten) verlassen, liegen am weitesten medial (somatotopische Gliederung Abb. 132a). Die Fasern treten im Bereich der *Zona intermedia* in die graue Substanz ein und endigen in den Laminae IV–VII und IX. Die meisten schalten auf Zwischenneurone, wenige direkt auf motorische Vorderhornzellen. Einzelne Fasern sollen durch die *Substantia grisea centralis* rückkreuzen und in der Zona intermedia sowie in den dorsomedialen und zentralen Teilen des gegenseitigen Vorderhorns enden.
- Die Fasern des **ventralen Trakts** verlaufen im Vorderstrang unmittelbar angrenzend an die Fissura mediana ventralis. Sie kreuzen zum größten Teil in der *Commissura alba* und enden in der Zona intermedia und im centromedialen Teil des Vorderhorns. Ein kleiner Teil bleibt ungekreuzt und endet in der Basis des Hinterhorns, in der Zona intermedia und im zentralen Teil des Vorderhorns. Der Trakt erstreckt sich bis in die obere Hälfte des Thorakalmarks.

Man schätzt, daß etwas mehr als die Hälfte der Pyramidenfasern im Hals-, ein Fünftel im Thorakal- und ein Viertel im Lumbosacralmark enden. Die corticale Kontrolle über die obere Extremität ist folglich besser ausgebaut als diejenige über die untere. Besonders die Muskeln der Hand und der Finger scheinen stärker vom Hirn beeinflußt zu werden.

Von den über 1 Million Fasern des Pyramidensystems sind 30000–40000 besonders dick. Sie kommen wahrscheinlich von den BETZschen Riesenpyramidenzellen im Gyrus precentralis. Sie dürften die feinen und präzisen Einzelbewegungen vor allem an den distalen Enden der Extremitäten steuern. Der große Rest der Fasern ist dünner und kontrolliert vermutlich die Grobbewegungen, den Muskeltonus und die Reflexbereitschaft.

β) Die extrapyramidalen motorischen Bahnen

Das extrapyramidal-motorische System besteht aus verschiedenen Zentren im Großhirn, Hirnstamm und Kleinhirn, die untereinander verknüpft sind und die über absteigende Bahnen die motorischen Vorderhornzellen vielfältig beeinflussen. Hier werden diese Bahnen nur im Rückenmark beschrieben, für die im Hirn gelegenen Teile des Systems s. LANZ/WACHSMUTH, Bd. I/1 Kopf, Teil A: Übergeordnete Systeme.

- **Tractus tectospinalis** (Abb. 141). Diese Bahn entspringt in den tieferen Schichten des *Colliculus cranialis* des Mittelhirns, einem optischen und akustischen Reflexzentrum. Die Fasern kreuzen in der *Decussatio tegmenti dorsalis* zur Gegenseite. Der Trakt erstreckt sich nur bis ins Halsmark. Die meisten Fasern treten in den ersten vier Segmenten in die graue Substanz über. Sie dringen in den ventromedialen Teil des Vorderhorns ein und strahlen in die Laminae VIII, VII und VI aus, wo sie sich mit Schaltneuronen verbinden. Der Tractus tectospinalis dürfte für reflektorische Bewegungen vor allem des Kopfes auf optische und akustische Reize verantwortlich sein.
- **Tractus rubrospinalis** (Abb. 141). Seine Fasern treten am medialen Rand des *Nucleus ruber* aus und kreuzen in der *Decussatio tegmentalis ventralis*. Im Rückenmark liegt dieser Trakt

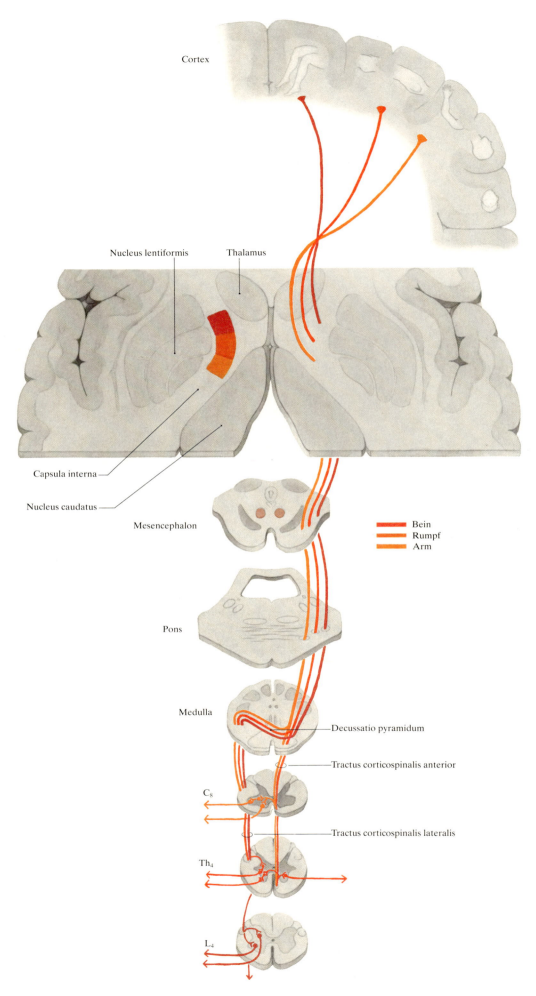

Abb. 140. Tractus corticospinales

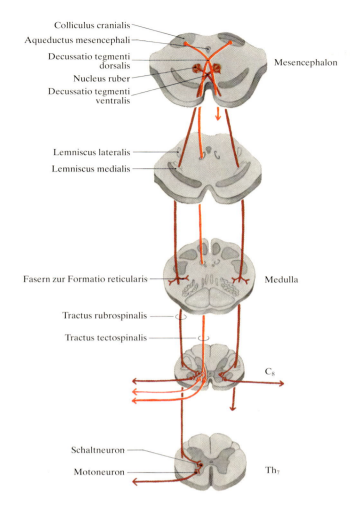

Abb. 141. Tractus rubrospinalis et tectospinalis

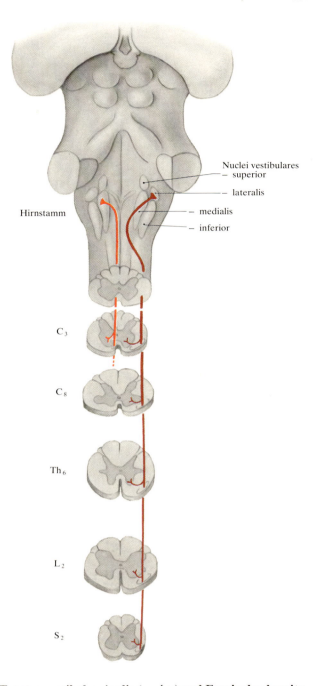

Abb. 142. Tractus vestibulospinalis (*rechts*) und Fasciculus longitudinalis medialis

ventral vom Tractus corticospinalis lateralis, mit welchem er zum Teil vermischt ist (Abb. 132a). Die Fasern treten von lateral in die graue Substanz ein. Sie enden in der lateralen Hälfte der Lamina V, der Lamina VI und in den dorsalen und zentralen Abschnitten der Lamina VII an Schaltneuronen. Diese verbinden sie mit einem α-Motoneuron oder mit einem γ-Motoneuron, welches indirekt über die α-Schleife auf die α-Motoneurone einwirkt.

Der Tractus rubrospinalis kontrolliert den Tonus in den Beugemuskelgruppen. Stimulation des Nucleus ruber erhöht die Beugeaktivität, speziell auf der Schwungbeinseite beim Gehen (MASSION 1967, ORLOVSKY 1972).

Über die Ausdehnung des Tractus rubrospinalis findet man widersprüchliche Angaben. Während die einen Autoren den Trakt im untern Halsmark auslaufen lassen und andere ihn bis in die unteren Thorakalsegmente verfolgen, sind wieder andere der Ansicht, daß er sich über die ganze Länge des Rückenmarks erstrecke. CARPENTER (1976) glaubt, daß diese Meinungsverschiedenheit auf die Tatsache zurückzuführen sei, daß die meisten rubrospinalen Fasern beim Menschen dünn und markarm sind und sich daher schlecht verfolgen lassen.

– **Tractus vestibulospinalis** (Abb. 142). Diese Bahn entspringt im *Nucleus vestibularis lateralis* im Boden des vierten Ventrikels. Sie verläuft ungekreuzt im Vorderstrang durch das ganze Rückenmark. Hals- und Lendenmark erhalten die größte Zahl von vestibulospinalen Fasern. Die Fasern für die Halssegmente stammen aus der ventrocranialen Portion des Ursprungskerns, diejenigen für die lumbosacralen Segmente aus der dorsocaudalen. Die geringere Zahl von thorakal endenden Fasern entspringt dem dazwischen gelegenen Teil des Kerns. Die vestibulospinalen Fasern enden an Zwischenneuronen in den Laminae VII und VIII.

Der Tractus vestibulospinalis kontrolliert den Tonus der Streckmuskulatur, deren Aktivität er erhöht. Er ist daher von Bedeutung für die Erhaltung des Gleichgewichts und für die aufrechte Haltung. Er greift beim Gehen auf der Seite des Standbeines ein.

- **Fasciculus longitudinalis medialis.** Es handelt sich um ein Bündel, welches im dorsalen Teil des Vorderstrangs gelegen, das Rückenmark mittels auf- und absteigenden Fasern mit verschiedenen Teilen des Hirnstamms verbindet. Absteigende Fasern stammen aus dem *Nucleus vestibularis medialis,* der *Formatio reticularis* und dem *Colliculus cranialis.*
  Die aus dem *Nucleus vestibularis medialis* ipsilateral absteigenden Fasern erschöpfen sich im Halsmark (Abb. 142). Sie enden nach physiologischen Untersuchungen direkt an motorischen Vorderhornzellen und kontrollieren die Haltung und Bewegungen des Kopfes unter dem Einfluß des Gleichgewichtssinnes.
- **Tractus reticulospinalis** (Abb. 143). Aus der Formatio reticularis des Hirnstammes entspringen verschiedene Faserbündel, die ins Rückenmark absteigen. Teils verlaufen sie zusammen mit dem Tractus rubrospinalis, teils verstreut im Vorderstrang. Zwei verhältnismäßig kräftige Bündel entspringen der *Formatio reticularis pontis* bzw. *medullae.*
- Der *Tractus pontoreticulospinalis* entspringt im *Nucleus reticularis pontis caudalis* und verläuft ungekreuzt im Vorderstrang, eng an den Fasciculus longitudinalis angeschlossen, durch die ganze Länge des Rückenmarks. Seine Fasern enden in der Lamina VIII und den benachbarten Teilen der Lamina VII. Wenige Fasern kreuzen im Rückenmark durch die *Commissura alba.*
- Der *Tractus bulboreticulospinalis* entspringt von den medialen zwei Dritteln der *Formatio reticularis medullae.* Wenige Fasern kreuzen in der Medulla, die meisten laufen ipsilateral durch den vorderen Seitenstrang. Der Trakt erstreckt sich über die ganze Länge des Rückenmarks. Die Fasern enden in den Laminae VII und IX. Sowohl die reticulospinalen Fasern vom Pons wie aus der Medulla enden an Somata und Dendriten von Zellen aller Größenklassen. Die reticulospinalen Fasern beeinflussen den Muskeltonus über die γ-Motoneurone, sie erleichtern oder dämpfen die Willkürmotorik und die Reflexaktivität. Sie beeinflussen ferner die Inspirationsphase der Atmung und leiten vasomotorische Impulse zum Rückenmark.
- **Tractus olivospinalis.** Ob dieses dünne Bündel an der Grenze zwischen Vorder- und Seitenstrang absteigende Fasern aus dem *Nucleus olivaris caudalis* enthält ist nicht gesichert.

γ) Absteigende autonome Bahnen

Während die vorgenannten Bahnen die willkürliche Skeletmuskulatur über die Vorderhornzellen kontrollieren, gibt es im Rückenmark auch Faserzüge, welche die *autonomen Zentren im Hirnstamm* mit dem *Nucleus intermediolateralis* verbinden. Sie dienen der Steuerung der glatten und Herzmuskulatur und der Drüsenepithelien. Man kann sie im allgemeinen nicht scharf lokalisieren, sie verlaufen vorwiegend im Vorder- und Seitenstrang in enger Beziehung zu den Fasciculi proprii und den reticulospinalen Fasern. Möglicherweise sind sie durch Schaltneurone in der *Formatio reticularis* unterbrochen.

e) Intra- und intersegmentale Verbindungen, Reflexe

Die bisher beschriebenen Bahnen stellen Verbindungen zwischen Hirn und Rückenmark dar. Daneben gibt es im Rückenmark Neurone, die den Verknüpfungen inner-

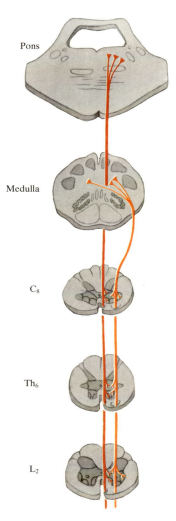

Abb. 143. **Tractus pontoreticulospinalis et bulboreticulospinalis**

halb eines Segmentes oder zwischen verschiedenen Segmenten dienen. Die Gesamtheit der Nervenzellen und -fasern, welche diese spinospinalen Verbindungen aufbauen, wird als *Eigenapparat des Rückenmarks* bezeichnet. Dazu gehören die Schaltneurone in der grauen Substanz wie das System der Collateralen der langen Faserzüge. Dank dem Eigenapparat können afferente Impulse eine beträchtliche Ausbreitung innerhalb des Rückenmarks erfahren. Da ein Schaltneuron Impulse von mehreren afferenten Fasern und gleichzeitig von anderen Zwischenneuronen erhalten kann, besteht die Möglichkeit, den Erregungsfluß zu konzentrieren.

Schließlich wirken die Schaltneurone excitatorisch oder inhibitorisch, so daß eine Verstärkung oder Dämpfung, bzw. völlige Unterdrückung der weitergegebenen Impulse resultiert. Welche der verschiedenen Möglichkeiten letztlich realisiert wird, hängt von der Gesamtheit der gleichzeitig eintreffenden Impulse und damit von der Gesamtsituation des Organismus ab. Der Eigenapparat ist somit ein Integrations- und Koordinationssystem.

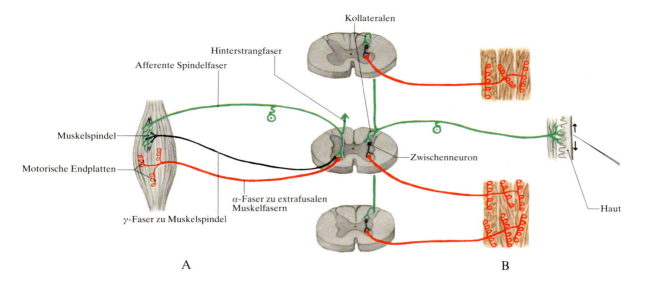

Abb. 144. **Reflexbögen** (schematisch). *A* Eigenreflex; *B* Fremdreflex

α) Die Leitungen des Eigenapparates des Rückenmarks

Die hauptsächlichsten intersegmentalen Leitungen sind in einigen klar definierten Bündeln in der weißen Substanz zusammengefaßt.

- **Tractus dorsolateralis** (Lissauersche Randzone) (Abb. 132). In diesem Trakt über der Spitze des Hinterhorns steigen die Äste der T-förmig geteilten Schmerz- und Temperaturfasern über einige Segmente auf bzw. ab. Sie erschöpfen sich in Collateralen zum Hinterhorn (s.S. 131). Neben diesen exogenen Fasern, befinden sich in diesem Trakt möglicherweise auch endogene von Schaltneuronen in der Schmerzleitung.
- **Fasciculi interfascicularis et septomarginalis.** Die über einige Segmente absteigenden Äste der gegabelten Hinterstrangfasern sind in geschlossenen Bündeln vorzufinden. Im Cervical- und oberen Thorakalbereich liegen sie zwischen den Fasciculi gracilis et cuneatus und sind identisch mit dem *Schultzeschen Komma* (Abb. 132a, b). Im unteren Thorakal- und Lendenmark liegen sie im Bereich des Septum medianum dorsale zwischen den beiderseitigen Fasciculi gracilis als *ovales Feld von Flechsig* (Abb. 132c). Im Sacralmark bilden sie schließlich einen an die Oberfläche reichenden Keil zwischen den Hintersträngen und werden auch als *Phillippe-Gombaultsches Dreieck* bezeichnet (Abb. 132d). In den Grenzbereichen überlappen diese verschiedenen Bündel. Ihre Fasern gehen in Collateralen auf, die im gleichseitigen Hinter- oder Vorderhorn und möglicherweise auch im gegenseitigen Vorderhorn enden. Sie leiten taktile und proprioceptive Impulse.
- **Fasciculi proprii** (Abb. 132). Sie umgeben unmittelbar die graue Substanz und werden durch diese in einen dorsalen, lateralen und ventralen Faszikel gegliedert. Ihre Fasern stammen von Nervenzellen, welche im Randbereich des Rückenmarkgraus gelegen sind. Deren Axone teilen sich im Fasciculus proprius in einen auf- und einen absteigenden Ast. Diese kehren nach wenigen Segmenten wieder in die graue Substanz zurück und enden häufig in einem dem Ursprung vergleichbaren Areal. Im allgemeinen sind diese Fasern kurz und erstrecken sich nur über wenige Segmente. Es sind aber auch längere (cervicothorakale und cervicolumbale) Fasern beschrieben worden.

Die Fasciculi proprii sind ein intersegmentales Integrationssystem, dessen Komponenten ganz auf der efferenten Seite liegen können. Daneben gibt es Teile, welche afferente Elemente mit efferenten eines anderen Niveaus verbinden. Seine Fasern sind meist markarm oder marklos. Die meisten verlaufen homolateral. Das Vorhandensein gekreuzter Fasern kann nicht ausgeschlossen werden.

β) Reflexbögen

Der Eigenapparat des Rückenmarks verbindet nicht nur verschiedene Segmente miteinander, sondern auch afferente Neurone mit efferenten. Diese Verknüpfungen sind die Grundlage für die Reflexe, unter denen wir durch afferente Erregungen ausgelöste motorische (oder sekretorische) Phänomene verstehen. Sie kommen über einen Leitungsbogen zustande, der mindestens aus folgenden Elementen besteht: *Receptor – afferentes Neuron – Synapse – efferentes Neuron – Effector*. Im einfachsten Fall endet eine afferente Faser direkt an einem Motoneuron. Ein Impuls, der dem Rückenmark zugeleitet wird, löst damit direkt eine Muskelkontraktion aus. Ein solcher Reflexbogen, der nur aus einem afferenten und einem efferenten Neuron besteht, wird als *monosynaptisch* bezeichnet. Sind zwischen diese beiden in der grauen Substanz ein oder mehrere Zwischenneurone eingeschaltet, spricht man von einem *polysynaptischen* Reflexbogen (Abb. 144).

Liegen Receptor und Effector eines solchen Bogens in der Körperwand oder in den Extremitäten, haben wir es mit einem *somatischen Reflex* zu tun. Sind jedoch beide in Eingeweiden lokalisiert, bezeichnen wir ihn als *visceralen Reflex*. Ein *viscerosomatischer Reflex* liegt vor, wenn sich das eine Ende des Reflexbogens in einem Eingeweideteil, das andere in der Körperwand befindet. Liegt der

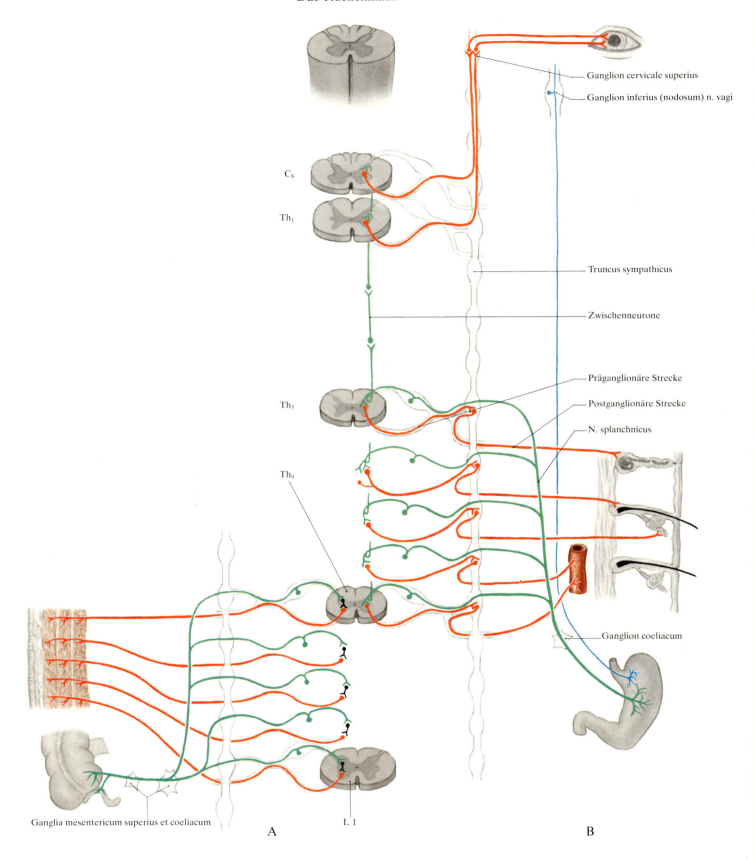

Abb. 145. Viscerale Reflexe (schematisch)
A Viscerosomatischer Reflex; *B* Viscero-visceraler Reflex; Afferenzen grün bzw. blau (Vagusafferenzen), Efferenzen rot

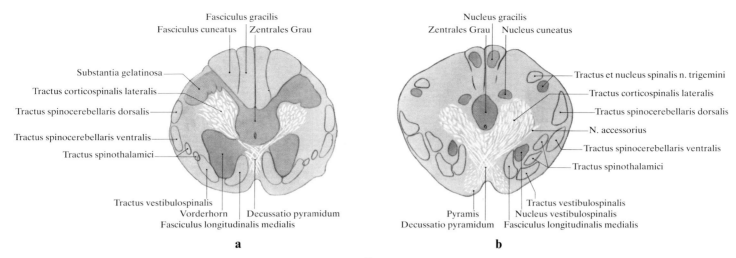

Abb. 146a, b. Querschnittsorganisation am Übergang Rückenmark – Medulla oblongata
a Caudales Ende der Pyramidenkreuzung
b Mitte der Pyramidenkreuzung

Receptor (z.B. Muskelspindel) im gleichen Organ wie der Effector (z.B. motorische Endplatte), sprechen wir von einem *Eigenreflex*. Beim *Fremdreflex* sind die beiden Elemente in verschiedenen Organen untergebracht (z.B. Receptor in der Haut, Effector in einem Muskel) (Abb. 144, 145).

Der Ablauf auch der somatischen Reflexe ist im allgemeinen unserem Willen und Bewußtsein entzogen. Sie ermöglichen unserem Organismus, sich rasch an veränderte Situationen anzupassen und rasch auf Umwelteinflüsse zu reagieren. Sie sind für einen harmonischen Ablauf der menschliche Bewegungen verantwortlich. Allerdings werden sie durch Impulse vom Gehirn beeinflußt, so daß sie in ihrer Wirkung durch psychische und somatische Faktoren modifiziert werden können, z.B. Verstärkung der Eigenreflexe beim Jendrassikschen Handgriff. Beim Ausfall zentraler Leitungen kann deshalb ein pathologisches oder unreifes Reflexmuster entstehen (z.B. BABINSKI), obwohl die eigentlichen Reflexbögen intakt sind.

γ) Reflexstörungen

Die Prüfung der Reflexe gibt dem Arzt wertvolle Auskünfte über die Funktionstüchtigkeit des peripheren, wie des zentralen Nervensystems.
Monosynaptische Muskeldehnungsreflexe können aus 5 Gründen gestört sein: Störung im afferenten, sensiblen Neuron, Störung der im Rückenmark gelegenen Synapsen, z.B. bei intramedullären Tumoren, Ausfall zentraler Impulse, z.B. im spinalen Schock nach höher lokalisierten Rückenmarkstraumata, Störung des efferenten, motorischen Neurons, resp. der Erregungsübertragung auf den Muskel und Erkrankungen des Muskels selbst. – Bei den praktisch wichtigen *Bauchdeckenreflexen* wird der Reflexbogen nicht im gleichnamigen Segment, sondern weiter cranial davon geschlossen (MUMENTHALER u. SCHLIACK 1965).

Die klinisch gebrauchten Reflexe lokalisieren sich folgendermaßen:

Eigenreflexe	Segment
Bicepsreflex	C_{5-6}
Radiusperiostreflex	C_6
Tricepsreflex	C_{7-8}
Fingerbeugereflex (Knips-Reflex)	C_7-Th_1
Patellarsehnenreflex	L_{3-4}
Adductorenreflex	S_{3-4}
Tibialis posterior-Reflex	L_5
Semimembranosus-Semitendinosus-Reflex	S_1
Achillessehnenreflex	S_{1-2}

Fremdreflexe	Segment
Bauchdeckenreflex	Th_{7-12}
Cremasterreflex	L_{2-3}
Analreflex	S_{4-5}

f) Übergang des Rückenmarks in den Hirnstamm (Abb. 146)

Wie bereits erwähnt, gibt es keine scharfe Grenze zwischen Rückenmark und Medulla oblongata. Die Grenzziehungen „bei der ersten Spinalnervenwurzel", „bei der Pyramidenkreuzung", „auf Höhe des Foramen magnum" sind willkürlich. Auch die innere Gliederung zeigt keinen abrupten Wechsel zwischen dem einen und dem anderen Teil. Es besteht vielmehr eine Übergangszone in der Ausdehnung von 1-2 cm.

α) Modifikationen im Bereich der Faserzüge

Mit wenigen Ausnahmen behalten die verschiedenen Rückenmarksbahnen ihre relative Lage im Hirnstamm bis in die Nähe ihres Ursprungs- oder Zielgebietes bei.
Die Hinterstränge gehen in ihren Kernen auf, die sich äußerlich als *Tubercula gracile et cuneatum* zu erkennen

geben. Der *Tractus dorsolateralis* (LISSAUER) enthält neben den dünnen, aufsteigenden Fasern der obersten Cervicalsegmente die dickeren, absteigenden des *Tractus spinalis nervi trigemini*. Diese lassen sich abwärts bis zum 2.–3. Cervicalsegment verfolgen.

Die Seitenstrangbahnen zeigen mit Ausnahme des Pyramidensystems, keine Abweichung ihrer Lage beim Übergang Rückenmark–Medulla oblongata. Die Vorderstrangbahnen hingegen, besonders die medial, nahe bei der Mittellinie gelegenen (z.B. Fasciculus longitudinalis medialis, Tractus vestibulospinalis), werden durch die Pyramidenkreuzung nach lateral gedrängt.

β) Die Pyramidenkreuzung (Decussatio pyramidum)

Die corticospinalen Fasern liegen in der Medulla oblongata an der ventralen Oberfläche, unmittelbar neben der Mittellinie. In der Übergangszone zum Rückenmark kommt ihre Trennung in die *Tractus corticospinales lateralis et ventralis* zustande. Die Fasern, welche die Pyramidenseitenstrangbahn bilden, kreuzen in großer Menge und breiten Bündeln dorsolateralwärts zur Gegenseite. Dabei kann die Hauptmasse der Fasern der einen Seite höher oder tiefer übertreten als die der anderen Seite. Dies führt zu Asymmetrie der Pyramiden und zu Unregelmäßigkeiten in der Fissura mediana ventralis. Die Fasern, welche zum Cervicalmark ziehen (und damit die für die Arme zuständigen) kreuzen höher als diejenigen zum Lumbosacralmark. Eine Läsion genau in der Mittellinie der Pyramidenkreuzung wird eine Lähmung aller 4 Extremitäten zur Folge haben. Eine einseitige Läsion nahe der Mittellinie kann die bereits gekreuzten Fasern für den Arm und die noch nicht gekreuzten für das Bein treffen. Dieser Patient wird eine Lähmung des Armes auf der betroffenen und eine solche des Beines auf der gesunden Seite zeigen.

Die Fasern des Tractus corticospinalis ventralis liegen in der Pyramide am oberflächlichsten und setzen ihren Verlauf ungekreuzt in den Vorderstrang fort.

γ) Umordnung der grauen Substanz

In den obersten Cervicalsegmenten wird die *Substantia gelatinosa* stark aufgetrieben, was die graue H-Figur unförmig werden läßt (Abb. 146a). Diese Auftreibung wird durch den *Nucleus spinalis nervi trigemini* bedingt, der sich von der Medulla oblongata her ins Hinterhorn des Rückenmarks erstreckt. Weiter cranial sind Cervix und Basis des Hinterhorns verschwunden, und man findet im dorsalen Bereich nur noch die *Nuclei gracilis et cuneatus* und den *Nucleus spinalis nervi trigemini* (Abb. 146b). Während das zentrale Grau an Umfang zunimmt, verliert es seine Verbindung zum Vorderhorn. Dieses wird in der Übergangszone von den untersten Fasern der Pyramidenkreuzung durchsetzt. Der ventromediale Teil, der sich als *Nucleus supraspinalis* cranialwärts fortsetzt, gibt Fasern zum ersten Spinalnerven und zur Pars spinalis nervi accessorii ab. Der dorsale Teil wird durch Fasern in zahlreiche verstreute Zellgruppen aufgesplittert. Diese Fasern gehören nur zum Teil zum Pyramidensystem, zum andern Teil sind es kurze intersegmentale Fasern, welche die Fasciculi proprii cranialwärts fortsetzen. Dieses Gemisch von weißer und grauer Substanz stellt das untere Ende der *Formatio reticularis* des Hirnstamms dar.

4. Mißbildungen des Rückenmarks

Bei der Entwicklung des Rückenmarks können umgebungsabhängige und autonome Vorgänge unterschieden werden. Zu den ersten gehört die Induktion der Neuralplatte im Ektoderm durch das darunter gelagerte Chorda-Mesoderm, zu den zweiten die Auffaltung der Nervenplatte mit Schluß zum Neuralrohr. Beide Vorgänge können durch exogene und endogene Faktoren gestört werden. Es kommt so zu einem als *Status dysraphicus* bezeichneten Komplex von Fehlbildungen (GARDNER 1973).

Mangelhafte Entwicklung des Chorda-Mesoderms führt zu einer mangelhaften Induktion und damit zu einer Kaliberverminderung oder zum Fehlen des Rückenmarks (*Amyelie, Sacralagenesie*). Spaltungen der Chorda führen zu sagittalen Spaltungen des Rückenmarks (*split notochord syndrome* von BENTLEY u. SMITH 1960).

Ist die Auffaltung der Nervenplatte oder der Verschluß des Neuralrohrs gestört, liegt mehr oder weniger gut differenziertes Nervengewebe direkt an der Körperoberfläche, ohne von Haut bedeckt zu sein (*Rhachischisis*). Der Defekt kann sich über die ganze Länge des Marks oder nur über ein kurzes Stück erstrecken. Da vom normalen Neuralrohrschluß auch die Entwicklung der Wirbelbogen abhängt, ist eine Rhachischisis immer mit einer Spina bifida kombiniert. wobei der ektodermale Defekt immer enger umschrieben ist als der mesodermale Ausfall (BARSON 1970) (s. Kap. Wirbelsäulenmißbildungen S. 44). – Unabhängig oder gleichzeitig mit den morphogenetischen Störungen des Rückenmarks kann auch die Entwicklung der Rückenmarkshüllen gestört sein. Es resultieren daraus die *Meningocelen, Arachnoidalcysten* und *Meningomyelocelen* (s.S. 147, 244).

a) Amyelie, Sacralagenesie

Die Amyelie, d.h. das vollständige Fehlen des Rückenmarks wird nur in Zusammenhang mit einer *Anencephalie* gefunden (BLACKWOOD et al. 1963). – Wenn nur die sacralen Anteile der Rückenmarks- und Wirbelsäulenanlage ausfallen, entsteht das Syndrom der *Sacralagenesie* oder der *Caudaaplasie* (Abb. 63). Klinisch besteht ein außerordentlich schmales Becken. Der letzte, angelegte Wirbel verursacht eine Prominenz an der Basis des Rückens. Es bestehen ferner Mißbildungen der Beine, die um so schwerer sind, je höher hinauf die Fehlbildung reicht. Es werden ferner häufig konkomitierende Abnormitäten der Eingeweide (Verdauungstrakt, Urogenitalsystem, Lunge, Herz und Gefäße) beobachtet (BANTA 1978).

b) Diastematomyelie

Bei der Diastematomyelie ist das Rückenmark in seiner Längsrichtung gespalten. Die Spaltung kann auch die Dura betreffen, die dann zwei getrennte Rohre bildet, zwischen denen in senkrechter Richtung ein Knochensporn oder ein Bindegewebsstrang verläuft (Abb. 147). Abnormitäten der Wirbelkörper sind häufig, Wirbelbogenveränderungen werden fast immer beobachtet. Die Wirbelkörper sind verbreitert, der Bogenwurzelabstand ist vergrößert. Wirbelbogen können verschmolzen sein. Es kann eine Spina bifida oder eine Spaltung des Processus spinosus gefunden werden. Selten gibt es Fälle mit zwei getrennten Knochenspornen (SHEPTAK 1978).

Unter den 132 in Abb. 148 zusammengestellten Patienten finden sich drei mit zwei Knochenspornen. Am häufigsten sind die Knochensporne in der unteren Thorakal- und Lendenwirbelsäule (Abb. 148) mit einem Maximum auf Höhe LII–LIV. Die Sporne können sich nur über einen Teil eines Wirbelkörpers oder über mehrere Wirbelkörper ausdehnen. Ihre Höhe beträgt im Durchschnitt 0,8 (in der Lumbalgegend) bis 1,3 Wirbelhöhen (in der Thorakalgegend). Der Conus medullaris liegt meistens abnorm tief zwischen LII und SI (HILAL et al. 1974, JAMES u. LASSMAN 1972).

Die mikroskopische Untersuchung des Rückenmarks bei Diastematomyelie zeigt, daß die Spaltung distal einer hydromyelischen Höhle beginnen kann (COHEN u. SLEDGE 1960, HERREN u. EDWARDS 1940, v. RECKLINGHAUSEN 1886). Beide Hälften besitzen einen Zentralkanal. Die beiden ventralen Rückenmarksfissuren, die je eine A. spinalis ant. enthalten, sind gegeneinander rotiert (Abb. 149). Die graue Substanz ist deformiert.

Die Patienten, rsp. ihre Eltern, bemerken langsam progrediente *Gangstörungen, Sphincterstörungen* (*Enuresis nocturna*) sowie *Schmerzen* im Rücken und in den Beinen. Meistens sind die Patienten zum Zeitpunkt der Diagnose und Behandlung des Leidens im Kindesalter (5–15 Jahre). Die neurologische Untersuchung ergibt *Paresen, Muskelatrophien* und *Reflexstörungen*. Die Patienten zeigen ferner Skoliosen, Hüftluxationen, Pes equinovarus und Hautveränderungen über der Mißbildung am Rücken (Hypertrichosen, Hämangiome, Lipome und Dermalsinus) (DALE 1969, MATSON et al. 1950, SHEPTAK 1978).

c) Enterogene Cysten

Bei Fehlbildungen im Bereiche des *Canalis neurentericus* (s.S. 120) und ekto-entodermalen Adhäsionen mit Spaltung der primitiven Chorda kann es zur Ausbildung abnormer Verbindungen zwischen der Rückenhaut und dem Magen-Darm-Kanal kommen (Abb. 150) (BREMER 1952). Je nachdem, ob eine partielle Obliteration des Fistelganges auftritt oder nicht, können 4 Typen dieser Mißbildung unterschieden werden (BENTLEY u. SMITH 1960, GIMENO 1978):

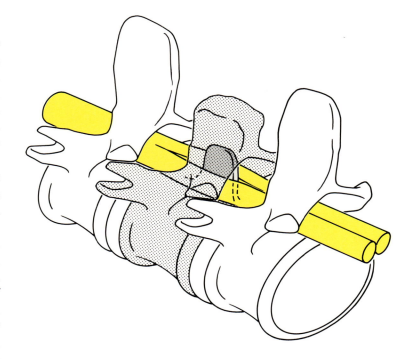

Abb. 147. Diastematomyelie (schematisch)

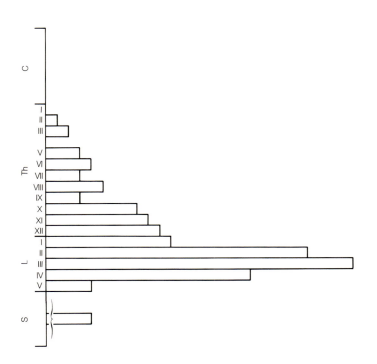

Abb. 148. Diastematomyelie
Höhenverteilung von 135 Knochenspornen bei 132 aus der Literatur gesammelten Patienten mit Diastematomyelie

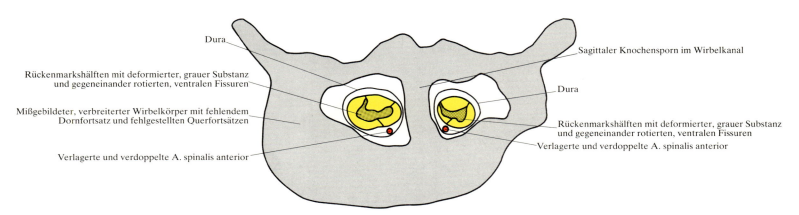

Abb. 149. Diastematomyelie im Querschnitt
Gezeichnet nach Computertomogramm und pathologisch-anatomischen Befunden

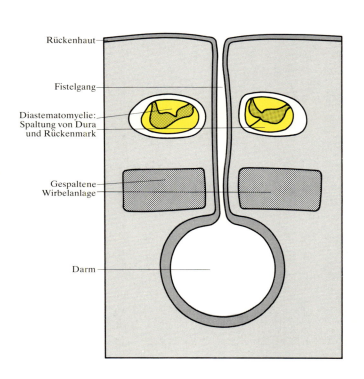

Abb. 150. Frühstadium in der Entstehung einer hinteren, enterogenen Fistel

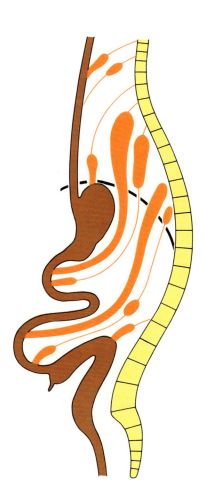

Abb. 151. Lokalisationsmöglichkeiten von enterogenen Fisteln, Cysten und Divertikeln entlang des Intestinaltrakts

1. Kongenitale *dorso-enterische Fistel*. Bei ihr persistiert der Kanal in seiner ganzen Länge vom Darm bis zur Rückenhaut.
2. Kongenitaler dorsaler *enterischer Sinus*. In diesem Fall ist die ventrale Verbindung gegen den Darm verschlossen, die dorsale Verbindung bleibt hingegen bestehen. Vom Dermalsinus (Abb. 154) kann er nur durch die histologische Untersuchung des Epithels (verhornendes Plattenepithel – Mucosa) unterschieden werden.
3. Kongenitale dorsale *enterogene Cyste*. Beide Fistelöffnungen sind verschlossen. Die resultierende Zyste kann prävertebral (oft im Mediastinum) oder intraspinal (prä-, retro- oder intramedullär) liegen.
4. Kongenitales dorsales *enterogenes Divertikel*. Hier besteht die ventrale Verbindung mit dem Darm und somit ein Intestinaldivertikel.

Fisteln, Cysten oder Divertikel können entlang des ganzen Intestinaltraktes bestehen (Abb. 151) (McLetchie et al. 1954).

d) Spina bifida

Verschlußstörungen des Neuralrohrs können vom Neuroporus anterior bis zum Neuroporus posterior auftreten, wobei ihre Häufigkeit stark variiert (Abb. 152). Dabei betreffen 79% den caudalen Bereich der Wirbelsäule und nur 7% den cervicalen sowie 4% den thorakalen Abschnitt (Gerlach u. Jensen 1969). – Störungen aus dem Formenkreis der Spina bifida können mit Mißbildungen des Hirns verbunden sein (Arnold-Chiari Syndrom, Mittelhirndeformitäten, Veränderungen des Gyrusmusters des Großhirns, Hydrocephalus) (Brocklehurst 1978).

Die Spina bifida gehört zu den häufigen Mißbildungen. Ihr Vorkommen variiert aber zwischen 0,3 in Japan und 4,1 pro 100000 Geburten in gewissen Teilen der Britischen Inseln (Laurence 1969). Mädchen sind gegenüber Knaben nur wenig häufiger betroffen (Faktor 1,0–1,3) (Brocklehurst 1978).

Pathologisch-anatomisch stehen die *gedeckten Formen* der Spina bifida (Abb. 153a–f), bei denen die Haut und die Meningen geschlossen sind, den *offenen Formen*, der Spina bifida aperta, resp. Rhachischisis mit Meningocele oder Myelocele (Abb. 153g, h), gegenüber. Bei den offenen Formen liegt die Neuralplatte (*Area medullovasculosa*) bzw. das mißgebildete Mark, ein blutreiches rotes Gewebe an der Körperoberfläche frei zutage. Der Zentralkanal mündet am Rand der Fehlbildung. Die Körperhaut (*Zona dermatica*) zeigt einen entsprechenden Defekt. Zwischen beiden Arealen liegt der Ring der offenen Rückenmarkshäute (*Zona epitheliosa*). Bei geschlossenen Formen kann das Rückenmark eine der Mißbildung entsprechende, hydromyelische Höhle aufweisen (= Meningomyelocystocele, Abb. 153e, f), in die Liquorcyste hineinverlagert und an deren Wand adhärent sein (= *Meningomyelocele*, Abb. 153c, d) oder überhaupt nicht beeinflußt sein (= *Meningocele*, Abb. 153a, b).

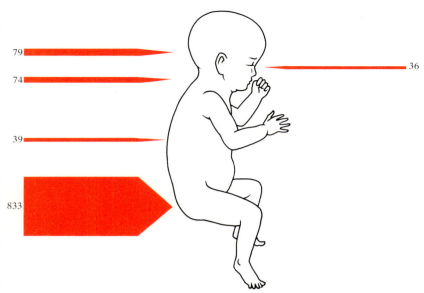

Abb. 152. Häufigkeitsverteilung dorsaler Verschlußstörungen des Zentralnervensystems
Lokalisation von 1061 Spaltbildungen nach Gerlach und Jensen (1969). Fast 80% betreffen den caudalen Abschnitt der Wirbelsäule

Neben dem Lokalbefund hängt der klinische Befund bei den offenen Formen von der Höhe der Veränderung ab. Lähmungen können aus dem Segmentschema (Abb. 164) zwanglos abgeleitet werden. Blase und Mastdarm sind gelähmt, oft besteht ein Rectalprolaps. Das Skelet weist Kyphosen sowie Mißbildungen der Beine und Füße auf. Mißbildungen der Meningen s.S. 244.

e) Dermalsinus

Der Dermalsinus entsteht ebenfalls als Folge von Störungen des Neuralrohrverschlusses. Von einer epithelausgekleideten Einsenkung der Hautoberfläche erstreckt sich ein Fistelgang verschieden tief in die Unterlage und endet entweder im subcutanen Fett, Bindegewebe, Knochen, Epiduralraum, Intraduralraum oder im Rückenmark (Abb. 154). Am Ende des Fistelganges kann sich ein intradurales Dermoid finden. Gefahr droht vor allem von Entzündungen des Fistelganges, die zu eitrigen Meningitiden und Myelitiden führen.

f) Hydromyelie, Syringomyelie

Sowohl bei der Hydromyelie als auch bei der Syringomyelie handelt es sich um Höhlenbildungen im Rückenmarksinnern, die klinisch kaum unterschieden werden können. Ihre Pathogenese ist aber verschieden (Blackwood et al. 1963, Foster 1978, Schliep 1978). Bei der *Hydromyelie* entsteht die Höhle aus einer Ausweitung des Zentralkanals. Sie wird oft zusammen mit einer Meningomyelocele oder Arnold-Chiari-Mißbildung gesehen. Die Höhle ent-

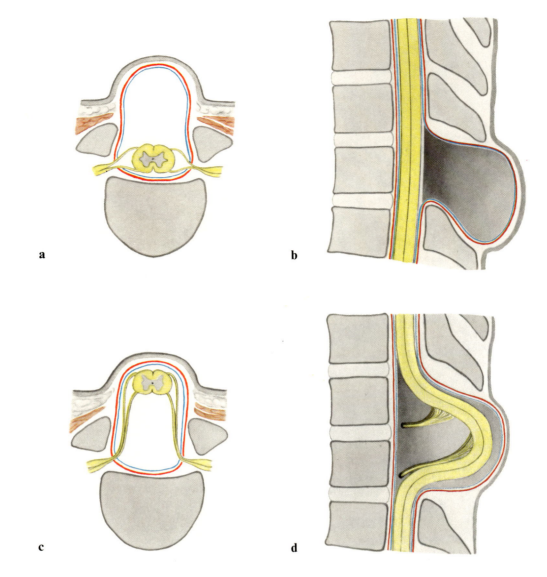

Abb. 153 a–h. Mißbildungen des Rückenmarks und seiner Hüllen
a, b Meningocele; **c, d** Meningomyelocele. **e, f** Meningomyelocystocele; **g, h** Rachischisis mit Meningocele
rot: Dura mater spinalis *blau:* Arachnoidea spinalis

steht als Folge einer Liquorstauung im Ventrikelsystem wegen Behinderung der Liquorpassage durch die Foramina lateralia et mediale ventriculi IV (MAGENDI et LUSCHKAE). – Bei der *Syringomyelie* bilden sich die Höhlen in der Rückenmarkssubstanz selbst, sei es als Folge degenerativer Prozesse, nach Resorption intramedullärer Blutungen oder nach Entzündungen im Subarachnoidealraum. Diese Höhlen sind im Gegensatz zur Hydromyelie nicht mit Ependym ausgekleidet, können aber sekundär Verbindungen mit dem Zentralkanal und dem 4. Ventrikel aufnehmen (betr. die klinische Symptomatik s.S. 285 und Abb. 270a).

g) Abnormes Filum terminale

Das Filum terminale spielt klinisch keine Rolle, abgesehen von den Tumoren, die sich in seinem Bereiche entwickeln (s.S. 295), und von den seltenen Fällen, bei denen es abnorm verkürzt ist. Das zu kurze Filum terminale tritt einerseits auf im Zusammenhang mit der Diastematomyelie, bei der der Conus terminalis abnorm caudal verlagert ist (s.S. 145), andererseits auch ohne Rückenmarksverdoppelung zusammen mit Wirbel- und Rippenmißbildungen. Die Patienten leiden vor allem an *Gang-* und *Sphincterstörungen*. Die chirurgische Durchtrennung des Filum bringt eine Verbesserung des neurologischen Zustandes (JONES u. LOVE 1956, LOVE et al. 1961).

Mißbildungen des Rückenmarks

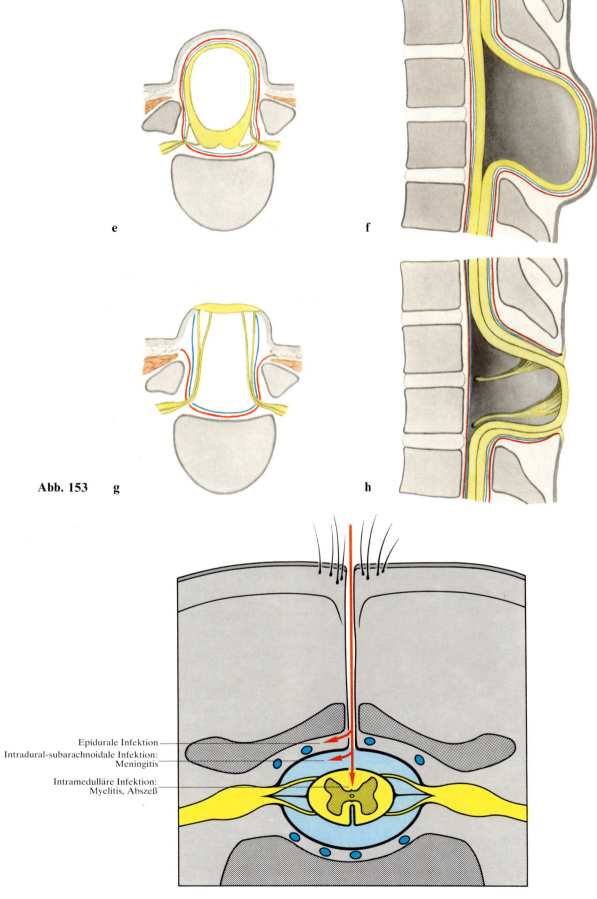

Abb. 153

Abb. 154. Infektionswege bei spinalem Dermalsinus

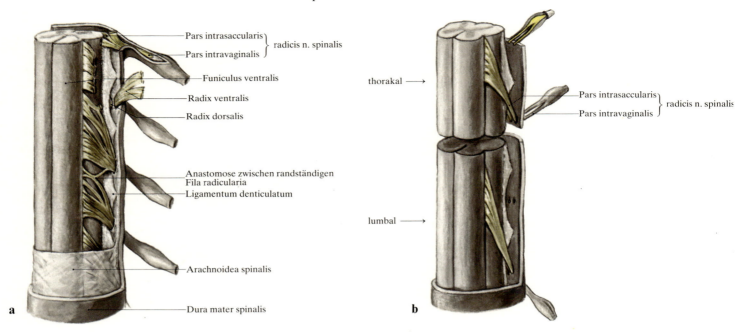

Abb. 155a, b. **Das Verhalten der Spinalnervenwurzeln zur Dura** (Nach KUBIK 1966)
a Cervicalabschnitt; b Thorakal- und Lumbalabschnitt

B. Die Spinalnervenwurzeln

In den jederseitigen *Sulci ventrolaterales et dorsolaterales* verbinden sich die Wurzeln der Spinalnerven mit dem Rückenmark (Abb. 129). Eine Wurzel besteht aus mehreren konvergierenden *Fila radicularia,* die sich erst in einiger Entfernung vom Rückenmark zu einem gemeinsamen Nervenstrang (von einigen Autoren *Nervus radicularis* genannt) vereinigen. Zwischen randständigen Fila radicularia können Anastomosen bestehen, so daß die Segmentgrenzen im Bereich der Wurzeln unscharf werden (Abb. 155a). Solche Anastomosen sind am häufigsten an dorsalen Wurzeln im Halsbereich (23,5% nach BOYER et al. 1981). An ventralen Wurzeln sind sie sehr selten. Sie scheinen auf eine verzögerte Segmentierung der Neuralleiste zurückzugehen.

1. Die ventralen Wurzeln

Die ventralen Wurzeln enthalten markhaltige, bis zu 20 μ dicke Nervenfasern. Die Mehrheit stellt die Axone der großen motorischen *Vorderhornzellen* dar (A-α-Fasern, 12–20 μ), welche zu den extrafusalen Fasern der Skeletmuskeln ziehen. Dünnere myelinisierte (3–10 μ) Fasern stammen ebenfalls aus dem Vorderhorn und bilden die Gruppe der A-γ-Fasern, welche die intrafusalen Muskelfasern innervieren. In den ventralen Wurzeln der Segmente C_8–L_2 kommen schließlich noch die visceroefferenten, sympathischen B-Fasern (3 μ) aus dem *Nucleus intermediolateralis* dazu. Vergleichbare, aber parasympathische Fasern findet man in den Segmenten S_{2-4}. Alle genannten Fasern sind efferent und myelinisiert. Angaben über die Faserzahl sind sehr unterschiedlich. Sie soll in einer ventralen Wurzel bei 200000 liegen. Dies dürfte jedoch individuell und zwischen den Segmenten beträchtlich schwanken. Nach klinischen Beobachtungen soll in den Vorderwurzeln auch eine kleine Zahl von afferenten Fasern vorhanden sein (FOERSTER 1936).

2. Die dorsalen Wurzeln

Sie bestehen aus den afferent leitenden, zentralen Neuriten der *Spinalganglienzellen*. Nach dem Kaliber lassen sich vier Klassen unterscheiden. Dicke markhaltige Fasern (12–20 μ, Ia-, Ib-Fasern) stammen aus Muskel- und Sehnenspindeln. Die 5–15 μ dicken II-Fasern leiten Erregungen von Receptoren der Oberflächensensibilität. III-Fasern mit 1–7 μ Durchmesser dienen der Schmerz- und Temperaturleitung. Die dünnen (0,3–1,3 μ) marklosen IV-Fasern schließlich stellen Visceroafferenzen dar.
Diese verschiedenen Faserarten sind in einer dorsalen Wurzel nicht willkürlich gemischt, sondern weisen eine bestimmte topographische Anordnung auf (Abb. 157). Im Bereich der Wurzeleinstrahlungszone liegen die dünnen Fasern in einem lateralen, die dicken in einem medialen Bündel.
Die Gesamtzahl der Nervenfasern ist in den dorsalen Wurzeln höher als in den ventralen. Sie soll etwa 600000 betragen. Deshalb sind die hinteren Wurzeln immer dicker als die vorderen. Eine Ausnahme machen die Segmente C_1 und Co. Hier fehlt die dorsale Wurzel oft ganz oder wird nur von wenigen dünnen Fäden gebildet.

3. Die Spinalganglien

Jede Hinterwurzel weist kurz vor ihrer Vereinigung mit der vorderen zum Spinalnerv eine spindelförmige Auftreibung, das Spinalganglion auf. Dieses enthält von Satellitenzellen umgebene pseudounipolare Nervenzellen, welche die Perikarya der afferenten Neurone darstellen. Alle spinalen afferenten Fasern, auch die aus den Eingeweiden, haben ihre Zellen in Spinalganglien. Die Zellen unterscheiden sich in ihrer Größe entsprechend dem Faserdurchmesser. Sie liegen vorwiegend peripher im Ganglion, während ihre Fasern einen zentralen Kern bilden.

Wenn keine dorsale Wurzel vorhanden ist, wie gelegentlich im obersten und untersten Segment, fehlt natürlich auch das Spinalganglion. C_1 kann gelegentlich mit dem N. accessorius ein gemeinsames Ganglion haben (PEARSON 1938). Gelegentlich kann auch im Thorakalbereich eine dorsale oder ventrale Wurzel ein- oder beidseitig fehlen. Verdoppelung von Spinalganglien kommt vor, besonders in der Lumbal- und Sacralregion. Aberrierende, nicht direkt in die Hinterwurzel eingebaute Spinalganglien sind an Hals-, Lenden- und Sacralnerven beobachtet worden (CROSBY et al. 1962).

Die Spinalganglien liegen in den Foramina intervertebralia mit Ausnahme des obersten, des zweiten (Abb. 227) und der untersten. Das Ganglion C_1, sofern vorhanden, liegt im Wirbelkanal, während die sacralen Spinalganglien im Kreuzbeinkanal gefunden werden.

4. Beziehung der Spinalnervenwurzeln zur Dura mater spinalis

Der rückenmarksnahe Teil jeder Radix nervi spinalis zieht durch die *Cavitas subarachnoidealis* und wird vom Liquor cerebrospinalis umspült. Er liegt somit innerhalb des Duralsackes und wird nach KUBIK (1966) **Pars intrasaccularis** genannt. Aus dem Duralsack treten die Wurzeln in eine trichterförmige Ausstülpung der harten Rückenmarkshaut ein, die eine Scheide um den nachfolgenden Wurzelabschnitt bildet. Diese schließt an der dorsalen Wurzel auch das Spinalganglion ein und geht in das Epineurium des Spinalnerven über. Dieser rückenmarksferne Teil, die **Pars intravaginalis,** verläuft mit ihrer Durascheide durch die *Cavitas epiduralis* zum zugehörigen Foramen intervertebrale. Die beiden Abschnitte der Spinalnervenwurzeln zeigen in verschiedenen Höhen ein unterschiedliches Verhalten.

a) Die **Pars intrasaccularis** der Wurzeln im *Halsbereich* ist kurz und besteht ausschließlich aus den Fila radicularia, die sich erst am Übergang zum intravaginalen Teil zu einem gemeinsamen Stamm vereinen. Im *Brust-* und *Lumbosacralbereich* werden die Wurzeln zunehmend länger, und die Verschmelzung der Fila radicularia zu einem einheitlichen Strang erfolgt im intrasacculären Abschnitt (Abb. 155a, b).

b) Die **Pars intravaginalis** zeigt ebenfalls höhenabhängige Formdifferenzen. Ventrale und dorsale Wurzeln haben

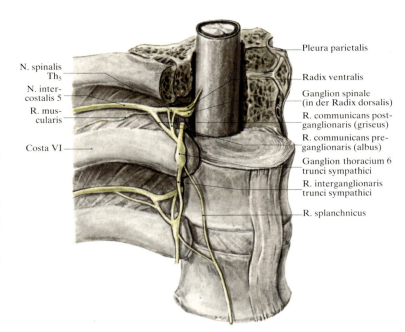

Abb. 156. Spinalnerv und Truncus sympathicus mit Wurzeln und Ästen

prinzipiell getrennte Durchtrittsstellen durch die Wand des Durasackes. Im *Hals-* und *Lumbosacralabschnitt* liegen diese jedoch nahe beisammen, so daß die Wurzeln außerhalb des Sackes in einer äußerlich gemeinsamen Durascheide enthalten sind. Sie sind jedoch innerhalb dieser Scheide durch ein Septum getrennt. Im *Brustabschnitt* hingegen haben die vordern und hintern Wurzeln eine eigene Durascheide, so daß sie bis zum oder nach dem Spinalganglion getrennt durch den Epiduralraum verlaufen (KUBIK 1966) (Abb. 155). Über den Verlauf der Pars intravaginalis s.S. 250. Länge der Wurzeln s.S. 253.

C. Die Spinalnerven und ihre Äste
(Abb. 156)

Im Foramen intervertebrale vereinigen sich die Vorder- und Hinterwurzel zu einem einheitlichen Nervenstamm, zum **Truncus nervi spinalis** (Abb. 157). Diese 31 Nervenpaare sind gemischte Nerven, welche sich nach kurzem Verlauf von ca. 1 cm oder weniger gesetzmäßig in folgende Äste aufteilen:

1. Ramus dorsalis

Er versorgt die Muskulatur und Haut am Rücken.

2. Ramus ventralis

Er ist der dickste aller Äste, da sein Versorgungsgebiet, die ventrolaterale Rumpfwand und Extremitäten, am größten ist.

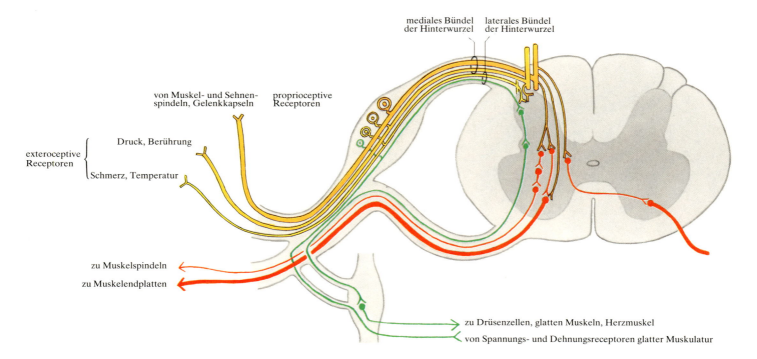

Abb. 157. Die Leitungselemente im Spinalnerven eines thorakalen Segmentes
grün: viscerale Afferenzen und Efferenzen; *rot:* somatische Efferenzen; *gelb:* somatische Afferenzen (Nach Carpenter 1976)
(Auf korrekte Zusammensetzung der Äste des Spinalnerven wurde aus Gründen der Übersichtlichkeit verzichtet)

3. Ramus meningeus (N. sinuvertebralis)

Es handelt sich um einen sehr kleinen Nerven, der rückläufig durch das Foramen intervertebrale in den Wirbelkanal gelangt und dort Bänder, Gefäße und Meningen innerviert (Abb. 216). Er enthält neben sensiblen auch efferente Fasern des Sympathicus.

4. Rami communicantes

Sie verbinden den Spinalnerven mit dem sympathischen Grenzstrang. Und zwar gelangen efferente, markhaltige Fasern durch den

a) Ramus communicans albus zu den Grenzstrangganglien. Marklose visceroafferente Fasern ziehen vom Grenzstrang ebenfalls durch den Ramus communicans albus zum Spinalnerven und weiter zum Spinalganglion. Marklose postganglionäre Fasern verlaufen im

b) Ramus communicans griseus, der sich aber meist mit dem ventralen Spinalnervenast verbindet. Ein Teil der Fasern gelangt über diesen in die ventrolaterale Peripherie. Ein nicht unbeträchtlicher Teil läuft im Ramus ventralis zentralwärts bis zur Teilungsstelle des Spinalnerven, um dann über den Ramus dorsalis den Rücken zu erreichen.

D. Der Grenzstrang des Sympathicus (Truncus sympathicus)

Der Truncus sympathicus ist ein zentraler Teil des vegetativen Nervensystems. Wegen seiner engen Beziehung zur Wirbelsäule soll er hier als Teil des Rückens besprochen werden.

1. Zusammensetzung (Abb. 158)

Die symmetrisch angelegten Grenzstränge bestehen aus **Ganglien** und **Rami interganglionares.** Sie entwickeln sich aus primär ungegliederten Strängen, deren Zellen aus der *Neuralleiste* stammen. Eine Gliederung in einzelne Ganglien kommt erst sekundär zustande. Eine strenge Metamerie besteht nicht. Die Aufgliederung beginnt beim etwa 5 Wochen alten Embryo zuerst im Brustabschnitt, wo sie am konsequentesten durchgeführt wird, und erfaßt schließlich auch die übrigen Abschnitte. Sie erfolgt durch die Ausbildung von longitudinal verlaufenden Fasern, welche die Zellen gruppenweise auseinanderrücken lassen. Die Zellgruppen bilden die Ganglien, die dazwischenliegenden Längsfasern die Rami interganglionares, in denen man immer vereinzelte oder kleine Gruppen von Ganglienzellen finden kann.

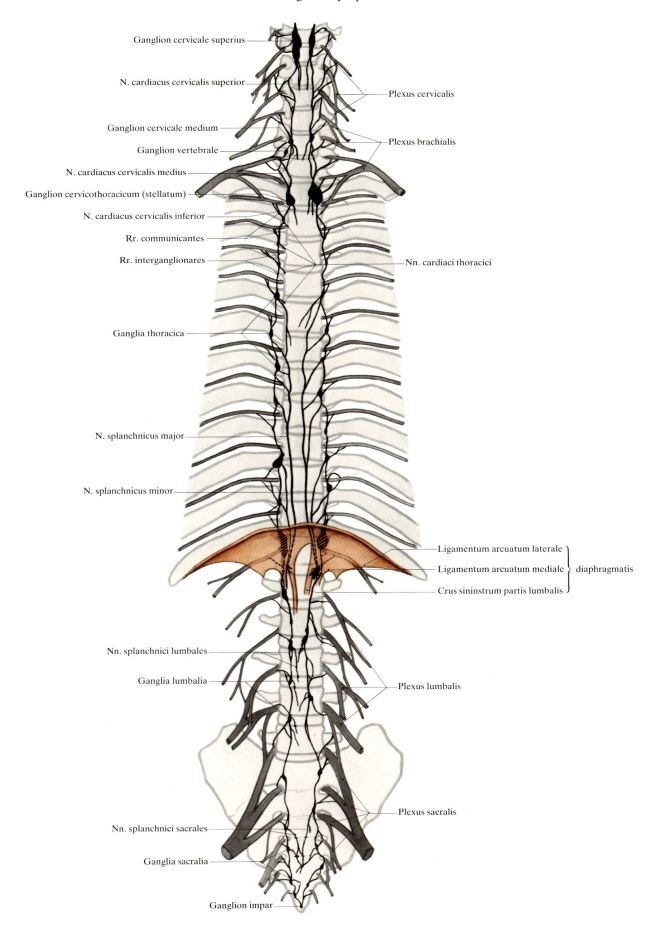

Abb. 158. Übersicht über den Truncus sympathicus

2. Verbindungen des Grenzstranges (Abb. 156)

a) Rami communicantes

Der Grenzstrang ist durch dorsolateralwärts verlaufende *Rami communicantes* mit den Spinalnerven verbunden. Im Hals- und Lendenabschnitt können in diese intermediäre Ganglien (*Ganglia intermedia*) eingeschaltet sein.

α) Rami communicantes albi enthalten myelinisierte Fasern, welche im *Nucleus intermediolateralis* entspringen und das Rückenmark durch die ventralen Wurzeln verlassen. Sie können an 3 verschiedenen Orten auf das postganglionäre Neuron umgeschaltet werden:
- Im Grenzstrangganglion, das dem Spinalnerven am nächsten liegt.
- Nach auf- oder absteigendem Verlauf in einem entfernteren Grenzstrangganglion. Dabei können Collateralen an die durchlaufenen Ganglien abgegeben werden.
- Nach Passieren des Grenzstranges und eines *N. splanchnicus* in einem prävertebralen Ganglion.

Da sich der Nucleus intermediolateralis nur über die Segmente C_8–L_2 erstreckt, gibt es in den höheren und tieferen Segmenten keine Rami communicantes albi. Die Halsganglien erhalten ihre präganglionären Fasern aus den oberen Thorakalsegmenten durch den Grenzstrang aufsteigend, die Ganglien unterhalb L_2 aus den untern Thorakal- und den beiden ersten Lendensegmenten absteigend.

β) Rami communicantes grisei sind Verbindungen der Grenzstrangganglien oder auch der Rami interganglionares zu den ventralen Ästen der Spinalnerven. Sie enthalten die marklosen *postganglionären* Fasern, welche für die Versorgung der Blutgefäße, Hautdrüsen und Mm. arrectores pilorum der Rumpfwand und der Extremitäten bestimmt sind. Die Fasern für den Rücken verlaufen im ventralen Ast zentralwärts bis zur Abzweigung des dorsalen Spinalnervenastes, mit welchem sie weiterziehen.

Am Hals gibt es zwei Arten von grauen Verbindungsästen.
- *Rami communicantes profundi* durchdringen die prävertebrale Halsmuskulatur und bilden ein Geflecht im Kanal der Foramina processuum transversorum. Dieses erstreckt sich vom 4.–7. Halswirbel und gibt Äste an den Plexus vertebralis und die ventralen Äste der Spinalnerven C_{5-7} ab.
- *Rami communicantes superficiales* stellen Verbindungen zu Hals- und Hirnnerven her, ohne vorher Muskeln zu durchbohren.

b) Rami vasculares
verlassen den Grenzstrang in ventromedialer Richtung, um zur Aorta und zu anderen Gefäßen zu gelangen.

c) Rami viscerales
ziehen ebenfalls ventromedialwärts zu Eingeweiden.

d) Nervi splanchnici
sind Äste des Grenzstranges, die im Gegensatz zu den vorher genannten aus präganglionären Fasern bestehen, deren Schaltstelle in einem prävertebralen Ganglion liegt.

In den unter b) bis d) genannten Ästen verlaufen auch *visceroafferente* Fasern zum Grenzstrang, um im allgemeinen über den Ramus communicans albus zu ihrer Zelle in einem Spinalganglion zu gelangen.

3. Abschnitte

Der Grenzstrang erstreckt sich über die ganze Länge der Wirbelsäule. Entsprechend unterscheidet man eine Pars cervicalis, thoracalis, lumbalis und sacralis. Die Grenzstränge enden caudal mit einem unpaaren, gemeinsamen Ganglion vor dem Steißbein.

a) Pars cervicalis

Der Halsgrenzstrang umfaßt in der Regel 2–4 Ganglien und ist in der *Lamina prevertebralis fasciae cervicalis (Fascia colli profunda)* eingebaut. Hinter ihm liegt die *prävertebrale Halsmuskulatur*, vor ihm der *Gefäßnervenstrang des Halses*. Die Ganglien sind nicht, wie öfters angegeben, durch die Verschmelzung von 8 Halsganglien entstanden, sondern durch Aufteilung des ursprünglich einheitlichen Zellstrangs in nur 2–4 Anteile.

α) Das Ganglion cervicale superius ist das größte und konstant vorhanden. Es liegt als plattes, spindelförmiges Gebilde vor den Querfortsätzen des 2.–3. Halswirbels. Ventral findet man die *A. carotis interna* und die *V. jugularis interna*. Ventrolateral von ihm liegt der *N. vagus*. Die präganglionären Fasern stammen aus den Segmenten C_8–Th_4 und steigen im Grenzstrang auf. Insbesondere die Fasern für den *M. dilatator pupillae* kommen aus dem *Nucleus intermediolateralis* der Segmente C_8 und Th_1 (**Centrum ciliospinale**) und werden im oberen Halsganglion umgeschaltet.

Cranial setzt sich das Ganglion in den *N. caroticus internus* fort, welcher die A. carotis interna in den Schädel begleitet. Er bildet den *Plexus caroticus internus*, der sich mit der Arterie verzweigt und unter anderem den Inhalt der Orbita und die Augenlider versorgt. Der *N. jugularis* bildet ein Geflecht in der Wand der V. jugularis und gibt Äste an die Nn. vagus et glossopharyngeus ab.

Das Ganglion gibt Rami communicantes grisei an die letzten 4 Hirnnerven und die ersten 3–4 Cervicalnerven ab, ebenso Rami viscerales zu den oberen Halseingeweiden. Am caudalen Pol entläßt es den *N. cardiacus cervicalis superior*.

β) Das Ganglion cervicale medium ist sehr variabel. Gelegentlich fehlt es, oder es ist in mehrere sehr kleine Ganglien aufgeteilt. Es kann auch mit dem unteren Halsganglion zu einem größeren Knoten verschmolzen sein. Wenn es vorhanden ist, liegt es auf Höhe des 6. Halswirbels in enger Nachbarschaft zur *A. thyroidea inferior.*

Das Ganglion gibt Rami communicantes grisei an die Halsnerven $C_{(4)5-6(7)}$ ab. Kleine Ästchen können auch direkt die *Nn. phrenicus et laryngeus recurrens* erreichen. Rr. vasculares begleiten die *Aa. carotis communis et thyroidea inferior.*

Feine Rami vasculares ziehen mit den Arterien oder direkt zur Schilddrüse und zu den Epithelkörperchen. Der stärkste Ast ist der *N. cardiacus cervicalis medius,* welcher sich lateral an den N. cardiacus cervicalis superior anschließt, um zur Aorta in den *Plexus cardiacus* zu ziehen. Er kann auch, vor allem beim Fehlen des mittleren Halsganglions, von einem Ramus interganglionaris abzweigen.

γ) **Das Ganglion vertebrale** ist ein kleines, inkonstantes Ganglion, welches auf Höhe des 7. Halswirbels vor der *A. vertebralis* liegt. Nicht selten ist es mit dem mittleren oder unteren Halsganglion verwachsen. Es gibt Rami communicantes grisei zu den Halsnerven C_{5+6} oder C_{6+7} ab. Ferner entstammen ihm Äste zum *N. vertebralis.* Der Ramus interganglionaris zum unteren Halsganglion ist verdoppelt und bildet die *Ansa subclavia* um die A. subclavia.

δ) **Das Ganglion cervicale inferius** ist meist mit dem ersten Thorakalganglion zum **Ganglion cervicothoracicum (stellatum)** verwachsen. Dieses liegt auf dem ersten Rippenköpfchen und berührt vorne die Pleurakuppel. Es umfaßt von hinten die *A. vertebralis* und grenzt lateral an die Rami ventrales der Nerven C_8 und Th_1, mit denen es durch Rami communicantes albi et grisei verbunden ist. Ein weiterer Ramus communicans griseus geht zu C_7. Außer Ästen zu den benachbarten Gefäßen entläßt es den *N. cardiacus cervicalis inferior* sowie Zweige zur Lunge (Abb. 296).

Schließlich entspringen dem Ganglion mehrere Wurzeln zum *N. vertebralis,* welcher die A. vertebralis begleitet und um sie den *Plexus vertebralis* bildet. Dieses Geflecht erschöpft sich auf Höhe von C_2 und wird von Fasern aus dem oberen Halsganglion, welche die Arterie über die Spinalnerven C_{1+2} erreichen, für den intracranialen Abschnitt neu aufgebaut.

b) Pars thoracica (Abb. 156)

Die Pars thoracica trunci sympathici enthält 10–12 *Ganglia thoracica,* welche vorwiegend auf den Rippenköpfchen, lateral von den Wirbelrippengelenken, gelegen sind. Der Brustgrenzstrang läuft lateral über die Intercostalgefäße, und die Pleura parietalis bedeckt ihn als durchsichtiger Überzug.

Die *Rami communicantes* sind in diesem Abschnitt kurz. Ein Ganglion kann gelegentlich mit 2 Thorakalnerven verbunden sein, wie auch ein Intercostalnerv an 2 benachbarte Ganglien angeschlossen sein kann. *Rami vasculares* werden aus den oberen Thorakalganglien an die Gefäße im hinteren Mediastinum abgegeben. *Rami viscerales* erreichen Oesophagus, Trachea und Lungen. Aus dem 2.–4. (5.) Ganglion stammen die *Nervi cardiaci thoracici.*

Die untere Hälfte des Brustgrenzstranges entläßt die *Nervi splanchnici* zur Versorgung der Baucheingeweide. Ihre präganglionären Fasern werden in den prävertebralen Ganglien im Bauchraum geschaltet.

Der *Nervus splanchnicus major* bezieht Wurzeln aus dem 6.–9. Brustganglion, die sich an der Seitenfläche der Wirbelsäule zu einem einheitlichen Stamm vereinen. Dieser überkreuzt die Intercostalgefäße lateral und durchsetzt das Zwerchfell zwischen dessen Crura mediale et intermedium, um das *Ganglion coeliacum* zu erreichen (Abb. 91, 328). Im Nervus splanchnicus major kann oberhalb des Zwerchfells ein kleines *Ganglion splanchnicum* eingeschaltet sein.

Der *Nervus splanchnicus minor* wurzelt im 10. und 11. Brustganglion. Er läuft gemeinsam mit dem Nervus splanchnicus major oder durch eine eigene Lücke im Zwerchfell zum *Ganglion coeliacum.* Ein Ast des N. splanchnicus minor oder auch ein selbständig aus dem untersten Brustganglion entspringender Nerv zieht zum *Ganglion renale* und wird als *Nervus splanchnicus imus* bezeichnet. Es wurde bereits darauf hingewiesen, daß die Nervi splanchnici neben den größtenteils präganglionären, efferenten Fasern auch afferente aus den Eingeweiden enthalten. Diese ziehen durch den Grenzstrang und die Rami communicantes albi zu den Spinalganglien.

c) Pars lumbalis

Der Grenzstrang durchsetzt das Zwerchfell zwischen den Crura intermedium et laterale (Abb. 91, 328). Der Lendenteil zieht von der Seiten- zur Vorderfläche der Wirbelsäule. Rechts liegt er hinter der *V. cava inferior* und links seitlich von der *Aorta,* wo er von zahlreichen *Nodi lymphatici lumbales* überlagert wird. Gelegentlich erscheint er verdoppelt, in diesem Fall ist der laterale Teil der eigentliche Grenzstrang. Der mediale Teil setzt sich aus Fasern zusammen, die schließlich im *Plexus aorticus abdominalis* aufgehen. Der Lendengrenzstrang weist 3–4 *Ganglia lumbalia* auf. Gelegentlich sind das 12. Brust- und das 1. Lendenganglion zu einem langgestreckten Knoten verschmolzen. Weitere Lendenganglien können unter sich verwachsen sein, während sie seltener in eine größere Zahl aufgeteilt sind. In dieser Hinsicht besteht keine Symmetrie zwischen links und rechts.

Die *Rami communicantes* sind relativ lang. Sie verlaufen zusammen mit den Vasa lumbalia nach dorsal unter den Sehnenbögen der Psoasursprünge hindurch. Die ersten beiden Lendenganglien erhalten noch *Rami communicantes albi* (Rami communicantes superficiales). *Rami communicantes grisei* gehen aus allen Lumbalganglien hervor und verbinden sich in der Tiefe des Musculus psoas major mit Ästen des Plexus lumbalis (Rami communicantes profundi).

Rami vasculares ziehen auf die Ventralfläche der Aorta, wo sie zusammen mit Ästen aus den Plexus coeliacus et mesenterici den *Plexus aorticus abdominalis* aufbauen. Dieser setzt sich als *Plexus hypogastricus superior* in die Bekkenhöhle fort. 4–5 *Nervi splanchnici lumbales* verbinden die Lendenganglien mit den Geflechten im Bereich der Aorta.

d) Pars sacralis (Abb. 328)

Der Grenzstrang setzt sich über die Linea terminalis ins kleine Becken fort. Er verläuft dabei hinter den Vasa iliaca communia und liegt an der Vorderfläche des Sacrums medial von den Foramina sacralia pelvina.

Die Pars sacralis weist 3–4 *Ganglia sacralia* auf, die mit den Rami ventrales der Sacralnerven durch *Rami communicantes grisei* verbunden sind. *Nervi splanchnici sacrales* ziehen von den Sacralganglien zum *Plexus pelvinus*. Die Grenzstränge enden mit dem *Ganglion impar*, welches auf der Basis ossis coccygis liegt.

4. Grenzstrangdurchtrennung

Therapeutisch wird die Grenzstrangdurchtrennung zur Behandlung von arteriellen Durchblutungsstörungen, der Hyperhidrose, der Sudeckschen Dystrophie, der Kausalgie, bei Erfrierungen und früher auch bei der Hypertonie eingesetzt (LOOSE u. LOOSE 1974). Je nach Lokalisation der Störung werden verschiedene Anteile des Sympathicus zerstört. Die Sympathicusversorgung der Arme reicht von der Vorderwurzel C_7 bis Th_2, wobei fast alle präganglionären Fasern das Ganglion Th_2 passieren. Durch Resektion der Ganglien Th_2 und Th_3 werden alle präganglionären Fasern durchtrennt, so daß ein weitgehender Sympathicusausfall im Arm resultiert. Erst durch Resektion von Th_1 erzielt man auch eine Sympathicusausschaltung im Gesicht mit Auftreten eines Hornerschen Syndroms. Die Sympathicusversorgung des Beines stammt aus den Wurzeln Th_{12} bis L_2, gelegentlich auch L_3.

Vor jeder chirurgischen Ausschaltung des Sympathicus wird eine vorübergehende Blockade durch Injektion eines Lokalanästheticums gemacht. Auf diese Art können sich Patient und Arzt schon vor dem definitiven Eingriff ein Bild vom zu erwartenden Resultat und seinen Nebeneffekten machen (Sympathicusläsionen s.S. 315).

E. Die segmentale Innervation

Die Verbindungen des Rückenmarks mit der Peripherie, die Spinalnerven mit ihren Wurzeln, haben die embryonale segmentale Gliederung am klarsten beibehalten. Etwas weniger deutlich ist eine solche auch im Grenzstrang des Sympathicus zu erkennen. Die Derivate der Ursegmente hingegen haben ihre ursprünglichen Grenzen weitgehend

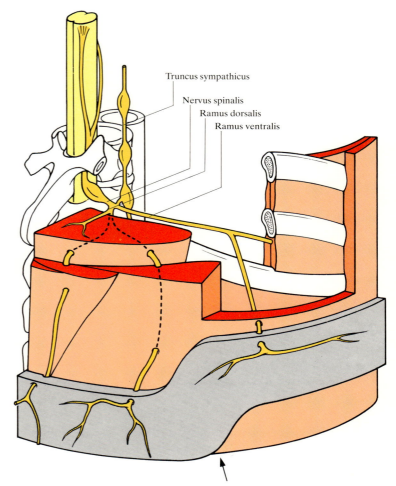

Abb. 159. **Neurale Segmentverschiebung innerhalb der Rumpfwand**
Die Caudalverschiebung ist beim Ramus dorsalis ausgeprägter als beim Ramus ventralis, was zu einem Knick im Dermatom (scapulare Erhebung) führt (*Pfeil*)

verloren. Die einzelnen Nervensegmente weisen aber zusammenhängende Versorgungsgebiete auf, so daß auch diese indirekt eine entsprechende Gliederung erkennen lassen. Als Körpersegment bezeichnet man daher das Innervationsgebiet eines Spinalwurzelpaares. Am deutlichsten erscheint diese periphere Gliederung in der Haut. Das einer hinteren Spinalnervenwurzel entsprechende Hautfeld wird als *Dermatom* bezeichnet. Dem Innervationsgebiet einer Vorderwurzel entspricht das *Myotom*. Als *Enterotom* bezeichnet man schließlich das Versorgungsbiet der einem Rückenmarksegment zugeordneten vegetativen Fasern. Diese Begriffe haben sich in der Klinik eingebürgert. Sie dürfen nicht mit den gleichlautenden embryologischen Bezeichnungen verwechselt werden, mit denen sie sich nicht in allen Teilen decken.

Es ist wesentlich festzuhalten, daß Dermatome und Myotome der gleichen Segmente, vor allem im Bereich der Extremitäten, stark gegeneinander verschoben sein können. So liegen z.B. am Thorax die Myotome jeweils unter der entsprechenden Rippe, die Dermatome hingen sind zunehmend caudalwärts verlagert (Abb. 159, 175).

1. Dermatome

Unsere Kenntnis von der Anordnung der von einem spinalen Segment versorgten Hautareale basiert auf den Resultaten von drei prinzipiell verschiedenen Untersuchungsmethoden, die gering voneinander abweichende Schemata ergeben haben (Abb. 160).

Diese Abweichungen müssen teilweise durch die unterschiedliche Technik, teilweise aber durch die von Patient zu Patient bestehende individuelle Variation erklärt werden (FRYKHOLM 1969).

a) Bei der **anatomischen Präparation** wird die Haut des Rumpfes zusammen mit der Subcutis von der Fascie gelöst und flach ausgebreitet. Die Hautnerven werden in ihrer Verlaufsstrecke von der Austrittsstelle aus der Fascie bis zum Eintritt in die Cutis präpariert (GROSSER u. FRÖHLICH 1902). Durch Einzeichnen von Grenzlinien zwischen den Verästelungsarealen der Hautnerven erhält man ein Muster von gewundenen Hautstreifen, die erstaunlich gut mit den Headschen Zonen und den Hautveränderungen bei *Herpes zoster* übereinstimmen (Abb. 161) (ELZE 1957, HANSEN u. SCHLIACK 1962, HEAD 1893, 1894). Man erkennt die caudale Verschiebung der Areale gegenüber den Processus spinosi um 1–2 Wirbelhöhen, die Stufenbildung in der *Scapularlinie* an der Grenze zwischen den Rami cutanei dorsales et laterales der Spinalnerven und die zweite, weniger deutliche Stufenbildung in der *Mamillarlinie* am Übergang der Rami cutanei laterales et ventrales (Abb. 159, 160a, b, 161). – Im Bereich der Extremitäten ist eine solche Präparation wesentlich schwieriger, da die einzelnen, spinalen Nervenfaserbündel durch den brachia-

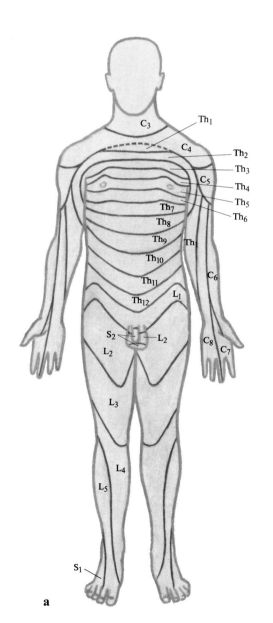
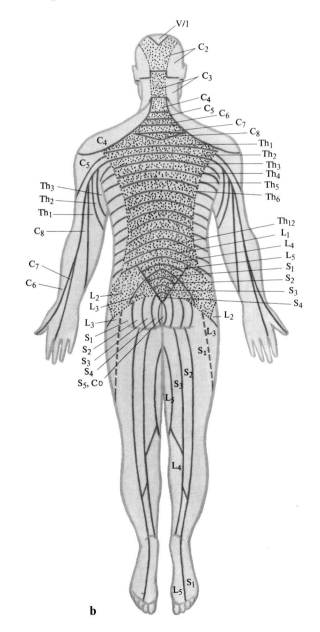

Abb. 160 a–l. Sensible Wurzelfelder in der Haut, nach verschiedenen Methoden festgelegt
a, b Anatomisch nach ELZE (1957) (*punktiert* = Versorgungsgebiet der Rr. dorsales nn. spinalium)

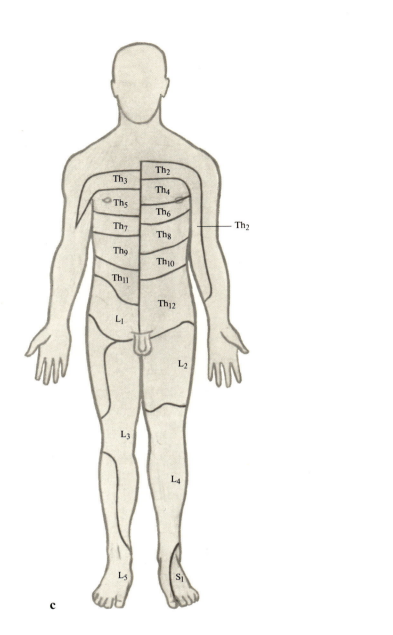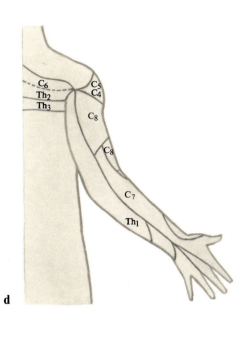

Abb. 160. c, d Chirurgisch-physiologisch nach FOERSTER (1913)

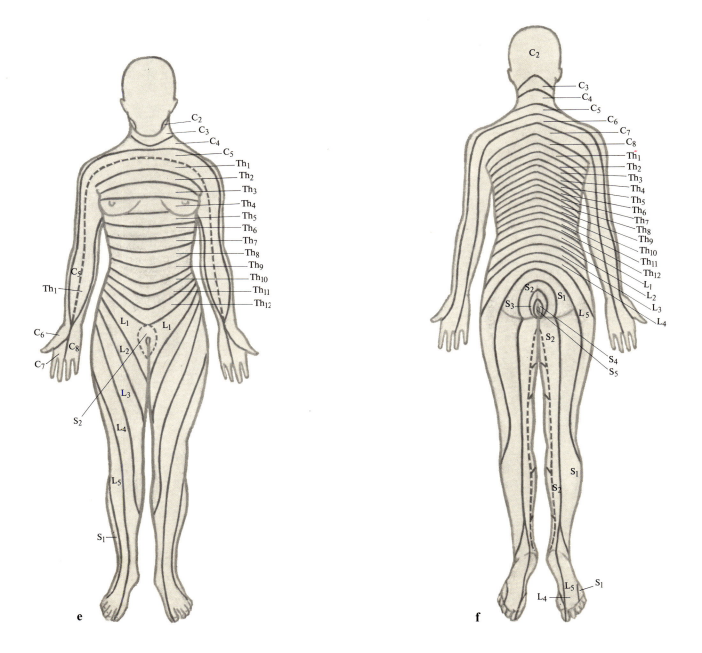

Abb. 160. e, f Neurochirurgisch nach Keegan (1947)

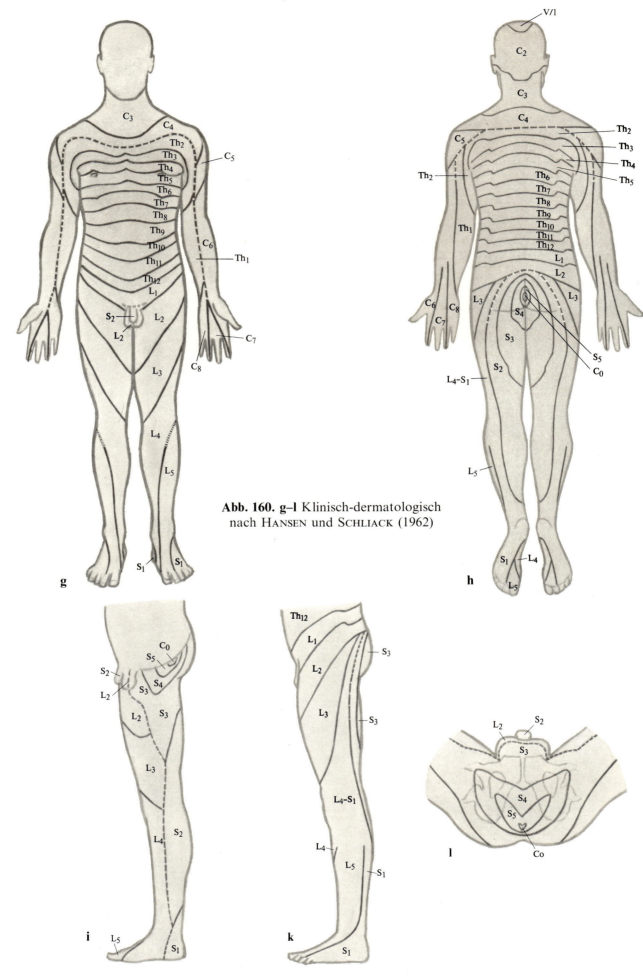

Abb. 160. g–l Klinisch-dermatologisch nach Hansen und Schliack (1962)

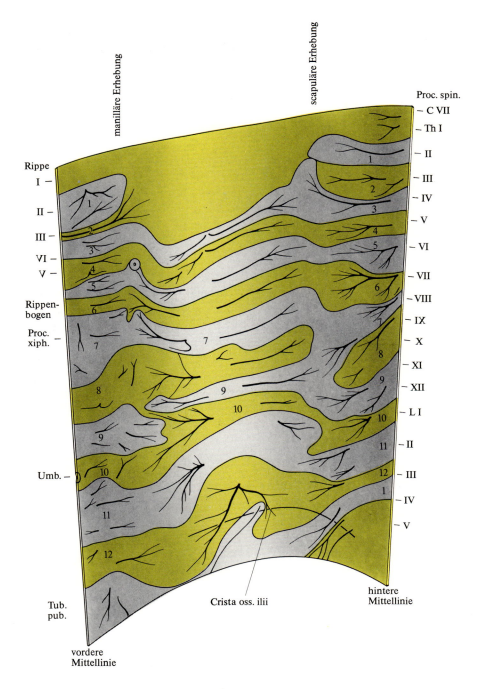

Abb. 161. Darstellung der Rumpfdermatome durch anatomische Präparation
Die von der Rumpffascie abgelöste Haut ist in eine Ebene ausgebreitet. Die bei der Ablösung durchtrennten Hautnerven sind aus der Subcutis herauspräpariert und hier dargestellt. Zur Identifikation wurden die Nerven von der Durchtrittsstelle durch die Fascie gegen zentral bis zur Spinalwurzel verfolgt (nach GROSSER u. FRÖHLICH 1902). Zwischen den Ausbreitungsarealen der Äste der einzelnen Nervenwurzeln sind Grenzlinien eingezeichnet, die so entstehenden Areale sind willkürlich getönt (nach ELZE 1957)

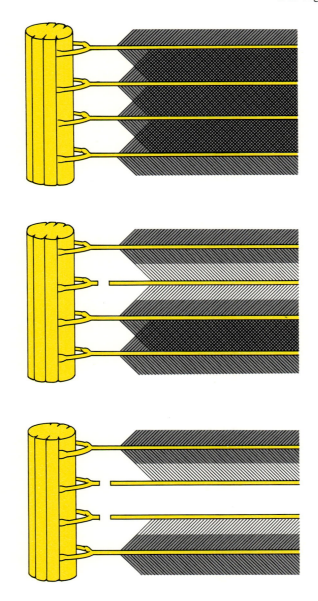

Abb. 162. Unterschiedliche Überlagerung der einzelnen Sinnesqualitäten angrenzender Dermatome
Die dichter schraffierte Ausbreitungszone der Schmerzempfindung eines Segmentalnerven überlagert im Gegensatz zur Berührungsempfindung (heller schraffiert) das Gebiet des angrenzenden Segmentes kaum, so daß eine hypalgetische Zone (mittlere Darstellung) schon bei Durchtrennung eines einzelnen, eine Berührungshypästhesie (untere Darstellung) erst nach Durchtrennung von zwei benachbarten Segmentalnerven besteht (Nach MUMENTHALER u. SCHLIACK 1965)

teilweise überdecken, wobei der Grad dieser Überlagerung für verschiedene Sinnesqualitäten verschieden ist. Die Zonen der *Schmerzempfindung* sind schmaler und überlagern sich weniger als die Zonen der *Berührungsempfindung*. Dementsprechend erzeugen monoradiculäre Läsionen eine hyp- oder analgetische Zone bei noch intakter oder nur minimal gestörter Berührungsempfindung. Erst beim Ausfall von zwei oder mehreren Wurzeln kann neben der analgetischen auch eine anästhetische Zone gefunden werden (Abb. 162) (MUMENTHALER u. SCHLIACK 1965). Schließlich ist zu berücksichtigen, dies spielt vor allem bei der Untersuchung von Patienten mit nicht vollständigen Wurzelläsionen eine Rolle, daß der Sensibilitätsausfall in den distalen Segmentanteilen ausgeprägter ist als proximal.

SHERRINGTON (1898) bestimmte beim Affen nach operativer Durchtrennung von drei aufeinanderfolgenden Wurzeln oberhalb und unterhalb des interessierenden, intakt gelassenen Segmentes die noch erhalten gebliebene Sensibilität. Mit der gleichen Technik wie SHERRINGTON hat FOERSTER (1936) Hinterwurzeldurchtrennungen bei Patienten zur Behandlung chronischer Schmerzzustände und zur Behandlung von spastischen Lähmungen durchgeführt. Sein Segmentschema beruht einerseits auf der erhaltenen Sensibilität im anästhetischen Areal, andererseits auf der cranialen und caudalen Grenze dieses anästhetischen Areals (Abb. 160c, d). KEEGAN (1947) bestimmte die Ausbreitungsgebiete einzelner Wurzeln an gesunden Studenten durch Applikation von Lokalanaesthetica an einzelnen Wurzeln. Bei Schmerzoperationen in Lokalanästhesie hat FRYKHOLM (1969) die Variabilität der sensiblen Innervation der cervicalen Wurzeln durch elektrische Stimulation einzelner Wurzeln an in Lokalanästhesie operierten Patienten überprüft.

c) Die dritte Methode zur Festlegung der Dermatomausbreitung beim Menschen basiert auf der **Auswertung klinischer Beobachtungen.** Dabei wurden vor allem 4 klinische Syndrome bearbeitet: Folgen von traumatischen *Rückenmarksquerschnitten* (Zusammenstellung bei VAN RYNBERK 1908), Ausfallserscheinungen bei operativ verifizierten *Discushernien* (KEEGAN 1947, BRÜGGER 1977), Anordnung von segmentalen *Naevi* und Ausbreitungsgebiete von *Herpes zoster*-Effloreszenzen (Abb. 163) (HEAD 1893, 1894, HANSEN u. SCHLIACK 1962).

len, lumbalen und sacralen Nervenplexus hindurch in die peripheren Nerven und zur Haut verfolgt werden müssen. Zur Erleichterung dieser Präparationen wurden diese Arbeiten einerseits bei Feten, andererseits am mit Salpetersäure vorbehandelten Nervenplexus durchgeführt (PATERSON 1894, BOLK 1898, 1899, 1900, VAN RYNBERK 1908).

b) SHERRINGTON (1898) zeigte in **experimentell-physiologischen Untersuchungen,** daß benachbarte Dermatome sich

2. Myotome

Abgesehen von der Intercostalmuskulatur, einigen kurzen Rückenmuskeln und der von den Hirnnerven innervierten Muskulatur, ist jeder Muskel des menschlichen Körpers von meistens zwei oder drei Nervenwurzeln versorgt. Monoradiculäre Läsionen führen deshalb bei den meisten Muskeln nicht zu klinisch evidenten Lähmungen. Nur wenige Muskeln beziehen ihre nervöse Versorgung zum größ-

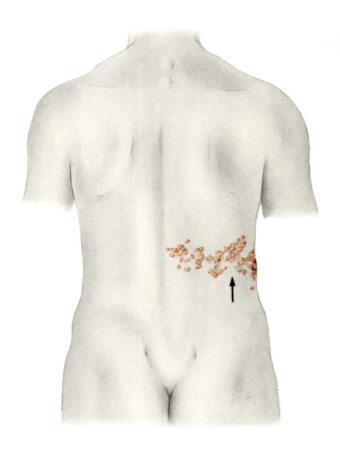

Abb. 163. Herpes zoster Th₉
Herpes zoster Efflorescenzen im Dermatom Th₉ rechts. Zu beachten ist die scapulare Erhebung (*Pfeil*) am Übergang des Versorgungsgebietes des Ramus cutaneus dorsalis zu demjenigen des Ramus cutaneus lateralis des Spinalnerven. – Gezeichnet mit freundlicher Erlaubnis nach einer Moulage der Dermatologischen Universitätsklinik Zürich (Direktor: Prof. Dr. U.W. SCHNYDER)

ten Teil aus einer Spinalwurzel und zeigen deshalb bei deren Läsion schwere Funktionsausfälle und Atrophien. Diese Muskeln werden als *Segmentkennmuskeln* bezeichnet (vgl. Abschnitt Wurzelsyndrome S. 255).
Die segmentale Versorgung der einzelnen Muskeln wurde von zahlreichen Verfassern schematisch dargestellt (Zusammenfassung bei FOERSTER 1913). Das Schema von VILLIGER (BING 1911, VILLIGER 1946) dürfte dabei die größte Verbreitung gefunden haben (Abb. 164).
Analog wie bei der Erfassung der Dermatome wurden auch im Falle der Myotome verschiedene Methoden angewendet. Bei der **anatomischen Methode** wurden die Fasern der einzelnen Rückenmarkswurzeln bis zum innervierten Muskel verfolgt (HERRINGHAM 1886). Bei der **pathologisch-anatomischen Methode** wurde die retrograde Degeneration der Vorderhornmotoneurone nach Exstirpation von Muskeln bei Amputation untersucht. **Elektrophysiologisch** wurden freigelegte Vorderwurzeln gereizt und die resultierenden Muskelzuckungen registriert. Schließlich wurden Informationen durch Vergleich von **klinisch beobachteten Lähmungsbildern** mit dem Resultat der pathologisch-anatomischen Untersuchung von Patienten mit Erkrankungen einzelner Vorderwurzeln oder spinaler Segmente bei Poliomyelitis, Hämatomyelie, Syringomyelie und spinaler Muskelatrophie gewonnen (FOERSTER 1913). – Umgekehrt werden heute diese Innervationsschemata vom Neurochirurgen zur peroperativen Identifikation einzelner Wurzeln mittels elektrischer Reizung und Beobachtung der dadurch hervorgerufenen Muskelzuckungen, vor allem im Bereiche der unteren Extremitäten, verwendet.

3. Enterotome

Auch während der Entwicklung zeigen die Eingeweide keine segmentale Gliederung. Erst der Anschluß an die Gefäße und das segmentierte Nervensystem läßt eine solche Gliederung vermuten. **Anatomisch** ist sie jedoch kaum nachzuweisen, da sich die markarmen und marklosen Fasern auf ihrem Weg zu den Organen in einem Gewirr verlieren, das nicht mehr durchschaubar ist.
Physiologisch-klinische Beobachtungen geben in dieser Hinsicht wesentlich mehr Auskünfte. HEAD (1893–1898) fand, daß bei Erkrankungen innerer Organe bestimmte Hautbezirke eine besondere Empfindlichkeit aufweisen. Normalerweise nicht schmerzhafte Hautreize lösen in diesen Bezirken Schmerz aus. Diese Bezirke, die Headschen Zonen, verlaufen im Prinzip gürtelförmig um den Körper. Allerdings läßt sich die Hyperalgesie selten im ganzen Gürtel nachweisen. Vielmehr ist sie häufig auf fleckförmige Areale beschränkt, welche HEAD als *Maximalpunkte* beschrieben hat (Abb. 165).
Gleichzeitig, aber unabhängig von HEAD beschrieb MACKENZIE (1893) Schmerzphänomene bei Visceralerkrankungen, die er als reflektorisch bezeichnete. Er ließ keinen direkten Eingeweideschmerz gelten, sondern er sprach von „sensorischen Organreflexen", die er den „motorischen" Reflexen gegenüberstellte, welche er für die vermehrte Muskelspannung über erkrankten Organen verantwortlich machte. Beide zeigten wenigstens andeutungsweise eine segmentale Anordnung.
Die segmentgebundenen reflektorischen Erscheinungen in der Haut und Muskulatur bei Erkrankungen innerer Organe sind ohne segmentale Innervation der Eingeweide nicht zu erklären. Es handelt sich bei diesen Erscheinungen um Vasoconstriction in der Haut, Piloarrection, Anisohydrosis, homolaterale Mydriasis, Spannungsvermehrung der Muskulatur und Schmerz. Von diesen Phänomenen zeigt die oberflächliche Hyperalgesie die schärfste Begrenzung, während die anderen häufig sehr diffus auftreten. Aber auch die Hyperalgesie ist oft ziemlich flüchtig und gewöhnlich nicht gleichmäßig im Sinn der Headschen Maximalpunkte festzustellen. Es ist nicht geklärt, ob die Visceroafferenzen direkt mit Ursprungszellen des Tractus spinothalamicus lateralis verbunden sind, oder ob andere Schaltungen für diesen übertragenen Schmerz verantwort-

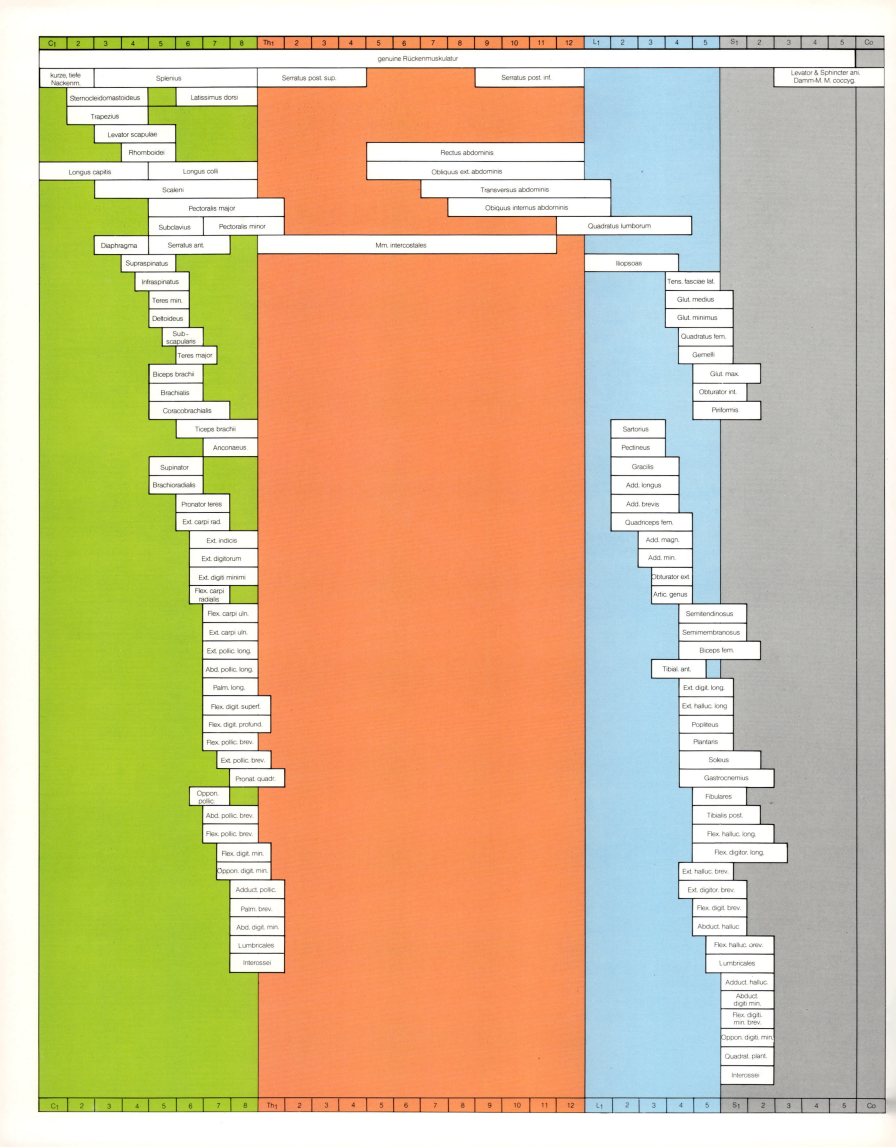

Head'sche Zonen 165

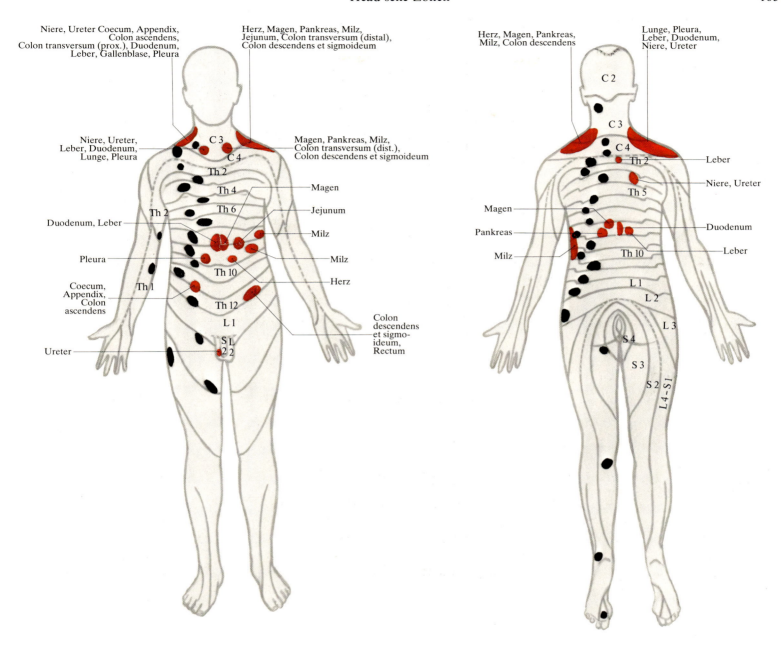

Abb. 165. Maximalpunkte der oberflächlichen Hyperalgesie bei Erkrankung innerer Organe
[Nach HEAD 1898 (schwarz); nach HANSEN u. SCHLIACK 1962 (rot)]

◀ **Abb. 164. Segmentinnervation der Muskeln** (Nach BING 1911; VILLIGER 1946)

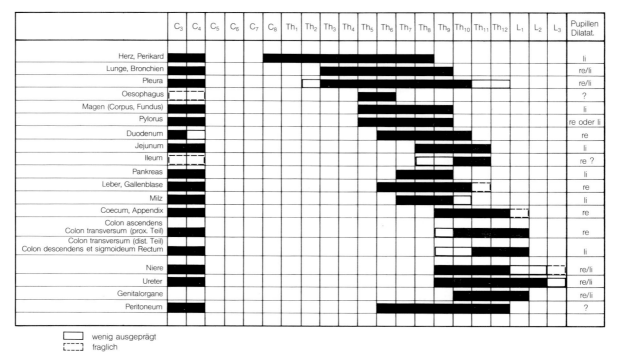

Abb. 166. Hyperalgetische Zonen bei Erkrankung innerer Organe. (Nach HANSEN u. SCHLIACK 1962)

lich sind. Die Unschärfe der vegetativen Phänomene hat verschiedene Gründe. Zum ersten überlagern sich in den Eingeweiden zwei afferente und efferente Systeme, das sympathische und das parasympathische. Sodann weist der Sympathicus, der noch am ehesten eine Metamerie erkennen läßt, an seinen efferenten Fasern im Grenzstrang und an den afferenten im Rückenmark weitläufige Collateralen zu Nachbarsegmenten auf.

HANSEN und SCHLIACK (1962) fassen die Erregungen vegetativer Elemente, die bei Eingeweideerkrankungen entstehen, als polysynaptische spinale Reflexe auf, welche über die „Verteilerzentren" der sympathischen Grenzstrangganglien laufen müssen und sich daher oft weit über das Segment ihrer Entstehung ausbreiten können.

Über den Segmentbezug der Eingeweide s. Abb. 166.

IX. Die Haut und die Subcutis des Rückens

A. Haut

1. Beschaffenheit

a) Struktur

Die Rückenhaut ist deutlich dicker als diejenige der übrigen Körperpartien. Zur größeren Dicke trägt sowohl die stärker verhornte Epidermis, wie auch das derbere Corium bei. Der robuste Bau macht die Rückenhaut nicht nur gegen mechanische Einwirkungen widerstandsfähig, auch Krankheitsprozesse brechen weniger leicht durch sie hindurch. Hingegen können solche Prozesse (z.B. Furunkel) infolge der geringeren Dehnbarkeit der Rückenhaut verstärkte Spannung und größere Schmerzen als an anderen Körperstellen verursachen. Die Oberfläche der Rückenhaut ist im allgemeinen regelmäßig gefeldert. Falten sind in der Regel keine vorhanden. Lediglich am Nacken können bei älteren Menschen quer oder schräg verlaufende *Stauchungsfurchen* auftreten. Die Ausrichtung der Bindegewebsfasern, die mit der alten Langerschen Stichelungsmethode festgestellt werden kann, ist vorwiegend quer, mit einer bogenförmigen Anhebung zwischen den Schultern (Abb. 167a). Praktisch bedeutungsvoller sind jedoch die *Spannungslinien* (Abb. 168). Sie verlaufen am Nacken und im Lumbosacralabschnitt vorwiegend quer, während sie im thorakalen Bereich längsverlaufende Teilstrecken von Zügen darstellen, welche die Schultern umkreisen.

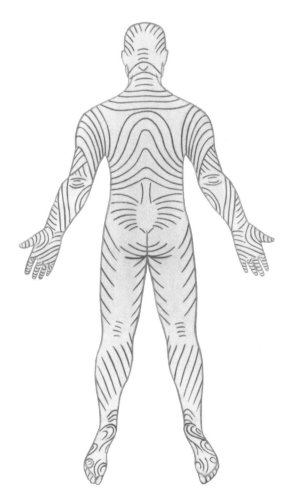

Abb. 167a. Die Spaltlinien der Haut am Rücken. (Nach BENNINGHOFF 1950)

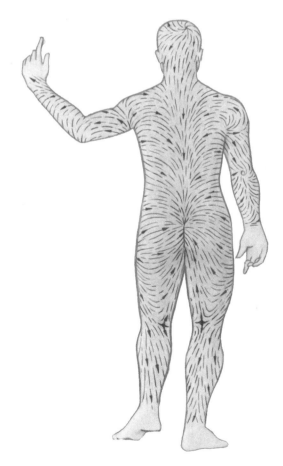

Abb. 167b. Das Haarstrichmuster am Rücken. (Nach SOBOTTA-BECHER 1973)

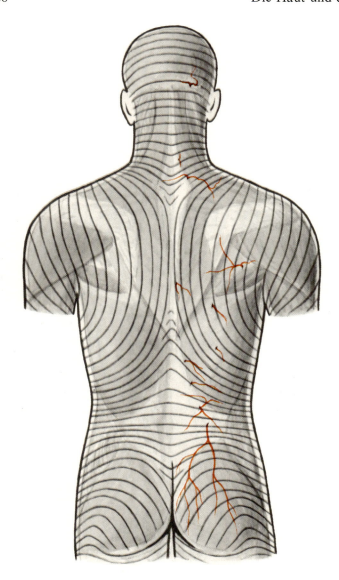

Abb. 168. Die Spannungslinien der Rückenhaut
Auf der rechten Seite sind die hauptsächlichsten zur Haut durchtretenden Arterien eingezeichnet (Nach KRAISSL 1951)

b) Anhangsgebilde

Die Rückenhaut ist mit *Lanugohaaren* ausgerüstet. Seitlich der Mittellinie und im Bereich der Schultern können beim Mann *Terminalhaare* beobachtet werden. Diese werden aber nie so stark wie auf der vorderen Rumpfseite. Die Haarströme sind am Nacken steil abwärts gerichtet. In den übrigen Rückenpartien verlaufen sie von der seitlichen Rückenbegrenzung bogenförmig schräg abwärts. Sie treffen sich mit denen der Gegenseite in einem mittelständigen Längsstrom (Abb. 167b).
Die ganze Rückenhaut enthält *Schweißdrüsen*, die am Nacken besonders zahlreich sind. Die mit den Haaren verbundenen *Talgdrüsen* sind relativ groß und zeigen weite Poren. Die Bildung von Komedonen ist häufig, und der Rücken ist eine der bevorzugten Lokalisationen der Akne.

c) Pigmentgehalt

Die Rückenhaut ist im allgemeinen stärker pigmentiert als die übrige Rumpfhaut. Das Pigment ist jedoch nicht gleichmäßig verteilt. *Melanin* ist besonders am Nacken, um die hintere Achselfalte und über dem Sacrum angereichert (Abb. 169a). *Carotin* findet man am Rücken spärlich, es beschränkt sich auf den Nacken, die Schultern und die Kreuzbeinregion mit dem anschließenden Gesäß (Abb. 169b). Das Pigment liegt normalerweise in der Epidermis. Gelegentlich gibt es über dem Kreuzbein Ansammlungen von Pigmentzellen im Corium, die dann blau durchscheinen („*Mongolenfleck*" bei Säuglingen, *blaue Naevi* bei Erwachsenen).

2. Verankerung

Die Rückenhaut ist im allgemeinen gut verschieblich. Eine Einschränkung der Verschieblichkeit besteht über der Dornfortsatzreihe, über dem Kreuz- und Steißbein sowie über der Spina scapulae. Hier verbinden z.T. kräftige Bindegewebszüge (*Retinacula cutis*) das Corium mit dem Skelet bzw. der oberflächlichen Körperfascie. Diese verlaufen vorwiegend in der Längsrichtung, in welcher die Verschieblichkeit stärker gebremst wird als in der Querrichtung.

3. Gefäßversorgung (Abb. 170a)

a) Arterien

Wie an anderen Körperstellen wird die Haut am Rücken durch Gefäße versorgt, die aus der Muskulatur an die Oberfläche dringen. Am Nacken sind dies Äste der *Aa. occipitalis et cervicales superficialis et profunda*. Im thorakalen und lumbalen Abschnitt der Regio vertebralis erreichen die Endverzweigungen der *Rami dorsales* der *Aa. intercostales posteriores* und der *Aa. lumbales* die Haut. Diese teilen sich innerhalb der Muskulatur in mediale und laterale Äste (Abb. 116). Die medialen treten unmittelbar neben der Dornfortsatzreihe in die Subcutis ein. Sie sind cranial stärker ausgebildet als caudal. Die lateralen Äste erreichen die Subcutis und die Haut seitlich von den Rippenwinkeln und werden vom unteren Schulterblattwinkel caudalwärts zunehmend kräftiger. In den paravertebralen Regionen beteiligen sich an der Hautversorgung auch Äste der *A. subclavia* (*Aa. transversa colli, suprascapularis, circumflexa scapulae et thoracodorsalis*) sowie dorsale Zweige der Rami cutanei laterales der Segmentgefäße. Zahlreiche Anastomosen verbinden alle aufgeführten Hautarterien.

b) Venen

Die größeren Venen, welche das Blut aus der Rückenhaut ableiten, begleiten die Arterien, um in die entsprechenden tiefen Venenstämme einzumünden. Sie bilden in der Sub-

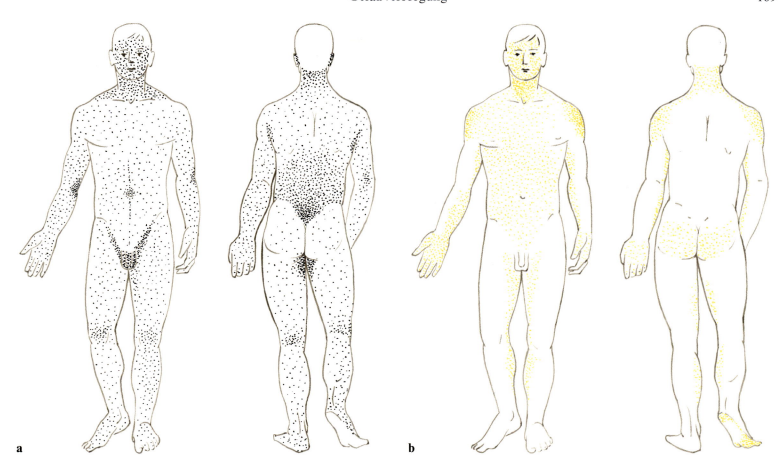

Abb. 169a, b. Die Verteilung von Melanin (a) und Carotin (b) in der Haut (Nach EDWARDS und DUNTLEY 1939)

cutis ein Netzwerk, das am cervicothorakalen Übergang besonders gut entwickelt ist. In der Mittellinie verlaufen Venen über kürzere oder längere Strecken in der Längsrichtung. Sie können zu einem zusammenhängenden Venenstamm über der Dornfortsatzreihe verschmelzen (*V. azygos dorsi*). Über dieses Längsgefäß sind die Hautvenen der linken und rechten Rückenseite verbunden. In die Tiefe ziehende Äste verknüpfen es mit dem *Plexus venosus vertebralis externus posterior*. Außerdem besitzen die oberflächlichen Rückenvenen auch Abflußmöglichkeiten zu den seitlich gelegenen *Vv. thoracoepigastricae*.

c) Blutverteilung

Arterielles und venöses Blut sind in der Haut nicht gleichmäßig verteilt. Eine verstärkte arterielle Durchblutung findet man in einer gürtelförmigen Zone, welche die beiden Schultern verbindet (Abb. 171a). Ein venöser Gürtel umfaßt den Lendenbereich des Rückens (Abb. 171b).

d) Lymphgefäße

Das Lymphsystem der Haut gliedert sich in Areale, Zonen und Territorien, die Lymphgefäßen einer bestimmten Größenordnung zugewiesen sind (KUBIK 1980). Die **lymphatischen Areale** sind rund und haben am Rumpf einen Durchmesser von 3–4 cm. Sie umfassen ein oberflächliches Netz von Lymphcapillaren in der Gefäßdrüsenschicht der Haut und ein tiefes in der Subcutis. Beide sind durch senkrecht verlaufende Capillaren verbunden. Die Areale werden durch sog. *Präkollektoren* drainiert. Mehrere Präkollektoren münden in der Tiefe der Subcutis in einen gemeinsamen Stamm, den *Kollektor*. Dieser sammelt die Lymphe aus einem zusammenhängenden Hautstreifen, der aus mehreren Arealen zusammengesetzt ist und **lymphatische Zone** genannt wird (Abb. 172). Mehrere Zonen bilden schließlich ein **lymphatisches Territorium,** aus welchem die Lymphe durch *Lymphgefäßbündel* abfließt.

Da die benachbarten Areale überlappen und ihre cutanen Gefäße untereinander verbunden sind, bilden sie ein über die ganze Haut ausgebreitetes Anastomosennetz. Die lymphatischen Zonen sind einerseits durch das Hautnetz, andererseits durch Anastomosen zwischen benachbarten Kollektoren verbunden (Abb. 173). Im Gegensatz dazu gibt es zwischen benachbarten Territorien nur sehr wenige, meist kleinkalibrige Verbindungen auf dem Niveau der Kollektoren. Der gefäßarme Grenzbereich zwischen den Territorien wird auch als *lymphatische „Wasserscheide"* bezeichnet. Über diese Wasserscheide kann die Lymphe praktisch nur im cutanen Gefäßnetz von einem Territorium ins andere gelangen (Abb. 173).

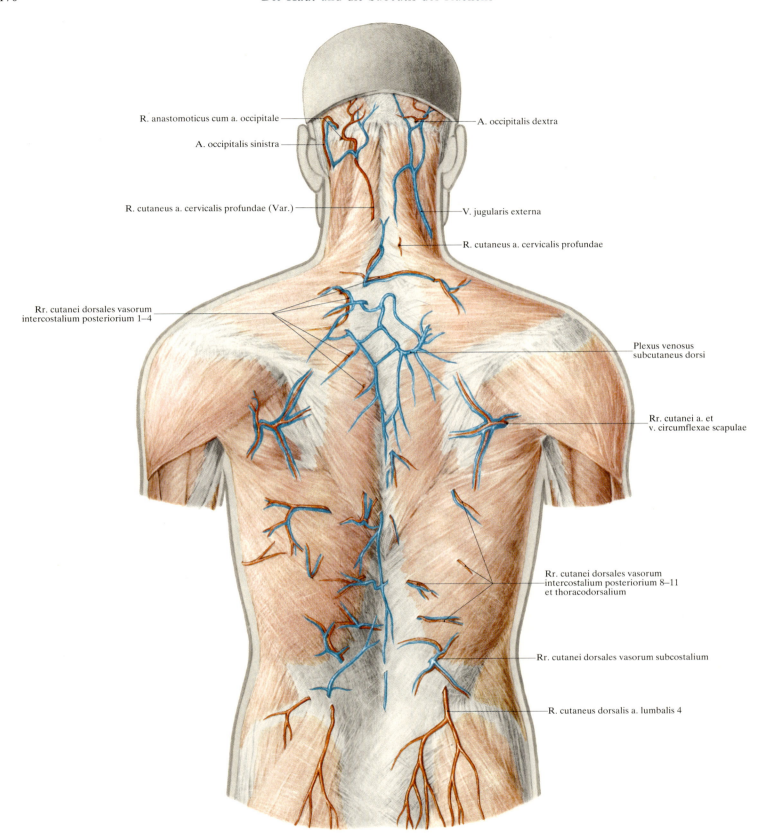

Abb. 170a. Die subcutanen Gefäße am Rücken

Subcutane Leitungen

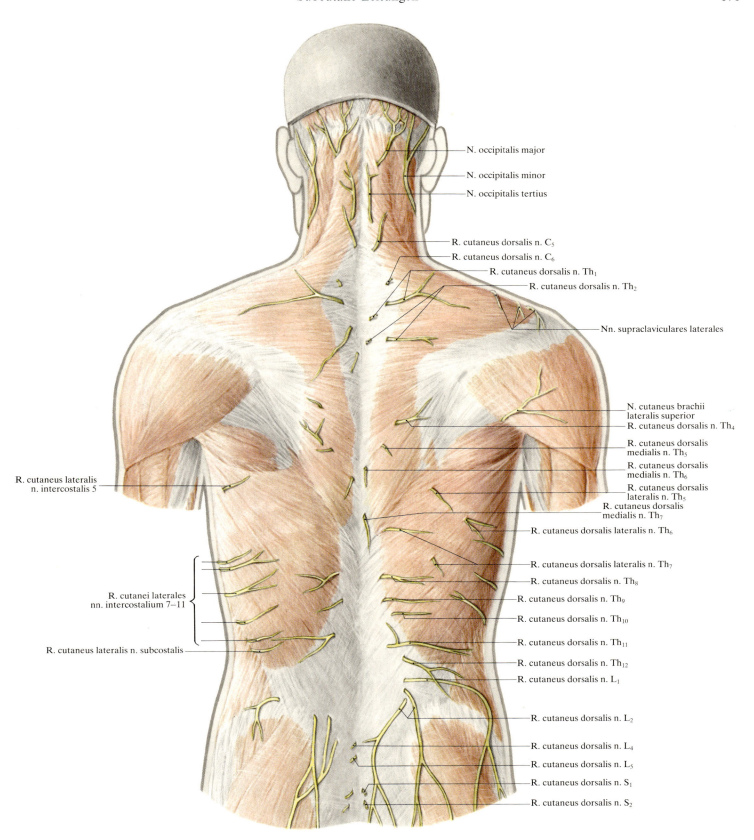

Abb. 170b. Die subcutanen Nerven am Rücken

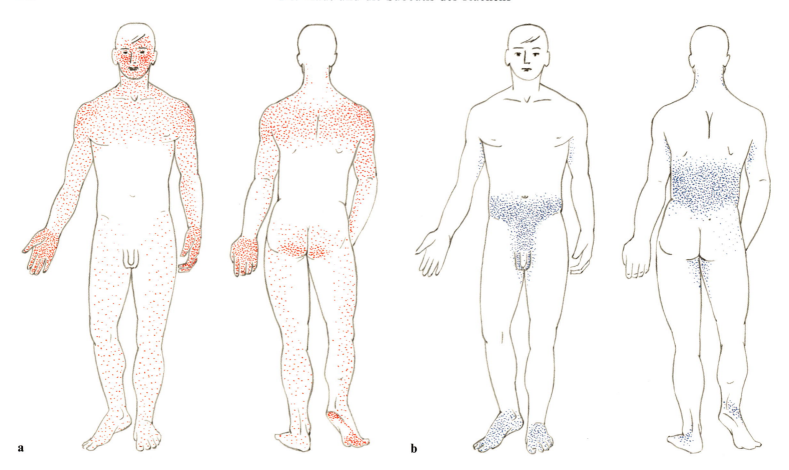

Abb. 171a, b. **Verteilung des arteriellen (a) und des venösen (b) Blutes in der Haut** (Nach ASCHOFF u. WEVER 1958)

Am Rücken finden wir 6 lymphatische Hautterritorien, nämlich je 2 am Nacken, im thorakalen und im lumbosacralen Bereich. Eine vertikale „Wasserscheide" trennt die linken Territorien von den rechten. Horizontale Grenzen verlaufen von der Vertebra prominens zum Acromion, vom Dornfortsatz L II um die seitliche Rumpfwand zum Nabel und entlang der Crista iliaca (Abb. 174).
Den Nackenterritorien sind die Halslymphknoten zugeordnet. Aus den thorakalen Territorien fließt die Lymphe zu den axillären und aus den lumbosacralen Territorien zu den inguinalen Lymphknoten. Wie schon erwähnt, sind diese Territorien über das cutane Netz miteinander verbunden. Ebenso bestehen einige wenige Verbindungen auf dem Niveau der Kollektoren. In diesen Anastomosen ist der Strömungswiderstand jedoch normalerweise größer als in den mehr oder weniger parallel zur Achse der Territorien verlaufenden Kollektoren. Erst wenn regionäre Lymphknoten blockiert sind, werden die Anastomosen erweitert, und es kommt zum Überlaufen der Lymphe von einem Territorium ins andere. Praktisch sind die Territorien so weitgehend getrennt, daß nach HAAGENSEN et al. (1972) bei Melanomen keine kontralateralen oder gleichzeitig axilläre und inguinale Metastasen zu erwarten sind.

4. Innervation

Die Rückenhaut ist streng segmental innerviert. Über den Begriff und die Grenzziehung der Dermatome s. Kap. E. „Die segmentale Innervation" S. 156.

a) Grenze zwischen dorsalen und ventralen Ästen der Spinalnerven

Gleich wie die segmentalen Gefäße teilen sich die Spinalnerven in einen dorsalen und einen ventralen Ast (Abb. 116). Der *Ramus dorsalis* ist für die Versorgung der Rückenmuskulatur und der Rückenhaut bestimmt. Nach der Grenzziehung, die wir im Kapitel II vorgenommen haben, wird aber ein beachtlicher lateraler Streifen jederseits am Rücken von den ventralen Ästen (*Rami cutanei laterales*) versorgt. Das Verteilungsgebiet der dorsalen Hautäste ist am breitesten beim Übergang der Spina scapulae ins Acromion. Am Nacken besteht es aus einem schmalen mittelständigen Streifen und über dem Sacrum läuft es spitz aus (Abb. 160b). Es ist charakteristisch, daß am Rumpf die Dermatomstreifen an der Grenze zwischen den dorsalen und ventralen Ästen nicht genau aufeinanderstoßen. Das dorsale Innervationsfeld ist gegenüber dem ventralen etwas caudalwärts verschoben. Das haben GROSSER u. FRÖHLICH (1902) schon bei der anatomischen Präpa-

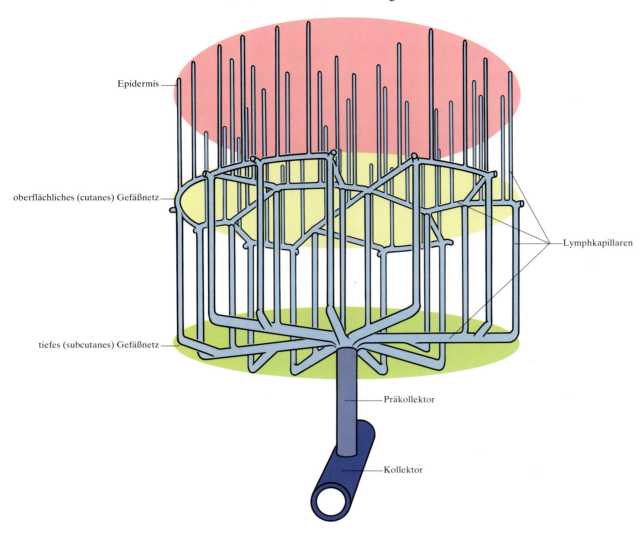

Abb. 172. **Lymphatisches Hautareal** (schematisch)

ration erkannt (Abb. 161). Auch HANSEN u. SCHLIACK (1962) sowie andere Autoren sind bei ihren klinischen Untersuchungen immer wieder auf den Knick in den dorsalen Dermatomgrenzen, die sog. *scapulare Erhebung,* gestoßen (Abb. 160h). (Mamilläre Erhebung s.S. 157).

b) Dorsomediale und dorsolaterale Hautäste

Die Rami dorsales der Spinalnerven teilen sich in einen *medialen* und einen *lateralen* Ast. In der oberen Hälfte des Rumpfes erreichen nur die medialen Äste die Haut, indem sie nahe der Mittellinie in die Subcutis eintreten, die lateralen Äste erschöpfen sich in der Muskulatur. In der untern Rumpfhälfte ist es umgekehrt: Nur die lateralen Äste versorgen die Haut. Das Segment in welchem dieser Wechsel erfolgt, ist nicht genau festgelegt. Gelegentlich beobachtet man auch eine ein bis mehrere Segmente breite Übergangszone, in welcher beide Äste die Haut versorgen (Abb. 170b).

c) Das Hiatusproblem

Es ist allgemein bekannt, daß diejenigen Nervensegmente, welche bis zum distalen Ende der Extremitäten reichen, in der ventralen Rumpfhaut nicht vertreten sind. Daher ist am Rumpf die normale Segmentfolge unterbrochen, weil einige Segmente übersprungen werden. Man spricht von einem *cervicothorakalen* und einem *lumbosacralen Hiatus.* Über die Breite dieser Hiatus bestehen allerdings unterschiedliche Auffassungen (Abb. 160).
Umstrittener aber ist die Frage, ob auch am Rücken solche Hiatus bestehen. In den meisten anatomischen Darstellungen wird ihre Existenz verneint. Sie lassen sich embryologisch auch nicht erklären, da die Extremitätenanlagen ihre Innervation ausschließlich von ventralen Spinalnervenästen beziehen. Kliniker haben aber immer wieder darauf hingewiesen, daß auch dorsal solche Lücken vorkommen müssen. Insbesondere HANSEN u. SCHLIACK (1962) haben in ihren umfangreichen und sorgfältigen Untersu-

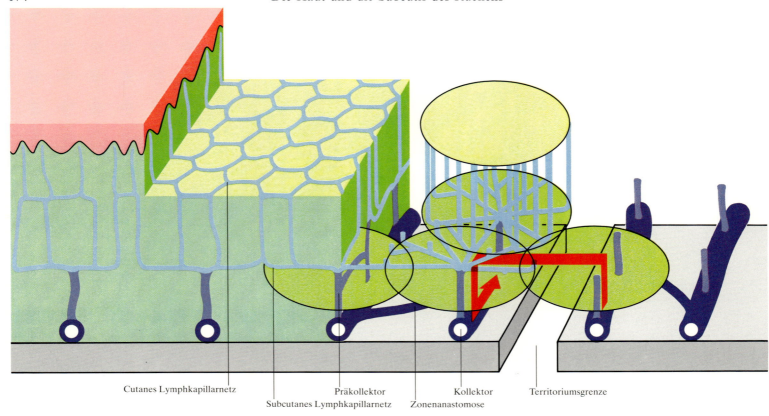

Abb. 173. Lymphatisches Territorium (schematisch)
Zwischen benachbarten Territorien sind nur Verbindungen über das cutane oder subcutane Capillarnetz möglich (*roter Pfeil*).
(Nach Kubik 1980)

chungen dargetan, daß in der Rückenhaut C_4 an Th_2 und L_2 an S_3 grenzen (Abb. 160h).
Wie schon Elze (1957) bemerkt hat, ist die Diskrepanz zwischen den Befunden der Anatomen und der Kliniker wohl damit zu erklären, daß die Anatomen lediglich die Nerven in der Subcutis darstellen können, während die Kliniker die Folgen von Erkrankungen oder Durchtrennungen der Nerven in ihrem tatsächlichen Ausbreitungsgebiet in der Haut nachweisen. Ihre Argumente wiegen nach unserer Meinung schwerer, und wir übernehmen daher für die weiteren Ausführungen in diesem Buch die Dermatomschemata von Hansen u. Schliack (1962).

d) Segmentverschiebung Rückenmark–Wirbelsäule–Haut

Wie wir schon im vorhergehenden Kapitel dargelegt haben, sind die Segmente in diesen 3 Bauelementen gegeneinander verschoben. Die Verschiebung wird von cranial nach caudal größer und macht im Lendenbereich etwa 4 Wirbelhöhen aus (Abb. 175).

B. Subcutis

Die Subcutis enthält am Rücken mäßig viel Fettgewebe. Größere Ansammlungen können am Nacken und in der Lendenregion vorkommen. Besonders spärlich ist das Fettgewebe über der Dornfortsatzreihe, der Spina scapulae und dem Sacrum ausgebildet. Diese Stellen sind decubitusgefährdet. Im übrigen zeigt die Subcutis am Rücken einen lockeren Bau und kann bei bettlägrigen Patienten beträchtliche Flüssigkeitsmengen aufnehmen.
Die Nacken- und Schulterregion sowie das Lumbosacralgebiet sind bevorzugte Lokalisationen der Panniculose, welche hauptsächlich adipöse Frauen im Klimakterium und in der Menopause betrifft (Boos 1971).

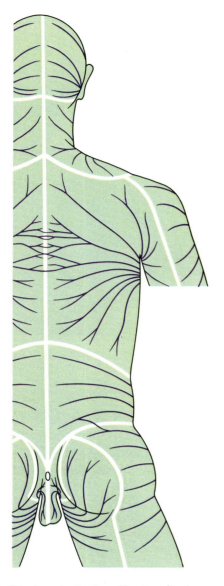
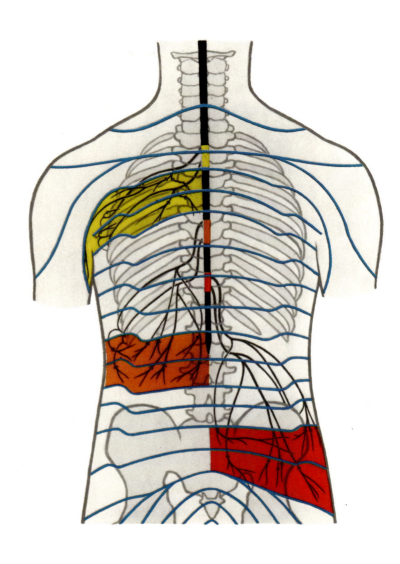

Abb. 174. Die lymphatischen Hautterritorien am Rücken

Abb. 175. Caudalverschiebung der Wurzelfelder. (Nach Hansen u. Schliack 1962).

X. Die klinische Untersuchung des Rückens

A. Allgemeines

Über Rückenschmerzen wird nicht nur bei den Fachärzten verschiedenster Richtung, sondern ganz besonders in einer Allgemeinpraxis fast täglich geklagt. Dies ist nicht verwunderlich, wenn man ihre enorme epidemiologische Häufigkeit bedenkt (WAGENHÄUSER 1969). Für den Kliniker besteht die Hauptschwierigkeit darin, daß sich hinter dem uniformen subjektiven Symptom „Rückenschmerzen" zahlreiche sehr differente Krankheitsbilder verstecken können. (Übersicht über die Erkrankungen der Wirbelsäule s. MATHIES u. WAGENHÄUSER 1971).

Wenn auch im allgemeinen Krankheitsgut ohne Zweifel bei weitem die degenerativen Wirbelsäulenerkrankungen überwiegen, muß dennoch in jedem Einzelfall differentialdiagnostisch an alle übrigen Krankheitsbilder gedacht werden. Die Diagnose wird um so leichter und sicherer gestellt werden, je exakter sich der Untersucher an einen konsequenten *Untersuchungsplan* für die Abklärung von Wirbelsäulenleiden hält (s. Tabelle 3). Auch die Wirbelsäulendiagnostik beruht primär auf einer exakten Anamnese und einer gezielten körperlich-technischen Untersuchung. Trotz ihrer enormen modernen technischen Möglichkeiten steht die radiologische Abklärung im Untersuchungsplan erst an dritter Stelle, ein Grundsatz, der für jegliche klinische Diagnostik sonst durchaus geläufig ist. Zwar ist die radiologische Abklärung – sei es nun mit Hilfe der Routine- oder der Spezialmethoden – für eine exakte diagnostische und differentialdiagnostische Beurteilung von Wirbelsäulenleiden in den meisten Fällen unumgänglich notwendig. Die Röntgendiagnostik bildet jedoch nur ein einziges ergänzendes Element der gesamten Wirbelsäulendiagnostik. Der Kliniker muß sich der Grenzen der Aussagekraft bewußt sein (BROCHER 1980, ERDMANN 1964, WAGENHÄUSER 1968, 1972).

Zahlreiche krankhafte Veränderungen stellen sich allzu oft auf dem Röntgenbild nicht oder noch nicht dar, so z.B. eine beginnende Degeneration der Bandscheiben, Discushernien, Tumoren, muskuläre Dekompensationen und funktionelle Störungen, Spondylitiden und Metastasen im frühen Stadium. Ein negativer Röntgenbefund beweist niemals, daß ein Patient nicht doch an einem Wirbelsäulenleiden erkrankt ist und tatsächlich daran leidet. Andererseits liefert oft erst das Röntgenbild den morphologischen Beweis für zahlreiche pathologische Befunde, die klinisch nur wahrscheinlich, aber nicht sicher diagnostiziert werden können, wie z.B. Osteoporosen, Osteochondrosen, Spondylose, Mißbildungen, entzündliche und tumoröse Prozesse usw. Eine enorme Schwierigkeit bildet weiterhin die bekannte Tatsache, daß die morphologisch-radiologisch festgestellten pathologischen Veränderungen keineswegs immer für die subjektiven Krankheitserscheinungen verantwortlich sind. Sie sind daher nur im Rahmen einer gesamten klinischen Betrachtung des Patienten verwertbar. Für eine endgültige Diagnose müssen radiologische und klinische Befunde stets sorgfältig miteinander verglichen und gegeneinander abgewogen werden.

Häufig entscheidet im Zweifelsfalle das klinische Bild, das aber durch eine technisch einwandfreie Untersuchung verifiziert werden muß. Eine wesentliche Einschränkung der Aussage von radiologischen Routineaufnahmen beruht auch darauf, daß die Wirbelsäule nicht nur eine morphologisch-statische, sondern auch eine funktionell-dynamische Einheit bildet. Standardaufnahmen der unbewegten Wirbelsäule bilden daher keine eindeutige Urteilsunterlage zur Abschätzung der Funktion, und funktionelle Aufnahmen können nur zu einem kleinen Teil die klinische Bewegungsuntersuchung ersetzen bzw. morphologisch-dokumentarisch festhalten. Nur mit Hilfe der klinisch-körperlichen Bewegungsdiagnostik ist es möglich, die gesamte Wirbelsäule und ihre einzelnen Abschnitte nicht nur in ihrer statischen Form, sondern auch in ihrer unmittelbaren Tätigkeit zu erfassen. Nur eine differenzierte funktionelle Untersuchungstechnik gibt Aufschluß über die Bewegungsfunktionen der Wirbelsäule und die subtilen Einzelheiten der Bewegungsabläufe. Die Stabilität oder Labilität der Wirbelsäule als klinisches Organ ist ebenfalls nur mit Hilfe der Bewegungsdiagnostik beurteilbar. Die dynamische klinische Untersuchung liefert die sichersten Hinweise für die Funktions-, Leistungs- und Belastungsfähigkeit des Wirbelsäulenorgans. Nur aufgrund einer sorgfältigen inspektorischen,

Tabelle 3. Untersuchungsplan für die Abklärung von Wirbelsäulenleiden

1. Anamnese
   a) allgemeine
   b) besondere
2. Körperliche Untersuchungen
   a) allgemeine
   b) besondere
3. Röntgenuntersuchungen
4. Laboruntersuchungen
5. Besondere Untersuchungen

palpatorischen und funktionellen Diagnostik kann der Kliniker entscheiden, ob festgestellte morphologische Veränderungen noch im Sinne eines „stummen Krankheitspotentials" zu deuten sind oder ob klinisch bereits eine „krankmachende Dekompensation" vorliegt.

Die eingehende klinische Untersuchung ist unerläßlich für eine Objektivierung der geäußerten Beschwerden, oft vermag sie auf deren Ursache und Entstehungsmechanismus hinzuweisen. Sie ist nicht nur notwendig für eine Zustands- und eine Verlaufsdiagnostik, sondern bildet außerdem die Grundlage für einen korrekten Behandlungsplan.
Aus dem Gesagten geht hervor, warum in den folgenden Ausführungen das Hauptgewicht auf eine Schilderung der klinisch-körperlichen Untersuchung des Rückenpatienten gelegt wird. Diese ist leider noch nicht in dem Maße Allgemeingut, wie es ihr bei der Häufigkeit der Rückenleiden eigentlich zukäme. Die Begründung liegt wohl hauptsächlich darin, daß die Wirbelsäule der unmittelbaren klinischen Untersuchung weniger zugänglich ist als die peripheren Elemente des Bewegungsapparates. Ein funktioneller Wirbelsäulenstatus ist schwieriger und problematischer als ein entsprechender Gliedmaßen-Gelenkstatus. Auch bei einwandfreier Beherrschung der Untersuchungstechnik bleiben Erkennen und kritische Analyse von Störungen im Bereiche des Wirbelsäulenorganes eine große klinische Erfahrungskunst, die man sich durch stetes Üben und Verfeinern erwerben muß. Die folgenden Schilderungen der körperlichen Untersuchungstechnik beschränken sich im Sinne einer klinischen Anleitung auf das Notwendigste. Es wird bewußt verzichtet auf eine Beschreibung der zusätzlichen subtilen manuellen Prüfmethoden, die eine besondere Schulung voraussetzen. Ausführliche Darstellungen dieser manuellen Untersuchungstechniken finden sich unter anderem bei STODDARD (1969), MAIGNE (1961), LEWIT (1978) u.a.

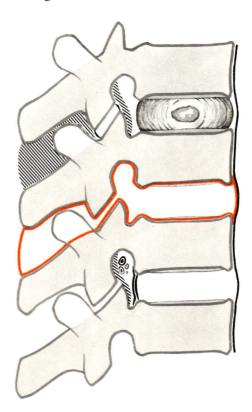

Abb. 176. Das Bewegungssegment nach JUNGHANS

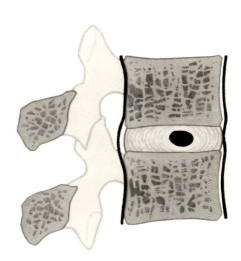

Abb. 177. Das Bewegungssegment. Andere Darstellung

B. Symptomatik der Wirbelsäulenerkrankungen

1. Allgemeine klinische Symptomatik

Die vielfältigen pathologisch-anatomischen Veränderungen der Wirbelsäule verursachen relativ einförmige klinische Erscheinungsformen. Diese sind unmittelbar durch die strukturellen morphologischen und funktionellen Besonderheiten der Wirbelsäule bedingt. Das hochdifferenzierte Bewegungssystem des Achsenorganes Wirbelsäule zeigt einen gegliederten Aufbau aus baulichen und funktionellen Einheiten, für die JUNGHANNS die ebenso treffende wie praktische Bezeichnung „Bewegungssegment" geprägt hat, einen Begriff, der im „Wörterbuch der Wirbelsäule" mittlerweile einen festen Platz erhalten hat (JUNGHANNS 1977). Ein Bewegungssegment umfaßt den gesamten Bewegungsraum zwischen zwei Wirbeln (s.S. 36 und Abb. 176, 177).
Die Bewegungs-, Leistungs- und Belastungsfähigkeit der „Gliederkette Wirbelsäule" ist direkt von der statischen und kinetischen Leistungsfähigkeit der segmental eingeschalteten Bewegungssegmente abhängig. Pathologische Veränderungen in deren Bereich verursachen deshalb unweigerlich entsprechend lokalisierte Störungen, welche klinisch erfaßbar sind. Da sämtliche Elemente des Bewegungssegmentes sich gegenseitig beeinflussen, wirken sich Schädigungen aller Art an irgendeiner Stelle (Wirbelkörper, Bandscheibe, Intervertebralgelenke usw.) immer sofort auf das ganze Bewegungssegment aus. Segmentale Störungen ziehen auch sofort die Nachbarsegmente in Mitleidenschaft, die dann häufig zu einer kompensatorischen Mehrleistung gezwungen werden.

2. Leitsymptome

Die klinische Diagnostik von Wirbelsäulenerkrankungen beruht auf dem Aufspüren der charakteristischen Symptome, welche durch pathologische Veränderungen im Bereiche eines oder mehrerer Bewegungssegmente verursacht werden.

Wir fassen diese klinischen Leitsymptome zweckmäßig in drei Syndromen zusammen (s. Tabelle 4).

Tabelle 4. Klinische Syndrome bei Erkrankungen der Wirbelsäule

1. Vertebrale Syndrome
2. Spondylogene Syndrome
   nerval (sensibel – motorisch – vegetativ)
   vasal
   tendomyogen
3. Kompressionssyndrome
   radiculär
   medullär
   vasculär

Tabelle 5. Klinische Leitsymptome des vertebralen Syndroms

1. Umschriebene Haltungsveränderungen:
   Kyphose
   Lordose
   Skoliose
   abnorme Geradehaltung
2. Segmentale Funktionsstörungen:
   Bewegungseinschränkung (Fixation, Blockierung)
   abnorme Lockerung
3. Reaktive Veränderungen in den benachbarten Weichteilen:
   Periostosen
   Ligamentosen
   Tendinosen
   Tendomyosen
   Myogelosen

a) Das vertebrale Syndrom

Das vertebrale Syndrom ist ein klinischer Sammelbegriff für die lokale segmentale Manifestation der Erkrankungen von Bewegungssegmenten und den daraus resultierenden segmentalen Leistungsstörungen (WAGENHÄUSER 1972, 1977). Der Begriff ist primär unspezifisch, pathologische Veränderungen verschiedenster Art können ein vertebrales Syndrom verursachen. Subjektiv ist das vertebrale Syndrom gekennzeichnet durch lokalisierte Schmerzen mit deutlicher Haltungs-, Bewegungs- und Belastungsabhängigkeit. Fast immer wird gleichzeitig über eine Steifigkeit, manchmal auch über Kraftlosigkeit im befallenen Wirbelsäulenabschnitt geklagt. Je nach dem zugrundeliegenden Krankheitsbild kommen noch mehr oder weniger charakteristische Schmerzsymptome hinzu. Objektiv klinisch ist das vertebrale Syndrom durch die drei folgenden Leitsymptome gekennzeichnet: lokale, segmentale Haltungsveränderungen, segmental umschriebene Funktionsstörungen und reaktive paravertebrale Weichteilveränderungen (s. Tabelle 5, WAGENHÄUSER 1977).

α) Die segmentale Haltungsveränderung, das erste Element des vertebralen Syndroms, zeigt sich in Form einer umschriebenen, abgegrenzten, fixierten Kyphose, Lordose, Skoliose oder – am häufigsten – in einer abnormen Geradehaltung. Eine funktionelle, reversible Seitausbiegung der Wirbelsäule („Haltungsskoliose") ist sehr oft beim akuten vertebralen Syndrom nachweisbar, wobei diese Achsenabweichung meist erst bei der funktionellen dynamischen Untersuchung klar erkennbar ist.

β) Das zweite Element des vertebralen Syndromes bildet die Funktionsstörung, die im Bereiche der erkrankten Bewegungssegmente lokalisiert ist. Die segmentale Funktionsstörung äußert sich entweder als segmentale Lockerung (Hypermobilität) oder als Blockierung. Sowohl die segmentale Blockierung als auch die Lockerung können muskulär-reaktiv die schonende Fixierung eines ganzen Wirbelsäulenabschnittes nach sich ziehen. Die Ausdehnung der Funktionsstörung ist allerdings meist identisch mit derjenigen der Haltungsstörung. Um diese umschriebenen, bisweilen streng lokalisierten Bewegungsausfälle nicht zu übersehen, müssen immer sämtliche Bewegungsausschläge der Wirbelsäule aktiv und passiv geprüft werden (WAGENHÄUSER 1972), wie sie im Abschnitt „Aktive Bewegungsprüfung" (S. 197) geschildert werden. Die funktionelle Leistungsstörung eines Bewegungssegmentes – sei es durch Immobilität oder Instabilität – wird von JUNGHANNS (1977) auch als „*Insufficientia intervertebralis*" bezeichnet.

γ) Die reaktiven Weichteilveränderungen bilden schließlich das dritte Element des vertebralen Syndroms. Die Manifestationsformen dieser Begleitbefunde sind mannigfaltig und äußern sich als Tendinosen, Ligamentosen, paravertebrale Tendomyosen sowie Periostosen der Wirbelbogen und ihrer Fortsätze. Diese pathologischen Weichteilbefunde müssen palpatorisch erfaßt werden.

Die klinische Leitsymptomatik eines vertebralen Syndromes läßt sich – wie später beschrieben wird – schon durch eine einfache klinisch-körperliche Untersuchungstechnik feststellen. Eine feinere Diagnostik ist nur mit Hilfe der manuellen Diagnostik möglich (MAIGNE 1961, LEWIT 1978, u.a.)

b) Die spondylogenen Syndrome

Durch die unmittelbare Beziehung der Bewegungssegmente zum Nervensystem (insbesondere Rückenmark, Nervenwurzeln, vegetatives Nervensystem) sowie zu den Blutgefäßen (insbesondere Aa. vertebrales) sind bei Wirbelsäulenerkrankungen zahlreiche sekundäre periphere Irritationserscheinungen möglich, die wir als spondylogene (oder auch „vertebragene") Krankheitsbilder bezeichnen. Die krankhaften Störungen im Bewegungssegment können auf nervalem oder vasalem Weg fortgeleitet werden und führen dann in den Extremitäten und auch Körperhöhlen zu Folgeerscheinungen, die sich klinisch in einer bunten Vielfalt von sensiblen, motorischen, vasculären oder vegetativen Störbildern äußern, wie sie von den cervicobrachialen und cervicocephalen Syndromen sowie den spondylogenen, kardialen und intestinalen Organstörungen her bekannt sind. Oft erwecken die Beschwerden Verdacht auf ein radiculäres Syndrom, wobei jedoch in der Mehrzahl der Fälle die Diagnose eines Kompressionssyndromes nicht gesichert werden kann. BRÜGGER (1960) hat deshalb für die spondylogenen Syndrome den Begriff „pseudoradiculäre Syndrome" geprägt, wobei diese Bezeichnung lediglich ausdrückt, daß ein klinisches Substrat Ähnlichkeit mit einem Kompressionssyndrom besitzt, sich jedoch keine sicheren radiculären Symptome nachweisen lassen. Periphere Projektionsschmerzen müssen jedoch nicht immer durch eine Irritation der schmerzleitenden Fasern in der Nervenwurzel bedingt sein. Seit den Arbeiten von LEWIS u. KELLGREN (1939) sind Projektionsschmerzen bekannt, die infolge Afferenzen aus lumbalen Bändern auftreten, wobei zwar eine dermatomgerechte Projektion entsteht, aber entsprechend dem pseudoradiculären Schmerz Paresen und Sensibilitätsstörungen fehlen. TRAVELL (1952) beschreibt solche Schmerzprojektionen bei Irritation von „trigger points" im Bereich stammnaher Muskulatur und TAILLARD (1955) bei intraoperativer Reizung der Kapsel von Wirbelbogengelenken. Die manual-therapeutische Untersuchung des Beckenrings zeigt, daß auch die iliolumbalen, die iliosacralen, die sacrotuberalen und sacrospinalen Bänder Schmerzen in die unteren Extremitäten übertragen (BAUMGARTNER 1981). Die tägliche Praxis zeigt, daß neben peripherarthrogen bedingten Tendomyosen die spondylogen bedingten Veränderungen von Muskelketten sehr zahlreich sind. In diesen Fällen ist diagnostisch wichtig, daß neben den pathologischen Gewebsveränderungen in der Peripherie als Ausdruck des spondylogenen Syndromes am Achsenskelet jeweils ein vertebrales Syndrom mit entsprechender funktioneller segmentaler Störung gefunden wird. Jede Muskelkette scheint typisch auf die Störung in einem bestimmten Bewegungssegment hinzuweisen, daß Traktionen und andere Manipulationen am vertebralen Bewegungssegment tonische und phasische Reaktionen autochthoner und eingewanderter Muskulatur im Bereiche der Wirbelsäule, aber immer auch der peripheren Muskulatur im Bereich der Extremitäten verursachen, wobei plurisegmental verschiedenste Muskeln reagieren. Spondylogene Syndrome bedingt durch Funktionsstörung eines vertebralen Segmentes treten aber nicht nur an der Peripherie auf. Erfolgsorgan der plurisegmentalen Afferenz sind nicht nur periphere Gewebe, sondern auch die autochthone Muskulatur. So können Myotendinosen in aufsteigenden

Tabelle 6. Spondylogene „pseudoradiculäre" Syndrome

Klinische Mischbilder von

weichteilrheumatischen Syndromen (überwiegend!):
   Multiple Tendomyosen (Kettentendomyosen)
   Tendinosen, Ligamentosen und Periostosen

vasculären Syndromen:
   Funktionelle Durchblutungsstörungen, intermittierende
   Insuffizienz

neurogenen Syndromen:
   Gemischte, teils periphere, teils spinalradiculäre,
   teils vegetative (Sympathicus-) Störungen

meist kombiniert mit

Vertebralen Syndromen
Articulären Reizzuständen (Arthrose, Arthritis)
Statisch-dynamischen Störungen (Fehl- und Überbelastungen)

Fasern des Erector spinae auftreten. Unter Hartspann gesetzte Muskelfasern bedingen nun auch an jenem Segment, an dem sie inserieren, eine sekundäre Funktionsstörung. Es entwickelt sich dort also auf einer anderen Segmenthöhe ein vertebrales Syndrom, das wiederum eine spondylogene pseudoradiculäre Ausstrahlung zeigen kann. Die Funktionseinheit der Wirbelsäule als Gesamtorgan läßt die vom Patienten so häufig verspürten ausstrahlenden Beschwerden vom Kreuz bis zum Nacken gestützt auf die palpablen spondylogenen Zusammenhänge verständlich erscheinen (BAUMGARTNER 1981).
Auf die pathogenetische Komplexität der spondylogenen Reflexsyndrome kann hier nicht eingegangen werden, sie wird ausführlich dargestellt in der umfassenden Monographie von BRÜGGER (1980), wo sich auch entsprechend umfangreiche Literaturangaben finden.
Charakteristisch sind für die spondylogenen Reizsyndrome allgemein folgende klinischen Symptome (s. Tabelle 6):
Weichteilrheumatische Befunde in lokalisatorischem Zusammenhang mit dem betreffenden Wirbelsäulenabschnitt („tendomyotische Kette" oder „Schmerzstraße") (Abb. 251) unter Beteiligung mehrerer Muskelgruppen, vasomotorische Störungen (evtl. Steigerung bis zur Neurodystrophie mit Sudeck-Vollbild), diffuse Dysästhesien (Kältegefühl, Kribbeln, Schmerz, Taubheitsgefühl) unabhängig vom peripheren Nervenverlauf. Oft bestehen diffuse Schwellungsgefühle oder effektive Schwellungen und livide Hautverfärbungen in der Peripherie (in erster Linie an den Händen). Oft werden auch pseudoradiculäre Schmerzen (ähnlich dem Wurzelschmerz, aber nicht eindeutig als segmental zu bestimmen) von „bohrend-ziehendem" Charakter geäußert. Beim sogenannten cervicocephalen Syndrom stehen meist sympathische Irritationsphänomene im Vordergrund: Migraine cervicale, Morbus Menière, „Neuronitis vestibularis" sowie syncopale Anfälle. Die Reizung des sympathischen Plexus der Arteria vertebralis ist offenbar verantwortlich für das Auftreten von Gehör-, Gleichgewichts- und Augenstörungen wie Nebel-

sehen, Flimmerskotome, Tränenträufeln und conjunctivale Injektionen. Seltener kommt es zu einem echten Hornerschen Symptomenkomplex, zu trophischen Hautveränderungen, Dysphagie, Singultus und Schluckbeschwerden u.a. mehr als Ausdruck von Störungen des Sympathicus. Auffällig häufig klagen die Patienten mit cervicocephalem Syndrom über Konzentrationsschwäche und psychische Veränderungen, insbesondere depressive Verstimmungen.

Spondylogene Irritationssyndrome thorakalen Ursprungs können „Intercostalneuralgien", Herzrhythmusstörungen und Pleuraschmerzen sowie weitere unterschiedliche Sensationen innerer Organe verursachen. In diesen Fällen soll aber immer zunächst eine internistische Abklärung erfolgen, bevor die Ursache der Beschwerden auf die Wirbelsäule abgeschoben wird. Das gleiche gilt für die viel selteneren Irritationsphänomene im Abdominal- und Beckenbereich. Selbstverständlich sind niemals alle peripheren Extremitätenschmerzen spondylogenen Ursprungs, hinter den klinischen Sammelbegriffen „Brachialgie" und „Ischialgie" können sich zahlreiche andere, gar nicht seltene Krankheitsbilder verstecken. Die häufigsten und wichtigsten von ihnen sind in der Tabelle 7 zusammengestellt.

Tabelle 7. Differentialdiagnose der Brachialgien und Ischialgien
(gekürzt nach WAGENHÄUSER 1977)

1. Erkrankungen der Hals- und Lendenwirbelsäule
2. Erkrankungen des Iliosacralgelenkes
3. Erkrankungen der Thorax-, Abdominal- und Beckenorgane
4. Neurologische Erkrankungen
    a) Affektionen des Gehirns
    b) Affektionen des Rückenmarks und seiner Häute
    c) Wurzelerkrankungen
    d) Affektionen des Plexus brachialis bzw. lumbosacralis
    e) Affektionen der peripheren Nervenstämme
    f) Extremitätenschmerzen mit starker Beteiligung des vegetativen Nervensystems
5. Rheumatische Erkrankungen
    a) Weichteilrheumatische Syndrome
    b) Arthritiden, Arthrosen
6. Durchblutungsstörungen
    a) Arterielle Verschlußkrankheit
    b) Vasospastische Syndrome
    c) Vasculäre Kompressionssyndrome
    d) Venenthrombose
7. Knochen- und Muskelaffektionen
8. Psychische Affektionen

c) Kompressionssyndrome

Bei den Kompressionssyndromen verursacht ein mechanischer Druck im Raume eines Bewegungssegmentes auf die Medulla oder auf die Nervenwurzel, evtl. auch auf die Blutgefäße, entsprechende neurologische Krankheitsbilder oder Durchblutungsstörungen. Es handelt sich gleichsam um eine mechanisch bedingte Sondervariante der spondylogenen Syndrome. Charakteristische segmentale Ursachen für solche Kompressionssyndrome sind Discushernien und Tumoren. Aber auch spondylotische ossäre Wulstbildungen und degenerative Ligamentverdickungen sowie z.B. eine Varicosis spinalis können, insbesondere im Bereich der Halswirbelsäule, zu Kompressionsreizungen und Schädigungen der Nervenwurzeln der Medulla oder des Sympathicus führen.

Die allgemeine *Leitsymptomatik* der spinalen radiculären Wurzelsyndrome ist im Abschnitt „Die Wurzelläsion" S. 255ff. dargestellt.

Es ist darauf hinzuweisen, daß nicht immer alle klassischen neurologischen Symptome von Anfang an vorhanden sind, oft treten sie erst im Verlaufe der Krankheit auf. Diagnostisch müssen oft die Myelographie, die Computertomographie, die Szintigraphie und die Elektromyographie sowie die Untersuchung der Nervenleitgeschwindigkeit zu Hilfe gezogen werden. Einfache, aber exakte neurologische Untersuchung führt allerdings in den meisten Fällen schon sehr weit. Noch einmal sei eindrücklich betont, daß die klinische Verifizierung eines radiculären Kompressionssyndromes nicht identisch ist mit der Diagnose einer Discushernie, sondern daß in jedem Fall alle möglichen Kompressionsursachen erwogen werden müssen. Im Cervicalbereich sind Discusprolapse rund 100mal seltener als im Lumbalbereich. Viel häufiger werden hier die cervicalen Wurzelsyndrome durch spondylotische ossäre Kompression verursacht. Ausgeprägt strukturelle Veränderungen können auch ein medulläres Syndrom verursachen, dessen Entwicklung nicht übersehen werden darf. In selteneren Fällen kommt es zu einem Arteria spinalis anterior-Syndrom mit Ischämie des Rückenmarkes im Ausbreitungsgebiet dieser Arterie (Abb. 253).

Kompressionen der Arteria vertebralis verursachen – wie bereits erwähnt – häufig ein vasculäres cervicocephales Syndrom. Bei erheblicher Kompression der Arterie durch die spondylotischen Wulstbildungen kann sich das mehr oder weniger schwere Bild einer basilären Insuffizienz entwickeln. Typischerweise werden die Symptome der Durchblutungsdrosselung durch Reklination sowie Drehen oder Neigen des Kopfes auf eine Seite ausgelöst. Der Nachweis einer effektiven mechanischen Kompression der Arterie muß durch eine Angiographie erfolgen. Das sog. cervicocephale Syndrom ist oft ein Mischbild von spondylogenem Reizzustand und tatsächlichem Kompressionssyndrom. Im wesentlichen kommen folgende pathogenetischen Faktoren in Frage:

1. Reizung von sensiblen, selten von motorischen Nerven und vegetativen Nervenfasern,
2. Reizung bzw. Kompression der A. vertebralis.
3. Reizung der Nn. occipitales major et minor.

Die Symptomatologie des cervicocephalen Syndroms und die charakteristischen klinischen Befunde sind aus den Tabellen 8 und 9 ersichtlich.

Tabelle 8. Symptomatologie des cervicocephalen Syndroms

1. Einschränkung der Rotation bei gebeugter oder gestreckter HWS
2. Hinterkopfschmerz, oft einseitig (Migraine cervicale) beim Erwachen, bewegungs- und lageabhängig
3. Schwindel, selten reiner Drehschwindel, oft Unsicherheit beim Gehen, jedoch selten Hinfallen
4. Auriculäre Störungen, Ohrensausen, Paracusis (negativer otologischer Befund)
5. Oculäre Störungen, tiefer Orbitalschmerz, vorübergehend Sehstörungen, Augenflimmern, Tränenfluß (negativer ophthalmologischer Befund)
6. Übelkeitserscheinungen
7. Pharyngeale Störungen, Schluckbeschwerden, Würgen, brennendes Gefühl
8. Gesichtsneuralgie
9. Psychische Alteration, depressive Verstimmung, Konzentrationsschwäche

Tabelle 9. Klinische Befunde beim cervicocephalen Syndrom

1. Rotationseinschränkung bei maximaler Inklination (Kopfgelenksblockierung). Eingeschränkte Bewegung zwischen Atlas und Occiput (fehlende Atlasfederung) evtl. Seitneigung
2. Druckdolenz entlang der Linea nuchalis, des Atlasquerfortsatz, Axisquer- und -dornfortsatz, Austrittsstelle des N. occipitalis major und der verspannten paravertebralen Muskulatur
3. Parästhesien im Ausbreitungsgebiet des N. occipitalis
4. Radiologische Befunde:
   a) Veränderungen im Bereiche der Atlantooccipital- und/oder Atlantoaxialgelenke
   b) Blockierung bzw. Hypermobilität der Kopfgelenke (Aufnahme in maximaler Inklination und Reklination)
   c) Atlas- oder Axisrotationsfehlstellung (Abweichen des Dornfortsatzes bzw. Dens von der Vertikallinie)

C. Die Wirbelsäulenanamnese

Ein grundlegendes Element im Untersuchungsplan der Wirbelsäule ist die Anamnese. Sie kann oft schon wesentliche Hinweise auf die Diagnose geben, unter Umständen ist die Diagnose nur mit Hilfe exakter anamnestischer Angaben zu stellen.

In der Tabelle 10 sind die bedeutungsvollsten anamnestischen Fragenkomplexe zusammengestellt. Das *Wirbelsäulenschmerzsyndrom* ist in seiner klinischen Aussagekraft nicht immer ergiebig, immerhin zeigen aber einzelne Wirbelsäulenerkrankungen zeitweilig doch recht charakteristische Beschwerden, die sich in ihrer Symptomatik allerdings überschneiden können (Tabelle 11).

Tabelle 10. Schema der Wirbelsäulenanamnese

1. Persönliche allgemeine Anamnese
2. Beginn
3. Verlauf
4. Schmerzanamnese
   a) Wo?
   b) Wann?
   c) Warum?
   d) Wie?
5. Funktionsstörungen
6. Deformierungen, Haltungsveränderungen
7. Neurologische Symptome
8. Psychische Symptome
9. Behinderung
10. Allgemeine Krankheitssymptome
11. Bisherige Therapie
12. Hilfsmittel
13. Frühere Laboratoriumsuntersuchungen
14. Frühere Röntgenuntersuchungen

Tabelle 11 s. S. 182.

Tabelle 11. Charakteristische Beschwerden bei Wirbelsäulenerkrankungen

	Beginn	Lokalisation	Ausstrahlungen	Schmerzart	ausgelöst durch	verschlimmert durch	gebessert durch	Nachtschmerz	Steifigkeit
Degenerative Erkrankungen	Schleichend oder akut	Einzelne WS-Segmente oder größere WS-Abschnitte	Spondylogene (pseudoradikuläre) oder radikuläre periphere Irritationssyndrome möglich	Dumpf, ziehend, evtl. stechend	Mechanische Faktoren: Bücken, Aufrichten, Drehen, Heben; Fehl- oder Überbelastung; Witterung, Temperatur, Feuchtigkeit; akutes oder chron. Trauma	Fehl- und Überbelastung; monotone, fehlerhafte Haltung (sitzend, stehend gebückt); stereotype Bewegung; Ermüdung; Erschütterung	Ruhe, Entlastung, Lagerung, Haltungswechsel; lockernde Bewegung	Zeitweilig, kurzdauernd, abhängig von Lagerung	Wechselnd, am Morgen meist kurzdauernd, in Übereinstimmung mit Schmerzen
Spondylitis ankylosans	Schleichend, selten subakut	Frühstadium: „tiefsitzende" Kreuzschmerzen, Gesäßschmerzen; später Schmerzen in verschiedenen WS-Abschnitten, bes. thoracolumbal	Gesäß, Rückseite Oberschenkel bds. (Pseudoischialgie) Thorax	Dumpf, bohrend, wühlend	Unabhängig von äußeren Faktoren	Ruhe, Feuchtigkeit	Bewegung, Wärme	Ausgeprägt frühmorgens	Am Morgen langdauernd, in späten Stadien dauernd; schmerzunabhängig
Infektiöse Spondylitiden	Akut oder schleichend	Befallene WS-Segmente	Spondylogene, selten radikuläre Ausstrahlungen möglich	Dumpf, selten pochend oder bohrend	Bewegung, Erschütterung	Erschütterung, Bewegung, Belastung	Geringfügig durch Ruhigstellung und Entlastung	Meist intensiv	Dauernd, im Bereich der befallenen Segmente
Tumoren, Metastasen	Schleichend, seltener akut	Diffus oder befallene WS-Segmente	Gürtelschmerz, spondylogene oder radikuläre Schmerzphänomene möglich	Dumpf, bohrend	Meist unabhängig von äußeren Faktoren, mechan. Auslösung möglich	Belastung Erschütterung	Mechanisch nicht beeinflußbar	Sehr intensiv	Im Bereich der befallenen Segmente oder WS-Abschnitte
Osteoporose	Akut oder schleichend	Diffus „in der Tiefe"	Oft Gürtelschmerzen und spondylogene Beschwerden	Dumpf	Erschütterung, Bewegung, Belastung	Wärme, Über- und Fehlbelastung, Druck	Entlastung, dosierte Bewegung	Sehr ausgeprägt	Wechselnd, oft schmerzabhängig

D. Technik der klinisch-körperlichen Wirbelsäulenuntersuchung

Die klassischen Grundelemente für die körperliche Untersuchung und Beurteilung der Wirbelsäule umfassen: Inspektion, Funktionsprüfung, Palpation, neurologische Untersuchung und besondere klinische Untersuchungen. In Tabelle 12 sind die wesentlichen Faktoren dieses Untersuchungsganges dargestellt. Auf eine Schilderung der neurologischen Untersuchungstechnik wird verzichtet, desgleichen auf eine Darstellung der manuellen Untersuchungsmethoden.

1. Inspektion

a) Allgemeines

Das Wirbelsäulenorgan muß immer in seiner Gesamtheit beurteilt werden, niemals darf man sich auf die ausschließliche Untersuchung eines schmerzhaften Wirbelsäulenabschnittes beschränken. Eine zuverlässige Wirbelsäulenuntersuchung ist daher nur an völlig entkleideten Patienten möglich. Nicht nur der Rücken und die Extremitäten, sondern auch die Schulter-, Beckengürtel-, Bauch- und Gesäßmuskulatur müssen der klinischen Untersuchung voll zugänglich sein, da sie wesentlich am gesamten Haltungsmechanismus des Rückens beteiligt sind. Die Inspektion erfolgt am zwanglos aufrecht stehenden Patienten und zwar grundsätzlich nicht nur von hinten, sondern auch

Tabelle 12. Schema der klinischen Wirbelsäulenuntersuchung

1. *Inspektion*
   Habitus
   Muskulatur
   Haut, Hautfalten
   Fettgewebe
   Allg. Rücken- und Thoraxform
   Statik
   Beckenstand (Kippung, Neigung, evtl. Ausgleich)
   Durchblutung der Extremitäten
   Reifezeichen
   Behaarung
   Atmung
   Auskleiden, Ankleiden
   Sitzhaltung während der Anamnese
   Psyche

2. *Funktionsprüfungen*
   aktiv
   inspektorisch und palpatorisch
   passiv
   Funktionsstörungen?
     Bewegungsausmaß?
     Bewegungsausfall?
     abnorme Lockerungen?
     gestörter Bewegungsablauf?
     Muskeltonus, Muskelspiel?
   Bewegungsspiel?
     vertebral?
     spondylogen?
     radiculär?
   lokale Haltungsanomalien?
   Bewegungen in der Sagittalebene
     Vorwärtsneigen (Beugung, Inklination, Kyphosierung),
     aktives Aufrichten
     Rückwärtsneigen (Reklination, Lordosierung)
   Bewegungen in der Frontalebene
     Seitwärtsneigen
   Bewegungen in der Horizontalebene
     Drehbewegung (Torsion)
   kombinierte Bewegungen
     Gehen, Auf-, Absitzen, Drehen, Stoßen, Werfen, Tragen

3. *Bewegungsmaße*
   Abstandmaße:
     Kinn-Sternum (KSA)
     Ohr (Tragus)-Akromioclaviculargelenk
     Kinnspitze-Akromioclaviculargelenk
     Fingerspitzen-Boden-Abstand (FBA) (vorn und seitlich)
     Schobersches, Ottsches Maß (lumbal, thorakal, C VII/S I)
     Flèche
     Winkelmaße (Hydrogoniometer, Kyphometer)

4. *Palpation*
   Dornfortsätze
     Druckschmerz?
     Klopfschmerz?
     Rüttelschmerz?
   abnorme Verschiebbarkeit
     Stufenbildung?
   Muskulatur, Sehnen, Periost, Ligamente
     Hypertonus?
     Hypotonus?
     Myogelosen?
     Druckschmerz?
   Haut
     Temperatur?
     Turgor?
     Verschiebbarkeit?
   subkutanes Fettgewebe
     Konsistenz?
     Druckschmerz?
     Rollschmerz?
     Kneifschmerz?
   Nervenstämme
     Valleixsche Druckpunkte

5. *Kursorische neurologische Untersuchung*
   Reflexbild
   Sensibilität
   Motorik
     Gang, Zehengang, Fersengang, Gesäßschluß,
     Trendelenburg,
     grobe Kraft, dorsale und plantare Flexion
     der Großzehe
     Lasèguesches Zeichen
   Bragardsches Zeichen
   Hirnnerven

6. *Besondere klinische Untersuchungen*
   Thoraxbeweglichkeit (Atemexcursionen)
   Gelenkstatus (Hüftgelenke, Schultergelenke,
   Akromioclavicular- und Sternoclaviculargelenke,
   Symphyse)
   Iliosacralgelenke
     Klopfschmerz
     Mennellsches Zeichen
     seitliches Stuhlsteigen
   Achsenstauchschmerz
   arterielle und venöse periphere Zirkulation
   Maße
     Längenmaße (Beinlänge)
     Umfangmaße (Wade, Oberschenkel, Oberarm, Vorderarm)

von der Seite und von vorne. Zunächst verschafft sich der Untersucher einen Gesamteindruck vom konstitutionellen Habitus und den körperlichen Proportionen, von der allgemeinen Rücken- und Thoraxform, der Muskelmasse, der Haut mit ihren Falten sowie der Statik und den Durchblutungsverhältnissen an den unteren Extremitäten. Weitere Gesichtspunkte, auf die zu achten ist, sind aus Tabelle 12.1. ersichtlich. Von großer Bedeutung ist die Beurteilung des Beckenstandes, da dieser in unmittelbarem Zusammenhang mit Haltung und Form der Wirbelsäule steht. So wird z.B. eine übermäßige Beckenkippung nach vorn durch eine lumbale Lordosierung zu kompensieren sein, umgekehrt wird ein aufgerichtetes Becken automatisch mit einer Streckhaltung der Lendenwirbelsäule einhergehen (s. auch Abb. 107). Ob ein Becken frontal schief geneigt oder sagittal rückwärts bzw. vorwärts gekippt ist, läßt sich rein inspektorisch nicht immer leicht entscheiden. Eine seitliche Neigung läßt sich leichter erkennen, indem man beide Hände von hinten seitlich, flach, horizontal, auf die Beckenschaufeln legt. Zur Prüfung der sagittalen

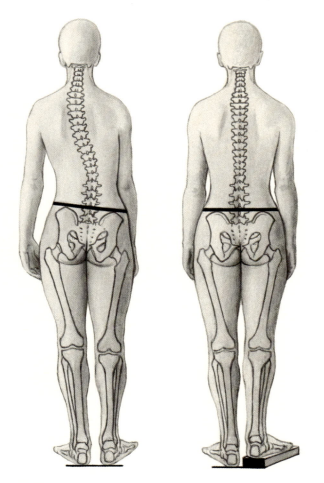

Abb. 178. Skoliotische Schiefhaltung ohne Torsion bei Beinverkürzung rechts und entsprechender Beckenneigung – korrigierender Ausgleich durch Unterlegen eines oder mehrerer Brettchen unter die verkürzte Extremität (gleichzeitig Maß für die Beinlängendifferenz)

Kippung des Beckens legt man je einen Finger auf die Spina iliaca posterior und die Spina iliaca anterior superior. Die Verbindungslinie zwischen diesen beiden Spinae bildet gegenüber der Horizontalen einen Winkel von durchschnittlich 12°. Exaktere Kontrollen der Beckenstellung können mit Hilfe eines Beckenzirkels vorgenommen werden. Sobald ein Beckenschiefstand festgestellt wird, unterlegt man unter den einen Fuß kleine Brettchen, bis das Becken horizontal steht (Abb. 178). Die Höhe dieser Unterlage in cm ist ein Maß für den Längenunterschied der unteren Extremitäten. Übersteigt die Korrektur der Beckenschiefhaltung 1,5 cm, muß therapeutisch auch das Schuhwerk des Patienten entsprechend korrigiert werden.

b) Das Problem der Haltung

Nachdem der Untersucher zunächst einen globalen Eindruck vom stehenden Patienten erworben hat, prüft er sorgfältig und gezielt dessen Haltung. Die Unterscheidung von drei klinischen Haltungsarten ist nicht unproblematisch, hat sich aber als zweckmäßig erwiesen. Die Über-

Tabelle 13. Klinische Haltungsarten

Normale Haltung	gesund
Fehlhaltungen (funktionelle Formvarianten)	fließende Übergänge
Fehlformen (fixierte Formanomalien)	krankhaft

gänge von der normalen Haltung über die Fehlhaltungen zu den Fehlformen sind dabei fließend (s. Tabelle 13). Die Beurteilung der Haltung gehört zu den schwierigsten klinischen Wirbelsäulenproblemen. Die Haltungsbeurteilung setzt Kenntnisse über die außerordentlich komplexe Problematik der Haltung voraus, weshalb wir diesen Fragenkreis etwas ausführlicher behandeln.

α) Allgemeines über das Problem der Haltung

Jeder Erfahrene wird TAILLARD (1964) recht geben, der „das Problem der Haltung als das ungeklärteste im Gebiet der Orthopädie" beurteilt. Eindrücklich ist auch die Äußerung von MATTHIASS (1969), eines versierten Kenners des Haltungsproblemes: „Leider befinde ich mich in einem peinlichen Dilemma, weil ich nämlich als erstes eingestehen muß, daß ich selbst auf diesem Gebiet zwar über mancherlei praktische Erfahrung, aber wenig exaktes Wissen verfüge. Exaktes Wissen, d.h. reproduzierbare Daten, Befunde und Untersuchungsergebnisse gibt es auf diesem Gebiet nur sehr wenige. Die Grundlagen des Wissens über die Haltungsschäden sind erstaunlich lückenhaft."
Die Orthopädie trägt die Last der Ungeklärtheit und des lückenhaften Wissens längst nicht mehr allein. Das Haltungsproblem blieb auch nicht dem medizinischen und Forschungsbereich vorbehalten. Es erweiterte sich zu einem Grundproblem verschiedenster Wissenschafts- und Berufsgruppen, die sich mit menschlichem Sein und Tun befassen. Es hat dadurch an Bedeutung und Faszination nur gewonnen. Die Fragen nach der menschlichen Haltung, ihren Begriffselementen und bedingenden Faktoren, ihren Normen, Variationen, krankhaften Störungen und deren Erkennung sowie Beeinflußbarkeit beschäftigen heutzutage neben Anatomen, Orthopäden, Rheumatologen und andern Medizinern auch Psychologen und Verhaltensforscher, Eltern, Lehrer und Heilpädagogen sowie Sportler, Ingenieure und viele andere. Die Haltung ist offensichtlich ein Humanphänomen mit verschiedenartigsten anthropologischen Teilaspekten, deren Vielfalt sowohl klärend wie verwirrend wirken kann. Je nach Standpunkt, Gesichtswinkel, Methodik und der daraus resultierenden Terminologie wird das Haltungsproblem ganz unterschiedlich ausgeleuchtet, was zwar anregend wirkt, aber auch reichlich Mißverständnisse verursacht. Es ist auch verständlich, daß wegen der weitgreifenden Problematik die Literatur darüber in den letzten Jahren flutartig angestiegen und kaum mehr überblickbar ist (ausführliche Literaturangaben bei MATZDORFF 1976, RIZZI 1979, JUNGHANNS 1979, FARFAN 1979 u. WAGENHÄUSER 1969, 1973, 1977).
Die folgenden Ausführungen beschränken sich auf einige somatisch-klinische Teilaspekte, sie sollen lediglich als Streiflichter ärztlichen Denkens einige Grundprinzipien des Haltungsproblemes beleuchten. Für den modernen Kliniker ist es entscheidend zu wissen, daß die Haltung nicht als etwas somatisch-morpholo-

gisch Starres gelten darf. Er hat auch in der klinischen Beurteilung zu bedenken, daß die menschliche Haltung eine Synthese von biomechanischen Gegebenheiten, dynamisch-funktionellen Möglichkeiten, von Psyche und Umwelteinflüssen darstellt.

β) Die Haltung als Evolutionsproblem

Das humane Haltungsproblem entspringt unmittelbar der Sondernatur des Menschen. Mit SCHEDE (1961) und STEINDLER (1955) betrachten wir die menschliche Haltung zu Recht als Ergebnis und Maßstab des Kampfes zwischen Schwerkraft und Aufrichtung. In der aufrechten Körperhaltung steht der Mensch unter allen Lebewesen einzig da. Nebst der Höherentwicklung des Gehirns, besonders des Großhirns, und der Ausbildung von Sprache und Schrift, gehört die aufrechte Haltung zu den entscheidensten Neuerwerbungen in der phylogenetischen Entwicklung des Menschen. Wohl haben zwar die Primaten offenbar sehr früh den Mechanismus entwickelt, den Rumpf in aufrechter Position zu halten, doch ist nur der Mensch allein fähig, dauernd aufrecht auf zwei Beinen zu stehen und zu gehen. Diese artspezifische bipede Aufrichtung brachte dem Menschen eine Befreiung der Vorderextremität von der Fortbewegung und verschaffte ihm damit zugleich größere Freiheit im Gebrauch des Armes und insbesondere der Hand zu hochdifferenzierten Bewegungen. Jetzt wurde es dem Menschen möglich, nicht nur Werkzeuge zu gebrauchen, sondern auch Geräte zu schaffen und diese sogar während des Gehens und Laufens vor allem als Waffe zu benutzen. Die einzigartige Statik und Dynamik der aufrechten menschlichen Haltung lieferte die Voraussetzung für die kräftige Entwicklung des Hirnschädels bei der gewaltigen Größenzunahme des Großhirns und ist somit eng verknüpft mit der geistigen Höherentwicklung und Emanzipation des Homo sapiens.
Auch für die Erweiterung des Sehraums durch Verlagerung der Augen nach vorn, wodurch ein binokulares stereoskopisches Sehen ermöglicht wird, ist die aufrechte Haltung eine wesentliche Voraussetzung. Im Vergleich zum Vierbeiner und zum kletternden Menschenaffen ist dadurch dem Menschen eine umfassende optische, akustische und taktile Raumorientierung möglich, die ihm ständig zur Verfügung steht. Es ist einleuchtend, daß die aufrechte Haltung als Wesenseigentümlichkeit des Menschen mit spezifischen neuen Formen und Strukturen einhergeht. Auch das menschliche Skelet mußte sich der aufrechten Haltung und Bewegung anpassen (Abb. 179). Phylogenetische Betrachtungsweisen führten zu dem überraschenden Ergebnis, daß die menschliche Aufrichtung nicht einfach als Drehung von 90° in den Hüftgelenken erfolgt, sondern im wesentlichen erst im lumbosacralen Übergangsbereich vor sich geht, durch keilförmige Ausbildung des 5. Lenden- und 1. Kreuzbeinwirbels (LIPPERT 1970). Das Kreuzbein ist der ruhende Punkt, um den sich die Aufrichtung vollzieht. Die aufrechte Haltung des Menschen kommt allein durch einen Knick in der Wirbelsäule, d.h. durch eine Aufrichtung ihres präsacralen Teiles zustande. Die Basis des Kreuzbeines steht in einem spitzen Winkel zu seiner Vorderfläche und nicht wie beim Vierfüßler annähernd senkrecht. Dadurch bildet sich das für den Menschen spezifische Promontorium. Der scharfe Knick zwischen dem Kreuzbein und dem Lendenabschnitt der Wirbelsäule existiert nur beim Menschen und ist schon bei der Geburt angedeutet (s.S. 10). Bei der ganzen Aufrichtung durch den Knick in den cranial anschließenden Teilen der Wirbelsäule ändert das Kreuzbein selber als fester Bestandteil des Beckens zusammen mit diesem

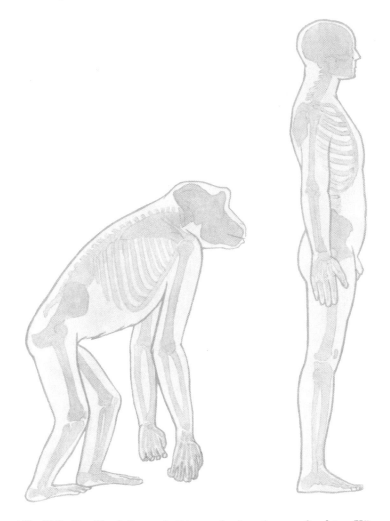

Abb. 179. Der Evolutionsschritt zur einzigartigen aufrechten Körperhaltung des Homo sapiens geht gegenüber den Pongiden mit artspezifischen neuen Formen und Strukturen einher

seine Lage im Vergleich zum Vierfüßler nur wenig (LIPPERT 1970).
Die Entwicklung zur aufrechten Haltung bedingte eine Sonderform der Wirbelsäule. Von der einfach S-förmigen Wirbelsäule des Vierfüßlers unterscheidet sich die doppelt-S-förmige menschliche Wirbelsäule durch die zusätzliche lumbale Lordosierung. Nach LIPPERT (1970) ist es allerdings nicht ganz korrekt, diese Lendenlordosierung als Notwendigkeit für den Aufrichtungsprozeß zu betrachten. Für die doppelte S-Biegung scheinen in erster Linie funktionelle Gesichtspunkte mitbestimmend zu sein. Funktionell gesehen ist offenbar die S-Form der Wirbelsäule die optimalste Voraussetzung für die dynamische Beanspruchung (LEGER 1959, LIPPERT 1970). Cervicale und lumbale Lordosierung sowie die thorakale Kyphosierung wirken gleichsam wie kombinierte elastische Federn. Alle massiven Abweichungen von diesen, der Funktion angepaßten Biegungen der Wirbelsäule sind offensichtlich mechanisch unzweckmäßig und führen zu einer vermehrten und ungünstigen funktionellen Beanspruchung. Dies gilt sowohl für die zu stark gekrümmte wie für die übermäßig gestreckte Wirbelsäule.
Die aufrechte menschliche Haltung geht selbstverständlich noch mit anderen spezifischen anatomischen Formen einher, die wir hier aber nicht ausführlich diskutieren, sondern nur kurz im

Zusammenhang mit der Gesamthaltung des Menschen erwähnen wollen. Das Becken ist an der Aufrichtung des Menschen interessanterweise nur unwesentlich beteiligt, was seine Stellung anbelangt, hingegen ist seine Form spezifisch menschlich im Zusammenhang mit dem aufrechten Gang. Die stark verbreiterten Knochenbeckenschaufeln sind notwendig für die großen Gesäßmuskeln, die beim Menschen unersetzbar sind für die Aufrechthaltung des Körpers beim Stehen und Gehen. Bekanntlich ist dieser Muskel bei den Menschenaffen, die sich beim Aufrechtgehen oder Stehen auf die Fingerknöchel der Hand stützen, viel weniger entwickelt. Auch die menschliche Thoraxform ist durch die aufrechte Körperhaltung bestimmt und unterscheidet sich dadurch sehr wesentlich von derjenigen eines Vierfüßlers (s. Abb. 2). Die Atemmechanik ist eng gekoppelt mit der Bewegung der Wirbelsäule, alle Muskeln, welche die Wirbelsäule bewegen, dienen zugleich auch der Atmung (BENNINGHOFF u. GOERTTLER 1980). Bei der Einatmung werden die Streckmuskeln stets mitinnerviert, als Anpassung an die Spezifität der aufrechten Haltung. Diese anatomischen Erkenntnisse unterstützen die klinische Erfahrung, welche der Atemgymnastik im Behandlungsplan von Haltungsstörungen ganz besondere Bedeutung beimißt. Im Bereiche der oberen Extremität sind im Zusammenhang mit der aufrechten Haltung als spezifisch menschliche Neuerwerbungen die Stellung des Schulterblattes und die Torsion des Humerus zu nennen, während interessanterweise die menschliche Hand sich in ihrem morphologischen Bauplan von derjenigen der Affen nur unwesentlich unterscheidet. Nur die funktionelle Vollkommenheit, zusammen mit der überragenden Leistungssteuerung durch das Zentralnervensystem, verleihen der Menschenhand ihre spezifische Bedeutung (BENNINGHOFF u. GOERTTLER 1980). Statik und Dynamik der unteren Extremität zeigen ebenfalls spezifische Anpassungen an die aufrechte Haltung. So ist z.B. die Schrägstellung des Schenkelhalses einmalig, ebenso sind die Torsionsstrukturen des Oberschenkelschaftes und des Schienbeines, welche im Sinne der Gehfunktion miteinander korrelieren, typisch menschliche Merkmale. Das wichtigste Instrument aber, das den aufrechten Stand und Gang des Menschen ermöglicht, ist der Fuß. Er zeigt eine Sonderkonstruktion, die sich bei keinem anderen Lebewesen findet. Vom menschlichen Fuß wird nicht nur gefordert, daß er den Körper trage, sondern ihn auch fortbewege durch Gehen, Laufen oder Springen. Die Greiffunktion durfte dabei verkümmern. Der wichtigste Vorgang bei der Umkonstruktion des Fußes für den menschlichen Stand und Gang ist die Bildung des Fußgewölbes. Nur dank der Spezialkonstruktion des Gewölbefußes kann der Mensch seinen spezifischen aufrechten Gang verwirklichen (BENNINGHOFF u. GOERTTLER 1980).

All diese kurz erörterten artspezifischen morphologischen Besonderheiten, welche in unmittelbarem Zusammenhang mit der aufrechten Körperhaltung des Menschen stehen, sollen dem Kliniker die Komplexität des Haltungsproblemes in Erinnerung rufen.

Phylogenetisch gesehen besitzt der Mensch also offensichtlich einen morphologischen und funktionellen Bauplan mit zahlreichen spezifischen Eigenschaften, die in unmittelbarem Zusammenhang mit seiner aufrechten Haltung stehen. Aber weder Form noch Funktion werden ihm bei der Geburt in toto fix und fertig mitgegeben. Auch in seiner ontogenetischen Entwicklung steht der Mensch einzigartig da, denn wie kein einziges unter den Säugetieren muß er seine artgemäße Haltung erst längere Zeit nach der Geburt „durch aktives Streben lernen und Nachahmen erreichen" (PORTMANN 1969). Diese langsame Herausbildung der korrekten, vollen aufrechten Körperhaltung und zahlreicher damit verbundener morphologischer Grundstrukturen geht einher mit der etappenweisen Entwicklung anderer körperlicher und auch der geistigen und seelischen Merkmale sowie des artspezifischen Verhaltens. Die Eigenart des menschlichen aufrechten Standes und Ganges ist also nur teilweise gegeben, zu einem Großteil muß sie von jedem Individuum durch stetiges Lernen, Nachahmen und evtl. „Selbstkorrektur" erworben werden und bewahrt bleiben. Was die Wirbelsäule anbelangt, so ist, wie wir ausführten, nur der für die Aufrichtung unabdingbar notwendige passiv stabilisierte Knick zwischen Sacrum und 5. Lendenwirbel im Bereich des Promontoriums angeboren. Im übrigen ist die Wirbelsäule des Neugeborenen weitgehend noch gerade gestreckt und oft im ganzen leicht nach hinten ausgebogen (s. Abb. 7). Erst innerhalb der ersten drei Jahre des kindlichen Lebens bilden sich die typischen Biegungen allmählich heraus und werden erst zur Zeit der Pubertät fortschreitend fixiert (s. auch S. 11). Ohne Zweifel liegt auch der Formentwicklung der Wirbelsäule ein gewisser, ererbter Wachstumsplan zugrunde, eine Modifizierung der festgelegten Entwicklungsrichtung ist jedoch durch funktionelle Einflüsse sicher möglich (LIPPERT 1970).

Die aufrechte Haltung, welche dem Menschen durch die Evolution beschert wurde, hat ihm so entscheidende Vorteile gebracht, daß sie als wesentliches Teilelement, ja sogar als eine Voraussetzung für seine Sondernatur, gewertet werden muß. Nicht umsonst bewertete HAECKEL (1866) das Merkmal der aufrechten Körperhaltung als so spezifisch menschlich, daß er dem zu seiner Zeit noch rein hypothetischen „Ur-Affenmenschen" die Artbenennung Pithecanthropus erectus gab. Andererseits hat der Mensch den einmaligen Vorteil der aufrechten Haltung recht teuer bezahlt und diesen Evolutionsschritt offenbar noch nicht vollständig verkraftet. Seine einzigartige aufrechte Haltung trägt nicht nur zu seiner überragenden Sonderstellung in der Natur bei, sie wurde zugleich zu einem unmittelbaren Krankheitspotential von noch nicht völlig zu übersehender Tragweite.

γ) Die Haltung als klinisches Problem

Der Kliniker muß sich stets bewußt sein, daß die Haltung eine Resultante aus dem Wechselspiel von vielerlei Faktoren darstellt und daß somit der Begriff „Haltung" einen äußerst komplexen Sammelbegriff darstellt, der notgedrungen in brauchbare Unterbegriffe aufgegliedert werden muß (Tabelle 14). Diese Aufgliederung in einzelne Teilelemente ist nicht nur didaktisch, sondern auch diagnostisch und therapeutisch notwendig, sie soll aber nie ein Hindernis sein, schlußendlich die Haltung immer wieder als etwas Gesamtes und in sich Geschlossenes zu betrachten. Auch darf trotz aller zu Recht geforderten Beurteilungskriterien der wesentlichste klinische Grundsatz nicht vergessen werden, daß jede Haltung ein einmaliges, individuelles und absolut persönliches menschliches Wesenselement darstellt. Das Resultat des Kampfes zwischen Aufrichtung und niederziehender Schwerkraft ist bei jedem Menschen ein anderes und somit Ausdruck seiner körperlichen und psychischen Gesamtpersönlichkeit. Die Vielfalt der individuellen Haltungsbilder ist daher nicht erstaunlich und ohne weiteres mit dem Formenreichtum des einzelmenschlichen Gesichtsausdruckes vergleichbar. In jedem Einzelfall ist die Haltung eine individuelle, nach der momentanen Situation stets wechselnde Lösung, den Körper in einem möglichst stabilen Gleichgewicht zu halten, um der

Tabelle 14. Elemente der klinischen Haltung

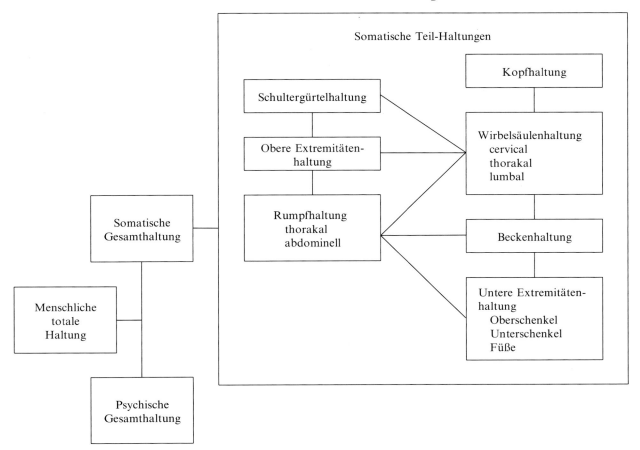

Tabelle 15. Elemente des Haltungssystems

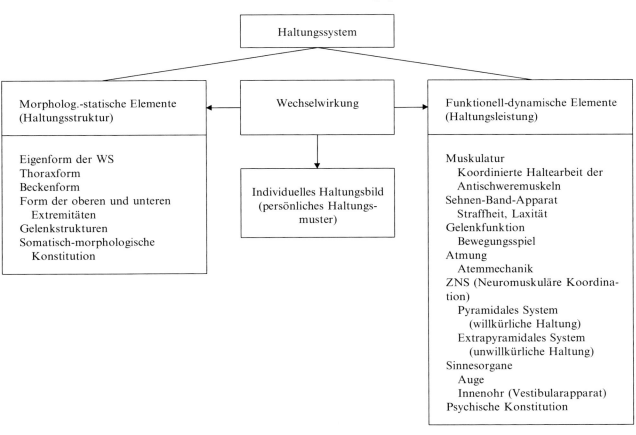

Schwerkraft nicht zu erliegen. In praxi ist der Kliniker gezwungen, mit verschiedenen Haltungsbegriffen zu arbeiten, die wir kurz erörtern wollen. In der klinischen Betrachtungsweise kommt der Wirbelsäule zu Recht eine zentrale Bedeutung zu. Trotzdem muß betont werden, daß der Wirbelsäulenhaltung nur die Rolle einer Teilhaltung im Rahmen der somatischen Gesamthaltung zufällt. Bei jeder Haltungsbeurteilung müssen auch die übrigen körperlichen Teilhaltungen berücksichtigt werden. Die totale menschliche Haltung schlußendlich ergibt sich aus der Kombination und dem Wechselspiel von somatischer und psychischer Gesamthaltung. Haltungsbeurteilung ist somit nicht nur isolierte Beurteilung der Wirbelsäulenform, sondern letztlich immer eine Beurteilung der somatischen und psychischen Gesamtpersönlichkeit.

Die körpereigenen Formen und Kräfte, mit denen sich der Mensch gegen die Schwerkraft im aufrechten Gleichgewicht hält, bilden ein geschlossenes Haltungssystem (WAGENHÄUSER 1969, 1973). Dieses Haltungssystem setzt sich aus morphologisch-statischen und funktionell-dynamischen Elementen zusammen, die sich in eng gekoppelter Wechselwirkung gegenseitig beeinflussen und so zu einem individuellen Haltungsbild führen, das stets ein persönliches Ergebnis aus Form und Leistung darstellt (Tabelle 15). Unter den Haltungsstrukturelementen kommt der Eigenform der Wirbelsäule wiederum eine überragende Bedeutung zu. Der statisch-morphologische Achsenaufbau der Wirbelsäule ist gegeben durch Eigenform und Höhe der Wirbelkörper, Lage und Richtung der Wirbelbogen mit ihren Gelenk-, Dorn- und Querfortsätzen sowie durch Höhe und Festigkeit der Zwischenwirbelscheiben. Die strukturelle Eigenform der Wirbelsäule, welche durch die knöchernen Wirbelstrukturen und Bandscheiben zusammen mit den Ligamenten gegeben ist, läßt sich an einem isolierten anatomischen Präparat noch gut erkennen. Aus den vorangegangenen Ausführungen dürfte klar hervorgehen, daß eine einwandfreie aufrechte Haltung nicht nur eine entsprechende Wirbelsäulenform, sondern auch ganz spezifische Formen von Thorax, Becken, oberen und unteren Extremitäten und insbesondere der Füße voraussetzt. Alle verformenden Abweichungen von der geforderten Eigenform dieser Strukturelemente werden das Haltungssystem ungünstig beeinflussen und belasten. Unter den funktionell-dynamischen Elementen des Haltungssystems kommt den sog. Antischweremuskeln eine besondere Bedeutung zu. Es sind jene Muskelgruppen, die benutzt werden, um bei aufrechtem Stand und Gang den Körper in einem möglichst stabilen Gleichgewicht zu halten und zu bewegen. Ihnen ist die ganze Haltearbeit übertragen. Je mehr die Schwerkraft das Haltungsgleichgewicht bedroht, desto mehr Leistung wird von ihnen gefordert. Zu den Muskelgruppen, die den Körper haltungsmäßig im Gleichgewicht stabilisieren, gehören nicht nur die Extensoren der Wirbelsäule, sondern auch die Hals-, Schultergürtel-, Bauch-, Beckengürtelmuskeln und vor allem die stabilisierenden Muskelgruppen der unteren Extremität und des Fußes. Ein einwandfreies Funktionieren des dynamischen Haltungssystems setzt nicht nur kräftige und leistungsfähige Antischweremuskeln, sondern auch entsprechende intakte und straffe Sehnen und Ligamente voraus sowie eine einwandfreie nervöse Kontrolle durch das zentrale Nervensystem, das mit Hilfe eines komplizierten Reflexsystems die neuromuskuläre Koordination beibehält und jeden Moment den augenblicklichen Forderungen angleicht. Unter den Sinnesorganen spielen vor allem die Augen und das Gleichgewichtsorgan im Innenohr eine wichtige Rolle für die Eigenbeurteilung, Kontrolle und Korrektur der Haltung. Wie schwer die Haltung durch eine Erkrankung all dieser neurologischen Kontrollsysteme in Mitleidenschaft gezogen werden kann, ist jedem Kliniker bekannt. Daß die Atmungsmechanik wesentlich am Haltungssystem mitbeteiligt ist, wurde bereits erwähnt. Aber auch die Funktionstüchtigkeit, d.h. das ungehinderte Bewegungsspiel der Gelenke, ist eine wesentliche Voraussetzung für ein intaktes Haltungssystem. Bewegungsausfälle oder gar Ankylosen, insbesondere der Hüft-, Knie- oder Sprunggelenke müssen notgedrungen die Haltung aufs schwerste negativ beeinflussen. Überblickt man das ganze Haltungssystem, so ergibt sich automatisch der Schluß, daß morphologische und funktionelle Störungen sich darin gegenseitig unmittelbar beeinflussen. Alle krankhaften Abweichungen in der Statik erfordern eine vermehrte kompensatorische neuromusculäre funktionelle Anstrengung. Ein funktionelles Versagen wird mit der Zeit aber auch die Form verschlechtern, womit der Teufelskreis eingeleitet ist. Dies gilt vor allem für die Wirbelsäule. Wir haben schon betont, daß die als normal bekannte S-Form der Wirbelsäule sich erst im Verlaufe des Wachstums ausbildet, wobei die Entwicklung der statischen Morphologie durch die funktionelle Haltung wesentlich beeinflußt wird. Das formgebende dynamische Prinzip übt aber auch während des ganzen Lebens einen gewissen modifizierenden Einfluß auf die Eigenform der Wirbelsäule aus. Klassische Beispiele für die Wechselwirkung zwischen krankhafter Haltungsform und krankhafter Haltungsleistung bieten die Alterskyphosen oder die lumbale Lordose bei Erschlaffung der Bauchdecken und der Glutealmuskulatur. Diese engen pathogenetischen Wechselbeziehungen sind nicht nur für die Haltungsbeurteilung, sondern ganz besonders für die Haltungstherapie von grundlegender Bedeutung. Die konservative Behandlung der Haltungsstörungen gründet sich ja in erster Linie auf eine Korrektur und Verbesserung der Haltungsleistung und profitiert von der eminent wichtigen Tatsache, daß Haltung nicht etwas unwiderruflich Starres, sondern etwas kontinuierlich Dynamisches ist. Schließlich ist jede Haltung zugleich Ausgangsstellung für eine Bewegung, die ihrerseits wieder in einer Haltung endet.

Für die klinische Haltungsbeurteilung wendet man, wie bereits erwähnt, zweckmäßig drei Grundbegriffe an: Die **Normalhaltung,** die **Fehlhaltung** und die **Fehlformen.** In der funktionellen Beurteilung spricht man von voller *Haltungsleistungsfähigkeit, Haltungsinsuffizienz (Haltungsschwäche)* und *Haltungsverfall* (Tabelle 16, 17).

Unsere Ausführungen beziehen sich in erster Linie auf die habituelle Haltung (Gewohnheitshaltung).

Die **Normalhaltung** ist äußerst schwer zu definieren. Sicherlich ist sie aber dadurch gekennzeichnet, daß die Wirbelsäule morphologisch ein harmonisches Ausmaß der physiologischen Biegungen aufweist (Abb. 180) und daß diese Normalform der Kyphosierung und Lordosierung funktionell mit einer minimalen Haltungsleistung ohne vermehrte zusätzliche Kompensationsarbeit des Muskelbandapparates im Bereiche von Rücken, Rumpf, Becken oder den unteren Extremitäten im Gleichgewicht aufrecht erhalten wird. Der Proband ist „morphologisch und funktionell haltungsgesund" (MATHIASS 1966). Die Normalhaltung setzt also nicht nur eine physiologische S-Schweifung der Wirbelsäule, sondern auch normale morphologische Konfigurationen der übrigen Haltungsstrukturen (Thorax, Becken, Extremitäten usw.) voraus. Das gleiche gilt von der intakten Leistungsfähigkeit der funktionell-dynamischen Haltungsele-

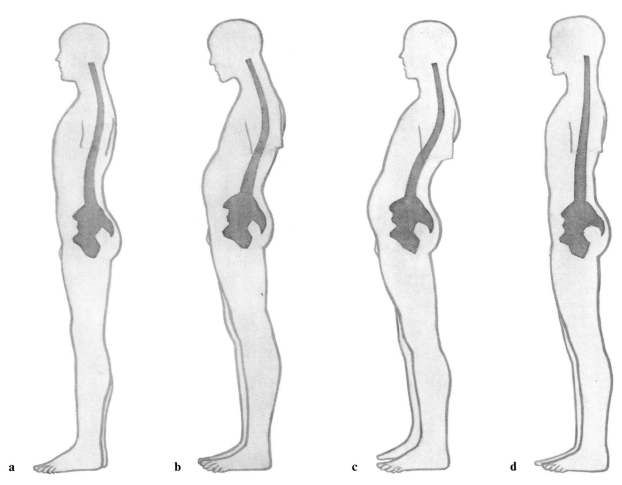

Abb. 180 a–d. Normale Haltung (a) Fehlhaltung (funktionelle Haltungsvarianten)
Rundrücken (**b**), Hohlrundrücken (**c**), Flachrücken (**d**)

Tabelle 16. Haltungsformen

	Mögliche Synonyme	Wissenschaftlich zu vermeidende Synonyme
1. Normalhaltung	Normale Haltung zweckmäßige Haltung gesunde Haltung richtige Haltung	Gute Haltung schöne Haltung korrekte Haltung
2. Fehlhaltungen	Fehlerhafte Haltung unzweckmäßige Haltung falsche Haltung Haltungsfehler funkt. Haltungsstörungen funkt. Haltungsschäden (reversible Haltungsschäden)	Schlechte Haltung unästhetische Haltung
3. Fehlformen	Krankhafte, patholog. Haltung fixierte Haltungsdeformitäten morphologisch-strukturelle Haltungsanomalien (irreversible Haltungsschäden)	Schlechte Haltung

Tabelle 17. Haltungsleistung

1. Volle (normale) Haltungsleistungsfähigkeit
   Leistungsfähige, sichere Haltung; normales, leistungsfähiges, zweckmäßiges, funktionelles Haltungsmuster

2. Haltungsschwäche (Haltungsinsuffizienz)
   Leistungsschwache, unsichere Haltung; fehlerhaftes, leistungsschwaches, unzweckmäßiges, funktionelles Haltungsmuster

3. Haltungsverfall (schwere Haltungsinsuffizienz)
   Leistungsunfähige Haltung; krankhaftes, leistungsunfähiges funktionelles Haltungsmuster

mente. Bei normaler Haltung besitzt der Körper im Stehen einen lotrechten Aufbau. In der Frontalebene verläuft die Schwerelinie vom Kopf durch die Linie der Dornfortsätze bis zur Analfalte und zwischen beiden Füßen zum Boden. In der Sagittalebene (s. Abb. 9) fällt sie optimal von der Spitze des Processus mastoideus etwas hinter oder entlang der Halswirbelsäule, ungefähr ab Th I/Th II vor der Brustwirbelsäule, ab L I hinter der Lendenwirbelsäule, dann durch die Kreuzbeinbasis hinter dem Promontorium, sie trifft das Hüftgelenk entweder direkt auf seiner Drehachse, häufig auch ein wenig hinter ihr, zwischen Femurkopf und Sacrum, verläuft anschließend ein wenig vor dem Kniegelenk und deutlich vor dem Drehpunkt des oberen Sprunggelenkes. Das Becken ist horizontal, sein Kippungswinkel nach vorn beträgt durchschnittlich 12° (TAILLARD 1964). Bei allen Variationen, die im Rahmen einer normalen Haltung möglich sind, ist immer zu bedenken, daß sie grundsätzlich zweckmäßig sein muß und einen geringen Energieaufwand für die Beibehaltung des stabilen Gleichgewichtes benötigt (Tabelle 18).

Tabelle 18. Normalhaltung

Morphologische Charakteristika
  Physiologische, harmonische S-Biegungen der WS (Physiolog., normale Lordosierung der HWS und LWS, Kyphosierung der BWS)
  Normale, morphologisch-strukturelle Konfiguration und Stellung von Kopf, Schultergürtel, Thorax, Becken, Extremitäten
  Optimaler Verlauf der Schwerelinie bei habitueller, stehender Haltung

Funktionelle Charakteristika
  Normales, harmonisches Haltungsmuster, Beibehaltung des zweckmäßigen, stabilen Gleichgewichtes mit minimalem Energieaufwand, ohne kompensatorische Haltungsleistung des Muskelbandapparates oder korrigierende Fehlstellung der Gelenke

Klinische Bedeutung
  Haltungsgesund
  Volle Belastungs- und Leistungsfähigkeit

Die **Fehlhaltungen** nehmen eine Zwischenstellung zwischen normaler und krankhafter Haltung ein. Sie sind charakterisiert durch deutliche dauernde Abweichungen von der normalen habituellen Haltungsform, die jedoch noch nicht morphologisch fixiert, sondern funktionell ausgleichbar sind und sich dementsprechend aktiv korrigieren lassen. Fehlhaltungen sind primär Ausdruck einer Leistungsstörung, die funktionelle Abweichung von der Norm steht im Vordergrund. Sie dürfen noch nicht in jedem Falle als pathologisch bezeichnet werden, sondern stellen vielmehr ein Krankheitspotential dar. Sie fordern immer eine vermehrte Haltungsleistung, insbesondere da das Ausmaß der Krümmungen der Wirbelsäule nicht mehr zweckmäßig ist. Meist fehlt aber gerade die Möglichkeit einer vermehrten Haltungsleistung, da Fehlhaltungen praktisch immer auch mit einer Haltungsinsuffizienz einhergehen, meist sogar durch diese bedingt sind. Werden die Fehlhaltungen nicht behandelt, d.h. funktionell korrigiert, oder ist die muskuläre Kompensationsfähigkeit und Haltungsleistung ungenügend, so ist ein Übergang in krankhafte, dauernd fixierte Fehlformen nicht zu verhindern. Zu den Fehlhaltungen zählen wir den *Rundrücken* (total rund oder hochrund), den *hohlrunden Rücken,* den funktionellen *Flachrücken* und die skoliotische *Schiefhaltung* ohne Torsion (Abb. 180).

Bei den **Fehlformen** bleiben im Gegensatz zu den Fehlhaltungen die abnormen Wirbelsäulenkrümmungen fixiert und sind weitgehend funktionell nicht mehr korrigierbar. Jetzt spricht man zu Recht von eigentlich krankhaften Haltungsanomalien. Klinisch unterscheiden wir folgende Fehlformen der Wirbelsäule: Die *(Hyper-) Kyphose*, die *(Hyper-) Lordose*, die pathologische, *fixierte Geradehaltung* (Abb. 181–183) und die echte *strukturelle Skoliose* mit Torsion (Abb. 184, 185) sowie den *Gibbus*. Fehlformen müssen nicht eo ipso mit einem funktionellen Haltungsversagen einhergehen. Je besser die Leistungsfähigkeit des funktionellen Anteils am Haltungssystem, desto besser können diese pathologischen Formanomalien verkraftet und kompensiert werden. So ist es durchaus verständlich, daß z.B. einem muskelstarken Athleten seine thorakale Kyphose bei Status nach Morbus Scheuermann nicht die geringsten Beschwerden bereitet. Andererseits disponieren alle Fehlformen der Wirbelsäule erfahrungsgemäß zu frühzeitigen sekundären degenerativen Veränderungen im Bereiche der Wirbelsäule.

Die verschiedenartige klinische Bedeutung von Fehlhaltungen und Fehlformen geht aus den Tabellen 19 und 20 hervor. Fehlerhafte und krankhafte Haltungen sind immer auch unzweckmäßig. Sie führen unweigerlich zu einem falschen Haltungsmuster

Tabelle 19. Fehlhaltungen

Morphologische Charakteristika
  Deutliche, dauernd habituell beibehaltene, aber rein funktionell bedingte, ausgleich- und korrigierbare Abweichungen von der physiologischen S-Form der Wirbelsäule.
  Formen: Rundrücken, totalrund, hochrund (Hyperkyphosierung). Hohlrunder Rücken (Hyperkyphosierung + Hyperlordosierung). Funktioneller Flachrücken (Lordosierung der BWS, Kyphosierung der HWS und LWS). Skoliotische (Schief-) Haltung (ohne Torsion). Oft kombiniert mit zusätzlichen Abweichungen im Bereich der übrigen Elemente des Haltungssystems (vor allem Schultergürtel, Thoraxform und Beckenstellung)
  Anormer Verlauf der Schwerelinie bei habitueller, stehender Haltung

Funktionelle Charakteristika
  Fehlerhaftes, unzweckmäßiges Haltungsmuster
  Meist kombiniert mit – oder bedingt durch – Haltungsinsuffizienz. Fordert wegen Unzweckmäßigkeit vermehrte kompensatorische Haltungsleistung, die aber oft nicht aufgebracht werden kann

Klinische Bedeutung
  Bedingt pathologische, funktionelle Haltungsvarianten. Aber starke Tendenz zum Übergang in echt pathologische Fehlformen. Verminderte Belastungs- und Leistungsfähigkeit. Funktionelltherapeutisch gut beeinflußbar und weitgehend korrigierbar. („Anbahnung eines normalen Haltungsmusters")

Tabelle 20. Fehlformen

Morphologische Charakteristika
  Ausgeprägte, dauernde, fixierte, durch strukturelle Anomalien bedingte, krankhafte Abweichungen von der normalen S-Form der Wirbelsäule
  Form: Kyphose, Lordose, fixierter Flachrücken (patholog. Streckhaltung), strukturelle Torsionsskoliose, Gibbus
  Meist kombiniert mit zusätzlichen funktionellen und strukturellen Abweichungen im übrigen Haltungssystem. Abnormer Verlauf der Schwerelinie bei habitueller, stehender Haltung

Funktionelle Charakteristika
  Krankhaftes, unzweckmäßiges Haltungsmuster. Können, aber müssen nicht, mit Haltungsinsuffizienz kombiniert sein. Erfordern dauernd vermehrten Energieaufwand wegen notwendiger Kompensationsleistung

Klinische Bedeutung
  Krankhafte Neigung zu schmerzhafter funktioneller Dekompensation bei ungenügender Haltungsleistung und zur beschleunigten Entwicklung von sekundär-degenerativen Veränderungen. Belastungs- und Leistungsfähigkeit hängt von den funktionell-kompensatorischen Möglichkeiten ab. Funktionell-therapeutisch ist der Formfehler wenig bis nicht korrigierbar, aber die Haltungsleistung und das funktionelle Haltungsmuster können verbessert werden

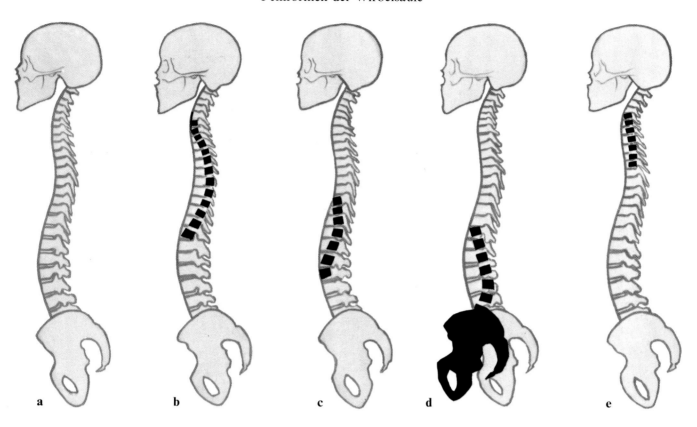

Abb. 181 a–e. Pathologisch fixierte Fehlform (Hyper-) Kyphose
Dauernde, krankhafte, über das Normale hinausgehende, nach hinten konvexe Krümmung der Wirbelsäule bzw. eines Teiles derselben

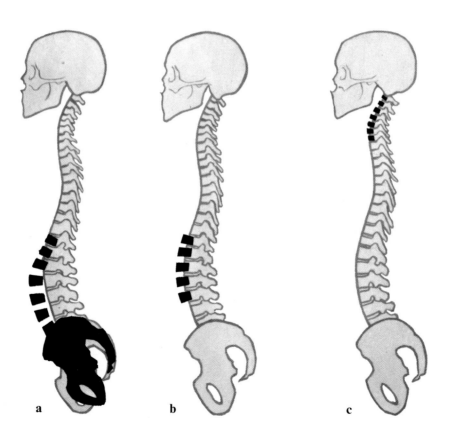

Abb. 182 a–c. Pathologisch fixierte Fehlform (Hyper-) Lordose
Krankhafte, dauernde, über das Normale hinausgehende, nach vorn konvexe Krümmung der Wirbelsäule bzw. eines Teiles derselben

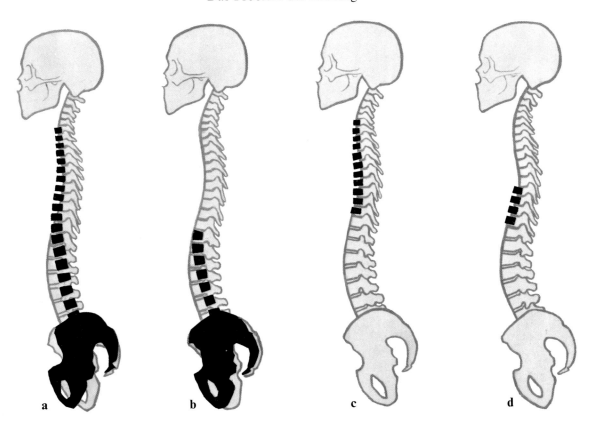

Abb. 183a–d. Pathologische Geradehaltung. Krankhafte, fixierte Streckhaltung oder Abflachung

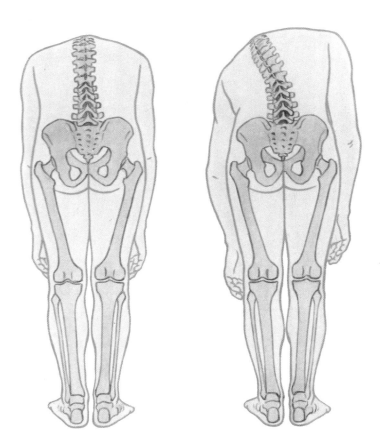

Abb. 184. Thoraxkonturen
Normale symmetrische Thoraxkonturen bei Flexion; asymmetrische thorakale und lumbale Konturen bei struktureller Skoliose mit Torsion und Rippenbuckel

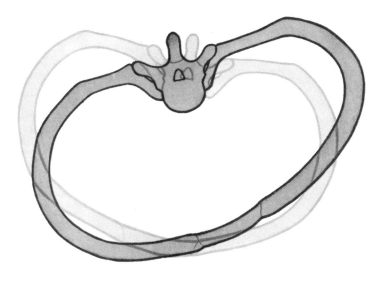

Abb. 185. Torsion bei struktureller Skoliose

und benötigen vermehrte Haltungsleistungen. Jede Fehlhaltung und Fehlform der Wirbelsäule geht notgedrungen mit Störungen im Bereiche der übrigen Teilhaltungen einher oder sie sind sogar durch diese bedingt, was die Anforderungen an den Therapieplan grundsätzlich und erheblich erweitert.

δ) Die Haltung als terminologisches Problem

Bei Durchsicht der Fachliteratur fällt auf, wieviele unterschiedliche Haltungsbegriffe und Bezeichnungen gebraucht werden. Der Wunsch nach einer einigermaßen einheitlichen, insbesondere aber unmißverständlichen Terminologie drängt sich dabei auf. Diese Forderung ist nicht im Sinne einer kleinlichen Wortklauberei zu verstehen. Besonders wichtig scheint uns eine klare terminologische Unterscheidung zwischen den funktionellen Fehlhaltungen und den krankhaft fixierten Fehlformen. Dies ist besonders wichtig aus therapeutischen Gründen, da die Behandlungsprinzipien, vor allem bei der heilgymnastischen Therapie bei diesen beiden Gruppen von Haltungsstörungen, doch erheblich differieren. Bei den Fehlhaltungen wird die Krankengymnastin darauf ausgehen, dem Patienten ein leistungsfähigeres Haltungsmuster beizubringen. Sobald irreparable, strukturelle Veränderungen, d.h. echte fixierte Fehlformen vorliegen, wird sie sich darauf konzentrieren müssen, die Haltungsleistung zu steigern. Die Tabellen 16–20 geben eine Übersicht über die Haltungsnomenklatur wie sie an der Zürcher Rheumaklinik, wo die Haltungsstörungen vorwiegend funktionell behandelt werden, üblich ist (WAGENHÄUSER 1973), die sich aber auch mit der Nomenklatur zahlreicher anderer Autoren deckt. Die möglichen und die in wissenschaftlichen Arbeiten zu vermeidenden Synonyma sind ebenfalls angeführt.

Die anatomischen Bezeichnungen „Kyphose" und „Lordose" für die normalen Wirbelsäulenkrümmungen werden vom Kliniker meist für fixierte, dauernd bestehende, oder übermäßige Krümmungen gebraucht. Sie könnten unseres Erachtens durch „Kyphosierung" und „Lordosierung" ersetzt werden. Nach GÜNTZ (1957) und HAUBERG (1958) wird die Kyphose als eine bleibende abnorme Verstärkung der nach hinten konvexen Krümmung der Wirbelsäule oder auch ihrer Einzelabschnitte definiert und die Lordose als dauernde pathologische, nach vorn abnorm verstärkte konvexe Krümmung. HAUBERG selber betont, daß das krankhafte, nicht mehr ausgleichbare Geschehen mit diesen Begriffen hervorgehoben werden soll und daß es daher sinnvoll sei, bei einer normalen Haltung von einer „physiologischen Brustkyphose bzw. Hals- oder Lendenlordose" zu sprechen. In den Begriffen „Lordosierung" und „Kyphosierung" ist unseres Erachtens denn auch der funktionelle Begriffsinhalt dargestellt und betont. Daß der Begriff „Skoliose" nur für eine echte strukturelle Torsionskoliose gebraucht werden sollte, dürfte klar sein (LINDEMANN 1958, SCHEIER 1967). Für die rein funktionelle Abweichung in der Frontalebene, z.B. bei Beckenneigung oder vertebralen Syndromen, benutzen wir den Ausdruck „funktionell ausgleichbare skoliotische (Schief-)Haltung". Recht wesentlich scheint uns der Unterschied zwischen dem Begriff „Kyphose" und „Rundrücken". Der Begriff „Rundrücken" sollte ausschließlich im Sinne einer funktionellen Fehlhaltung gebraucht werden (funktionelle, thorakale Hyperkyphosierung), um einen strengen Unterschied gegenüber der fixierten pathologischen Kyphose zu ermöglichen. Diese terminologische Unterscheidung ist wiederum bedeutungsvoll in bezug auf die Therapie, insbesondere aber auch für die Auswertung und den Vergleich von klinischen Statistiken und epidemiologischen Untersuchungen (WAGENHÄUSER 1969). Anstelle des Begriffes „Normalhaltung" hat sich leider weitgehend die Bezeichnung „gute Haltung" eingebürgert, desgleichen werden oft Fehlhaltungen und Fehlformen ohne Unterschied summarisch als „schlechte Haltung" bezeichnet. Unseres Erachtens sind die Ausdrücke „schlechte" oder „gute Haltung" in wissenschaftlichen Arbeiten zu vermeiden, da sie auch in der übrigen medizinischen Terminologie nicht gebraucht werden und zu leicht mit einem rein psychologischen oder sogar moralischen Werturteil verknüpft werden.

Die Ausdrücke „schöne Haltung" und „korrekte Haltung" eignen sich ebenfalls mehr für belletristischen Gebrauch. Ohne Zweifel ist die normale Haltung auch zugleich ästhetisch schön. Normen aufzustellen für eine ästhetisch schöne Haltung dürfte aber noch schwieriger sein als für die somatisch normale Haltung, zudem wechselt das Schönheitsideal bekanntlich praktisch mit jeder Generation. Der Ausdruck „korrekte Haltung" ist zu sehr mit den Regeln und Gebräuchen des gesellschaftlichen Benehmens verknüpft, als daß er wissenschaftlich tauglich wäre, im Gegensatz zum Begriff der „zweckmäßigen Haltung". Bei allen Schwierigkeiten, die normale Haltung mit exakten Meßgrößen zu definieren, scheint uns dieser Begriff trotz – oder gerade wegen – seines gewissen Spielraumes durchaus praktisch und theoretisch-wissenschaftlich verwendbar.

ε) Die Haltung als psychologisches Problem

Wir haben bereits darauf hingewiesen, daß die psychische Gesamthaltung ein Wesenselement der totalen menschlichen Haltung bildet. Wir können SCHEDE (1961) nur Recht geben, der die Haltung als Ausdruck der seelisch-körperlichen Ganzheit der Persönlichkeit und als einen Maßstab ihrer Kraft bezeichnet. Schon die einfache tägliche klinische Erfahrung lehrt, daß die körperliche und seelische Haltung eng miteinander gekoppelt sind und sich wechselseitig beeinflussen. Leider wird die psychologische Haltungstherapie gegenüber der körperlichen allzu oft gröblich vernachlässigt. Häufig ist die gewohnheitsmäßige psychische Haltung unmittelbar an der körperlichen Gewohnheitshaltung erkennbar. Eine seelische Verfassung, die durch Freude, Glück, Erfolg, Selbstsicherheit, Vertrauen und Zuversicht geprägt ist, fördert die aufgerichtete Haltung und das damit verbundene leistungsfähige Haltungsmuster. Umgekehrt haben Kummer, Konflikte, Depressionen, Mißerfolge und Minderwertigkeitsgefühle genau die entgegengesetzte Wirkung und fördern gewohnheitsmäßige fehlerhafte Haltungsmuster, bei denen das Zusammensinken und die Beugestellungen am auffallendsten sind. Ein sicherer psychologischer Hintergrund bildet zugleich eine gute Basis für eine gesunde Haltungsleistungsfähigkeit, Unsicherheit begünstigt die Entwicklung einer unsicheren, schwachen somatischen Haltung. Diese Erkenntnisse liegen an der Oberfläche. Jeder Laie wird den Unterschied zwischen der Haltung eines stumpfen Debilen und derjenigen einer graziösen Balletteuse erkennen. In der klinischen Praxis sind die Zusammenhänge zwischen psychischem Phänomen und körperlicher Haltung nicht immer so offensichtlich. Hier eröffnet sich der modernen Psychosomatik noch ein weites Arbeitsfeld. Dies gilt vor allem für die Haltungsstörungen der Jugendlichen. Ohne Zweifel wirken zahlreiche erkennbare Faktoren des zivilisatorischen Lebens – am meisten wohl schlechte Sitzgewohnheiten und Bewegungsverarmung – der wünschenswerten Entwicklung und Entfaltung einer normalen Haltung entgegen. Zu Recht weist aber WEINTRAUB (1972) darauf hin, daß psychosomatische

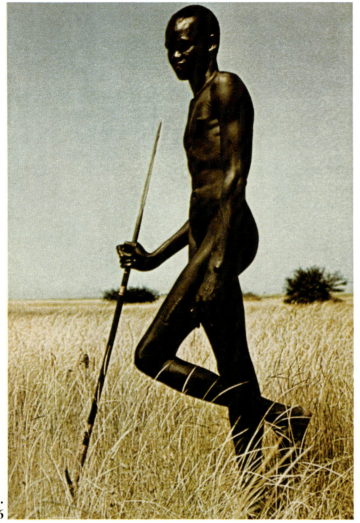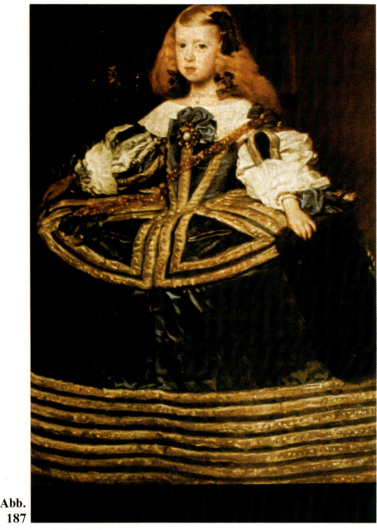

Abb. 186 u. 187. Haltungs-Idealbilder
Die kulturelle Entwicklung in den verschiedenen historischen Epochen und die damit verbundenen gesellschaftlichen Regeln und Verhaltensweisen schufen recht unterschiedliche Haltungs-Idealbilder

Haltungsschäden bei Jugendlichen wohl häufiger sind als allgemein angenommen wird und zwar besonders bei jenen, welche eine ausgeprägte Acceleration des Längenwachstums bei gleichzeitiger Präzession der Pubertät aufweisen. Das Spannungsmißverhältnis zwischen äußerer somatischer Erscheinung und innerer geistiger Reife zeigt sich offenbar ausdruckspsychologisch in den eindrücklichen Haltungsstörungen (WAGENHÄUSER 1977). WEINTRAUB (1972) formuliert recht geschickt: „Diese Jugendlichen sind ihrem Gewachsensein nicht gewachsen, sie beugen sich unter den inneren und äußeren Anforderungen ihres frühreifen Körpers." Aber auch im Haltungszerfall vieler unserer zivilisatorisch geschädigten Erwachsenen drückt sich die Unfähigkeit aus, das persönliche Schicksal zu tragen und bringt den inneren und äußeren Haltungszusammenbruch unter der seelischen und körperlichen Belastung zur Darstellung. Der Homo technicus hat die ebenso anmutig geschmeidige wie widerstandsfähig nervige dynamisch und statisch perfekte Haltung des Naturmenschen (Abb. 186) längst verloren. Aber nicht nur technisch-zivilisatorische Faktoren haben die mühsam erworbene Aufrechthaltung des Menschen teils gefördert, teils bedroht. Die kulturelle Entwicklung in den verschiedenen historischen Epochen und die damit verbundenen gesellschaftlichen Regeln und Verhaltensweisen schufen ohne Zweifel recht unterschiedliche Haltungs-Idealbilder. Zustimmend, aber etwas wehmütig, lesen wir SCHEDES (1961) begeisternde Äußerungen über die Bildwerke der Antike als idealste Vorbilder für die menschliche Haltung. Die haltungsbildenden Idole haben im Laufe der Zeit gewechselt. Velazquez hat die kleine Infantin Margareta in den zwar prunkvollen, aber zugleich harten unerbittlichen Haltungspanzer aus köstlicher Seide und schmiegsamem Pelz dargestellt, in dem sich die ganze unerbittliche höfische Haltungsetikette der damaligen Kulturepoche ausdrückt (Abb. 187). Der echten menschlichen, natürlichen Haltung ist nur noch wenig Raum gegeben. Das liebliche, weiche Kindergesicht mit den eher furchtsamen als königlich selbstsicheren Augen und dem mühsam beherrschten Mund, der doch lieber lachen möchte, fordert beinahe mitfühlendes Erbarmen heraus. Über Forderungen nach unnatürlichen starren Haltungsformen hat sich die heutige Jugend nicht zu beklagen. „Lässigkeit" ist das typische moderne schmückende Beiwort, das sich die heutige Jugend selber für ihr Verhalten und ihre Haltung beilegt. Gestaltwandel oder Gestaltzerfall? Die Medizin wird sich notgedrungen mit den somatischen und psychischen Aspekten dieser neuen menschlichen Evolutionskrise auseinandersetzen müssen.

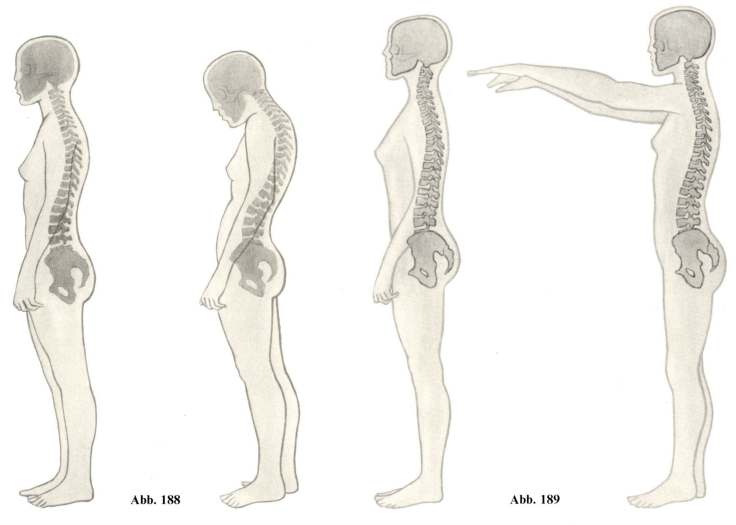

Abb. 188 u. 189. Die drei Haltungsformen beim physiologischen Haltungswechsel
Habituelle Haltung, völlig entspannte Ruhehaltung, maximal aktiv aufgerichtete Haltung, Armvorhalte-Test in aufgerichteter Haltung

c) Die klinische Haltungsbeurteilung

Die Haltung wird übereinkunftsgemäß primär im Stehen durch eine gründliche Inspektion von hinten, von der Seite und von vorn beurteilt. Dabei sind drei physiologische Haltungsarten zu berücksichtigen, welche wichtige Hinweise auf die Form der Wirbelsäule und die Haltungsleistung geben. Nach MATHIASS (1966, 1969) unterscheidet man nämlich zweckmäßig zwischen einer *Ruhehaltung*, einer *habituellen Haltung* und einer *aufgerichteten Haltung* (Tabelle 21). Von großer Bedeutung ist die Beobachtung und Beurteilung des Haltungswechsels zwischen diesen drei Haltungsarten (Abb. 188, 189).

Tabelle 21. Haltungsprüfung

Ruhehaltung
Habituelle Haltung } Haltungswechsel
Aufgerichtete Haltung
Aufgerichtete Haltung mit Armvorhalte
Umschriebene Haltungsstörungen bei funktioneller Prüfung

In der Ruhehaltung ist der Proband völlig entspannt, das Gleichgewicht hat sich so eingestellt, daß elektromyographisch keine Muskelaktivität nachweisbar ist. Bei der habituellen Haltung tritt eine gewisse Eigenkorrektur auf, die Muskelaktivität ist jedoch gering. Die aufgerichtete Haltung kann nur aktiv durch Anspannung der Muskulatur beibehalten werden, sie geht mit starker elektromyographischer Aktivität einher („Strammstehen"). Bei der Inspektion müssen diese verschiedenen Haltungswechsel berücksichtigt werden. Zuerst prüft man die Haltung am entkleideten, zwanglos aufrechtstehenden Patienten. Diese habituelle Haltung wird meist bei der Untersuchung spontan eingenommen, wenn sich der Patient beobachtet fühlt. (Ohne besondere Bemerkungen beziehen sich die Schilderungen der Haltung in den Krankengeschichten praktisch immer auf die habituelle Haltung.) Anschließend weist man den Patienten an, sich so intensiv wie möglich aktiv aufzurichten. Dieses Aufrichten bzw. Durchstrecken der Wirbelsäule leitet und korrigiert man zweckmäßig, indem man eine Hand auf den Kopf des Patienten legt und der

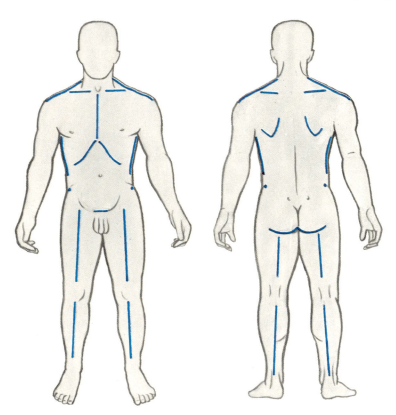

Abb. 190. Merkpunkte und Konturen für Symmetrie
Wichtige topographische Fixpunkte und Orientierungslinien für die inspektorische Beurteilung der Wirbelsäule und der Haltung

Aufrichtebewegung einen gewissen Widerstand entgegensetzt, zugleich wird die andere Hand auf das Abdomen gelegt.

Anschließend soll der Patient in eine völlig entspannte, sozusagen salopp nachlässige Ruhehaltung zurücksinken („Insichzusammensinken"), wobei aber die Kniegelenke nicht gebeugt werden dürfen. Den Wechsel zwischen den drei Haltungsarten läßt man zweckmäßig mehrmals vornehmen und beobachtet dabei die Intensität des Formenwechsels der Wirbelsäule. Schon bei diesem einfachen Funktionstest lassen sich oft fixierte Abweichungen von der normalen Wirbelsäulenform erkennen. Das Ausmaß des aktiven Aufrichtens gibt auch bereits einen gewissen Hinweis auf die Haltungsleistungsfähigkeit des Patienten. Bei einem Flachrücken wird der Formwechsel um so unergiebiger sein, je mehr schon eine Fixierung eingetreten ist. Das gleiche gilt für krankhaft fixierte Kyphosen und Lordosen, während ein hohlrunder Rücken, der noch korrigierbar ist, in seinem Formwechsel eine große Spanne zur aufgerichteten Haltung, jedoch nur eine geringe zur entspannten Ruhehaltung aufweisen wird. Während des Haltungswechsels verlagert sich auch der Schwerpunkt. Bei der aufgerichteten Haltung liegt er vor der queren Hüftgelenksachse, bei der habituellen Haltung über und bei der Ruhehaltung hinter der queren Hüftgelenksachse.

Um eine *Haltungsschwäche* zu diagnostizieren, geht man nach MATHIASS (1969) wie folgt vor (Abb. 189): Wer seine voll aufgerichtete Haltung unter Armvorhalte während 30 s nicht wesentlich ändert, kann als haltungsleistungsfähig beurteilt werden. Ein Proband, der sich zwar voll aufrichtet, aber während 30 s Armvorhalte mehr oder weniger stark in die Ruhehaltung zurücksinkt oder die aufgerichtete Haltung nur mit Hilfe von unruhigen, ausweichenden Bewegungen beizubehalten vermag, weist eine Haltungsschwäche auf. Ein Haltungszerfall liegt dann vor, wenn der Patient sich überhaupt nicht mehr voll aufzurichten vermag oder bei vorgehaltenen Armen sofort in eine tiefe Ruhehaltung zurücksinkt.

Die *Haltungsleistungsfähigkeit* kann gestört sein, ohne daß bereits eine Fehlform der Wirbelsäule besteht. Umgekehrt können krankhafte Formanomalien mit uneingeschränkter Haltungsleistungsfähigkeit einhergehen, wenn sie funktionell kompensiert sind, was prognostisch selbstverständlich bedeutungsvoll ist. Bei Jugendlichen sind jedoch häufig Fehlhaltungen und Fehlformen mit einer verminderten Haltungsleistungsfähigkeit kombiniert. In einer Krankengeschichte soll daher immer nicht nur die morphologische, sondern auch die funktionelle Haltungsbeurteilung verankert sein.

d) Die morphologische Beurteilung der Haltung, d.h. insbesondere der Wirbelsäulenkrümmungen, wird erleichtert, wenn man sich an gewisse topographische Fixpunkte und Orientierungslinien hält (Abb. 190).
Der Verlauf der Dornfortsatzlinie ist leichter erkennbar, wenn sich der Patient etwas nach vorne neigt und dabei die Arme anhebt. Im Zweifelsfall palpiert man die Dornfortsätze einzeln und zeichnet sie auf der Haut an. Topographisch wichtig sind die Dornfortsätze von C VII (Vertebra prominens), Th III (Höhe der Spinae scapulae), Th VII (Scheitel der BWS-Krümmung, Höhe der caudalen Scapulaspitze), L IV (Höhe der Cristae iliacae) und L V (knapp über der Höhe der Spinae iliacae posteriores superiores). Man prüfe Stand und Symmetrie der Schulterkonturen, die Stellung der Scapulae, die Thoraxform und die Symmetrie der Taillendreiecke, die sich zwischen den lose herabhängenden Armen und dem Rumpf bilden. Die Stellung des Beckens muß, wie bereits geschildert, genau überprüft werden (s.S. 183).

Geringfügige skoliotische Abweichungen äußern sich bei der Inspektion im Stehen manchmal nur in einer Asymmetrie der Taillendreiecke und der Hautfalten. Ausgeprägte strukturelle Skoliosen lassen die Torsion besonders in Form des Rippenbuckels leicht erkennen. Es liegt dann auch immer eine Thoraxasymmetrie vor. Leichtere Torsionsskoliosen, die insbesondere im Lumbalabschnitt beim Stehen oft übersehen werden, stellen sich besser bei der funktionellen Prüfung in maximaler Flexionsstellung dar. Liegt eine seitliche Beckenneigung vor, so kann bei der Flexionsbewegung eine Torsionsskoliose vorgetäuscht werden. In diesem Falle muß wiederum für die funktionelle Prüfung der Beinlängenunterschied ausgeglichen werden (Abb. 178). Bleibt die Torsionssymptomatik dennoch bestehen, so liegt eine echte Torsionsskoliose vor. Jede Skoliose soll mit dem Lot geprüft werden. Sie kann als statisch, nicht aber dynamisch kompensiert gelten, wenn das Lot von C VII über die Sacralwirbel in die Analspalte fällt. Sie ist aus dem Gleichgewicht, wenn die Lotlinie rechts oder links neben die Rima ani fällt.

Bei der Haltungsbeurteilung vergesse man nicht, die Achse der unteren Extremitäten und die Statik der Füße zu beurteilen sowie auf erkennbare Muskelkontrakturen zu achten.

Aufgrund der Inspektion allein ergibt sich nicht immer eine sichere Unterscheidungsmöglichkeit zwischen den funktionellen Fehlhaltungen und den krankhaft fixierten Fehlformen. Dieser wesentliche Unterschied läßt sich oft erst mit Hilfe der funktionellen eigentätigen Bewegungsprüfungen sicher feststellen.

2. Die Funktionsprüfungen

Die Funktionsprüfungen der Wirbelsäule (Tabelle 12.2.) müssen sowohl aktiv als auch passiv durchgeführt werden, da die Resultate der eigentätigen Wirbelsäulenbewegungen nicht immer denjenigen der passiven, fremdtätigen Beweglichkeitsprüfung entsprechen.

Die Bewegungsdiagnostik soll nie rein inspektorisch erfolgen, sondern stets palpatorisch ergänzt werden. Mit der aufgelegten Handfläche oder den Fingerspitzen lassen sich Störungen im Bewegungsablauf und im Kontraktionsmodus der Muskulatur heraustasten, welche der bloßen Inspektion entgehen würden. Die Bewegungsuntersuchung liefert uns die wichtigsten Hinweise für die Leitsymptome des vertebralen Syndroms. Sie gibt uns Aufschluß über Funktionsstörungen im Sinne eines eingeschränkten Bewegungsmaßes, aber auch über abnorme Lockerungen sowie Störungen im Bewegungsablauf. Wie schon mehrmals betont, können pathologische, umschriebene Haltungsanomalien oft erst bei den aktiven und passiven Bewegungsprüfungen erkannt werden.

Treten während der Bewegungsuntersuchung Schmerzen auf, so soll der Patient deren Lokalisation und Ausstrahlung genau zeigen, was oft die Analyse des Schmerzphänomens in Hinsicht auf seine Ursache erleichtert.

Sämtliche Bewegungsmöglichkeiten der Wirbelsäule müssen in allen Abschnitten geprüft werden: in der Sagittalebene das Vor- und Rückwärtsneigen, in der Frontalebene das Seitwärtsneigen und in der Horizontalebene die Drehung. Die Beweglichkeit der Wirbelsäule kann große individuelle Schwankungen aufweisen (Tabelle 26 S. 261 und Abb. 248). Die größten Bewegungsausschläge zeigen die Hals- und Lendenwirbelsäule, besonders nach dorsal, während im thorakalen Abschnitt die Flexion nach vorn überwiegt und die Rückwärtsneigung wegen der Form der Wirbelkörper und der Stellung ihrer Dornfortsätze nur in geringem Maße möglich ist. Für die Bewegungen in der Frontalebene sind die Bewegungsausschläge ebenfalls am stärksten im Hals- und Lendenabschnitt. Selbstverständlich nimmt die Beweglichkeit mit zunehmendem Alter regelmäßig ab. Die radiologischen Messungen von BAKKE (1931) ergaben eine Gesamtbeweglichkeit der Wirbelsäule von 233° in der Sagittalebene und von 70–80° in der Frontalebene. Die Dorsalflexion der Halswirbelsäule wurde auf 70,4°, ihre Ventralbewegung auf 32° berechnet. Die einseitige Lateralneigung des Kopfes und der Halswirbelsäule beträgt rund 45°. Die einseitige cervicale Drehung wird mit 70–90° angegeben. Die dorsale Flexionsbeweglichkeit der Brustwirbelsäule beträgt nur 22°, die ventrale 45°, die Gesamtbeweglichkeit ist am geringsten zwischen dem 3. und 4. Brustwirbel. Die Seitenneigung der Brustwirbelsäule beträgt durchschnittlich 30,6°, ihre Drehungsmöglichkeit erreicht nach einzelnen Schätzungen 45°. Die besonders gute Beweglichkeit der Lendenwirbelsäule läßt eine Gesamtexkursion in der Sagittalebene von etwa 70° zu, wobei die Beweglichkeit zwischen dem 4. und 5. Lendenwirbel am größten ist. Ihre gesamte Seitlichneigung beträgt ungefähr 30°. Die Möglichkeiten für Drehbewegungen sind in der Lendenwirbelsäule sehr gering und betragen schätzungsweise nur 5–10°. All dies sind lediglich Durchschnittswerte.

a) Aktive Bewegungsprüfung

Man beginnt zunächst am stehenden Patienten mit der Prüfung der aktiven Beweglichkeit der Halswirbelsäule (Abb. 191). Bei maximaler Ventralbeugung berührt die Kinnspitze die Brust, bei maximaler Reklination ist die Blickrichtung senkrecht nach oben möglich. Pathologische Kyphosen oder Lordosen, die inspektorisch an der Halswirbelsäule oft schwer erkennbar sind, schränken diese Bewegungsausschläge ein. Die Seitwärtsneigungen und Rotationen des Kopfes müssen seitengleich und ausgiebig sein, dabei kommen die Ohren den Schultern nahe, berühren sie jedoch nicht. Bei diesen Funktionsprüfungen ist darauf zu achten, daß der Patient nicht die Schultern hochzieht und dadurch eine bessere Beweglichkeit vortäuscht. Die Schiebebewegungen des Kopfes nach dorsal, ventral und seitlich werden gegen Widerstand geprüft, indem der Untersucher die flache Hand an Stirn bzw. Hinterhaupt oder Schläfen des Patienten legt. Dabei treten im Bereiche von abnorm gelockerten Bewegungssegmenten lokalisierte Schmerzen auf. Bei raschen Bewegungen der Halswirbelsäule sind manchmal – am besten mit Hilfe des aufgelegten Stethoskopes – arthrotische Bewegungsgeräusche in den kleinen Wirbelgelenken hörbar.

Die Beweglichkeit der Brust- und Lendenwirbelsäule in der Sagittalebene wird im gleichen Untersuchungsgang geprüft. Der Patient beugt sich bei gestreckten Kniegelenken und senkrecht hängenden Armen maximal nach vorn. Dabei formt eine normal bewegliche Wirbelsäule einen gleichmäßig geschwungenen Bogen, dessen Konturen von der Seite her besser als von hinten erkennbar sind (Abb. 184, 192, 193). Bei dieser Flexion soll sich die lordotische Krümmung der Lendenwirbelsäule vollständig ausgleichen

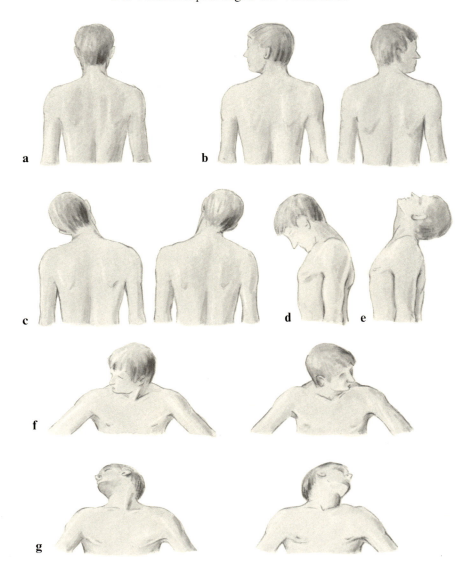

Abb. 191 a–g. Klinische Funktionsprüfungen der Halswirbelsäule
a Ausgangsstellung; b Rotation in Neutralstellung; c Seitneigung; d Flexion; e Reklination; f Rotation in maximaler Inklination (selektive Prüfung der Atlanto-occipital- und Atlanto-axial-Gelenke); g Rotation in maximaler Reklination (selektive Prüfung der Intervertebralgelenke C_2–C_7)

und sogar in eine leichte Kyphosierung übergehen. Während der Patient die Bewegung ausführt und nachdem ihr maximales Ausmaß erreicht ist, beobachtet man die allgemeine Biegungsfähigkeit der Wirbelsäule und achtet dabei auf umschriebene Versteifungen, abnorme Abflachungen oder umschriebene fixierte Kyphosen, wie sie für ein lokalisiertes vertebrales Syndrom charakteristisch sind (Abb. 184, 192–194) sowie auf Torsionssymptome. Die Inspektion soll nicht nur von hinten, sondern auch von der Seite und von cranial her erfolgen. Die Kyphosen sind besonders leicht im thorakolumbalen Übergangsbereich erkennbar.

Kyphotische, krankhafte Fixierungen im Bereiche der Brustwirbelsäule verstecken sich häufig hinter einer scheinbar guten Beugefähigkeit und werden erst bei der aktiven Aufrichtebewegung entdeckt.

Feinere Störungen im Bewegungsablauf der einzelnen Wirbelsäulenabschnitte lassen sich manchmal besser durch Palpation der Dornfortsätze und der Muskulatur während wiederholter Beugebewegungen erkennen. Diese palpatorische Methode ist besonders geeignet, um segmentäre Bewegungsausfälle festzustellen: Der Untersucher fixiert mit den Fingerkuppen zwei benachbarte Dornfortsätze im Stehen. Beim Vorwärtsbeugen weichen die Finger deutlich auseinander, wenn sich das Segment normal entfaltet. Segmentale Bewegungsausfälle können so genau erfaßt werden. Die Dornfortsätze bleiben unter den Fingerspitzen praktisch stehen, wenn ein Segment blockiert ist.

Die Beugung nach vorn bei gestreckten Kniegelenken entspricht einer Prüfung des Lasègueschen Zeichens (s. auch S. 263). Dabei ist zu beachten, daß Schmerzen, welche beim Beugen in der Sagittalebene auftreten, nicht immer

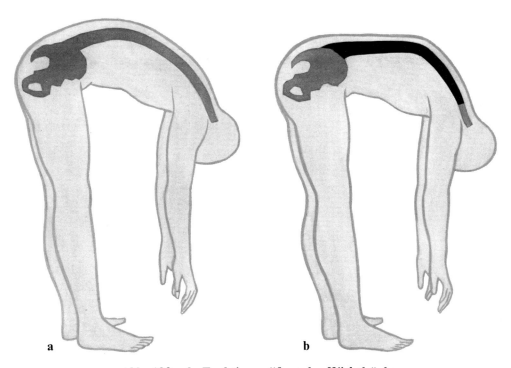

Abb. 192a, b. Funktionsprüfung der Wirbelsäule
a Gleichmäßige Bogenbildung einer frei beweglichen Wirbelsäule bei Flexion; **b** partiell versteifte Wirbelsäule mit scheinbar guter Flexionsbeweglichkeit (Finger-Boden-Abstand!) wegen unbehinderter Beweglichkeit in den Hüftgelenken und langen Armen

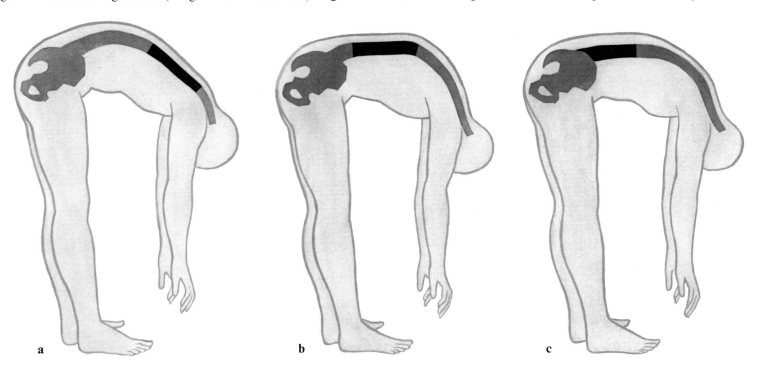

Abb. 193a–c. Fixierte pathologische Geradehaltungen. Persistierende, fixierte Lordose

durch ein radiculäres Reizsyndrom bedingt sind, sondern auch durch die Dehnung von verspannter Muskulatur ausgelöst werden können. Dieser muskuläre Pseudo-Lasègue muß differentialdiagnostisch immer erwogen werden. Auch gilt deshalb die strikte Regel, daß der Patient die Verlaufsrichtungen der ausstrahlenden Schmerzen genau zeigen soll. Das Phänomen des muskulären Pseudo-Lasègue läßt sich manchmal durch Infiltrationen mit Lokalanaesthetica ausschalten. Weitere Unterscheidungsmerkmale werden wir bei der Funktionsprüfung auf dem Untersuchungsbett schildern.

Nochmals sei betont, daß leichte strukturelle Skoliosen mit Torsion beim Rumpfbeugen nach vorne deutlich erkennbar sind, weil dabei die asymmetrischen, einseitigen

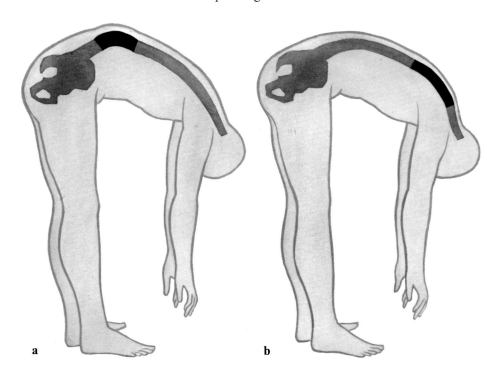

Abb. 194a, b. Umschriebene pathologisch fixierte Kyphosen

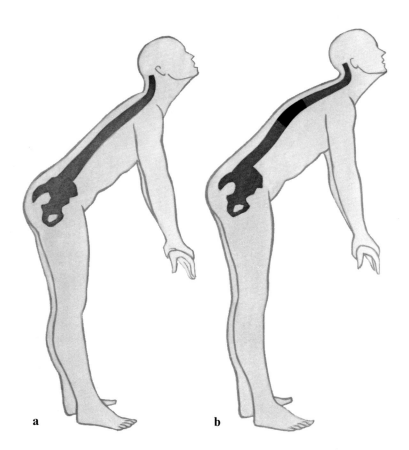

Abb. 195a, b. Bewegungsprüfung der Wirbelsäule
a Lordosierung einer normal beweglichen Wirbelsäule beim aktiven Aufrichten und Überstrecken
b Krankhafte, persistierende Kyphose

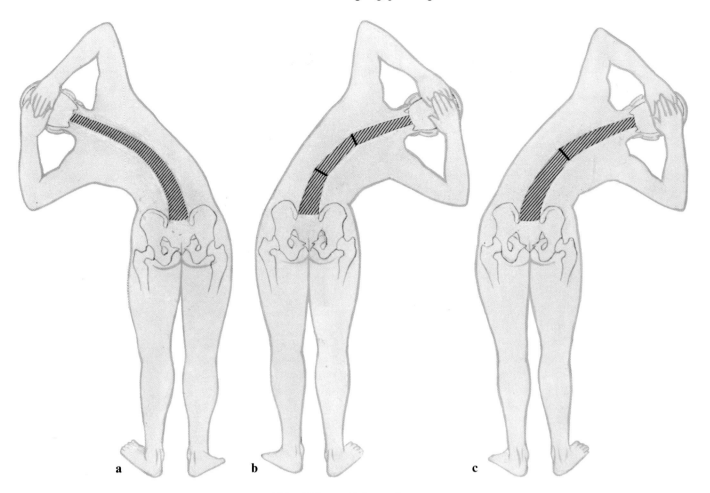

Abb. 196 a–c. Seitenneigungen
a gleichmäßiger Bewegungsbogen; b asymmetrische Bewegung bei leichter lumbaler Skoliose; c partiell versteifte Geradehaltung mit entsprechenden Knickbildungen im seitlichen Bewegungsablauf der Wirbelsäule

Vorwölbungen im thorakalen oder lumbalen Bereich in Erscheinung treten (Abb. 184). Die Echtheit der Torsion ist aber nur gesichert, wenn eine eventuelle seitliche Beckenneigung vor der Flexionsprüfung ausgeglichen wurde (Abb. 178).

Aus der maximalen Beugehaltung soll sich der Patient aufrichten, indem er aktiv den Kopf und Oberkörper anhebt und überstreckt und dabei die Lendenwirbelsäule bestmöglich lordosiert (Abb. 195). Bei dieser aktiven Aufrichtung muß die kyphotische Krümmung der thorakalen Wirbelsäule sichtbar und fühlbar verschwinden. Bleibt sie bestehen, so liegt eine pathologisch fixierte Kyphose vor, die sich mit der aufgelegten Handfläche gut abtasten läßt. Bei dem beschriebenen aktiven Aufrichten, das mit herunterhängenden Armen – evtl. sogar mit verschränkten Händen – erfolgen soll, sind auch kyphotische Zonen an den übrigen Wirbelsäulenabschnitten, insbesondere im thorakolumbalen Übergangsbereich, gut erkennbar und im Zweifelsfall wiederum noch besser zu palpieren. Auch abnorme Geradehaltung, insbesondere eine Lendensteife, sind beim aktiven Aufrichten ebenfalls deutlich sichtbar oder palpabel. Liegen segmentale Lockerungen, z.B. bei schweren osteochrondrotischen Veränderungen der Bandscheiben vor, so gelingt dem Patienten das Aufrichten aus der Beugestellung nur mühsam. Meist versucht er dann den schmerzhaften Bewegungsvorgang durch seitliche Ausweichbewegungen, durch ruckartiges Aufrichten oder durch Abstützen mit beiden Händen auf den Oberschenkeln zu umgehen.

Erst nach dem aktiven langsamen Aufrichten prüft man die maximale Beugungsfähigkeit der Wirbelsäule nach dorsal. Normalerweise wird dabei die Lendenwirbelsäule gleichmäßig stark lordosiert. Das Rückwärtsneigen ist auffällig eingeschränkt und schmerzhaft bei vertebralen Syndromen der Lendenwirbelsäule, die mit einer Streckhaltung oder Lockerung in den lumbalen Bewegungssegmenten einhergehen sowie bei der Spondylarthrose und beim Morbus Baastrup.

Beim Seitwärtsneigen, das auch im Sitzen geprüft werden kann, zeigt die normal bewegliche Wirbelsäule symmetrische gleichmäßige Krümmungen. Umschriebene Versteifungen mit dem entsprechenden Knick im Bewegungsbogen sind ohne weiteres zu erkennen (Abb. 196). Im Abschnitt von umschriebenen Kyphosen oder fixierten Geradehaltungen sind die Seitenneigungen eingeschränkt. Schon bei geringfügigen Skoliosen werden sie asymmetrisch, wobei auf der Konkavseite eine scheinbar bessere Beweglichkeit vorgetäuscht wird. Der Morbus Bechterew führt charakteristischerweise schon sehr früh zu einer Einschränkung der lumbalen Seitneigung. Auch beim Seitwärtsneigen soll der Muskeltonus sorgfältig durch Tasten geprüft werden, da Schmerzen bei dieser Bewegung oft durch Dehnung der verspannten Muskulatur ausgelöst werden.

Die Rotationsfähigkeit der Wirbelsäule wird im Sitzen bei fixiertem Rücken und horizontal angehobenen Armen (evtl. mit Verschränkung der Hände im Nacken) geprüft. Normalerweise beträgt das Ausmaß der Drehbewegungen beidseits ungefähr 80°. Einschränkungen und Asymmetrie sind typisch für Skoliosen. Ausgesprochen schmerzhaft ist die Rotation meist bei Spondylarthrosen und bei segmentaler Lockerung der Zwischenwirbelscheiben.

Nach beendeter Funktionsprüfung im Stehen wird die aktive Bewegungsmöglichkeit der Wirbelsäule in Rückenlage auf dem Untersuchungstisch geprüft. Der Patient soll durch Anheben der gestreckten Beine seine Lendenwirbelsäule aktiv lordosieren. Treten dabei Schmerzen auf, so besteht Verdacht auf eine Lockerung in den lumbalen Bewegungssegmenten oder auf starke Verspannungen im Bereiche der lumbalen Muskulatur. Wird nur ein Bein gestreckt angehoben, so kommt es nicht zur Lordosierung, und es treten keine oder nur geringfügige Schmerzen auf. Aus der Rückenlage soll sich der Patient wenn möglich ohne Zuhilfenahme der Arme aufsetzen. Diese Bewegung kann sehr schmerzhaft sein, wiederum bei Lockerungen im Bereiche der lumbalen Bewegungssegmente, aber auch bei Versteifungen der Lendenwirbelsäule mit sekundären Muskelverspannungen sowie bei Kontrakturen im Bereiche der ischiocruralen Muskulatur. Tendomyotisch bedingte Schmerzen lassen sich meist vermindern oder ausschalten, indem der Untersucher den Patienten rein passiv durch Zug an den Armen in die Sitzstellung bewegt. Im Gegensatz zum Pseudo-Lasègue hält ein echtes radiculäres Schmerzsymptom bei diesem passiven Aufsitzen unvermindert an. Denn wie bei der Beugung im Stehen, so wird auch beim Aufsitzen auf dem Untersuchungstisch das Laséguesche Phänomen geprüft. Dies kann von Bedeutung sein, wenn der Verdacht besteht, daß der Patient bei der Prüfung im Stehen oder beim passiven Anheben des Beines im Liegen durch willkürliches Spannen oder falsche subjektive Angaben ein positives Lasègue-Phänomen vorzutäuschen versucht. Aus dem Sitz beugt sich der Patient anschließend mit gestreckten Armen maximal nach vorn, wobei sich noch einmal Gelegenheit bietet, die Haltung der Wirbelsäule inspektorisch und palpatorisch zu prüfen. Ergeben sich Unterschiede gegenüber der vorangegangenen Untersuchung im Stehen, so ist zu bedenken, daß die Beweglichkeit der Wirbelsäule im Sitzen allgemein besser und weniger schmerzhaft sein kann, weil die Beanspruchung der Haltemuskulatur bei der Beugung im Stehen durch die Haltearbeit und das Gewicht des gebeugten Rumpfes weit größer ist.

Das aktive Aufrichten aus der Sitzstellung mit gestreckten Beinen auf dem Untersuchungsbett („Langsitz") eignet sich auch sehr gut zum Prüfen der Beweglichkeit der Brust- und Lendenwirbelsäule. Normalerweise muß bei einem Jugendlichen die Kyphosierung beim Strecken im Langsitz thorakal vollständig verschwinden. Liegt eine pathologische, fixierte Brustkyphose vor, so ist diese sofort erkennbar. Umgekehrt führt das Durchstrecken der Wirbelsäule im Langsitz automatisch zu einer gewissen Kyphosierung der Lendenwirbelsäule, was bei einer fixierten Lordose oder Streckhaltung nicht oder nur ungenügend möglich ist. Auf dem Untersuchungsbett kann auch der „Rutschtest" durchgeführt werden. Der Patient kniet zunächst, setzt sich dann auf die Fersen, beugt den Oberkörper, streckt die Arme maximal nach vorn und legt die Handflächen parallel auf das Untersuchungsbett. Dann gleitet er unter Anleitung des Untersuchers, der dabei die Hand auf die Brustwirbelsäule legt, langsam nach vorn, mit dem Kopf zwischen den gestreckten Armen, und versucht die thorakale Kyphosierung bestmöglich wegzudrücken. Bei einem Jugendlichen muß dies vollständig gelingen, eine persistierende krankhaft umschriebene Kyphose läßt sich palpatorisch leicht nachweisen.

Die eingehende Muskelfunktionsdiagnostik – wie sie für eine verfeinerte Wirbelsäulendiagnostik erforderlich ist – kann hier nicht geschildert werden. Eine ausführliche Darstellung findet sich in dem Standardwerk von JANDA (1976).

Allgemeine Funktionsprüfungen

Zum Abschluß der aktiven Funktionsprüfung läßt man den Patienten mehrere kombinierte natürliche, alltägliche Bewegungen ausführen (z.B. auf- und abgehen, Gegenstände aufheben, Stoß- und Wurfbewegungen, Tragen usw.). Dabei beobachtet man den Bewegungsablauf in einzelnen Wirbelsäulenabschnitten nebst dem entsprechenden Muskelspiel. Auch die Beobachtung des Kranken beim Aus- oder Ankleiden kann bereits wichtige Hinweise auf die Funktionsfähigkeit seiner Wirbelsäule geben.

b) Passive Bewegungsprüfungen

Die Entwicklung der manuellen Medizin brachte eine beträchtliche Erweiterung der funktionellen manuellen Diagnostik mit sich. Gestützt auf exakte anatomische Kenntnisse und grundlegende mechanische Bewegungsgesetze können trainierte Finger genaue Informationen erheben, um segmentale Bewegungsstörungen differenzierter zu erkennen. Die Beweglichkeit der Bewegungssegmente kann direkt palpatorisch-funktionell erfaßt werden (MAIGNE 1961, STODDARD 1969, LEWIT 1978). Auf die subtile Untersuchungstechnik, wie sie in der angeführten Literatur eingehend geschildert wird, kann hier nicht eingegangen werden. Sie setzt ja auch eine besondere Technik und dementsprechende Schulung voraus. Man kann aber auch durch vereinfachte passive Funktionsprüfungen summarisch die

Beweglichkeit der Wirbelsäulenabschnitte in der Praxis prüfen. Dabei soll vor allem festgestellt werden, ob aktive Bewegungseinschränkungen lediglich durch schmerzbedingte oder willkürliche Bewegungshemmungen oder aber durch strukturell-funktionelle Veränderungen bedingt sind. Nicht nur segmentale Blockierungen, sondern auch Lockerungen können durch die passive funktionelle Untersuchung schon mit einfacher Technik meist eindeutig nachgewiesen werden. Die passiven Bewegungsprüfungen sind z.T. unerläßlich, um nachzuweisen, ob Haltungsveränderungen korrigierbar oder fixiert sind, damit die klinische Grundfrage beantwortet werden kann, ob eine Fehlhaltung oder eine Fehlform vorliegt. Selbstverständlich ist auch bei der passiven Prüfung der Beweglichkeit auf die ausgelösten Schmerzphänomene zu achten, deren Lokalisation genau angegeben werden muß. Wir beschränken uns auf die Schilderung einiger einfacher Untersuchungstechniken.

Die einfachen passiven Prüfungen der Beweglichkeit der *Halswirbelsäule* können im Sitzen, aber auch in entspannter Rückenlage auf dem Untersuchungstisch erfolgen. Es werden nicht nur alle Bewegungen auf ihr passives Ausmaß geprüft, sie sollen auch anschließend vom Patienten mit maximaler Kraft gegen den Widerstand der untersuchenden Hand ausgeführt werden. Der Untersucher kann mit einer Hand den Schultergürtel fixieren oder aber mit beiden Händen unter leichtem Zug die Bewegungen ausführen. Immer werden selbstverständlich die Bewegungsausschläge nach beiden Seiten bei der Seitneigung und Rotation verglichen. Beim Seitneigen muß die gleichzeitige Kopfrotation vermieden werden, unbedingt ist die Schulter, zu der der Kopf geneigt wird, zu fixieren, damit nicht durch Hochziehen der Schultergegend eine zu gute Beweglichkeit vorgetäuscht wird. Wenn das Ohr des Patienten die nicht emporgezogene Schulter berührt, ist dies ein sicheres Zeichen einer Hypermobilität. Die häufigste cervicale Bewegungseinschränkung ist diejenige der Rotation, bei deren Prüfung jede Seitneigung vermieden werden muß. Findet sich eine Rotationseinschränkung, muß geprüft werden, ob sie in den Kopfgelenken oder in der übrigen cervicalen Wirbelsäule liegt. Dazu müssen folgende Untersuchungen im Sitzen vorgenommen werden:

Kopfrotation bei maximaler Vorbeuge: In dieser Stellung sind die Segmente unterhalb von C II gesperrt, wovon man sich leicht durch Seitbeuge in dieser Stellung überzeugen kann. Wenn die Rotationseinschränkung unterhalb von C II liegt, wird sie sich dabei überhaupt nicht zeigen, während sich eine Blockierung der Kopfgelenke erheblich verdeutlicht, weil sie nicht mehr durch die übrige Halswirbelsäule kompensiert werden kann.

Rotation des Kopfes in Rückbeuge: Bei der Rückbeuge werden zuerst die Kopfgelenke und im weiteren Verlauf der Rückbeuge die Halssegmente von cranial nach caudal gesperrt. Infolgedessen macht sich eine Blockierung der Kopfgelenke in Rückbeuge nicht bemerkbar, während die Blockierungen unterhalb des Axis deutlicher werden, weil die Kompensation durch die Kopfgelenke wegfällt. Je weiter caudal die Blockierung liegt, desto mehr Rückbeuge wird benötigt, um sie deutlich werden zu lassen. Der *Axisdornfortsatz* wird während kleiner Kopfrotationen getastet. Er soll dabei unbewegt bleiben, es wird kein Seitabweichen des Dorns gespürt. Erst bei stärkerer Kopfdrehung nehmen C II und die übrige Halswirbelsäule an der Bewegung teil. Fühlt man schon bei geringer Rotation ein Mitbewegen des Axisdorns, handelt es sich um eine Blockierung zwischen Atlas und Axis. Bei schlecht tastbarem Axisdorn ist diese Prüfung unsicher. Um eine Rotationsblockierung der einzelnen Bewegungssegmente der Halswirbelsäule von Atlas/Axis bis zu C V/VI festzustellen, ist es am einfachsten, den unteren Partnerwirbel des Bewegungssegmentes am Bogen zwischen Daumen und Zeigefinger festzuhalten und den Patienten aufzufordern, den Kopf bis zum Anschlag nach rechts und dann nach links zu drehen. Daumen und Zeigefinger müssen dabei flach angelegt werden. Diese Technik ist besonders geeignet, Blockierungen aufzudecken. Eingehende Darstellungen der weiteren Funktionsuntersuchungen in Seiten- und Rückenlage finden sich bei LEWIT (1978). Dies gilt auch für die im folgenden geschilderten passiven Untersuchungstechniken der Brust- und Lendenwirbelsäule.

Abb. 191 zeigt die verschiedenen klinischen Funktionsprüfungen der Halswirbelsäule.

Klinisch gelten folgende Bewegungsmaße für die Gesamtbeweglichkeit der Halswirbelsäule als normal: Flexion des Kopfes nach vorn und Extension nach hinten je 45° (Totalamplitude 90°). Rotation: beim Jugendlichen 80°, beim älteren Menschen 70° nach jeder Seite (Bewegung rein um die vertikale Achse ohne Kopfneigung). Seitneigung: bei Jugendlichen um 45° nach jeder Seite, bei älteren Menschen 20° (ohne Anheben der Schulter). Über die segmentalen Bewegungsmaße der Wirbelsäule gibt die Abb. 197 Auskunft.

Zur Prüfung der passiven Beweglichkeit der *Brustwirbelsäule* – des am wenigsten beweglichen Wirbelsäulenabschnittes – soll der Patient sitzen, wenn möglich rittlings, damit das Becken fixiert wird, die Hände hält er im Nacken verschränkt. Bei der passiven Rückbeuge erfaßt man beide Oberarme des Patienten von unten und führt mit ihrer Hilfe die Retroflexion aus. Bei der Vorbeuge, die besonders bei Flachrücken meist im oberen Thorakalbereich gestört ist, faßt man von oben aus beide Unterarme und führt eine leicht stauchende Bewegung aus. Bei diesen Bewegungen erkennt man relativ gut blockierte Abschnitte. Mit der freien Hand palpiert man stets mit einem Finger zwischen zwei Dornfortsätzen, um zu erkennen, ob ein blockiertes oder auch hypermobiles Segment vorliegt. In ähnlicher Weise können Vor- und Rückbeuge auch in Seitenlage untersucht werden. Zur Prüfung der Rotation schiebt man eine Hand unter der Achsel des Patienten hindurch und faßt von oben auf die gegenseitige Schulter. Nun führt man zunächst eine maximale Drehung

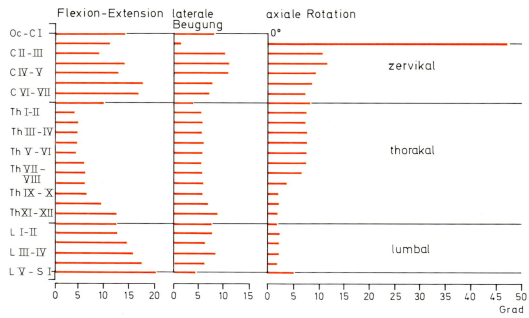

Abb. 197. Exkursionsmöglichkeit der einzelnen Bewegungssegmente in Grad
(Abgeändert nach Panjaby u. White 1980)

zu einer Seite und dann, nach Wechsel des führenden Armes, zur anderen aus, um orientierend zu prüfen, ob die Rotation seitengleich ist. Normalerweise beträgt sie 60–80° zu jeder Seite, eine verstärkte Rotation spricht für eine Hypermobilität. Palpatorisch versucht man wieder, die segmentalen Blockierungen zu erfassen. Die Rotationsprüfung muß ganz genau um die Wirbelsäulenachse erfolgen; Kopf und Rumpf dürfen nicht von einer Seite zur anderen schwanken, sonst ist die Untersuchung diagnostisch wertlos. Der Kopf des Patienten soll sich bei der Rotationsprüfung nicht von der Stelle rühren. Vor Prüfung der passiven Streckfähigkeit der Brustwirbelsäule legt sich der Patient flach auf den Bauch, der Untersucher preßt mit den Handballen die Dornfortsätze der Brustregion vertikal nach unten (Federungstest). Die funktionelle Untersuchung der Rippenbeweglichkeit ist schwierig und setzt wiederum eine spezielle Schulung voraus.

Die passive Bewegungsprüfung der *Lendenwirbelsäule* erfolgt im Liegen und wird in erster Linie in der Richtung ausgeführt, in der sich bei der orientierenden aktiven Bewegungsuntersuchung im Stehen oder Sitzen eine Störung zeigte. Der Patient liegt seitlich auf dem Untersuchungstisch.

Man umfaßt die gebeugten Knie mit der Hand, die zum Fußende gerichtet ist, und führt damit einmal eine Rumpfvorbeuge und einmal durch Extension der Hüfte eine Rumpfrückbeuge aus. In Seitenlage lassen sich besonders die Störungen der Seitbeuge erkennen. Der Patient hat beide Beine im Hüft- und Kniegelenk im rechten Winkel gebeugt, so daß die Unterschenkel mit dem Rumpf parallel verlaufen. Dabei bedient man sich der Unterschenkel als Hebel, mit deren Hilfe der Rumpf zur Seite gebeugt wird, mit der anderen Hand palpiert man an der Konkavseite mit der Fingerspitze zwischen den lumbalen Dornfortsätzen. Die Vor- und Seitbeuge kann auch in Rückenlage untersucht werden. Die Rückbeuge kann man isoliert in Bauchlage mit Hilfe der sogenannten „Levade" prüfen: Die Lendenwirbelsäule wird hyperlordosiert durch Hochheben der Oberschenkel und gleichzeitigen Druck auf die Lendengegend. Auch hier werden wiederum mit einer Hand die Bewegungen passiv ausgeführt, während die andere palpatorisch die passiv verursachte segmentale Beweglichkeit der einzelnen Dornfortsätze überprüft. Eine Grenzstellung zwischen Funktionsprüfung und Palpation nimmt das Federn der einzelnen Wirbel ein. Dabei setzt man die Handwurzel des durchgestreckten Armes auf den Dornfortsatz auf und stellt durch federnden Druck, der von der Schulter ausgeht, die Resistenz und Schmerzhaftigkeit im Bewegungssegment fest.

c) Parameter der Wirbelsäulenbeweglichkeit

Für die Praxis wurden verschiedene Meßmethoden entwickelt, um die Wirbelsäulenbeweglichkeit in möglichst exakten Meßresultaten festzustellen und festzuhalten. Leider besitzen aber diese Bewegungsmaße (Tabelle 12.4.), welche mit einfachen klinischen Routinemethoden erzielt werden können, nur einen sehr relativen Wert. Trotzdem sind sie von gewisser praktischer Bedeutung und sollen deshalb nicht gänzlich beiseite gelassen werden. Insbesondere sind wiederholte Messungen für Verlaufskontrollen wichtig, da sie im Einzelfall doch gewisse funktionelle Zustandsänderungen während eines Krankheitsverlaufes anzeigen können. Eine einmalige Messung sagt an sich wenig aus, wichtiger sind wiederholte Messungen während der Verlaufskontrollen. Wir benötigen sie als Versuch zur Objektivierung des Therapierfolges oder -mißerfolges.

Der *Kinn-Sternum-Abstand* (*KSA*), gemessen bei maximaler Inklination und Reklination, ist ein Maß für die sagittale Beugungsfähigkeit der Halswirbelsäule. Die Drehbewegungen können relativ gemessen werden durch den Abstand Kinnspitze-Akromioclaviculargelenk.

Für das Seitlichneigen ist der *Abstand zwischen Ohr (Tragus) und Akromioclaviculargelenk* ein praktisches Maß.

Der Finger-Boden-Abstand (FBA) wird beim Vorwärts- sowie beim Seitlichneigen gemessen. Der FBA sagt sehr wenig über die Gesamtbeweglichkeit der Wirbelsäule aus und gar nichts über die Beweglichkeit in den einzelnen Wirbelsäulenabschnitten aus. Er hängt weitgehend von der Beweglichkeit der Hüftgelenke und der Länge der Arme ab. Selbst bei ausgedehnten segmentalen Versteifungen ist es oft dem Patienten möglich, mit den Fingerspitzen den Boden zu berühren (Abb. 192). Die Beweglichkeit der Wirbelsäulenabschnitte kann lumbal nach SCHOBER (1937) und thorakal nach OTT (1957) gemessen werden. Dabei wird beim stehenden Patienten lumbal über S I und 10 cm cranial davon eine Hautmarke gesetzt, im thorakalen Abschnitt entsprechend über C VII und 30 cm tiefer. Anschließend beugt sich der Patient maximal nach vorn. Dabei verlängert sich die Distanz zwischen den markierten Punkten, normalerweise lumbal um 5 cm und thorakal um 2–3 cm. Dabei ist jedoch zu beachten, daß nicht die Hautmarke als solche, sondern der dazugehörige darunterliegende Processus spinosus als Meßpunkt maßgebend ist, da ja nicht die Verschieblichkeit der Haut, sondern die Entfaltung der Dornfortsätze gemessen werden soll. Veränderungen in der Hautverschieblichkeit können zu Fehlern in der Beurteilung führen. Bei einer Hyperlordose ergibt der lumbale Wert trotz partieller Versteifung scheinbar gute Resultate. Die Bewegungsmessung nach SCHOBER (1937) kann im thorakalen und lumbalen Bereich auch gleichzeitig vorgenommen werden, indem man das Meßband von C VII bis S I anlegt. Bei Jugendlichen sollen je nach Körpergröße die Abstände der Maßpunkte nicht stur 30 bzw. 10 cm betragen, sondern entsprechend der Größe des Wirbelsäulenabschnittes angepaßt werden.

Unter *Flèche* versteht man nach FORESTIER (1950) den meßbaren Abstand zwischen Occiput und der Wand, an die sich der Patient mit dem Rücken anlehnt. Bei schweren pathologischen Kyphosen der Brustwirbelsäule und entsprechenden Hyperlordosen der Cervicalwirbelsäule ist es dem Patienten nicht mehr möglich, die Wand mit dem Hinterhaupt zu berühren. Das Messen der Flèche ist von besonderer Bedeutung bei Bechterew-Patienten.

Die Beweglichkeit der Wirbelsäule und ihrer einzelnen Abschnitte läßt sich auch in Winkelgraden mit Hilfe des *Hydrogoniometers* von RIPPSTEIN (1963) messen. Diese Meßmethodik setzt allerdings entsprechend genaue Kenntnisse voraus und muß nach einer bestimmten gleichbleibenden Technik ausgeführt werden (Einzelheiten bei WAGENHÄUSER 1968), am besten eignet sie sich für eine Messung der Beweglichkeit der Halswirbelsäule. Das neueste und beste Meßinstrument ist unseres Erachtens das *Kyphometer* von DEBRUNNER (1971), mit dem sich nicht nur die Schweifungen der Wirbelsäule direkt in Graden messen lassen, mit Hilfe des Kyphometers können auch sämtliche Bewegungen und die Intensität des Wechsels zwischen den einzelnen Haltungsarten technisch leicht und zuverlässig gemessen werden. Die exaktesten Resultate liefert die Ausmessung funktioneller Röntgenbilder in Extension und Flexion sowie Inklination gegen beide Seiten. Mit dieser Methode kann jedes Bewegungssegment gesondert beurteilt und mit angrenzenden Segmenten verglichen werden.

Die Resultate der verschiedenen Meßmethoden bilden nur einen kleinen Anteil am klinischen Gesamtergebnis, welches eine sorgfältige funktionelle Prüfung der Wirbelsäule zu liefern vermag. Die erhobenen Befunde müssen in jedem Fall durch eine anschauliche, eindeutig formulierte Schilderung und zusätzliche einfache Skizzen festgehalten werden.

3. Palpatorische Untersuchung

Eine erste Palpation der Muskulatur sowie eine Prüfung der Hautverschieblichkeit werden bereits im Stehen durchgeführt. Die Bedeutung der palpatorischen Funktionskontrolle wurde bereits mehrmals betont. Die eingehende, gezielte palpatorische Untersuchung erfolgt jedoch am liegenden Patienten und zwar zunächst in Bauchlage. Dabei soll der Patient entspannt, mit seitlich herunterhängenden Armen auf einem flachen, harten Untersuchungsbett liegen. Nur in dieser Lage ist die Rückenmuskulatur korrekt entspannt. Die Reihenfolge der Palpation des Wirbelsäulenskelets und der zugehörigen Weichteile ergibt sich aus Tabelle 12.4.

Wichtig ist die Prüfung des Rüttelschmerzes, der als charakteristisch bezeichnet werden kann für eine segmentale Lockerung, wie sie typischerweise bei Zermürbungen der Zwischenwirbelscheiben auftritt. Dabei umfaßt der Untersucher mit zwei oder noch besser mit vier Fingern den Dornfortsatz eines Wirbels und prüft, ob eine abnorme ventrale oder laterale Beweglichkeit nachweisbar ist. Diese passiven Bewegungen oder kräftiges Rütteln lösen in gelockerten Segmenten einen deutlichen lokalen Schmerz aus.

Mit Hilfe der Palpation müssen die reaktiven Weichteilveränderungen, welche beim vertebralen Syndrom auftreten, gesucht werden. Die Beurteilung des Tonus der paravertebralen Muskulatur erfordert große klinische Erfahrung. Durch sorgfältiges Betasten mit mehreren parallel aufgelegten Fingerkuppen („Klaviertastenspiel") lassen sich pathologische Veränderungen im Sinne eines Hartspanns, Myogelosen, aber auch Hypotonien und die entsprechenden Druckdolenzen feststellen. Die charakteristische Lokalisation der Tendomyosen und insbesondere der reflektorischen Tendomyosenketten im paravertebralen Bereich sowie am Schulter- und Beckengürtel wurden ausführlich von BRÜGGER (1960, 1980) beschrieben. Dieses sorgfältige

Aufspüren von umschriebenen Druckdolenzen ist therapeutisch wichtig, es bildet die Grundlage für eine gezielte Injektionstherapie.

Oft zeigt die Haut im Bereich der erkrankten Bewegungssegmente eine verminderte Verschieblichkeit infolge bindegewebiger subcutaner Verbackungen. Um diese nachzuweisen, streicht man mit dem leicht gekrümmten Endglied des II. und III. Fingers über die zu untersuchende Region. Bei normal beschaffener Subcutis wird die Haut sich leicht in einer Faltenwelle vor den Fingern herschieben lassen. Bei Verdacht auf ein radiculäres Syndrom müssen auch immer die Valleixschen Druckpunkte geprüft werden. Auf die ausführliche Darstellung von JANDA (1976) der palpatorischen und funktionellen Muskeldiagnostik wurde bereits hingewiesen.

4. Ergänzende klinische Prüfungen zur Diagnostik

Die spezielle *Untersuchung der Iliosacralgelenke (ISG)* wird im Kapitel „Regio sacralis" beschrieben (s.S. 357). Die einfache Untersuchung, welche bei jedem Wirbelsäulenstatus obligat ausgeführt werden soll, erfolgt zunächst mit dem Reflexhammer, mit dessen Hilfe die ISG auf ihre Klopfempfindlichkeit geprüft werden. Anschließend erfolgt die Mennellsche Prüfung (1952): Der Patient liegt in Seitenlage, beugt das untere Bein im Hüft- und Kniegelenk und umfaßt mit den Händen das Knie. Der Untersucher, welcher hinter dem Patienten steht, fixiert mit einer Hand dessen Becken, mit der anderen umfaßt er das obenliegende Knie und führt damit passive ruckartige Bewegungen nach hinten aus. Löst diese Bewegung Schmerzen im Iliosacralgelenk aus (und nicht etwa im lumbosacralen Segment), so spricht man von positivem Mennellschen Zeichen, das praktisch beweisend ist für eine krankhafte Veränderung im Iliosacralgelenk, insbesondere – aber nicht ausschließlich – entzündlicher Art. Ein negatives Mennellsches Zeichen schließt niemals pathologische Veränderungen in den Iliosacralgelenken aus. Selbst bei Spondylitis ankyolsans-Patienten mit fortgeschrittener Iliosacralgelenkarthritis kann das Mennellsche Zeichen negativ sein. Eine Variation des Mennellschen Handgriffes ist in Bauchlage möglich, wobei der Untersucher mit einer Hand das Becken fixiert und mit der anderen bei rechtwinklig gebeugtem Kniegelenk eine ausgeprägt passive Hyperextensionsbewegung im Hüftgelenk durchführt.

Eine minimale *neurologische Untersuchung* ist bei jedem Wirbelsäulenpatienten obligatorisch (s. Tabelle 12.5.). Dies gilt insbesondere für die Prüfung von Reflexbild, Sensibilität und Motorik (einschließlich Gesäßschluß, Zehen- und Fersengang). Sobald ein Kompressionssyndrom oder ein spondylogenes Krankheitsbild vorzuliegen scheint, muß selbstverständlich eine eingehendere neurologische Abklärung durchgeführt werden. Eine kursorische Hirnnervenuntersuchung ist bei allen cervicocephalen Syndromen angezeigt. Die klinische *Prüfung der Hüft- und Schultergelenke* sowie der *Akromioclavicular-* und *Sternoclaviculargelenke* ist von Bedeutung, da Störungen in diesen Gelenken in enger Wechselbeziehung zu Beschwerdebildern im Bereiche der Hals-, Brust- und Lendenwirbelsäule stehen können, deren Haltung sie auch wesentlich mitbeeinflussen. Beginnende Coxarthrosen werden oft fälschlicherweise als „unklares Ischiassyndrom" gedeutet.

Der *Achsenstauchschmerz,* welcher bei entzündlichen Wirbelsäulenveränderungen sowie bei Tumoren und Osteoporosen positiv ist, darf nur mit größter Vorsicht geprüft werden, um keine Einbrüche zu verursachen. Man kann ihn auslösen, indem sich der Patient aus dem Zehenstand auf die Fersen fallen läßt. Keinesfalls darf man den Patienten z.B. von einem Stuhl springen lassen. Bei unklaren lumbalen Syndromen vergesse man nie die *rectale* oder *vaginale Untersuchung.*

Den Abschluß der besonderen klinischen zusätzlichen Untersuchungen bildet die Überprüfung der arteriellen und venösen peripheren Zirkulation an den oberen und unteren Extremitäten sowie der Längen- und Umfangmaße der Extremitäten. Je besser die vorangegangene klinisch-körperliche Untersuchung, desto leichter fällt es dem Untersucher, die gezielten *ergänzenden Abklärungen* anzuordnen, ohne in eine diagnostische Polypragmasie zu verfallen. Die differentialdiagnostischen Möglichkeiten von *Laboruntersuchungen* bei Wirbelsäulenleiden sollen nicht überbewertet werden. Grundsätzlich werden aus differentialdiagnostischen Gründen die üblichen Screening-Untersuchungen durchgeführt. Negative Laborresultate schließen ein entzündliches oder tumoröses Wirbelsäulenleiden nicht aus. *Röntgenuntersuchungen* sind aus differentialdiagnostischen Gründen praktisch immer notwendig, oft genügen die Routineaufnahmen. In unklaren Fällen bietet die moderne Radiologie zahlreiche technische Untersuchungsmöglichkeiten (funktionelle Aufnahmen, Myelogramme, Computertomogramm usw.). Zu den erweiterten neurologischen Untersuchungen ist auch die *Elektromyographie* zu rechnen. Die Nadelmyographie kann die Läsion einer Nervenwurzel bestätigen und lokalisatorisch präzisieren. Sie vermag zusammen mit einer allfälligen Messung der motorischen bzw. sensiblen Erregungsleitungsgeschwindigkeit den Läsionsort eines peripheren Nerven zu definieren. Bei Verdacht auf eine systemische Skeleterkrankung oder Tumoren wird die nuklearmedizinische Technik der *Szintigraphie* zu Hilfe genommen. Auch *angiologische Spezialabklärungen* (Plethysmographie, Oscillometrie, Thermographie, Doppler-Sonographie sowie Angiographien usw.) können in der differentialdiagnostischen Abklärung eines unklaren Wirbelsäulenleidens im medizinischen Teamwork verschiedenster Fachspezialisten erfolgen.

XI. Anatomie der Schmerzleitung und Schmerzverarbeitung

Das häufigste Symptom bei Rückenleiden ist der Schmerz. Schmerz ist ein psychophysisches Erlebnis und nicht eine spezifische Sinnesleistung. Der Schmerz umfaßt eine Kette von physiologischen und psychischen Reaktionen vom Ort der Reizwirkung in höchsten Zentren (Perception, Lokalisation und Wertung) und den daraus resultierenden Schmerzreaktionen (STRUPPLER und HIEDL 1977).
Alles was wir heute über Schmerzmechanismen wissen, basiert auf tierexperimentell verursachten Schmerzen (Nociception). Schmerz als Sinnesmodalität beim Menschen und Nociception beim Tier haben viele neurophysiologische Grundlagen gemeinsam. Die physiologische Basis des chronischen Schmerzes ist aber noch weitgehend unbekannt. Schmerz ist eine anatomophysiologische Übertragung einer Information von der Peripherie durch Schmerzreceptoren (Nociceptoren) bis zur Hirnrinde für die Wahrnehmung. Sie passiert Schaltstellen im Hinterhorn des Rückenmarks und wahrscheinlich die erste Perceptionsstelle im Hirnstamm bzw. Thalamus. Er ist aber auch ein biochemisches Phänomen mit Übertragungssubstanzen sowohl in den Schmerzreceptoren wie auch in den verschiedenen neuronalen Stationen und ein psychologisches Erfassen. Nur die neuroanatomischen Zusammenhänge des Schmerzsystems werden hier erläutert und sind in Abb. 198 dargestellt.

A. Die schmerzleitenden und schmerzverarbeitenden Systeme

1. Schmerzreception in der Peripherie

Die Schmerzreceptoren, wahrscheinlich nach den letzten physiologischen Ergebnissen spezifisch für die Schmerzwahrnehmung und als Nociceptoren bezeichnet, lösen am Ort der Schmerzentstehung afferente Impulse aus, die in somatischen bzw. visceralen Nervenfasern über eine Serie von Aktionspotentialen weitergeleitet werden. In den peripheren Nerven werden die nociceptiven Afferenzen in den dünnen myelinisierten Fasern (A-δ oder Gruppe III) und nicht myelinisierten Fasern (C oder Gruppe IV) geleitet, während die Sinnesqualitäten Druck, Berührung, Vibration, Kraftsinn und Gelenklagesinn in den dicken myelinisierten Fasern (A-α oder Gruppe I und A-β oder Gruppe II) getragen werden.

2. Schmerzleitung und Schmerzverarbeitung im Rückenmark

Die afferenten Fasern aus der Peripherie haben synaptische Endigungen auf Hinterhornneurone. In diesen Zellen der *Substantia gelatinosa* konvergieren aber eine große Anzahl afferenter Fasern, deren Entladungen untereinander beeinflußt werden können. Wohl seit den Untersuchungen von FOERSTER (1927) wird angenommen, daß bei einem peripheren Reiz die Afferenzen der schnelleitenden Fasern die der langsamleitenden hemmen. Dieses Konzept wurde weiter ausgearbeitet und daraus resultierte die *„Gate control theory"* des Schmerzes durch MELZACK und WALL (1965). Neben den peripheren afferenten Impulsen treffen im Hinterhornzellgebiet auch noch absteigende fördernde oder hemmende Impulse vom Cortex und vom Mittelhirn (besonders vom zentralen Höhlengrau) ein, so daß die nociceptive Information bereits im Rückenmark modifiziert werden kann (ZIMMERMANN 1968). Somit werden die Hinterhornneurone bei Aktivierung von A-β-Afferenzen wie auch bei Aktivierung von absteigenden Bahnen gehemmt.
Von der grauen Substanz des Rückenmarks aus werden die nociceptiven Afferenzen kontralateral (ganz gering auch ispilateral) im vorderen und seitlichen Quadranten des Rückenmarks weitergeleitet (Vorderseitenstrang) und bilden das laterale spinothalamische System. Dieses System läßt sich funktionell in zwei Komponenten unterteilen: den phylogenetisch jüngeren *neospinothalamischen* und den älteren *palaeospinothalamischen* Trakt, der meistens *„Tractus spinoreticulothalamicus"* genannt wird. Der direkte, größtenteils monosynaptische Trakt leitet die A-δ-Afferenzen, also die erste Schmerzantwort und der multisynaptische spinoreticulothalamische die verzögerten, schlecht lokalisierbaren und stark affektbetonten C-Afferenzen.

3. Schmerzleitung und Schmerzverarbeitung im Gehirn

Der direkte Tractus spinothalamicus schließt sich der medialen Schleife (Lemniscus medialis) an und endet im *Nucleus ventroposterolateralis thalami* besonders im *Nucleus ventrocaudalis parvocellularis* nach der Terminologie von HASSLER (1959), zusammen mit den Hinterstrangfasern.

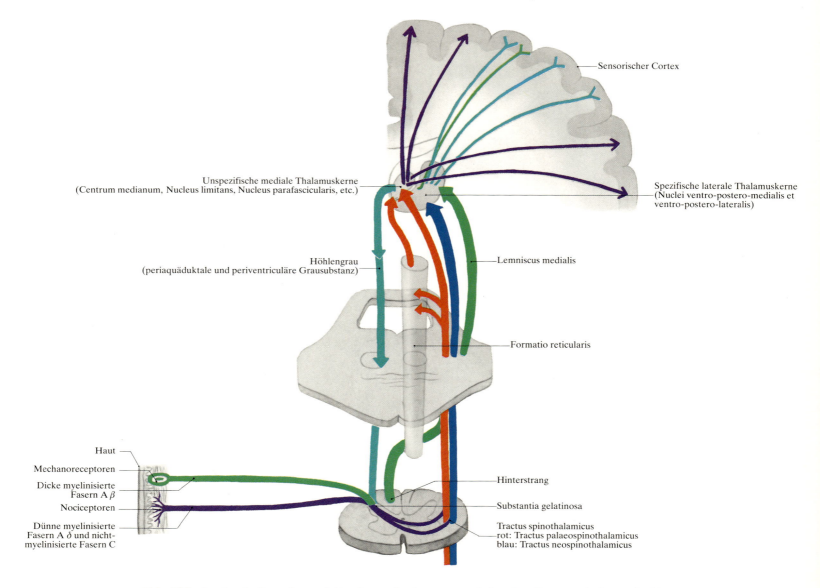

Abb. 198. Anatomie der schmerzleitenden und schmerzverarbeitenden Systeme (schematisch)
Nur einige vereinfachte Aspekte der Verarbeitung werden skizziert, wie die Konvergenz in der Substantia gelatinosa der Nociceptoren (Aδ und C) und Mechanoreceptoren (Aβ) und absteigenden Bahnen des Cortex und der Höhlengrau-Substanz. (Modifiziert nach STRUPPLER 1977)

Dieser Nucleus ist ein spezifischer Projektionskern mit einer somatotopischen Anordnung, was auf eine sensorisch-diskriminative Funktion hindeutet.

Der Tractus spinoreticulothalamicus bildet enge Verbindungen mit der Formatio reticularis und projiziert zum unspezifischen diffusen sensorischen System des Thalamus (*intralaminäre Kerne, Centrum medianum, Nucleus parafascicularis, Nucleus limitans*).

Die Weiterleitung der besonders im Mittelhirn verarbeiteten Schmerzinformationen zur Hirnrinde für die eigentliche bewußte Wahrnehmung ist anatomophysiologisch noch unklar, wobei *Striatum* und *limbisches System* wahrscheinlich eine wichtige Rolle spielen.

B. Therapeutisch-neurochirurgische Konsequenzen

Die neurochirurgische Behandlung des Schmerzes beruht auf der obengenannten Theorie der Schmerzleitung und Schmerzverarbeitung. Es können zwei verschiedene Eingriffe diskutiert werden:
1. Die neurochirurgische Unterbrechung einer Schmerzbahn zwischen der Peripherie und den Verarbeitungszentren (eine destruktive Methode) (Abb. 199).
2. Die intermittierende elektrische Stimulation einer den Schmerz hemmenden Bahn, oder eines Zentrums (eine nicht-destruktive Methode) (Abb. 199).

1. Operativ-destruktive Methoden

a) Rhizotomie

Es handelt sich dabei um die retroganglionäre intradurale Durchtrennung einer sensiblen hinteren Wurzel. Da das erste Neuron bekanntlich nicht im Bereich des Spinalganglions, sondern im Hinterhornzellapparat des Rückenmarks endet, erfolgt die Durchtrennung proximal vom Spinalganglion, jedoch distal von den Zellen des Hinterhorns. Die hintere Rhizotomie sollte jeweils 2 oder 3 Wurzeln nach oben und unten über den Bereich hinausgehen, über dem ein segmental lokalisierter Schmerz angeordnet ist. Die Indikation der hinteren Rhizotomie ist heute sehr beschränkt.

b) Anterolaterale Chordotomie

Die Durchtrennung des Tractus spinothalamicus zielt bereits auf die Schmerzempfindung, indem die Bahnen der Berührungs-, Bewegungs- und Vibrationsempfindung geschont werden. Diese Operation kann auf percutanem Weg zwischen C_1 und C_2 durchgeführt werden und bedeutet somit für die Patienten keine Belastung. Dieser Eingriff ist aber praktisch nur bei malignen Erkrankungen zu empfehlen. In diesen Fällen sind die Resultate sehr befriedigend, weil erstens die eventuellen neurologischen Begleiterscheinungen von einem bereits an vielen Ausfällen leidenden Patienten nicht als tragisch empfunden werden und zweitens weil die Progredienz der Grundkrankheit wenig Zeit für einen Schmerzrückfall übrig läßt.

c) Stereotaktische Thalamotomien

Die stereotaktische Elektrocoagulation im Bereich des spinoreticulothalamischen Systems (Centrum medianum von LUYS, Nucleus parafascicularis, Nucleus limitans, Nucleus intralamellaris) wurde früher bei schwersten Schmerzzuständen, die durch andere operative Maßnahmen am schmerzleitenden System nicht beseitigt wurden, trotz einer langandauernden Erfolgsquote von nur 30% empfohlen. Die Stimulationsmethoden haben diesen Eingriff praktisch ganz ersetzt.

2. Stimulationsmethoden

Den operativ-destruktiven Eingriffen stehen heute nichtdestruktive Maßnahmen gegenüber, die auf der Beeinflussung der Schmerzverarbeitung durch elektrische Reizung von Nervenstrukturen beruhen. Die Implantation von Reizgeräten zur intermittierenden Stimulation des Rückenmarks oder des Gehirns steht heute mehr und mehr zur Diskussion, und die Zahl der mit dieser Methode operierten Patienten ist bereits beträchtlich. Durch elektrische Stimulation soll die Aktivität der schmerzspezifischen, langsam leitenden δ-Fasern und der nicht myelinisierten C-Fasern schon im Hinterhorn durch nicht-schmerzspezi-

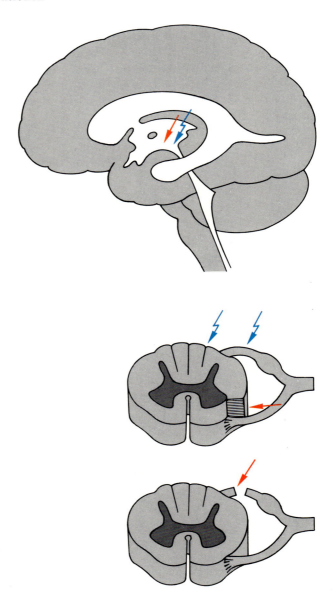

Abb. 199. Operative Behandlungsmöglichkeiten des Schmerzes
Rote gerade Pfeile (→): Durchtrennung oder Koagulation; *blaue gebrochene Pfeile* (⇝): Stimulation

fische, aber schneller leitende, myelinisierte A-β-Fasern über Interneurone der Substantia gelatinosa gehemmt werden. Durch die Stimulation erfolgt auch eine Auslösung von Endorphin. Stimuliert werden periphere Nerven oder die Hinterstränge. Im Gehirn kann das sensorische Thalamussystem (Nucleus ventroposteromedialis und Nucleus ventroposterolateralis) oder die periventriculäre oder periaquäduktale Grausubstanz stimuliert werden. Auch wenn die guten Resultate auf die Dauer nur bei einer beschränkten Anzahl von Patienten anhalten, dürfen die Stimulationsmethoden nicht gering eingeschätzt werden. Die Integrität des Nervensystems wird mit dieser Technik respektiert.

Spezieller Teil

I. Regio vertebralis

A. Klinische Bedeutung

Die Regio vertebralis ist klinisch der bedeutungsvollste Teil des Rückens. Es gibt wohl kaum einen Arzt, der sich nie mit der Wirbelsäule, ihrem Inhalt und den sie umgebenden Weichteilen befassen müßte. Das gewaltige Krankheitspotential dieser Region ist auf S. 3 und 176ff geschildert. Ein Großteil der Symptomatik der Rückenleiden erklärt sich direkt aus den anatomischen Gegebenheiten der Regio vertebralis. Deren Kenntnis ist daher für die Diagnostik und Therapie von ausschlaggebender Bedeutung. Erkrankungen und Läsionen der Wirbelsäule sowie des Rückenmarks und seiner Verbindungen stehen dabei im Vordergrund.

B. Bauplan

1. Bauelemente und ihre Anordnung

Die Regio vertebralis, die sich als mittelständiger Streifen am Rücken vom Hinterhaupt bis zum Gesäß erstreckt, enthält die Wirbelsäule, welche von der autochthonen Rückenmuskulatur überlagert ist. Aber auch die dorsalen Enden der Rippen mit ihren Verbindungen zur Wirbelsäule sowie die vertebralen Ursprünge der oberflächlichen Muskeln am Rücken gehören dazu. Einen wichtigen Teil machen der Inhalt des Wirbelkanals und dessen Nerven- und Gefäßverbindungen von und zur Peripherie aus. Schließlich muß auch der der Wirbelsäule eng benachbarte

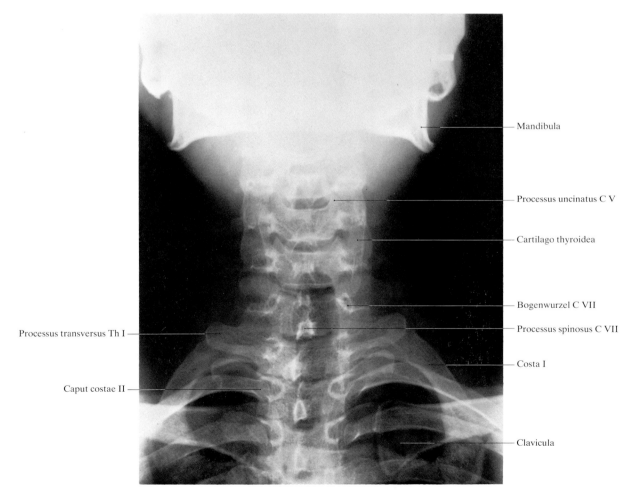

Abb. 200a. Halswirbelsäule a.-p.

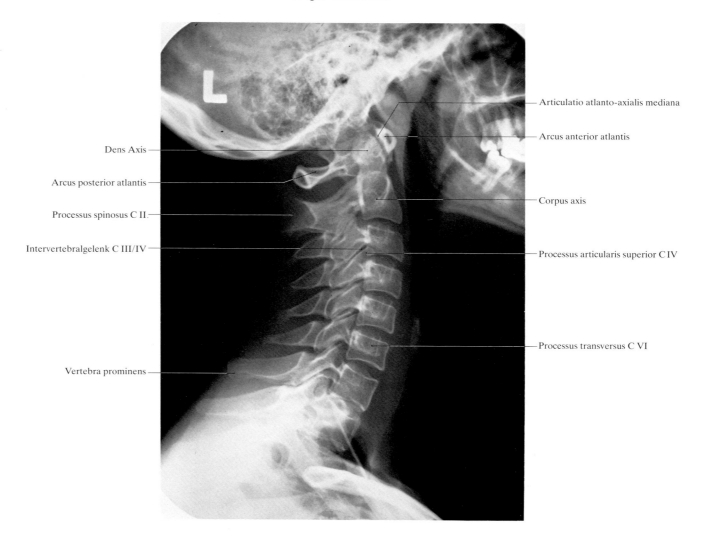

Abb. 200 b. Halswirbelsäule seitlich
Man beachte die Stufe zwischen den Dornfortsätzen CVI/VII. Auch wenn ThI stärker vorspringt, wird CVII als "Vertebra prominens" bezeichnet (s.S. 7)

Grenzstrang des Sympathicus erwähnt werden, welcher für die diffuse Ausbreitung unbestimmter Beschwerden in den ganzen Körper verantwortlich sein kann.

a) Skelet

Die Wirbel und ihr Zusammenbau zur Wirbelsäule, wie auch die Regionengrenzen und ihre Variabilität, sind in Kapitel III beschrieben. Die Wirbel ragen mit ihren Dornfortsätzen soweit an die Oberfläche, daß sie getastet und gezählt werden können. Auch das Röntgenbild erlaubt eine klare Identifikation der einzelnen Wirbel.

α) Das Röntgenbild der Wirbelsäule (Abb. 200–203)

Die üblichen Aufnahmen in anteroposteriorer (a.p.) und seitlicher Richtung bringen die Wirbelkörper mit ihren Randleisten, die Wirbelbogen mit ihren Ansatzstellen und Fortsätzen sowie die Räume der Zwischenwirbelscheiben zur Darstellung.

Die obere Halswirbelsäule läßt sich nur in der seitlichen Aufnahme überblicken, da sie in der Frontalebene von der Mandibula und anderen Strukturen überlagert wird. Spezialaufnahmen (transoral und Tomogramme) erlauben aber auch eine a.p.-Darstellung von Atlas und Axis.
Halbschräge Aufnahmen zeigen in der Halswirbelsäule die Foramina intervertebralia. Zudem wird die Übereinanderprojektion der Wirbelgelenke aufgehoben. In der Lendenwirbelsäule läßt dieser Strahlengang die Interarticularportionen und die Wirbelgelenke erkennen.

β) Variationen der Wirbelzahl

Änderungen der Gesamtzahl der Wirbel gehören im suprasacralen Abschnitt zu den Seltenheiten, abgesehen von den Fällen, bei denen die Reduktion der Wirbelzahl mit weiteren Anomalien der Wirbelsäule (Wirbelkörperspalten, Wirbelbogenspalten, Halbwirbel) einhergehen. Die zahlenmäßigen Veränderungen betreffen meistens die Coccygealwirbel, von denen an Stelle von 4 deren 6–8 vorhanden sein können. – Andererseits kann die im Verlaufe der Entwicklung im Embryonalstadium normalerweise auftretende Rückbildung der Schwanzanlage durch

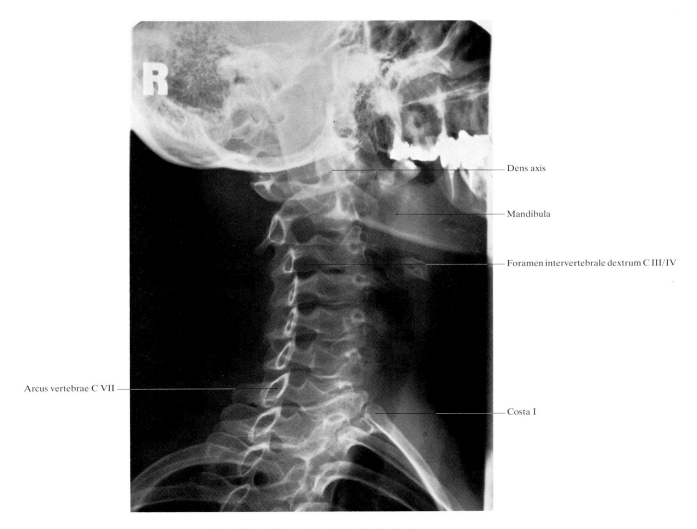

Abb. 200c. **Halswirbelsäule halbschräg**

Verschmelzung verschiedener Segmente überschießen und so zu Defekten am unteren Ende der Wirbelsäule (*sirenoide Mißbildungen*) führen (Abb. 204) (TÖNDURY 1958). Schließlich kann aber auch eine teilweise Aplasie der Chorda eine *Sacralagenesie verursachen* (THEILER 1959a, b) (Abb. 63).

Wesentlich häufiger sind Veränderungen der Zahlen der Wirbel innerhalb einzelner Wirbelsäulenabschnitte durch Umbildungen einzelner Wirbel an den Übergangsstellen durch **Assimilationsvorgänge**. Mit den Variationen am craniocervicalen Übergang befaßt sich das Kapitel „Regio craniocervicalis" LANZ/WACHSMUTH, Bd. I/1 Teil B: Gehirn und Augenschädel.

Am *cervicothorakalen Übergang* stellen die Halsrippen die häufigste Variation dar, wobei diese Bildungen von hypertrophen Querfortsätzen bis zu eigentliche Rippen variieren können (ERDÈLYI 1974) (Abb. 26). Die in der Literatur verzeichneten Häufigkeiten schwanken stark. Es werden folgende Zahlen angegeben: WANKE (1937) 14%, wobei 8% auf hypertrophe Querfortsätze und 6% auf eigentliche Halsrippen entfallen. KNOBLAUCH (1957) 7,9%, ERDÈLYI (1974) 3,4%, FISCHEL (1906) und TODD (1922) 12%. Klinisch äußern sich Halsrippen durch die Kompression der A. subclavia oder von Teilen des Plexus brachialis.

Am *thoracolumbalen Übergang* manifestieren sich Assimilationsanomalien durch Variationen der Rippen und der Intervertebralgelenke. Craniale Variationen zeigen auffallend kurze Rippen an Th XI und Th XII oder fehlende Rippen an Th XII. Eine auffallende Verlängerung der Rippen Th XII gehört zum caudalen Variationstyp (Abb. 25). Als Mittelwerte werden von SCHINZ et al. (1952) 1–7 cm lange Rippen als kurz, 14–16 cm lange Rippen als lang bezeichnet. – Rippen an L I gehören auch zum caudalen Variationstyp. Als Häufigkeit wurde von HUECK (1930) eine Zahl von 7,75%, von ALBANESE (1932) dagegen von 4,3% genannt. Sie haben keine klinische Bedeutung.

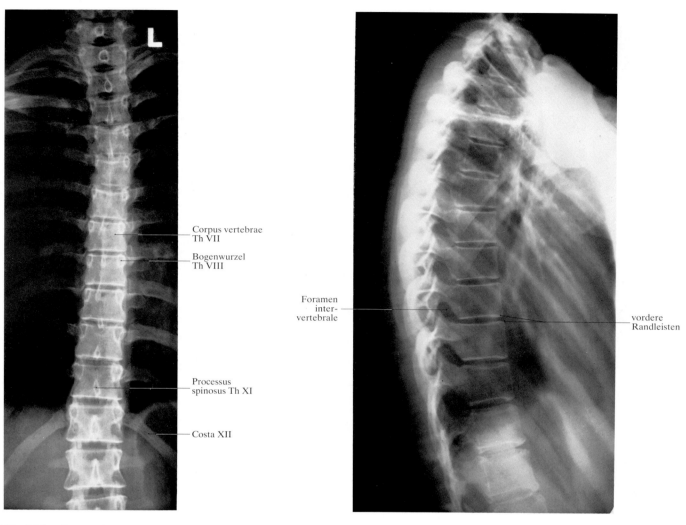

Abb. 201a. Brustwirbelsäule a.-p.

Abb. 201b. Brustwirbelsäule seitlich

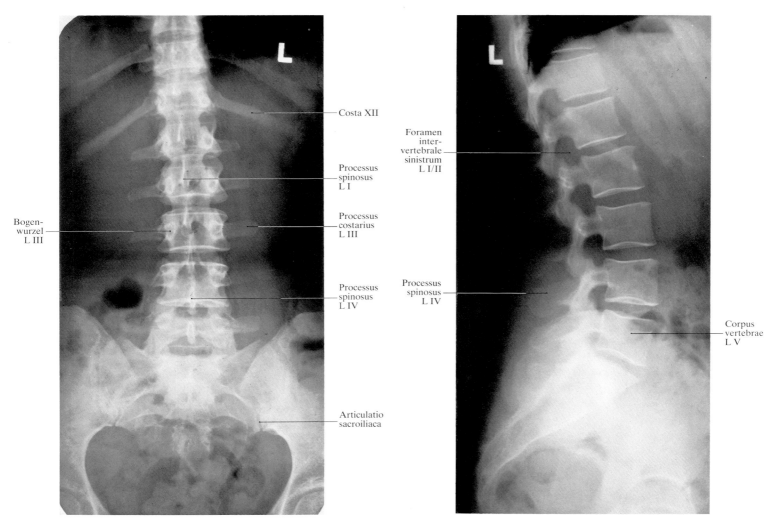

Abb. 202a. Lendenwirbelsäule a.p.
Der Processus costarius L III ist in der Regel der längste, L IV ist kurz und seitlich abgeschrägt

Abb. 202b. Lendenwirbelsäule seitlich

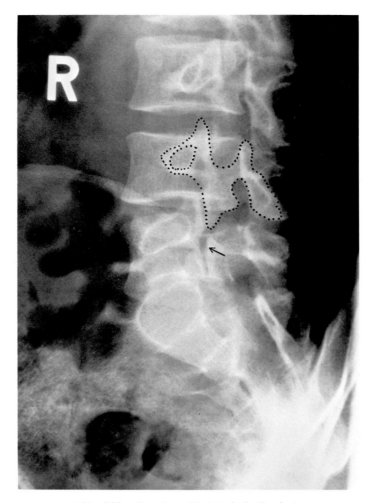

Abb. 202c. Lendenwirbelsäule halbschräg

Bei L IV sind die Umrisse des „Hundes von LACHAPÈLE" (1939) eingezeichnet. Seine Schnauze entspricht dem Querfortsatz, das Auge der Bogenwurzel, die Ohren dem oberen, die Vorderbeine dem unteren Gelenkfortsatz. Der Hals stellt die Interarticularportion, der Körper den Wirbelbogen, die hintere Partie den Bogen und die Gelenkfortsätze der gegenüberliegenden Seite dar. Bei L V (*Pfeil*) hat der Hund „den Hals gebrochen" (Spondylolyse)

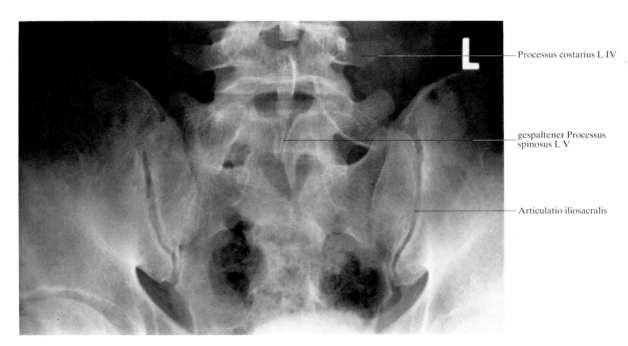

Processus costarius L IV

gespaltener Processus spinosus L V

Articulatio iliosacralis

Abb. 203. Iliosacralgelenke

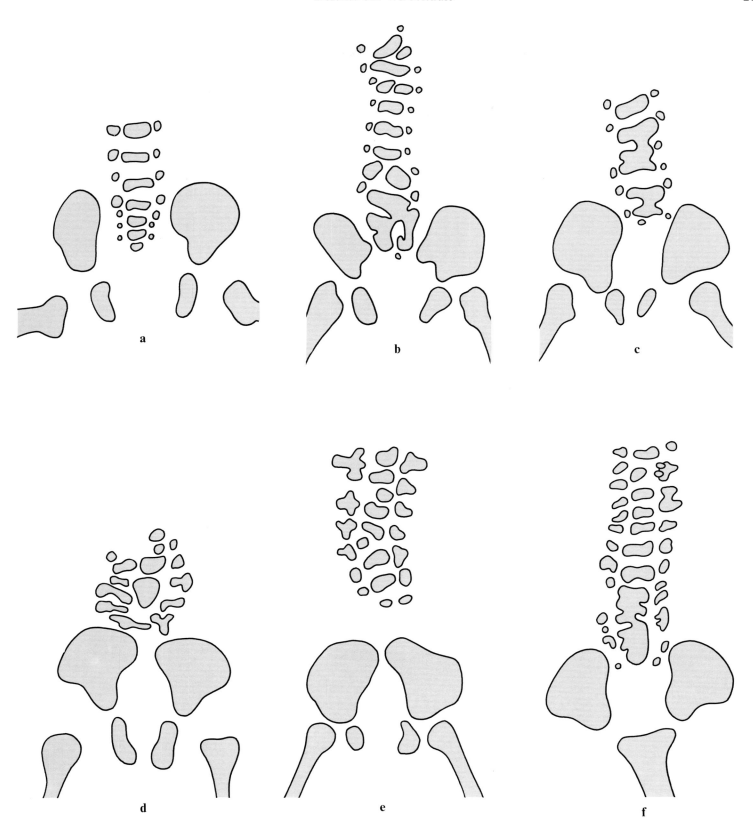

Abb. 204a–f. Defekte am unteren Ende der Wirbelsäule
Skizzen von Röntgenbildern von 6 menschlichen Neugeborenen mit sirenoiden Mißbildungen: Verkürzung der Wirbelsäule, Block-, Spalt- und Keilwirbelbildung. (Aus TÖNDURY 1958)

Assimilationsvorgänge treten am *lumbosacralen Übergang* besonders häufig auf. Dabei variieren die Zahlenangaben über ihre Häufigkeit resp. der cranialen und caudalen Varianten stark (s. Tabelle 22).

Tabelle 22. Häufigkeit der Assimilationen am lumbosacralen Übergang nach verschiedenen Autoren

	Sacralisation %	Lumbalisation %	Total %
BLUMENSAAT, CLASING (1932)	2,8	2,2	5,0
LÜBKE (1931)	1,0	9,0	10,0
WILLIS (1929)	6,2	5,3	11,5
MARTIUS (1928)	12,0	8,0	20,0

Zur Bestimmung der Wirbelhöhe bei Assimilationsvorgängen der Lumbalwirbelsäule geht man meistens vom Wirbel L IV aus, der durch seine charakteristischen kleinen, flügelförmigen Querfortsätze auf dem Röntgenbild leicht zu identifizieren ist (Abb. 203).

Sowohl Lumbalisationen als auch Sacralisationen können asymmetrisch sein und nur die rechte oder linke Seite eines Wirbels betreffen. Man spricht in diesen Situationen von Hemilumbalisation resp. Hemisacralisation.

Bandscheiben im Bereiche von Übergangswirbeln sind oft unterentwickelt und werden durch veränderte Lordose der Lumbalwirbelsäule, verstärkte Neigung des Sacrums (*Sacrum acutum*) vermehrt belastet. Es kann dann als Folge verstärkter Degenerationserscheinungen (Osteochondrose) zu lokalen Schmerzen und Discushernien kommen.

b) Muskulatur

Die **autochthone Rückenmuskulatur** ist in einen osteofibrösen Kanal eingebaut, welcher von den Wirbelbogenfortsätzen (im Thorakalbereich auch von einem Teil der Rippen) und der Fascia thoracolumbalis gebildet wird. Am Nakken, wo wir diese Fascie nicht mehr in der gleichen Stärke finden, wird die Muskulatur durch die Mm. splenii am Verlassen der Knochenrinne gehindert. Die klinische Bedeutung der Rückenmuskulatur ist groß. Erstens führen lokale Ausfälle der an der Wirbelsäule angreifenden Muskeln zu einer mehr oder weniger starken Formveränderung des Achsenorgans. Zweitens ist ein dauernder Hypertonus, der aus den verschiedensten Gründen auftreten kann, schmerzhaft. Diese Schmerzen können als Myogelosen, Tendomyosen und Tendoperiostosen entlang von Muskelketten bis in die Extremitäten fortgeleitet werde (s. Tabelle 6 und Abb. 251).

Dadurch erlangen die Anheftungsflächen der Muskulatur an der Wirbelsäule eine besondere Bedeutung. Es sind dies entlang der freien Wirbelsäule die Dornfortsätze von deren Spitze bis zur Basis, die Laminae der Wirbelbogen, die Gelenkfortsätze bzw. Gelenkkapseln, die Querfortsätze und die Bänder zwischen den verschiedenen Bogenfortsätzen. Im Brustabschnitt gesellt sich die Dorsalfläche der Rippen im Bereich des Angulus costae dazu. Caudal liefern das Sacrum und der dorsale Abschnitt der Crista iliaca, mit den sie verbindenden Ligamenten, Ursprungsfläche, und cranial ist die Nackenmuskulatur breit am Occiput verankert.

Die Detailbeschreibung der Rückenmuskulatur findet sich im Kapitel IV. Die klinische Bedeutung kommt jedoch weniger den einzelnen Gliedern, als vielmehr dem M. erector spinae als Gesamtsystem zu. Auch chirurgisch wird dieser Muskelwulst in der Regel als Einheit betrachtet und ohne Rücksicht auf seine Zusammensetzung von der Wirbelsäule abgelöst, um den Weg zu dieser freizulegen. Beschwerden können aber auch von den oberflächlichen Muskeln am Rücken, welche vorwiegend dem Schultergürtel und Arm zugeordnet sind, ausgelöst oder weitergeleitet werden. Auf sie soll bei der Beschreibung der einzelnen Teilbereiche der Regio vertebralis in den folgenden Kapiteln besonders hingewiesen werden.

2. Versorgung

a) Die segmentalen Leitungen

Mit Ausnahme der Pars cervicalis, welche im nächsten Kapitel gesondert beschrieben wird, erfolgt die Versorgung der Regio vertebralis durch segmentale Leitungen (Abb. 116).

α) Blutgefäße

Die **Arterien** entstammen als *Rami dorsales* den *Arteriae intercostales* bzw. *lumbales*. Das Prinzip ihrer Aufteilung ist in Abb. 116 dargestellt. In der Regel stammen die ersten beiden Intercostalarterien aus der *A. subclavia*. Die folgenden und die Lumbalarterien 1–4 entspringen der *Aorta*. Ihr Ursprung aus dem hinteren Umfang der Körperschlagader kann selbständig sein, oder es können 2 oder mehr Segmentarterien der gleichen Seite einen gemeinsamen Stamm aufweisen. Auch können das linke und rechte Gefäß des gleichen Segmentes einen gemeinsamen Stamm bilden.

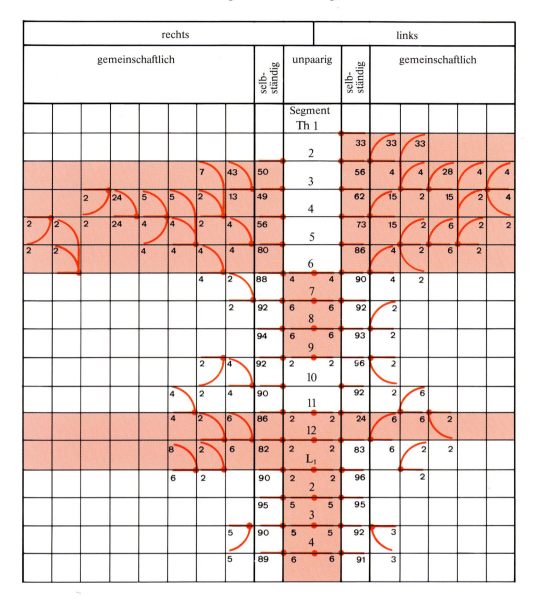

Abb. 205. Ursprungsvarianten der Aa. intercostales posteriores et lumbales aus der Aorta
—● ●—: selbständiger Ursprung aus der Aorta rechts und links; —●—: gemeinsamer Ursprung der beiderseitigen Arterien des gleichen Segments. ⤴: gemeinsamer Ursprung zweier oder mehr Segmentarterien der gleichen Seite. *Die Ziffern* bei den Symbolen geben die Häufigkeit in % an. Die *getönten Flächen* decken die Bereiche, in denen gemeinsame Ursprünge am häufigsten vorkommen. (Nach ADACHI 1928)

Die Abb. 205 orientiert über die verschiedenen Möglichkeiten und deren Häufigkeit. In Abb. 206 ist schließlich die Höhe der Abgangsstelle aus der Aorta bezogen auf die Wirbelsäule angegeben.

Ziemlich regelmäßig besteht ein geringer Höhenunterschied der Ursprungsstelle aus der Aorta zwischen der linken und rechten Arterie des gleichen Segmentes und zwar derart, daß meist die linke um einen bis maximal wenige Millimeter höher entspringt als die rechte. Am ausgeprägtesten ist dieser Befund an den oberen und unteren Intercostal- und den beiden oberen Lumbalarterien. Bei den mittleren Intercostal- und den beiden unteren Lumbalarterien liegt der Ursprung oft auf genau gleicher Höhe, am häufigsten bei der 7. und 8. Intercostalarterie.

Dies sind die Segmente, an denen sich am häufigsten unpaare Ursprungsstämme bilden. Die **Venen,** welche die vorgenannten Arterien begleiten, führen das Blut zur Hauptsache dem *Azygossystem* zu. Einzig vom unteren Lumbal- und Sacralabschnitt fließt es zur *V. cava inferior.* Die erste Intercostalvene (*V. intercostalis suprema*) mündet in der Regel in die *V. brachiocephalica* oder in die *V. vertebralis.* Für die übrigen Segmentalvenen gibt es verschiedene Möglichkeiten der Einmündung in eine der Azygosvenen (Abb. 207):

1. Zwei oder mehr Intercostalvenen bilden ein gemeinsames Stämmchen, welches sich mit den Azygosvenen verbindet.

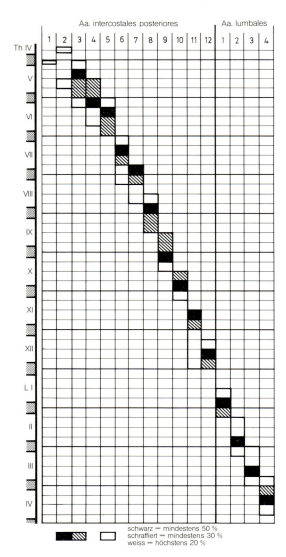

Abb. 206. Ursprungshöhen der Aa. intercostales et lumbales aus der Aorta bezogen auf die Wirbelsäule
Die Höhe von Bandscheibenmitte zu Bandscheibenmitte ist in 4 gleiche Teile geteilt. (Nach ADACHI 1928)

schwarz = mindestens 50 %
schraffiert = mindestens 30 %
weiss = höchstens 20 %

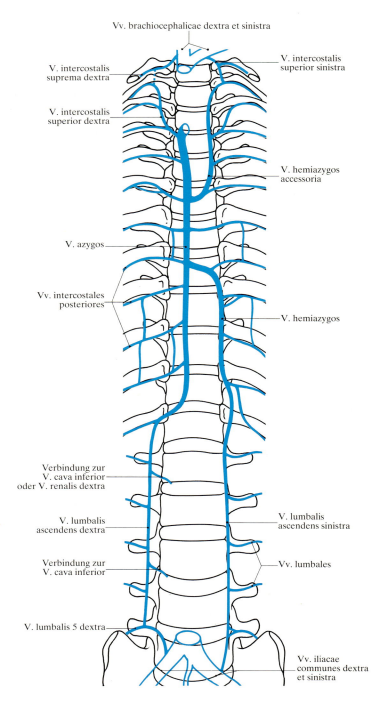

Abb. 207. Übersicht über das Azygossystem

2. Zwei oder mehr Intercostalvenen weisen vor der Wirbelsäule oder vor dem Collum costae oder an beiden Stellen eine breite Anastomose auf.
3. Die Intercostalvenen münden unabhängig voneinander in eines der Längsgefäße.

Das erste Verhalten findet sich vor allem an den oberen Intercostalvenen und zwar rechts häufiger als links. ADACHI (1940) fand solche gemeinsamen Stämmchen unter 100 Fällen wie folgt:

rechts		links	
Stammbildende Intercostalvenen	Anzahl	Stammbildende Intercostalvenen	Anzahl
2+3	27	2+3	8
2+3+4	38	2+3+4	7
2+3+4+5	6	3+4	6
2+3+4+5+6	3	3+4+5	1
3+4	15	4+5	1
3+4+5	5	5+6	1

Die Häufigkeit von selbständiger Einmündung und Anastomosenbildung zeigt Tabelle 23.

Tabelle 23. Häufigkeit der selbständigen Einmündung und Anastomosenbildung der Intercostalvenen bei 100 Fällen. (Nach ADACHI 1940)

Segment Th	Rechts				Links			
	selbständig	Anastomose			selbständig	Anastomose		
		vor WS	vor Rippe	an beiden Stellen		vor WS	vor Rippe	an beiden Stellen
3	5	1	1	1	71	–	4	–
4	27	1	3	1	79	–	4	–
5	75	6	4	1	89	2	6	–
6	81	9	7	–	86	6	7	–
7	82	19	9	–	91	5	4	–
8	85	4	11	–	93	2	5	–
9	83	1	16	–	84	1	15	–
10	78	–	22	–	71	3	24	2
11	60	1	38	1	60	5	32	2
12	60	1	30	1	56	3	26	–

Linke Intercostalvenen können direkt in die V. azygos einmünden. Nach ADACHI (1940) ist die Häufigkeit bezogen auf alle 3.–12. linken Intercostalvenen wie folgt:

Weiße Amerikaner und Europäer	5,9%
Schwarze Amerikaner	8,2%
Japaner	5,7%

Die Verteilung auf die einzelnen Segmente zeigt Tabelle 24.

Tabelle 24. Häufigkeit der Einmündung linker Intercostalvenen in die V. azygos an 127–157 Fällen. (Nach ADACHI 1940)

	Linke Intercostalvene Nr.								
	3	4	5	6	7	8	9	10	11	12
In V. azygos einmündend (%)	0,8	2,1	3,4	7,9	9,1	12,3	7,0	5,2	2,6	5,5

Die Intercostalvenen, welche einen gemeinsamen Stamm bilden, sind in 95% klappenlos. Die Stämme selbst aber weisen in 85% bei, oder kurz vor der Mündung in die Längsvenen Klappen auf. Die selbständig in die V. azygos einmündenden rechten Vv. intercostales sind in 56% klappenhaltig. Die selbständig in die V. hemiazygos bzw. hemiazygos accessoria mündenden linken Vv. intercostales besitzen nur in 17% Klappen. Die direkt in die V. azygos mündenden linken Intercostalvenen schließlich sind in 28% mit Klappen ausgerüstet.
Nach ADACHI (1940) haben die Frauen bei direkt mündenden Intercostalvenen geringfügig weniger Klappen als die Männer, bei den stammbildenden und in den Stämmen haben sie mehr. Die Klappen scheinen im 4. Dezennium am zahlreichsten zu sein, aber eine gesicherte Altersabhängigkeit der Klappenzahl und -verteilung besteht nicht. Hingegen gibt es offenbar Rassenunterschiede. Nach ADACHI (1940) zeigen Klappen:

	Japaner	Polen
Vv. intercostales dextrae	58,7 ± 2,17%	91,5 ± 1,59%
Vv. intercostales sinistrae	18,3 ± 1,84%	66,8 ± 3,13%

Auch die Form der Klappen ist verschieden:

Klappentaschen:	einfach	paarig	3fach
Japaner	42,4 ± 2,53%	57,3%	0,3%
Polen	5,1 ± 1,07%	95,1%	–

β) Nerven

Die Regio vertebralis wird ausschließlich von den *Rami dorsales et meningei* der Spinalnerven versorgt. Die dorsalen Spinalnervenäste teilen sich gesetzmäßig in einen *Ramus medialis* und einen *Ramus lateralis* (Abb. 116). In der cranialen Hälfte der Region erreichen aber nur die medialen und in der caudalen Hälfte nur die lateralen Äste die Haut. Die anderen erschöpfen sich in der Muskulatur.

b) Blut- und Nervenversorgung der Haut und Subcutis

Die Endäste der segmentalen Leitungen durchbrechen die Körperfascie und versorgen die Haut und Subcutis. In der Regio vertebralis sind dies die Rami dorsales mediales et laterales der segmentalen Gefäße und Nerven. Wie bereits erwähnt, gelangen in der cranialen Rumpfhälfte nur die medialen und in der caudalen nur die lateralen Äste bis zur Haut.
Die dorsomedialen Leitungen dringen zwischen dem M. spinalis und den Dornfortsätzen gegen die Oberfläche, die dorsolateralen steigen zwischen den Mm. longissimus et iliocostalis empor (Abb. 208). Mit Ausnahme der untersten Lenden- und Sacralnerven durchdringen sie nie die Ursprungssehne des M. erector spinae. Hingegen durchsetzen sie die Ursprungssehnen der Mm. trapezius et latissimus dorsi, vereinzelt auch die Muskeln nahe der Sehnengrenze (Abb. 170). Diese Durchtrittsstellen sind schlitzförmig gestaltet. Gelegentlich können Läppchen des vor diesen Sehnen gelegenen Fettes durch die Schlitze gepreßt werden. Neben einer Drosselung des Blutflusses in den Gefäßen, der wegen der zahlreichen Anastomosen ohne Bedeutung ist, kommt es zu Einklemmungserscheinungen des Nerven (sog. Fettgewebe „hernien", COPEMAN 1948). Diese können unerträgliche akute oder chronische Rückenschmerzen verursachen, die mit einer gezielten Localanästhesie schlagartig verschwinden. Falls nach wiederholten Injektionen eines Localanaestheticums, evtl. kombiniert mit einem entzündungshemmenden Mittel, keine Be-

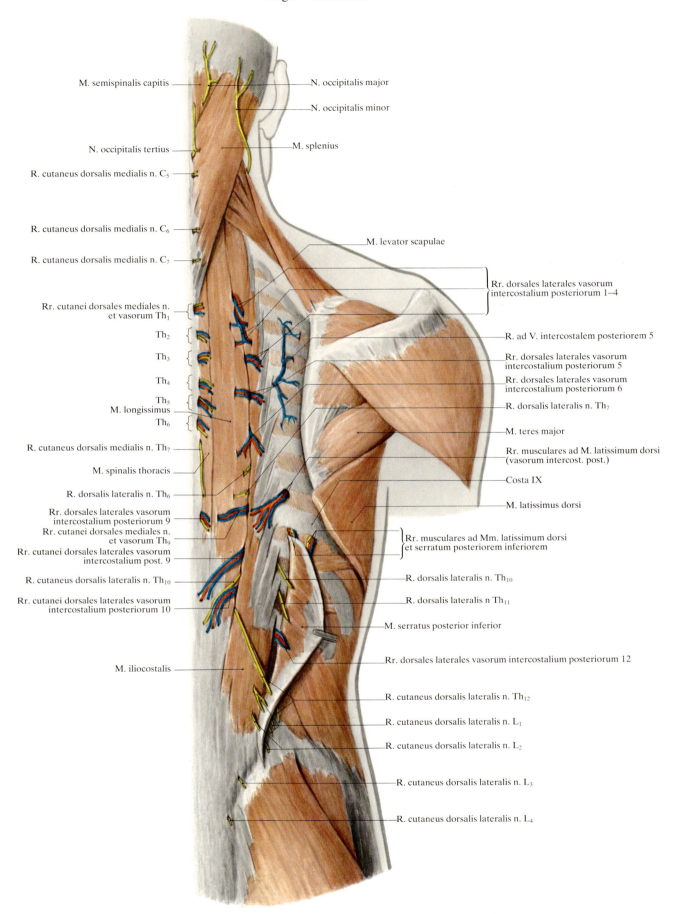

Abb. 208. Regio vertebralis
Oberflächliche Schicht der autochthonen Rückenmuskulatur, Gefäße und Nerven

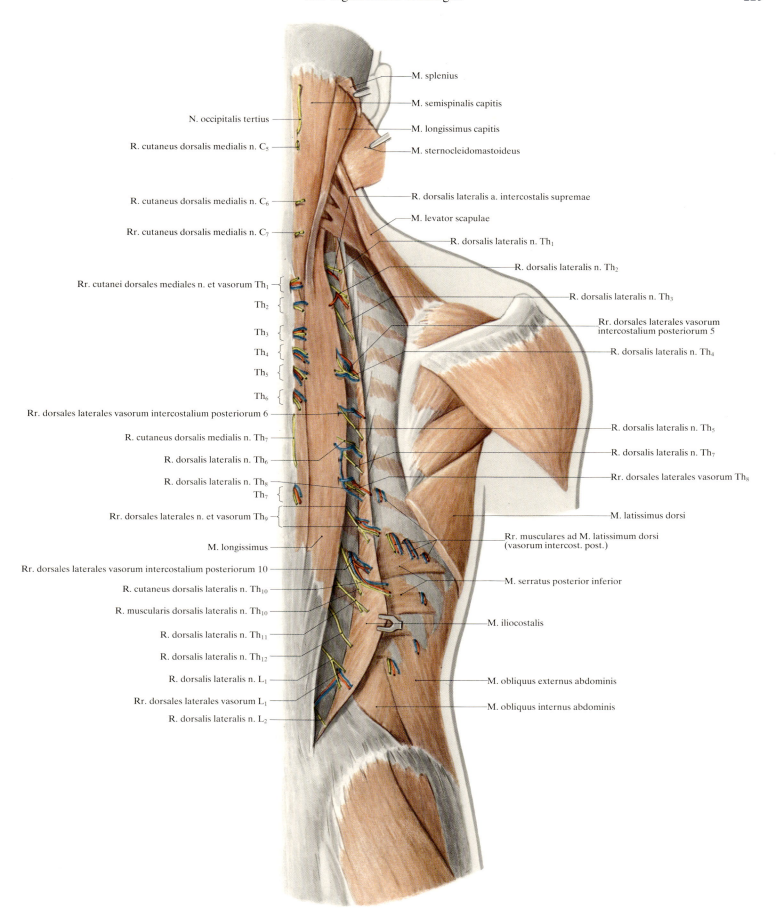

Abb. 209. Regio vertebralis
Mittlere Schicht der autochthonen Rückenmuskulatur (M. iliocostalis nach lateral umgeklappt)

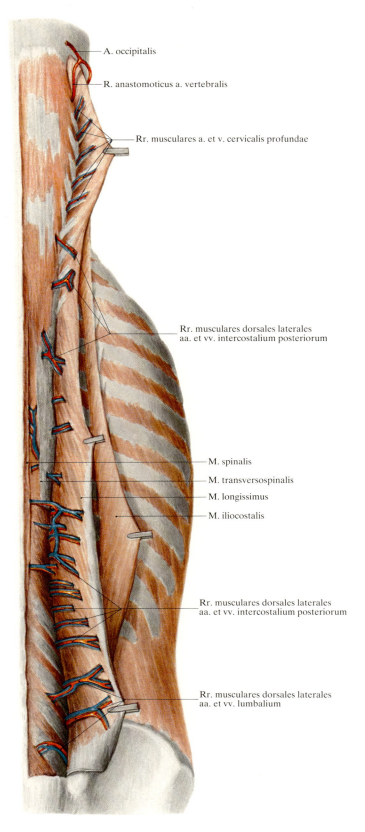

Abb. 210. Regio vertebralis
Gefäße zwischen den Mm. longissimus et transversospinalis

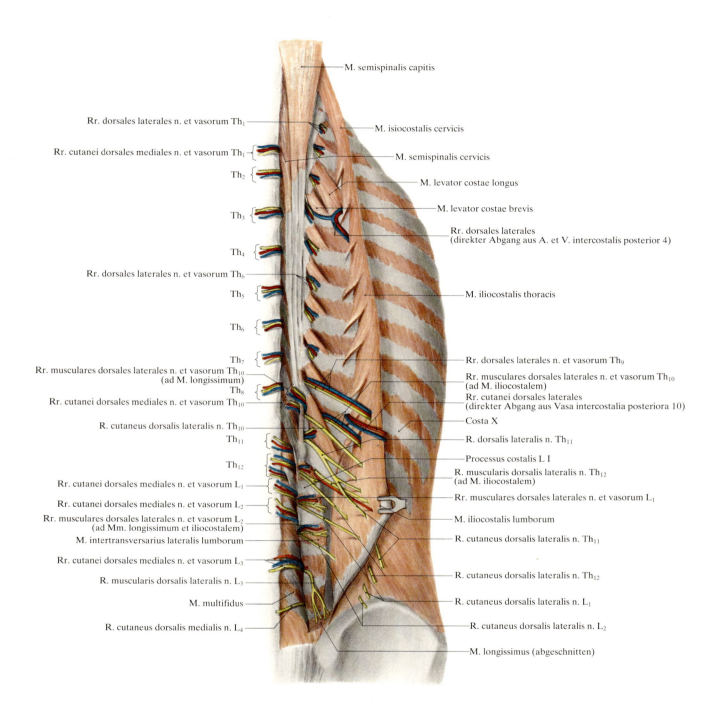

Abb. 211. Regio vertebralis
Tiefe Schicht der autochthonen Rückenmuskulatur (Mm. longissimus et spinalis entfernt)

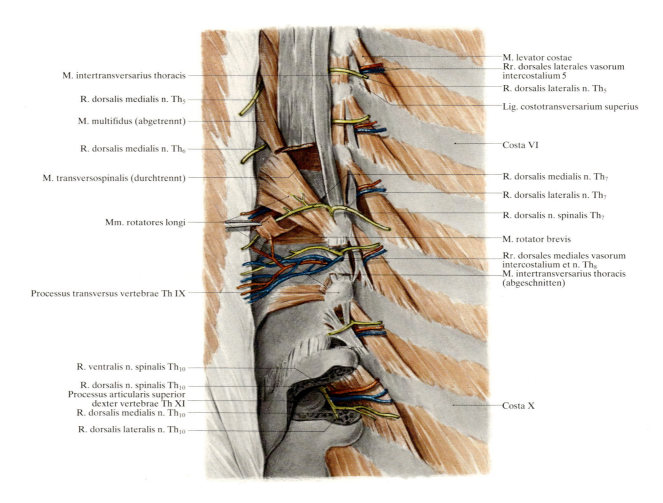

Abb. 212. Regio vertebralis thoracalis
Durchtrittsstellen der Rami dorsales der Spinalnerven und ihrer Äste

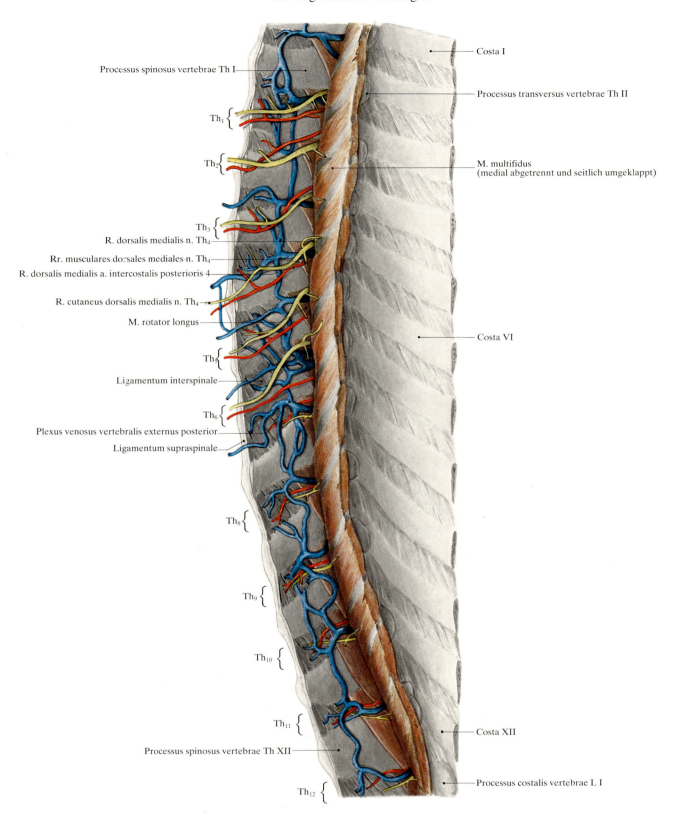

Abb. 213. Regio vertebralis thoracalis, tiefste Schicht
(Die Segmentbezeichnungen beziehen sich auf Gefäße und Nerven)

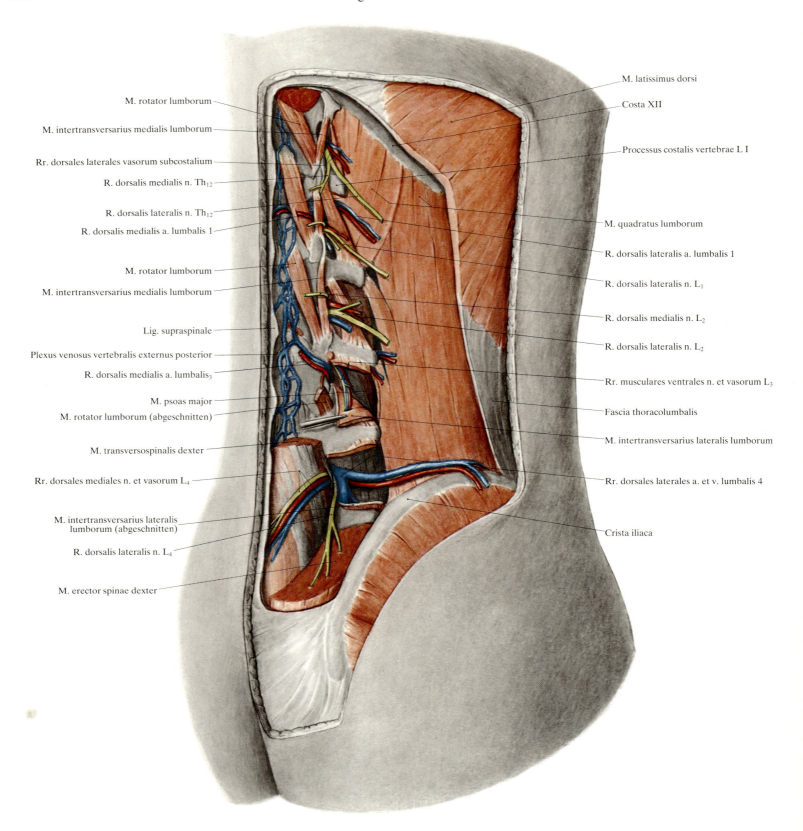

Abb. 214. **Regio vertebralis lumbalis,** tiefe Schicht

serung eintritt, wird die Operation empfohlen. Diese besteht in der Neurolyse oder bevorzugt in der Durchtrennung des betroffenen Nervs (RICHTER 1971).

c) Blut- und Nervenversorgung der Rückenmuskulatur

Die dorsolateralen Äste der segmentalen Leitungen versorgen vorwiegend die langen Muskelzüge des lateralen Traktes. Sie treten zwischen den Rippenzacken des M. longissimus durch und dringen von ventral in diesen und den M. iliocostalis ein (Abb. 95). Vereinzelt können sie auch um den lateralen Rand des M. longissimus verlaufen und diesen von dorsal her versorgen (Abb. 209). Medial des M. longissimus geben die Gefäße auch Äste an die Mm. multifidus, semispinalis et spinalis ab (Abb. 210). Die sensiblen Endäste der Nerven durchbohren den M. iliocostalis, um an die Oberfläche zu gelangen. Gelegentlich beobachtet man im oberen Thoraxbereich Äste der Vasa intercostalia, welche im Bereich des Rippenwinkels aus den Zwischenrippenmuskeln austreten und die Rückenmuskeln mitversorgen (Abb. 211).

Die dorsomedialen Äste verlaufen im thorakalen Bereich von der Teilungsstelle des Ramus dorsalis medial vom M. intertransversarius über den M. rotator longus nach medial (Abb. 212). Sie geben Zweige an die kurzen Züge des M. transversospinalis ab und ziehen den Dornfortsätzen entlang zur Oberfläche (Abb. 213).

Im Lendenbereich liegt die Teilungsstelle des Ramus dorsalis vor dem M. intertransversarius medialis lumborum (Abb. 214). Die medialen Äste verlaufen lateral um den M. multifidus herum oder dringen gelegentlich medial von dessen bandförmigen Sehnenzügen nach dorsal.

d) Blut- und Nervenversorgung der Wirbelsäule

α) Arterien

Die Wirbelsäule wird von außerhalb an sie herantretenden und von inneren, im Wirbelkanal gelegenen Gefäßen versorgt. Im Thorakal- und Lendenabschnitt sind dies Äste der Segmentalarterien. Diese entlassen an der ventrolateralen Wirbelfläche zwei oder mehr Arterien, welche als *Rami centrales anteriores* in die Wirbelkörper eindringen (Abb. 215a). Nach der Teilung der Segmentarterie in den ventralen und dorsalen Ast gibt der letztgenannte den *Ramus spinalis* in den Wirbelkanal ab. In seinem weiteren Verlauf dorsalwärts über den Querfortsatz entspringen dem dorsalen Ast mehrere *Rami articulares* zum Wirbelgelenk. Schließlich gabelt er sich in seine beiden Endäste. Der mediale gibt hinter dem Wirbelgelenk eine *A. nutricia* an den Wirbelbogen ab und verläuft der Lamina und dem Dornfortsatz entlang, in welche zahlreiche Zweige eindringen.

Der Ramus spinalis teilt sich nach dem Durchtritt durch das Foramen intervertebrale in 3 Äste: die *Aa. canalis vertebralis anterior et posterior* für die Wirbelsäule und den Inhalt des Epiduralraumes sowie in die *A. nervomedullaris* für das Rückenmark und seine Hüllen. Während die hintere Wirbelkanalarterie den Wirbelbogen und die Ligamenta flava von vorn versorgt (Abb. 216a), gabelt sich die vordere in die *Rami ascendens et descendens,* welche mit den Arterien der Gegenseite und der Nachbarsegmente anastomosieren. Nach Abgabe kleiner Äste an das Ligamentum longitudinale posterius dringen sie als *Rami centrales posteriores* in die Rückfläche der Wirbelkörper ein. Auf diese Weise wird jeder Wirbelkörper von dorsal her von 4 Arterien aus 2 Segmenten versorgt (Abb. 216).

An der Halswirbelsäule sind die Verhältnisse insofern anders, als hier keine Segmentalgefäße vorhanden sind. Es sind aber im Prinzip die gleichen Wirbelsäulenarterien zu finden wie in den caudalen Abschnitten. Sie sind entweder direkte Äste der A. vertebralis oder besitzen einen gemeinsamen Stamm, welcher aus dieser entspringt. Der Ramus dorsomedialis der Segmentalarterien ist im Halsbereich ersetzt durch eine *A. laminaris posterior* aus der *A. cervicalis profunda* (Abb. 215b).

Eine besondere Gefäßordnung findet man beim Atlas und Axis. Da zwischen diesen beiden Wirbeln beträchtliche Rotationsausschläge möglich sind, müssen ihre Gefäße unabhängig voneinander sein. Der *Atlas* und das *Atlantooccipitalgelenk* werden von Ästen versorgt, die aus dem suboccipitalen Abschnitt der A. vertebralis stammen (Abb. 215e). Da sich dieser Arterienabschnitt bei der Kopfrotation gegenüber dem Atlas nicht verschiebt, besteht für die zahlreichen zarten Ästchen keine Gefahr.

Die Arterienversorgung des *Axis* stammt aus Ästen, welche die A. vertebralis auf Höhe des dritten Halswirbels verlassen. Die *Aa. axis ascendentes anterior et posterior* versorgen das *Corpus axis,* die *Basis* und den *Apex dentis* sowie die Kapsel und Bänder der *Articulatio atlantoaxialis mediana. Die Articulatio atlantoaxialis lateralis* wird direkt aus der A. vertebralis versorgt (Abb. 215c, d).

Die Blutversorgung des Sacrums stammt aus den *Aa. sacrales laterales,* welche in jedes Foramen sacrale pelvinum einen Ast abgeben. Dieser entspricht dem Ramus dorsalis der Intercostal- und Lumbalarterien. Sein erster Zweig zieht über die Vorderfläche des Kreuzbeins, gibt *Rami centrales anteriores* an dieses ab und anastomosiert mit der *A. sacralis mediana.* Die Fortsetzung des Hauptastes gelangt als *Ramus spinalis* in den Sacralkanal, wo er sich in gleicher Weise aufteilt und das Sacrum samt Inhalt versorgt wie im thorakalen und lumbalen Abschnitt. Sein Endast verläßt den Sacralkanal durch ein Foramen sacrale dorsale. Er beteiligt sich an der Versorgung des untersten Teils der *Rückenmuskulatur* und der knöchern verschmolzenen *Sacralwirbelbogen.*

Die Ernährung der *Zwischenwirbelscheiben* erfolgt durch Diffusion aus den Wirbelkörpern durch die begrenzenden Kalkknorpelplatten und von der Zirkumferenz her. Die beim Neugeborenen vorhandenen Gefäße verschwinden beim Kleinkind.

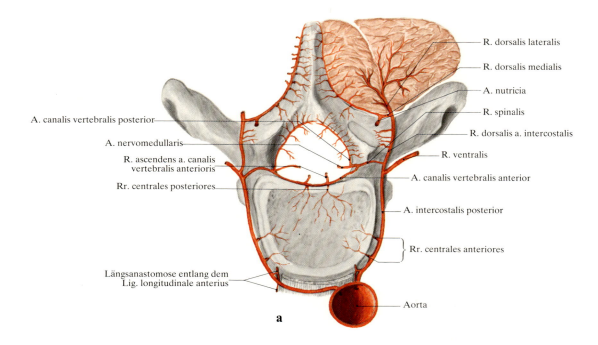
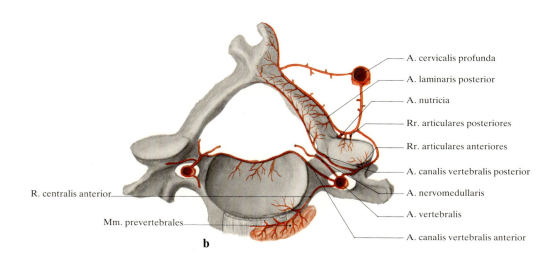

Abb. 215 a–e. Blutversorgung der Wirbelsäule (Nach ROTHMAN u. SIMEONE 1975)
a Im thoracolumbalen Bereich. **b** Im Halsbereich

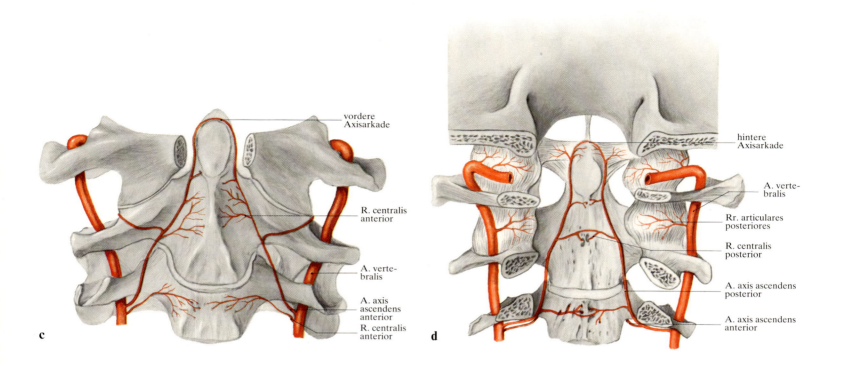
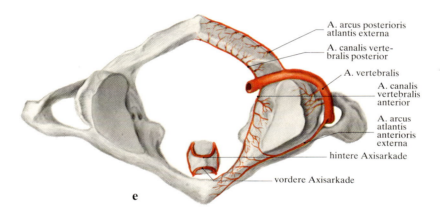

Abb. 215 c–e. Im Bereich von Atlas und Axis

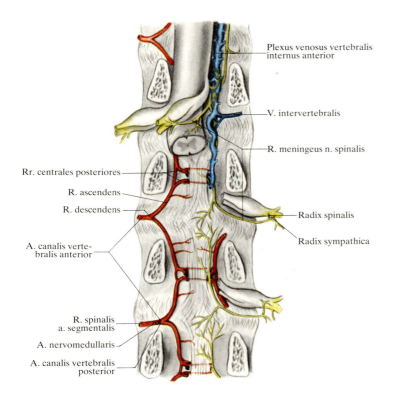

Abb. 216. Blut- und Nervenversorgung der Wirbelsäule
(Nach Rothman und Simeone 1975)

β) Venen

Der Rückfluß des Blutes aus der Wirbelsäule erfolgt über die Plexus venosi vertebrales interni et externi (Abb. 120). Den Rami centrales anteriores entsprechende kleine Venen treten aus der Ventrolateralfläche der Wirbelkörper in den Plexus venosus vertebralis externus anterior über. Die Hauptdrainage erfolgt jedoch nach dorsal. Die voluminösen *Vv. basivertebrales* entsprechen den Aa. centrales posteriores. Sie durchsetzen die Wirbelkörper in horizontaler Richtung von der Vorder- zur Rückfläche und münden in den Plexus venosus vertebralis internus anterior. Die Wirbelbogen entlassen ihr Blut in die Plexus venosi vertebrales internus et externus posteriores.

Die Plexus venosi vertebrales sind klappenlos und weisen Verbindungen zu intrakraniellen Blutleitern sowie Körperwand- und Beckenvenen auf. Daher besteht die Möglichkeit, daß bei umgekehrtem Blutstrom eine Metastasierung aus Beckenorganen direkt in die Wirbelsäule erfolgen kann.

γ) Nerven

Jeder Spinalnerv entläßt einen dünnen *Ramus meningeus* (*N. sinuvertebralis*), der rückläufig durch den oberen Teil des Foramen intervertebrale in den Wirbelkanal gelangt (Abb. 216).
Er besitzt eine *Radix spinalis* und eine *Radix sympathica* aus dem Ramus communicans griseus. Er teilt sich seitlich

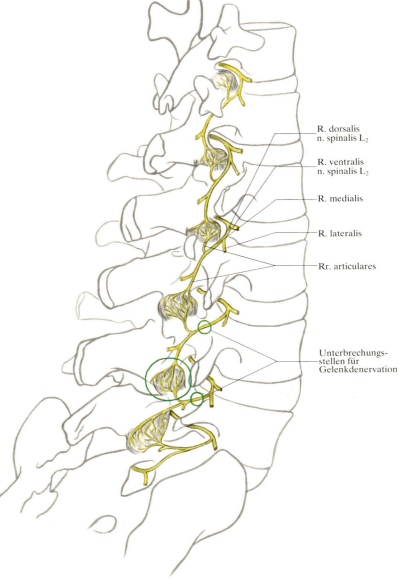

Abb. 217. Innervation der Wirbelgelenke
Für die sog. "facet denervation" müssen 2 Nerven unterbrochen werden, um Schmerzfreiheit in einem Gelenk zu erreichen.
(Nach Bogduk u. Long 1979)

vom hinteren Längsband in einen längeren aufsteigenden und einen kürzeren absteigenden Ast. Im Bereich der Zwischenwirbelscheiben überlappen die Nerven benachbarter Segmente. Mit feinsten Zweigen versorgen die Rami meningei das *Periost* des Wirbelkanals, das *Ligamentum longitudinale posterius*, die *Dura* und die *epiduralen Gefäße*. Von den Zwischenwirbelscheiben sind nur die äußersten Lamellen des Anulus fibrosus innerviert.

Die *Innervation der Wirbelgelenke* erfolgt über die Rami dorsales der Spinalnerven, wobei jedes Gelenk aus zwei Segmenten versorgt wird (Abb. 217).

C. Einbau des Rückenmarks in den Wirbelkanal
(Abb. 218a–d, 219)

Der funktionell wichtigste Teil der Regio vertebralis, das Rückenmark, ist vor mechanischen Einflüssen möglichst geschützt im Wirbelkanal untergebracht. Dabei ist es von verschiedenen Hüllen umgeben.

1. Die Rückenmarkshäute

Wie das Gehirn ist auch das Rückenmark von einer derben Pachymeninx oder Dura mater und einer weichen Leptomeninx umgeben. Die Dura mater spinalis ist ein derber Schlauch, der vom Epiduralraum umgeben ist. Die Leptomeninx gliedert sich in Arachnoidea und Pia mater, zwischen denen sich der Subarachnoidealraum befindet.

a) Die Pia mater spinalis

Die Pia mater spinalis umhüllt das weiche Rückenmark unmittelbar an seiner Oberfläche und gibt ihm seine Form. Sie läßt eine innere und eine äußere Schicht unterscheiden.

α) Bau und Gliederung

Die **Lamina interna (Intima pia)** ist aus feinen reticulären und elastischen Fasern aufgebaut und mittels der dünnen, aber scharf begrenzten *Membrana gliae externa* an der Rückenmarksoberfläche verankert. Sie folgt allen Einsenkungen und bildet die *Septa medianum dorsale et cervicale intermedium*. Da, wo Gefäße ins Rückenmark eindringen, ist sie eingestülpt und begleitet die größeren Äste. Dadurch haftet die Pia mater spinalis unverschieblich auf der Rückenmarksoberfläche.

Die **Lamina externa (Epipia)** besteht aus kollagenen und elastischen Fasern. In ihr sind die Rückenmarksgefäße eingebaut. Ihre Fasern bilden ein Scherengitter, das vom 3. Halssegment an abwärts an verschiedenen Stellen durch Längszüge verstärkt wird. Diese Längszüge findet man im Bereich der Fissura mediana ventralis, an den Austrittsstellen der Fila radicularia ventralia et dorsalia sowie an der Verankerungslinie des Ligamentum denticulatum. Diese Faseranordnung erfüllt mechanische Aufgaben, wie weiter unten noch ausgeführt wird. Die auffälligste Bildung der Lamina externa piae ist das

β) Ligamentum denticulatum (Abb. 219, 220)

Es handelt sich um eine frontal eingestellte Faserplatte, welche beidseits des Rückenmarks zwischen den vorderen und hinteren Wurzeln an der Pia mater spinalis entspringt. Seitlich ist sie mit je 19–23 Zacken zwischen den einzelnen Nervenwurzeltaschen benachbarter Segmente an der Dura verankert. Die oberste Zacke zieht dorsal über die A. vertebralis und heftet sich etwa 5 mm cranial ihrer Durchtrittsstelle durch die Dura an diese. Die unterste Zacke haftet zwischen den Durataschen der Nerven L_1 und L_2. Gelegentlich fehlt eine Zacke, oder zwei benachbarte verbinden sich zu einem Sehnenbogen. Die obersten Zacken sind nach cranial, die untersten nach caudal gerichtet. Nach den Untersuchungen von LANG und EMMINGER (1963) bildet das Ligamentum denticulatum mit der Pia mater spinalis eine Einheit, indem seine Fasern in deren Hauptgerüst einstrahlen. In den oberen 3 Halssegmenten besteht dieses aus Querzügen, die wenig nach caudal durchgebogen sind. In den caudal folgenden Segmenten strahlen die Fasern auf der Ventralseite in medial abwärts gerichtete Schrägzüge ein, die sich auf der Gegenseite in einer tieferen Schicht fortsetzen. Auf diese Weise kommt die bereits erwähnte Scherengitterstruktur zustande.

Auf der Dorsalseite strahlen die Fasern des Zahnbandes außer in bogenförmige Quer- und Schrägzüge auch in längsverlaufende Bündel ein, welche medial und lateral der dorsalen Wurzeln gelegen sind. Der mediale Längszug reicht bis zum Conus medullaris, ein oberflächlicher lateraler endet in der Mitte des Brustmarkes, während ein tiefer lateraler ebenfalls den Conus medullaris erreicht. Einige tiefe Längsfasern unterlagern im Bereich des Sulcus medianus dorsalis des mittleren und unteren Halsmarks die oberflächliche Querfaserschicht (Abb. 220a, b).

An der Dura strahlen die Fasern des Ligamentum denticulatum in eine longitudinale Faserschicht ein. Im oberen Halsbereich befinden sich diese Verankerungspunkte 1–2 mm dorsal der Wurzeltaschen, im Brustabschnitt auf gleicher Höhe und im Lendenteil ventral der Wurzeltaschen.

Im cervicocranialen Übergangsbereich wird das Rückenmark von einer rautenförmigen Abspaltung des Ligamentum denticulatum, die keine elastischen Fasern enthält, ventral umfaßt. Die seitlichen Rautenspitzen sind an den Haftstellen der zweiten, meist auch der ersten Denticulatumzacke verankert. Die caudale Rautenspitze reicht bis zum 4. Halssegment, die craniale läuft an der Medulla oblongata aus. Die segelförmige Platte ist am Eingang zur Fissura mediana ventralis mit der Pia mater verwachsen (Abb. 220c).

Die Einheit von Ligamentum denticulatum, Pia mater und Dura mater spinalis bildet den Aufhängeapparat der Medulla spinalis. Dieser zügelt das Rückenmark so, daß es bei Bewegungen der Wirbelsäule in der Achse des Wirbelkanales festgehalten wird. Es kann weder bei Seitwärtsneigungen an die Seitenwand, noch bei Ventralflexion an die Vorderwand des Wirbelkanals gedrückt werden. Im Bereich der oberen Halswirbelsäule, wo die Exkursionen in sagittaler Richtung besonders ausgiebig möglich sind, ist das Zahnband durch die ventrale Rautenplatte verstärkt.

Außerdem stellt dieses System eine Längsverspannung des Rückenmarks dar, welche Längsverschiebungen nur in beschränktem Umfang zuläßt. Bei Ventralflexion wird das Zahnband angespannt und der Abstand benachbarter

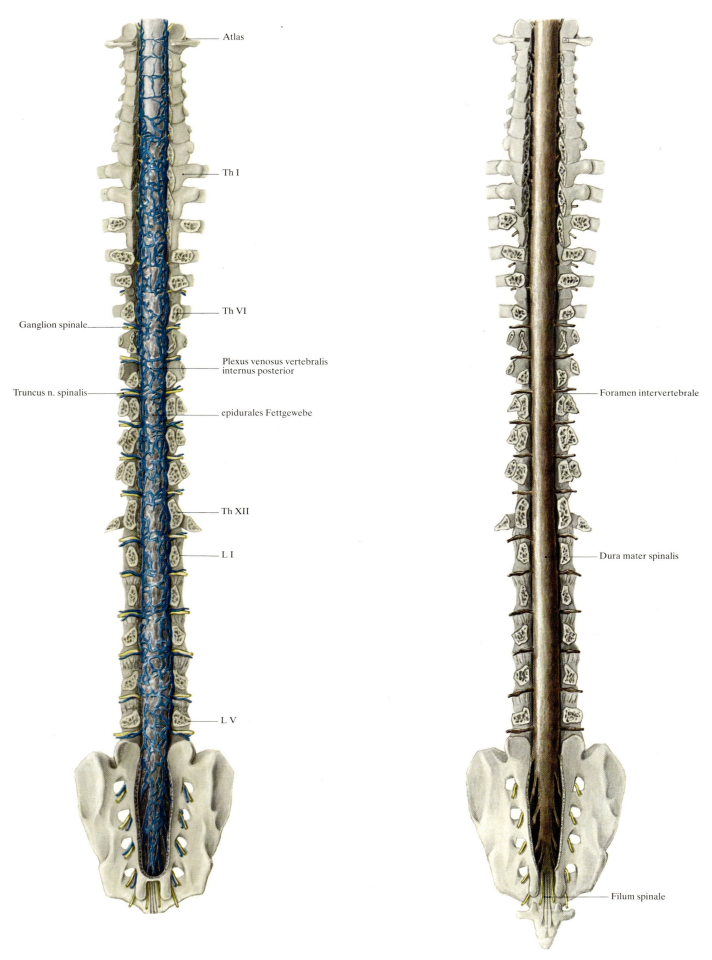

a Epiduralraum **b** Dura mater spinalis

Abb. 218 a–d. Inhalt des Wirbelkanals (Wirbelbögen abgetrennt)

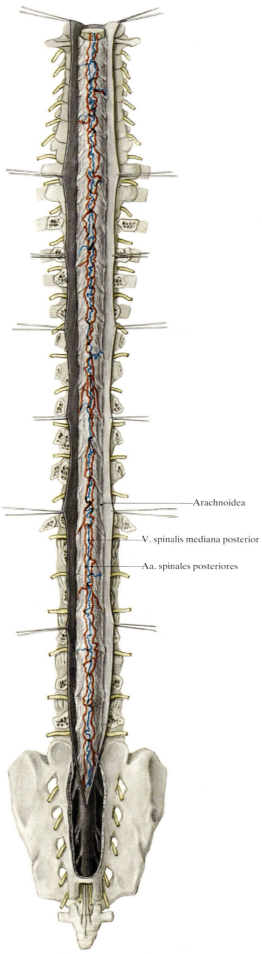

c Dura eröffnet, Arachnoidea

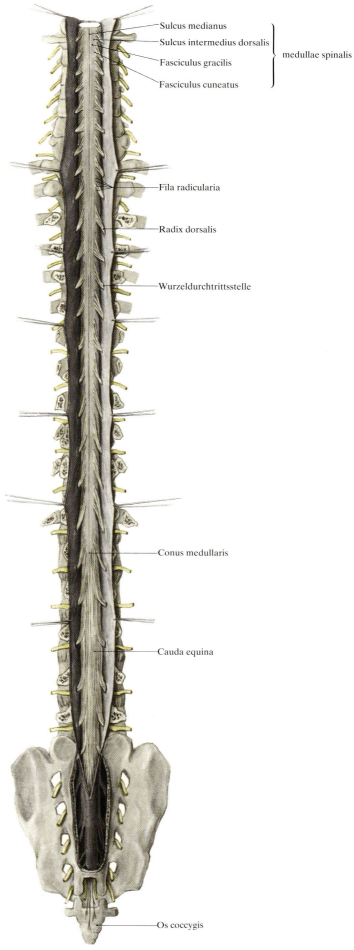

d Rückenmark

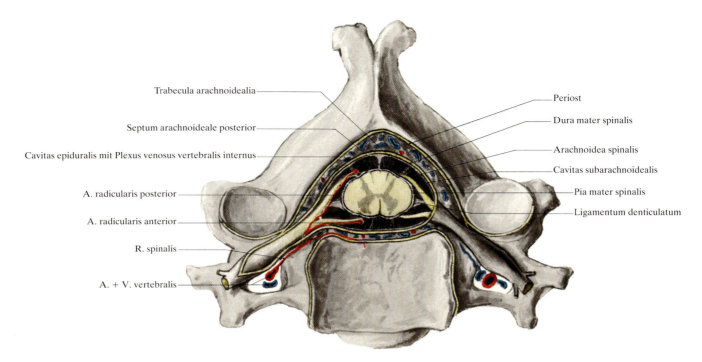

a Im unteren Halsbereich

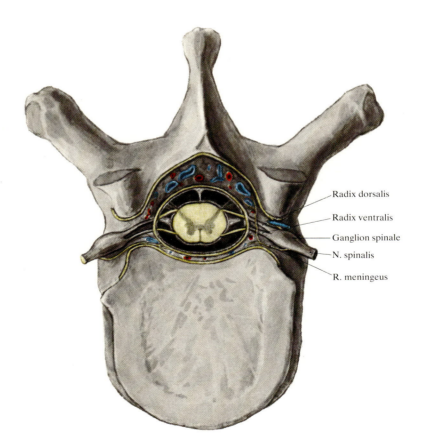

b Im Brustbereich

Abb. 219a, b. Einbau des Rückenmarks in den Wirbelkanal

Die Rückenmarkshäute

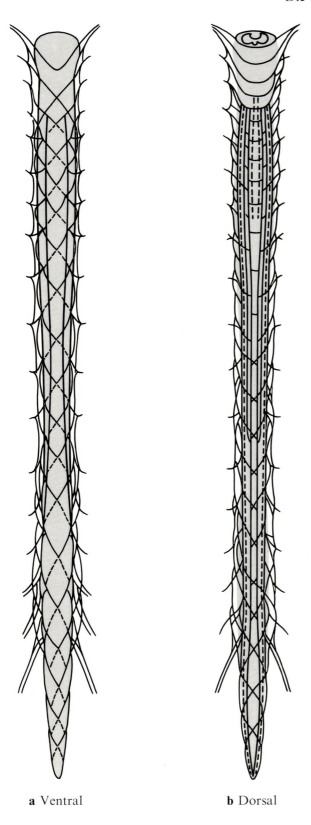

a Ventral   **b** Dorsal

Abb. 220a, b. Faserverlauf im Ligamentum denticulatum und in der Pia mater spinalis
(Nach Lang u. Emminger 1963)

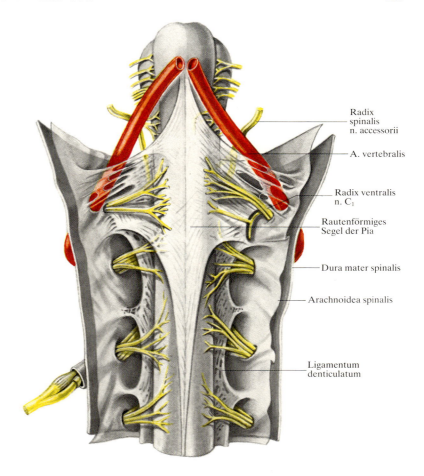

Abb. 220c. Sondereinrichtungen der Pia mater spinalis im Halsbereich
(Nach Key u. Retzius 1875)

Zacken wird größer. Bei Dorsalextension erschlafft das Band. Breig (1960) brachte bei stark dorsalextendierter Wirbelsäule Meßmarken an der Dorsalseite des Rückenmarks an. Bei Ventralflexion entfernten sie sich voneinander und zwar im Halsbereich um 1,8–2,8 cm, im Brustbereich zwischen 0,9 und 1,3 cm und im Lendenabschnitt zwischen 1,0 und 2,0 cm. Die dorsale Rückenmarksfläche würde sich bei Ventralflexion also um bis zu mehr als 6 cm verlängern. Gleichzeitig wird der Rückenmarkstrang nach Breigs Messungen dünner, wobei sich die Maschenwinkel des Piastrumpfes ändern. Zusätzlich soll das Rückenmark noch nach cranial verlagert werden. Ob Verlängerungen in diesem Ausmaß auch beim Lebenden mit uneröffnetem Wirbelkanal vorkommen, ist eher zu bezweifeln.

b) Die Arachnoidea spinalis

Die *Arachnoidea spinalis* ist eine gefäßfreie, zarte und durchsichtige Haut, welche mit der Innenseite der Dura lose vebunden ist. Nur an den Einstrahlungspunkten des Ligamentum denticulatum ist sie stärker fixiert. Sie besteht aus feinen kollagenen und elastischen Fasern und ist an ihrer inneren Oberfläche von einer dünnen, epithelähn-

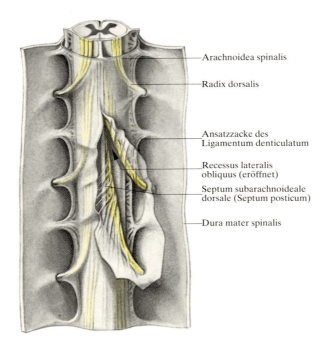

Abb. 221. **Arachnoidea spinalis** (Nach KEY u. RETZIUS 1875)

lichen Bindegewebszellschicht bedeckt. Sie steht in kontinuierlicher Verbindung mit der *Arachnoidea encephali* und reicht bis zum caudalen Ende des Duralsackes. Sie begleitet die Spinalnervenwurzeln bis kurz vor ihre Vereinigung (Abb. 221). Am Eingang in die Wurzeltaschen findet man den intrakraniellen Arachnoidalzotten vergleichbare Bildungen (ANDRES 1967).

α) Cavitas subarachnoidealis

Die Arachnoidea umschließt die *Cavitas subarachnoidealis*, in welcher Liquor cerebrospinalis zirkuliert. Unterhalb des Conus medullaris ist sie zur *Cisterna lumbalis* erweitert, welche die Cauda equina mit dem Filum terminale enthält. Im Rückenmarksbereich wird der Subarachnoidealraum durch das Ligamentum denticulatum unvollständig in einen ventralen und dorsalen Teil gegliedert, welche verschieden gestaltet sind.

Im vorderen Abschnitt wird der Subarachnoidealraum von wenig Bindegewebsbalken durchzogen, welche die Arachnoidea mit der Lamina externa piae matris spinalis verbinden. Sie sind aber lediglich in der Mittellinie des oberen Halsmarks regelmäßig zu finden, in den übrigen Bereichen sind sie ausgesprochen selten. Außerdem ziehen die vorderen Wurzeln der Spinalnerven durch den ventralen Subarachnoidealraum. Zwischen ihren Wurzelfäden und von da zum Zahnband können zarte arachnoideale Bindegewebsbalken ausgespannt sein. Im übrigen ist dieser Teil in ganzer Länge frei durchgängig.

Dorsal des Ligamentum denticulatum sind diese Verhältnisse anders. Im Bereich des oberen Halsmarks ziehen zahlreiche Trabekel von der Innenseite der Arachnoidea zur Pia mater. Am dichtesten sind diese in der Mittellinie angeordnet. Im untern Halsmarkbereich zeigen die Fasern dieser Trabekel membranöse Ausbreitungen, so daß zunächst eine durchbrochene, caudalwärts aber geschlossene Membran zustande kommt. Dieses *Septum subarachnoideale dorsale* (*Septum posticum*) erstreckt sich abwärts bis zum Conus medullaris und unterteilt den dorsalen Subarachnoidealraum in eine linke und rechte Abteilung. Stellenweise kann dieses Septum in Lamellen aufgesplittert sein, welche mehr oder weniger abgeschlossene Liquorräume umfassen. Seitlich von diesem Septum findet man im Halsabschnitt zahlreiche Bindegewebsbalken, welche die Bündel der hinteren Spinalnervenwurzeln untereinander, mit dem Ligamentum denticulatum und (anders als auf der Ventralseite) mit der Arachnoidea verbinden. Vom Thorakalmark an bilden auch diese Balken mehr oder weniger gefensterte Häutchen, welche dem Wurzelverlauf entsprechend schräg nach vorne unten verlaufen. So entstehen zwischen den Wurzeln benachbarter Segmente schräggestellte Kammern, welche, in der Mittellinie durch das Septum posticum abgeschlossen, um den freien Rand des Zahnbandes herum aber mit dem ventralen Teil des Subarachnoidealraumes verbunden sind. KEY und RETZIUS (1875) haben diese als *„Recessus laterales obliqui"* bezeichnet (Abb. 221). Im Lumbalbereich werden diese „Wurzelsepten" wieder in ein Balkenwerk aufgelöst, das auf die Cauda equina zu und in diese hinein immer spärlicher wird. Diese Konstruktion der Arachnoidea läßt darauf schließen, daß der Liquor cerebrospinalis auf der Ventralseite des Rückenmarks ungehinderter zirkulieren kann als auf der Dorsalseite.

β) **Der Liquor cerebrospinalis,** welcher die Cavitas subarachnoidealis ausfüllt, ist eine wasserklare Flüssigkeit, die in den Hirnventrikeln produziert wird. Sie tritt durch die *Aperturae mediana et laterales ventriculi quarti* in die Cisterna cerebellomedullaris aus, um im Subarachnoidealraum im Kopf auf- und in den Wirbelkanal abzusteigen. Das gesamte Liquorvolumen beträgt beim Erwachsenen 100–160 (Mittel 135) ml. Davon befinden sich ca. 55% im Wirbelkanal. Die tägliche Produktion wird auf 500 ml geschätzt. Der Druck in der Cisterna lumbalis beträgt im Liegen 100–150 mm H_2O, im Sitzen steigt er auf 200–300 mm H_2O. 1–5 Zellen/mm^3, vorwiegend Lymphocyten, gelten als normal. Physikalische und chemische Normalwerte s. Tabelle 25.

Der Liquor funktioniert in erster Linie als hydraulisches Polster für das Rückenmark. Medizinisch ist er für die Diagnostik der Erkrankungen im zentralen Nervensystem von Bedeutung.

c) Die Dura mater spinalis

Im Gegensatz zu den niedersten Wirbeltieren, die kein Cavum leptomeningicum besitzen, ist das menschliche Rückenmark schwebend in einen mit Flüssigkeit gefüllten Sack eingebettet und dadurch jeglicher umschriebenen

Tabelle 25. **Physikalische und chemische Normalwerte des Liquors im Vergleich zum Serum**

Wert	Liquor andere Einheit	Liquor SI-Einheit	Serum SI-Einheit
Spez. Gewicht	–	1,003–1,009 Mittel 1,007	1,029–1,032
Osmolalität	–	279–302 mosm/kg	280–300 mosm/kg
pH		Mittel 7,4	
Glucose	40–90 mg%	0,25–5,0 mmol/l	3,9–7,7 mmol/l
Eiweiß	–	–	64–74 g/l
lumbal	–	0,16–0,34 g/l	–
suboccipital	–	0,15–0,31 g/l	–
ventriculär	–	0,10–0,20 g/l	–
Na^+	308–350 mg%	134–153 mmol/l	136–142 mmol/l
K^+	102–129 mg%	2,62–3,30 mmol/l	3,5–4,5 mmol/l
Ca^{++}	41,3–54,1 mg%	1,02–1,34 mmol/l	2,13–2,62 mmol/l
Mg^{++}	13,4–29,8 mg%	0,55–1,23 mmol/l	0,70–0,95 mmol/l
Cl^-	433–455 mg%	122–128 mmol/l	95–105 mmol/l

Krafteinwirkung entzogen. Allerdings ist es durch die austretenden Nervenwurzeln mit der Peripherie, durch das verlängerte Mark mit dem Gehirn verbunden. Infolge der Ausbildung einer straffaserigen Hülle, wie sie die Dura darstellt, wird jedoch jede Zugwirkung abgefangen, welche über diese Verbindungen am Rückenmark angreifen könnte.

α) Bau und Gliederung

Der Duralsack füllt beim jungen Fetus (Abb. 222) den Sacralkanal noch fast vollständig aus und verjüngt sich im Zusammenhang mit dem Ascensus des Rückenmarkes. Der Duralsack endet schließlich auf Höhe von S II/III und setzt sich caudal in das *Filum spinale* fort. Stärker als der Duralsack ascendiert das Rückenmark, welches beim Erwachsenen auf Höhe des 2. Lendenwirbels endet. Die Dura stellt einen langen Schlauch dar, der den typischen Krümmungen der Wirbelsäule in etwas vermindertem Maße folgt (Abb. 223) und an seinen beiden Endpunkten außerordentlich kräftig befestigt ist. Oben erweitert er sich kegelförmig und geht ans Hinterhaupt. Diese kräftige Verbindung fängt einen großen Teil des Längszuges auf. Unten vermag er durch die steil absteigenden Duralscheiden der Spinalnerven eine ausgezeichnete Verankerung zu finden. Der Zugspannung entsprechen vorwiegend längs verlaufende Fasern, die im Zusammenhang mit der stärkeren Beanspruchung an der Konvexität der Krümmung dorsal stärker ausgebildet sind. Aber auch quere Fasern sind vorhanden, welche einerseits dem Liquordruck widerstehen, andererseits für die Querverspannung von Bedeutung sind: Die Spinalnervenscheiden gurten den Duralsack in der Frontalebene. Außerdem besteht nach LANZ (1929) eine übersegmentale Sagittalverspannung, die dadurch bedingt ist, daß die Nervenscheiden nicht rein seitwärts abgehen, sondern im Brustbereich nach dorsal, in allen andern Teilen nach ventral ziehen. Diese Bauweise verhindert, daß bei craniocaudalem Zug am Duralsack dieser allzu heftig gegen die Brustwirbelkörper gedrückt wird. Zudem wird die Zugwirkung dadurch abgefedert, wie aus Abb. 223 zu ersehen ist.

Was bedeuten diese Bänder im Rahmen der Architektur der Duralhülle? Entsprechend ihrer verschiedenen Beanspruchung sind die Ursprungskegel der duralen Nervenscheiden andersartig gebaut, wie LANZ (1929) an Aufhellungspräparaten gezeigt hat.

β) Die epiduralen Verstärkungsbänder (Abb. 224–226)

Die Festigkeit der gesamten Konstruktion wird durch besondere Bänder im Epiduralraum bedeutend verstärkt. Die Anordnung trägt den besonderen mechanischen Bedingungen gebührend Rechnung, die sich als zwei grundlegende Tatsachen aufdrängen:

1. Die Wirbelsäule beansprucht den Duralsack vor allem auf Zug in craniocaudaler Richtung.
2. Die außerordentliche Beweglichkeit – vor allem die Rotation – der Halswirbelsäule bedingt eine besondere Sicherung.

Caudale Verstärkungsbänder. Von der dorsalen Wand des Kreuzbeinkanals strahlt beiderseits der Mittellinie ein konvergentes Faserbüschel in die Dura ein und setzt sich in die Längsfaserung des Duralsackes fort („*Lig. terminale*"). Aber auch von der ventralen Wand treten straffe Fasern in die Dura über und gehen als ventrale Längsfasern nach oben („*Lig. lumbosacrale*"). Diese beiden Ligamente sichern die caudale Verankerung des Duralsackes.

Craniale Verstärkungsbänder. Cranial sind die Verhältnisse wesentlich verwickelter, indem die Kreiselung des Atlas eine besondere Verstärkung verlangt.

Es sind beschrieben worden:

Ein *Lig. interspinale cervicale durae matris* (HOFMANN 1898, LANZ 1929). Es wird dargestellt durch Faserzüge, welche die Dura mit dem seitlichen Umfang des Wirbelkanals verbinden und im allgemeinen parallel zu den austretenden Spinalnerven verlaufen.

Ein *Lig. craniale durae matris* (LANZ 1929), womit die Gesamtheit der Bandverbindungen zu Hinterhaupt, Atlas und Axis bezeichnet wird (Abb. 225, 226). Die craniale Verankerung gegen Längszug findet durch die Befestigung der Dura am Axis und besonders am Atlas, wo sie inniger ist, eine wirksame Unterstützung. Diese Befestigung ist paramedian durch Längsfasern verstärkt (Abb. 226). Zudem finden sich seitliche Verankerungen am Periost und den Gelenkbändern, welche besonders bei der Rotation beansprucht werden.

Der nach caudal verlaufende Zug in Abb. 226 ist bei LANZ nicht beschrieben, findet sich aber recht oft.

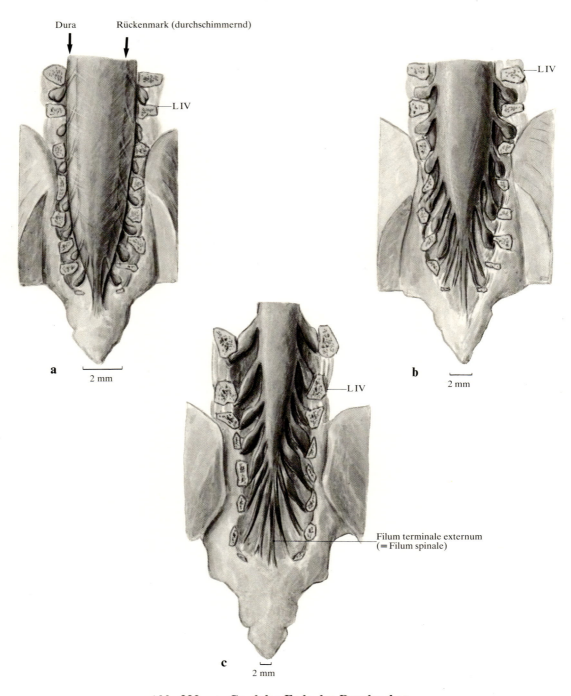

Abb. 222 a–c. Caudales Ende des Duralsackes
a Fetus 6 cm SSL. Dura noch transparent. Rückenmark schimmert hindurch
b Fetus 11 cm SSL. Dura nicht mehr transparent
c Kind 4 Monate

Die Rückenmarkshäute

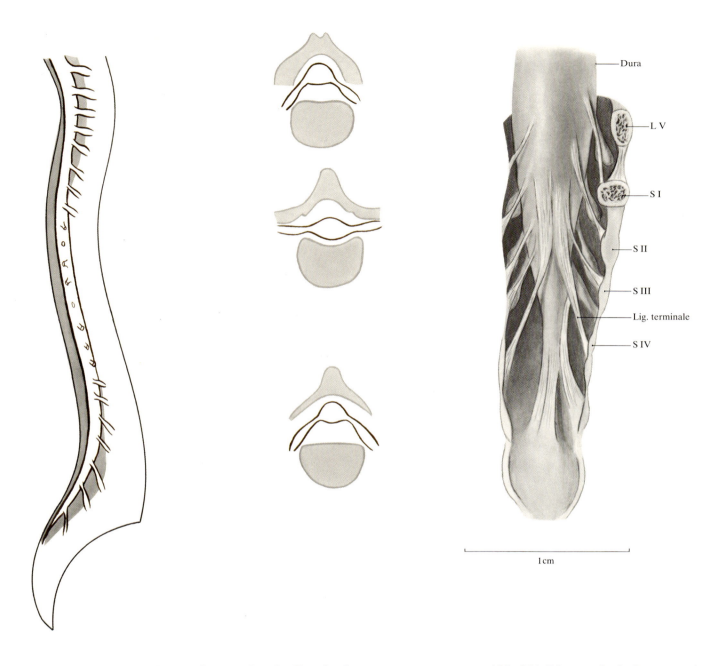

Abb. 223. Seitenansicht und Querschnitte des Duralsackes.
Erwachsener

Abb. 224. Lig. terminale durae matris
Fetus 11 cm Scheitel-Steißlänge (ca. 3½ Monate).
Vergrößerung 4,4:1

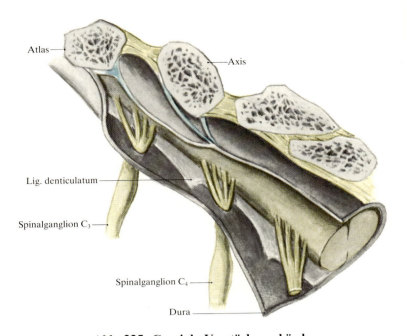

Abb. 225. Craniale Verstärkungsbänder
Ansicht von links. Linke Hälfte der Wirbelbogen entfernt. Dura eingeschnitten. Verstärkungsbänder grün

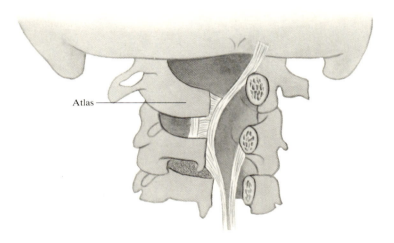

Abb. 226. Lig. craniale durae matris

γ) Verhältnisse bei der Rotation

Bei der Kreiselung des Hinterhaupts dreht sich natürlich die Duralhülle mit, denn sie ist am Occiput befestigt. Wenn die harte Rückenmarkshaut nur ein einfacher Sack ohne periphere Verbindungen wäre, ergäben sich bei der Rotation keine mechanischen Probleme, der Bewegungsausschlag würde auf die ganze Länge verteilt. Die Dura ist aber mit der Peripherie durch hochempfindliche Nervensubstanz verbunden. Einer Abscherung muß deshalb unter allen Umständen vorgebeugt werden. Dies gilt besonders für die beiden obersten Spinalganglien. Bei der Präparation der cervicalen Dura ergeben sich folgende Verhält-

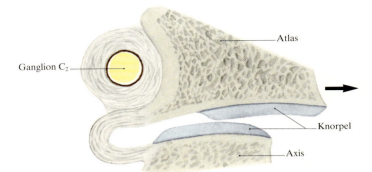

Abb. 227. Einbau des zweiten Cervicalganglions

nisse: Zwischen Atlas und Axis ist eine Verschiebeschicht ausgebildet (Abb. 225). Die Dura heftet sich mit zahlreichen Zügen nicht nur am Atlas, sondern auch am Axis fest. In dieser Nische liegt das zweite Spinalganglion eingebettet, dicht dem Atlas angeschlossen. Es rollt die Bewegung sozusagen mit Hilfe der darunter liegenden Gelenkkapsel ab (Abb. 227), wobei es leicht im umgebenden lokkeren Fettgewebe gedreht wird. Bei der Rotation wandert es mit dem Atlas, während das dritte Spinalganglion sich dabei nur wenig verlagert. Die Drehung der Dura läuft sich also schon zwischen Atlas und Axis zum größten Teil tot. Jegliche stärkere Verdrehung des Duralsackes bleibt caudal vom Axis aus. Dafür sind vor allem die Ligamenta interspinalia verantwortlich. Diese Faserzüge sind nur in der Halswirbelsäule deutlich ausgebildet. Die geschilderte Bauweise bringt die Gefahr mit sich, daß die Torsion auf einen allzu kurzen Abschnitt beschränkt wird. Dem wird jedoch vorgebeugt, indem der Abstand zwischen dem 2. und 3. Spinalganglion auffallend groß ist. Zwischen diesen beiden Ganglien findet aber die größte Drehung statt. Außerdem wird die Spannung dadurch vermindert, daß bei der Kreiselung die beiden obersten Halswirbel sich nähern (HENKE 1863), was aus der Form der Gelenkflächen hervorgeht (Abb. 227).

d) Mißbildungen der Rückenmarkshäute
α) Anteriore und laterale Meningocelen

Neben den dorsalen (s.S. 147) gibt es auch ventrale (= anteriore) und laterale Meningocelen. Sie sind sehr selten. MATSON (1969) fand nur 6 anteriore und laterale gegenüber 1375 dorsalen Meningocelen. Folgende Häufigkeitsverteilung wurde von WILKINS und ODOM (1978) in einer Literaturzusammenstellung angegeben:

Sacral: 122 Fälle
Lumbal: 11 Fälle
Thorakal: 100 Fälle
Cervical: 0 Fälle

Bei der überwiegenden Mehrzahl der Patienten handelt es sich um Frauen und Mädchen.

Die Cysten erstrecken sich durch Öffnungen im Wirbelkörper ventral oder seitlich durch das Foramen intervertebrale in das Becken, Abdomen oder in den Thorax. Im Sacralgebiet sind sie oft mit Mißbildungen des Genitaltrakts verbunden. – Die ventralen Meningocelen gehören pathogenetisch zum Syndrom der gespaltenen Chorda. Die lateralen Meningocele entstehen möglicherweise als langsam progrediente Ausstülpungen der Dura und Arachnoidea im Gebiet von Schwachstellen der Rückenmarkshäute.

β) Arachnoidealcysten

Arachnoidealcysten liegen meistens intradural. Ausnahmen bilden die posttraumatischen Cysten, die sich durch Einrisse in der Dura im Epiduralraum ausdehnen. Meistens sind intradurale Arachnoidealcysten myelographische Zufallsbefunde von zweifelhafter klinischer Bedeutung, da sie fast immer eine Verbindung mit dem Subarachnoidealraum besitzen und deshalb besser als Arachnoidealdivertikel bezeichnet würden, die keine Druckerscheinungen auslösen können. Abgeschlossene Cysten, die klinisch als extradurale Tumoren imponieren, sind sehr selten (GERLACH u. JENSEN 1969).

γ) Fehlbildungen und Variationen des Duralsackes

Die schweren *Fehlbildungen des Duralsacks* gehören in das Kapitel der Spina bifida resp. der Meningocelen. Sie sind immer mit Mißbildungen der Wirbel vergesellschaftet. Die unten aufgeführten *Formvarianten* sind klinisch weniger wichtig und zeigen nur in einzelnen Fällen Veränderungen der Wirbel, die vor allem die Größe des Spinalkanals (Erweiterung des Bogenwurzelabstandes) betreffen. – Ihre klinische Bedeutung steht zur Diskussion. Einerseits werden Formvarianten des Duralsacks bei Lumboischialgien oft gesehen. Ihre chirurgische Korrektur kann die Beschwerden der Patienten beseitigen (PIA 1959). Andererseits stellen solche Bilder bei Myelographien, die wegen andern Leiden durchgeführt wurden, unbedeutende Nebenbefunde dar. Eine endgültige Antwort kann nicht gegeben werden, solange keine zahlenmäßigen Angaben über ihr Vorkommen bei beschwerdefreien Vergleichspersonen existieren.
Folgende Formvarianten der caudalen Dura werden unterschieden (PIA 1959): Die häufigste Variante stellt der *kurze Duralsack* dar (Abb. 228b). Normalerweise reicht die Dura bis auf Höhe des dritten oder vierten Sacralwirbels und setzt sich dort im Filum durae matris spinale fort. Der verkürzte Duralsack endet auf Höhe des lumbosacralen Übergangs. Aus ihm entspringen dann symmetrisch die Wurzeln S_1 und S_2 sowie ein mittlerer Strang, der die restlichen Sacralwurzeln und das Filum terminale des Rückenmarks beherbergt. Der weite Epiduralraum wird von lockerem Fettgewebe eingenommen. Bei der *Megacauda* ist die Dura vom vierten oder fünften Lumbalwirbel an sackförmig aufgetrieben (Abb. 228c). Auch die Wurzeln S_1 können erweitert sein. Dabei ist das Lumen des knöchernen Spinalkanals erweitert, der Knochen ist verdünnt, und das epidurale Gewebe fehlt. Hautveränderungen, die auf dysraphische Störungen hinweisen, können vorkommen.
Bei normalen Myelogrammen (Abb. 229) werden die feinen Wurzelscheiden mit wasserlöslichen Kontrastmitteln als zarte Doppelkonturen dargestellt, die den Duralsack um 1–2 cm überragen. Im Falle von *Wurzelcysten* (Abb. 228d) oder *Wurzelscheidenauftreibungen* (Abb. 228e) enden die Wurzelscheiden in kugeligen Divertikeln oder sind in ihrer ganzen Länge plump aufgetrieben. Wurzelcysten sind fast immer multipel und immer klinisch bedeutungslos.

2. Cavitas epiduralis

a) Ausdehnung und Verbindungen

Das Rückenmark und seine Hüllen füllen den Wirbelkanal nur zum Teil aus. Der Raum zwischen Periost und Ligamenta flava einerseits und Duralschlauch andererseits wird von Fettgewebe, Blut- und Lymphgefäßen sowie Nerven eingenommen. Der Epiduralraum (Abb. 230), im Schädel als solcher nicht vorhanden, beginnt auf Höhe des 2.–3. Halswirbels und erstreckt sich abwärts bis in den Sacralkanal. Er ist caudal durch das *Corpus adiposum sacrococcygeum* und das *Ligamentum sacrococcygeum ("Kreuzbeinfontanelle")* verschlossen. (LÜDINGHAUSEN 1967). Durch die *Foramina intervertebralia* steht er mit der Körperwand in Verbindung. Da das Rückenmark der Bewegungsachse angenähert liegt, ist er dorsal weiter als ventral. Seine geringste Ausdehnung weist er im Hals- und Brustbereich auf.

b) Inhalt

Hauptbestandteile des Inhalts des Epiduralraums sind die *Plexus venosi vertebrales interni,* die zusammen mit *Fettgewebe* ein ideales Druckpolster bilden. Volumenschwankungen des Wirbelkanals bei Bewegungen und damit Druckveränderungen im Epiduralraum können durch Verschieben von Blut zwischen den inneren und äußeren Wirbelvenengeflechten in kurzer Zeit ausgeglichen werden. Neben den für den mechanischen Schutz des Rückenmarks besonders wichtigen Venengeflechten finden wir im Epiduralraum als zuführende Gefäße die Äste der *Rami spinales* aus den Körperwandarterien. Sodann verzweigen sich die *Rami meningei* der Spinalnerven im epiduralen Gewebe (Abb. 216). Außerdem ziehen die *duralen Aufhängebänder* durch das epidurale Fett. Der *Lymphabfluß* erfolgt durch die Foramina intervertebralia in die Nodi lymphatici cervicales profundi, intercostales, lumbales et presacrales. Wesentlich zum Inhalt des Epiduralraumes gehören aber auch die Partes intravaginales der *Spinalnervenwurzeln* (s.S. 151 und Abb. 155). Ihr Verlauf vom Duralsack bis zum Foramen intervertebrale zeigt individuelle Unterschiede, welche

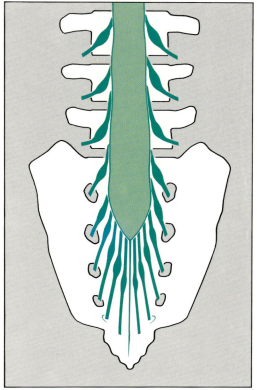
a Normalbefund

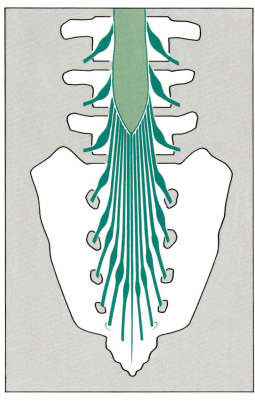
b Abnorm kurzer Duralsack, der auf Höhe L V endet

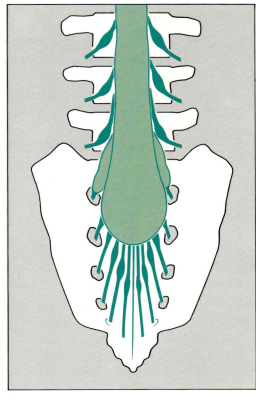
c Megacauda mit abnormer Auftreibung des Duralsacks und gleichzeitiger Erweiterung der Wurzelscheiden S_1

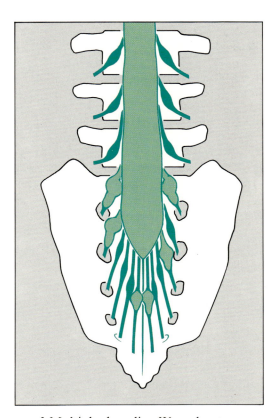
d Multiple, kugelige Wurzelcysten

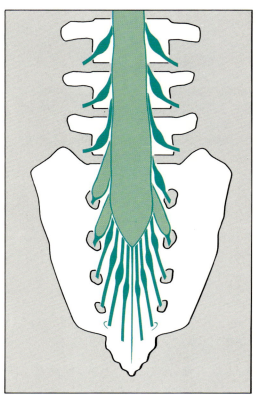
e Auftreibung der Wurzelscheiden S_1 einseitig und S_2 doppelseitig

Abb. 228 a–e. Fehlbildungen des caudalen Duralsacks und seiner Wurzelhüllen. (In Anlehnung an Pia 1959)

Die Cysten erstrecken sich durch Öffnungen im Wirbelkörper ventral oder seitlich durch das Foramen intervertebrale in das Becken, Abdomen oder in den Thorax. Im Sacralgebiet sind sie oft mit Mißbildungen des Genitaltrakts verbunden. – Die ventralen Meningocelen gehören pathogenetisch zum Syndrom der gespaltenen Chorda. Die lateralen Meningocele entstehen möglicherweise als langsam progrediente Ausstülpungen der Dura und Arachnoidea im Gebiet von Schwachstellen der Rückenmarkshäute.

β) Arachnoidealcysten

Arachnoidealcysten liegen meistens intradural. Ausnahmen bilden die posttraumatischen Cysten, die sich durch Einrisse in der Dura im Epiduralraum ausdehnen. Meistens sind intradurale Arachnoidealcysten myelographische Zufallsbefunde von zweifelhafter klinischer Bedeutung, da sie fast immer eine Verbindung mit dem Subarachnoidealraum besitzen und deshalb besser als Arachnoidealdivertikel bezeichnet würden, die keine Druckerscheinungen auslösen können. Abgeschlossene Cysten, die klinisch als extradurale Tumoren imponieren, sind sehr selten (GERLACH u. JENSEN 1969).

γ) Fehlbildungen und Variationen des Duralsackes

Die schweren *Fehlbildungen des Duralsacks* gehören in das Kapitel der Spina bifida resp. der Meningocelen. Sie sind immer mit Mißbildungen der Wirbel vergesellschaftet. Die unten aufgeführten *Formvarianten* sind klinisch weniger wichtig und zeigen nur in einzelnen Fällen Veränderungen der Wirbel, die vor allem die Größe des Spinalkanals (Erweiterung des Bogenwurzelabstandes) betreffen. – Ihre klinische Bedeutung steht zur Diskussion. Einerseits werden Formvarianten des Duralsacks bei Lumboischialgien oft gesehen. Ihre chirurgische Korrektur kann die Beschwerden der Patienten beseitigen (PIA 1959). Andererseits stellen solche Bilder bei Myelographien, die wegen andern Leiden durchgeführt wurden, unbedeutende Nebenbefunde dar. Eine endgültige Antwort kann nicht gegeben werden, solange keine zahlenmäßigen Angaben über ihr Vorkommen bei beschwerdefreien Vergleichspersonen existieren.

Folgende Formvarianten der caudalen Dura werden unterschieden (PIA 1959): Die häufigste Variante stellt der *kurze Duralsack* dar (Abb. 228b). Normalerweise reicht die Dura bis auf Höhe des dritten oder vierten Sacralwirbels und setzt sich dort im Filum durae matris spinale fort. Der verkürzte Duralsack endet auf Höhe des lumbosacralen Übergangs. Aus ihm entspringen dann symmetrisch die Wurzeln S_1 und S_2 sowie ein mittlerer Strang, der die restlichen Sacralwurzeln und das Filum terminale des Rückenmarks beherbergt. Der weite Epiduralraum wird von lockerem Fettgewebe eingenommen. Bei der *Megacauda* ist die Dura vom vierten oder fünften Lumbalwirbel an sackförmig aufgetrieben (Abb. 228 c). Auch die Wurzeln S_1 können erweitert sein. Dabei ist das Lumen des knöchernen Spinalkanals erweitert, der Knochen ist verdünnt, und das epidurale Gewebe fehlt. Hautveränderungen, die auf dysraphische Störungen hinweisen, können vorkommen.

Bei normalen Myelogrammen (Abb. 229) werden die feinen Wurzelscheiden mit wasserlöslichen Kontrastmitteln als zarte Doppelkonturen dargestellt, die den Duralsack um 1–2 cm überragen. Im Falle von *Wurzelcysten* (Abb. 228d) oder *Wurzelscheidenauftreibungen* (Abb. 228 e) enden die Wurzelscheiden in kugeligen Divertikeln oder sind in ihrer ganzen Länge plump aufgetrieben. Wurzelcysten sind fast immer multipel und immer klinisch bedeutungslos.

2. Cavitas epiduralis

a) Ausdehnung und Verbindungen

Das Rückenmark und seine Hüllen füllen den Wirbelkanal nur zum Teil aus. Der Raum zwischen Periost und Ligamenta flava einerseits und Duralschlauch andererseits wird von Fettgewebe, Blut- und Lymphgefäßen sowie Nerven eingenommen. Der Epiduralraum (Abb. 230), im Schädel als solcher nicht vorhanden, beginnt auf Höhe des 2.–3. Halswirbels und erstreckt sich abwärts bis in den Sacralkanal. Er ist caudal durch das *Corpus adiposum sacrococcygeum* und das *Ligamentum sacrococcygeum („Kreuzbeinfontanelle")* verschlossen. (LÜDINGHAUSEN 1967). Durch die *Foramina intervertebralia* steht er mit der Körperwand in Verbindung. Da das Rückenmark der Bewegungsachse angenähert liegt, ist er dorsal weiter als ventral. Seine geringste Ausdehnung weist er im Hals- und Brustbereich auf.

b) Inhalt

Hauptbestandteile des Inhalts des Epiduralraums sind die *Plexus venosi vertebrales interni,* die zusammen mit *Fettgewebe* ein ideales Druckpolster bilden. Volumenschwankungen des Wirbelkanals bei Bewegungen und damit Druckveränderungen im Epiduralraum können durch Verschieben von Blut zwischen den inneren und äußeren Wirbelvenengeflechten in kurzer Zeit ausgeglichen werden. Neben den für den mechanischen Schutz des Rückenmarks besonders wichtigen Venengeflechten finden wir im Epiduralraum als zuführende Gefäße die Äste der *Rami spinales* aus den Körperwandarterien. Sodann verzweigen sich die *Rami meningei* der Spinalnerven im epiduralen Gewebe (Abb. 216). Außerdem ziehen die *duralen Aufhängebänder* durch das epidurale Fett. Der *Lymphabfluß* erfolgt durch die Foramina intervertebralia in die Nodi lymphatici cervicales profundi, intercostales, lumbales et presacrales. Wesentlich zum Inhalt des Epiduralraumes gehören aber auch die Partes intravaginales der *Spinalnervenwurzeln* (s.S. 151 und Abb. 155). Ihr Verlauf vom Duralsack bis zum Foramen intervertebrale zeigt individuelle Unterschiede, welche

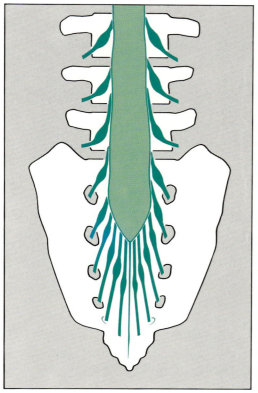
a Normalbefund

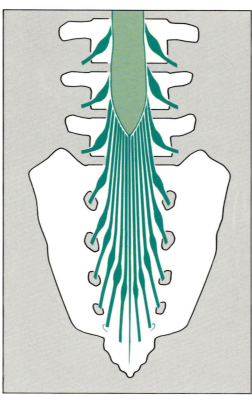
b Abnorm kurzer Duralsack, der auf Höhe L V endet

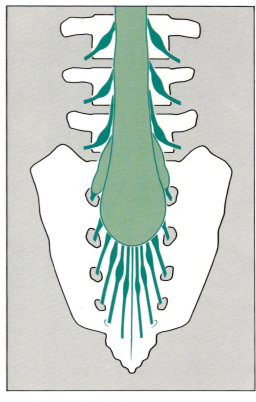
c Megacauda mit abnormer Auftreibung des Duralsacks und gleichzeitiger Erweiterung der Wurzelscheiden S_1

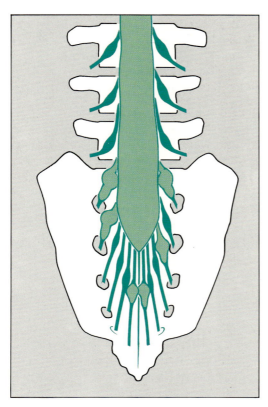
d Multiple, kugelige Wurzelcysten

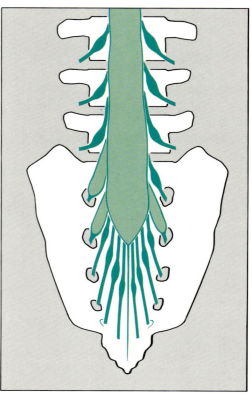
e Auftreibung der Wurzelscheiden S_1 einseitig und S_2 doppelseitig

Abb. 228 a–e. Fehlbildungen des caudalen Duralsacks und seiner Wurzelhüllen. (In Anlehnung an PIA 1959)

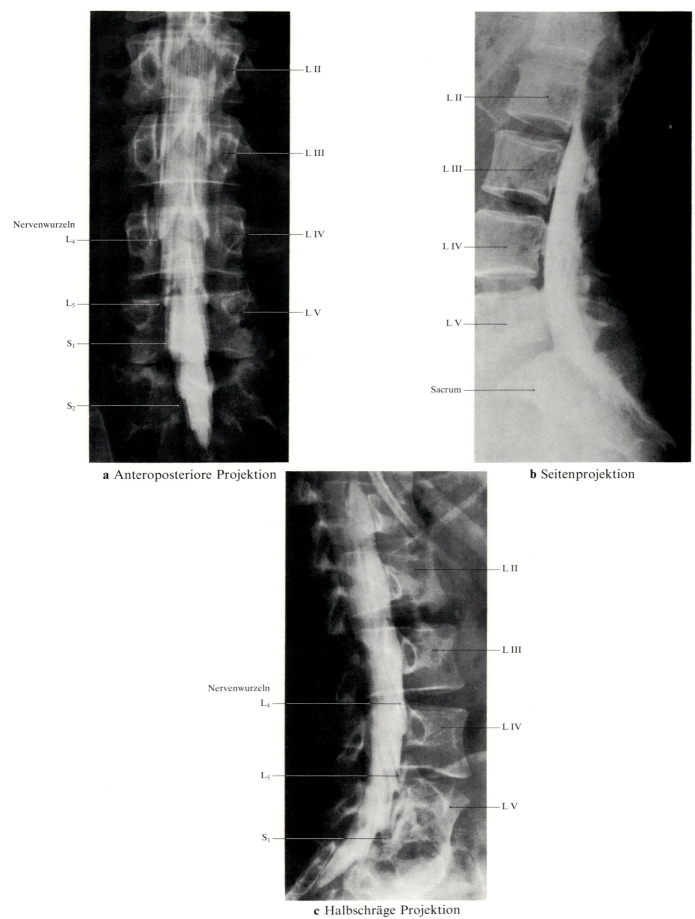

a Anteroposteriore Projektion b Seitenprojektion
c Halbschräge Projektion
Abb. 229 a–c. Normale lumbale Myelogramme dargestellt mit wasserlöslichen Röntgenkontrastmitteln

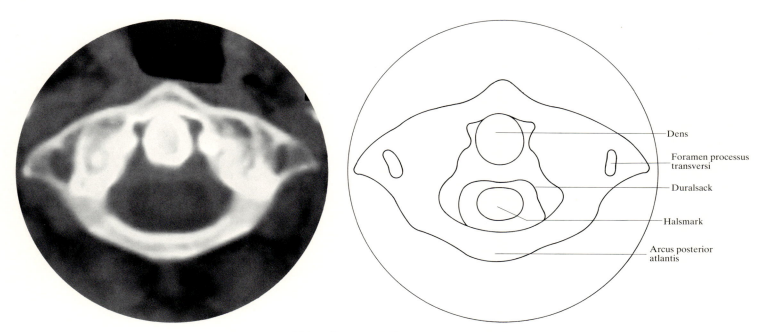

Abb. 230a. Computer-Tomogramm. Atlas

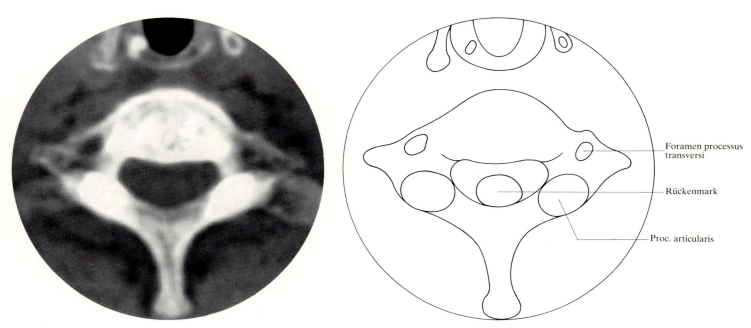

Abb. 230b. Computer-Tomogramm. Halswirbel C VII

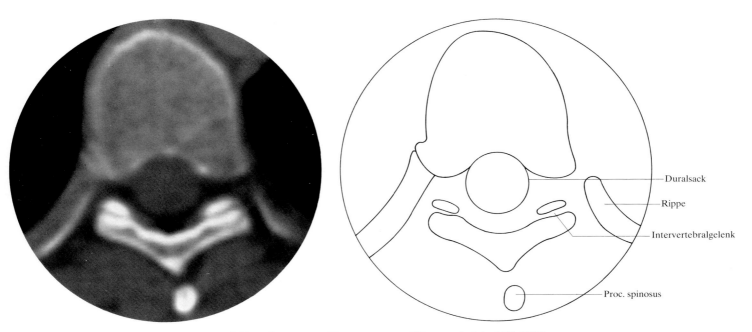

Abb. 230c. Computer-Tomogramm. Thoracalwirbel Th VIII

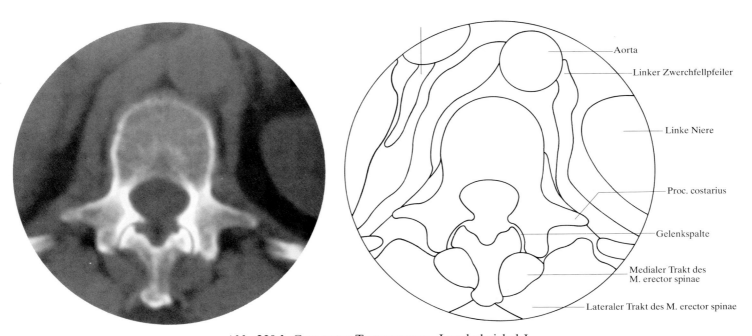

Abb. 230d. Computer-Tomogramm. Lumbalwirbel I

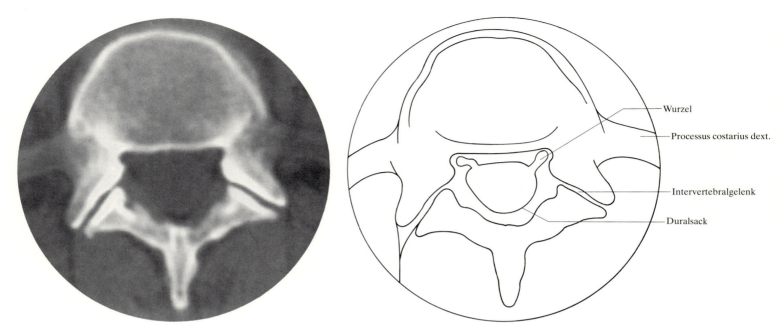

Abb. 230e. Computer-Tomogramm. Lumbalwirbel LV

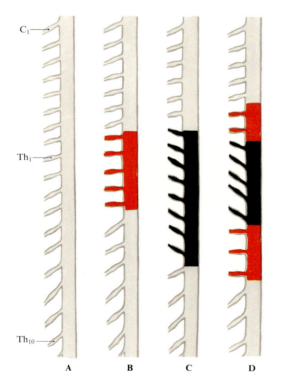

Abb. 231. Verlaufsrichtung der intravaginalen Wurzelabschnitte (*Grau:* absteigender Verlauf; *rot:* horizontaler Verlauf; *schwarz:* aufsteigender Verlauf. *A* absteigender Typ; *B* horizontaler Typ; *C* aufsteigender Typ; *D* gemischter Typ (Nach KUBIK u. MÜNTENER 1969)

vor allem im unteren Cervical- und im Thorakalabschnitt ausgeprägt sind. KUBIK und MÜNTENER (1969) haben danach 4 Typen unterschieden, die in Abb. 231 dargestellt sind. Der Verlauf ist aber auch altersabhängig (Abb. 232).

c) Druckverhältnisse

Da die Foramina intervertebralia im Brustbereich nahe an die Pleurasäcke heranführen, macht sich hier der thorakale Sog bemerkbar. Bei aufrechter Körperhaltung und bei gebücktem Sitzen ist der Druck im Epiduralraum oberhalb des Zwerchfells negativ, unterhalb positiv (Abb. 233). Seitenlage läßt diesen Druck im Lumbalbereich wie in der Bauchhöhle absinken. Kopftieflage führt zu negativem Druck auch im Lendenteil.

3. Beziehungen der Rückenmarkssegmente zur Wirbelsäule

Die ursprüngliche Übereinstimmung der Rückenmarks- mit den Wirbelsegmenten ist durch den Ascensus medullae verloren gegangen. Die Lagebeziehungen beim Erwachsenen sind aus der Abb. 234 zu ersehen. Ebenso hat sich der Ascensus auf die Längen der Spinalnervenwurzeln ausgewirkt. Diese und die Segmentlängen des Rückenmarks können den Abb. 235a–c entnommen werden.

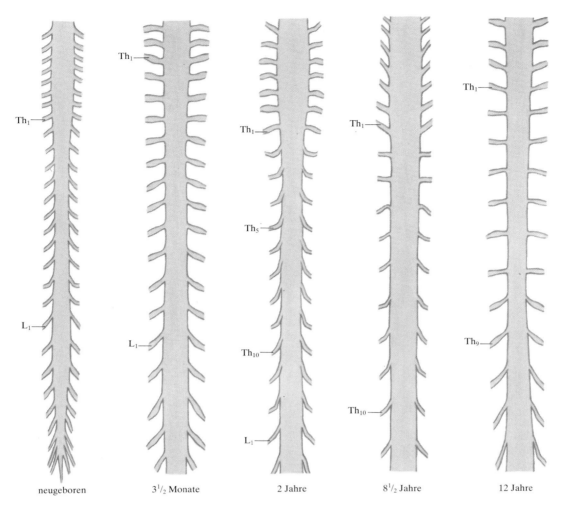

Abb. 232. **Altersabhängigkeit des intravaginalen Wurzelverlaufes** (Nach KUBIK 1966)

4. Topographie der Foramina intervertebralia

Die Foramina intervertebralia stellen kurze Kanäle dar, welche den Epiduralraum des Wirbelkanals mit der paravertebralen Rumpfwand verbinden. Sie werden oben und unten von den Pedunculi der Wirbelbogen, hinten von den Gelenkfortsätzen und vorn von den Wirbelkörpern und der sie verbindenden Zwischenwirbelscheibe begrenzt. Beim Erwachsenen verhält sich der größte Durchmesser zur Wirbelhöhe in der Hals- und Lendenwirbelsäule wie 1:1,4, in der Brustwirbelsäule wie 1:1,8.

Als **Inhalt** findet man das *Spinalganglion*, die *ventrale* Spinalnervenwurzel, den *N. meningeus*, den *Ramus spinalis* oder seine Äste sowie die Fortsetzung des *epiduralen Fettgewebes* und zahlreiche *Venen*. Diese verbinden die Plexus venosi vertebrales interni mit den Plexus venosi vertebrales externi.

Die größte klinische Bedeutung kommt den nervösen Elementen zu. Die Durascheide der Spinalnervenwurzeln, welche sich peripherwärts ins Epineurium fortsetzt, ist im Hals- und Lendenbereich durch feine Bindegewebsstränge mit dem Periost verbunden (Abb. 219a). So können sie auch bei Extrembewegungen der Peripherie nicht aus den Zwischenwirbellöchern gezogen werden. Die Lage von Spinalganglion und ventraler Wurzel ist in den einzelnen Wirbelsäulenabschnitten verschieden.

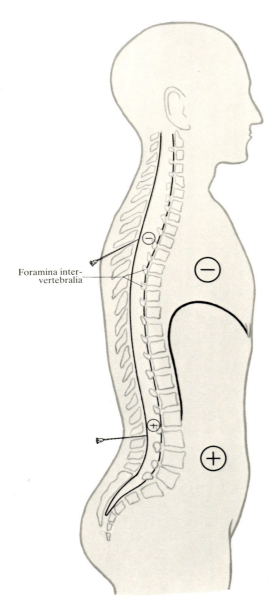

Abb. 233. Druckverhältnisse im Epiduralraum
Über die Foramina intervertebralia wirkt sich der Druck in den Leibeshöhlen auf den Epiduralraum aus. Bei aufrechter Haltung ist er oberhalb des Zwerchfells negativ, unterhalb positiv. (Nach Bromage 1978)

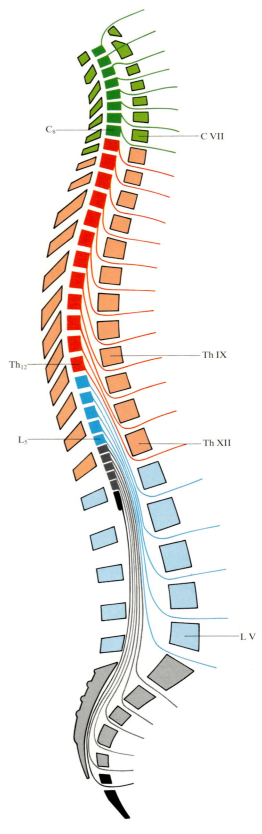

Abb. 234. Segmentbeziehungen zwischen Rückenmark und Wirbelsäule

Abb. 235 a–c. Länge der ventralen Wurzeln und der Rückenmarkssegmente bei Erwachsenen und Neugeborenen. (Nach Diem 1980) ▶
a Schema der Messung: Wurzellänge = Mittelwert von 1+2, Segmentlänge = 3; **b** Wurzellängen; **c** Segmentlängen. *Kurven:* Durchschnittswerte in Millimetern; *getönter Bereich:* doppelte Standardabweichung

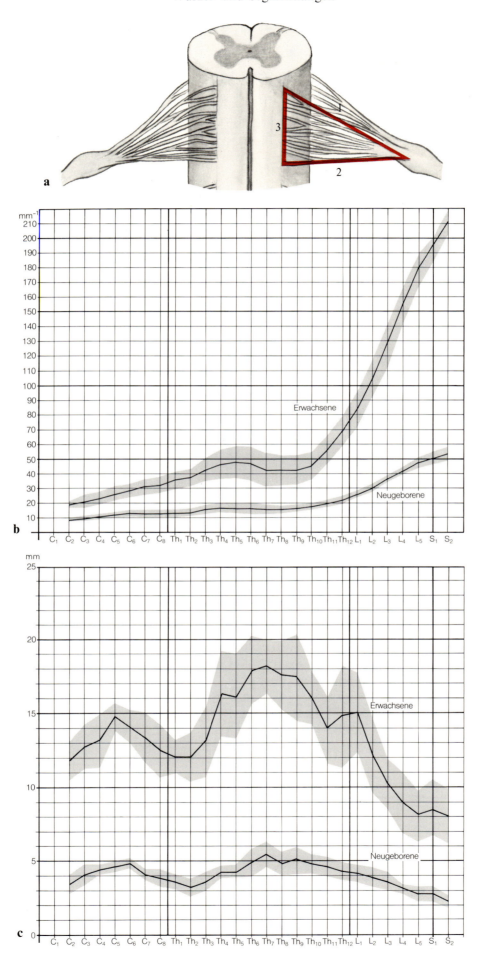

Abb. 235

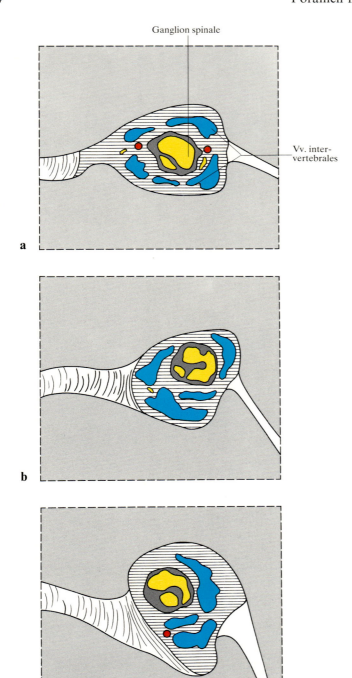

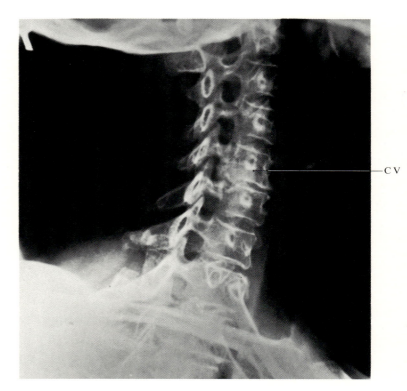

Abb. 237. **Halbschräge Aufnahme der Halswirbelsäule zur Darstellung der Foramina intervertebralia**
Osteochondrosis CV mit Spondylosis deformans auf gleicher Höhe. Dorsale Konsolenbildung mit hochgradiger Einengung des Foramen intervertebrale CV/CVI.

Abb. 236a–c. Topographie im Foramen intervertebrale (Nach Töndury 1981). **a** Halsregion; **b** mittlere Brustregion; **c** untere Lendenregion

In der **Halswirbelsäule** (Abb. 236a) liegen diese Gebilde, von den ersten beiden Segmenten abgesehen, zentral im Foramen intervertebrale. Zur Zwischenwirbelscheibe haben sie beim Kind praktisch keine Beziehung, da diese den Rand des Wirbelkörpers, den Processus uncinatus, nicht erreicht. Erst wenn beim Jugendlichen Lamellen des Faserrings einreißen (Abb. 31) und nach lateral geklappt und die Processus uncinati mit zunehmendem Alter nach außen umgelegt werden, nähern sich diese den Wurzeln.

Wenn in diesem Bereich oder in der Umgebung des Gelenkes zusätzlich osteochondrotische Prozesse ablaufen, kann es zu hochgradiger Einengung des Foramen (vor allem an der äußeren Mündung) und zu Wurzelsymptomen kommen (Abb. 237).

In der **Brustwirbelsäule** (Abb. 236b) liegen das Spinalganglion und die ventrale Wurzel, durch den Ascensus medullae bedingt, dorsocranial in der hier besonders tiefen Incisura vertebralis inferior. Sie liegen damit näher dem Wirbelgelenk als der Bandscheibe.

In der **Lendenwirbelsäule** (Abb. 236c) schließlich liegen Spinalganglion und ventrale Wurzel ebenfalls exzentrisch, aber weiter ventral als im Brustabschnitt. Sie liegen daher von allen Segmenten am nächsten bei den Zwischenwirbelscheiben. Von der Unterkante des Wirbelkörpers strahlen kräftige Faserzüge der äußersten Lamellen des Anulus fibrosus gegen die Bogenwurzel des nächstunteren Wirbels aus, wo sie verankert sind. Das führt dazu, daß das Foramen caudal am engsten ist.

Von den lumbalen Foramina intervertebralia ist das erste das weiteste, das zwischen LV und SI gelegene das engste (Abb. 202b). Die Dicke der Lumbalnerven verhält sich aber umgekehrt, sie nimmt von cranial nach caudal zu. L_5 ist etwa 5mal so dick wie L_1, so daß er im engsten Foramen platzmäßig benachteiligt ist (Töndury 1981).

D. Die Wurzelläsion

1. Allgemeine Bemerkungen

Die Symptomatologie der Wurzelläsionen zeigt klinisch die eindrücklichste Anwendung des metameren Bauplans des menschlichen peripheren Nervensystems. Als Ursache von Wurzelsyndromen findet man in der klinischen Praxis am häufigsten Folgen degenerativer Wirbelsäulenerkrankungen (Discushernien, Spondylosen). Wesentlich weniger häufig sind Folgen von Fehlbildungen (Spondylolisthesis), Traumen (Wirbelfrakturen, Wurzelausrisse), Tumoren (Wirbelmetastasen, primäre Wirbeltumoren, Neurinome, Meningeome) und Infektionen (Herpes zoster, Poliomyelitis). Die meisten dieser Noxen schädigen aber nicht nur eine einzelne Wurzel, sondern führen durch Schädigung mehrerer Wurzeln zu polyradiculären Syndromen oder durch zusätzliche Schädigung des Rückenmarkes zu medullär-radiculären Mischbildern. Eine weitere Verwischung der Symptome kommt insbesondere bei den degenerativen Erkrankungen durch eine Überlagerung pseudoradiculärer Schmerzen zustande. Schließlich können viscerale Schmerzen über viscerosensible Nervenfasern in bestimmte Dermatome projizieren (s. Abb. 166).

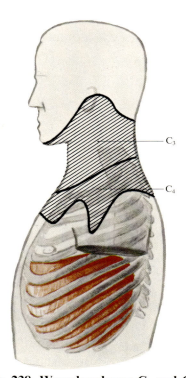

Abb. 238. Wurzelsyndrome C_3 und C_4
Die Dermatome C_3 und C_4 sind schraffiert; Kennmuskel (rotbraun) ist für beide Segmente das Diaphragma

2. Charakteristika der klinisch wichtigen Wurzelsyndrome

Bei allen Wurzelsyndromen unterscheidet man einerseits *Reizsymptome*, die sich in segmentären Schmerzen äußern, andererseits *Ausfallssymptome*, die sich in segmentalen Sensibilitätsverlusten sowie in Lähmungserscheinungen, vor allem im Bereiche der Kennmuskeln, äußern. Bei den Sensibilitätsstörungen ist wesentlich, daß wegen des verschiedenen Überlappungsgrades (s.S. 157ff) die verschiedenen Sinnesqualitäten verschieden stark involviert sind.

Im einzelnen werden folgende Syndrome beobachtet (BRÜGGER 1977, FRYKHOLM 1969, HANSEN u. SCHLIACK 1962, LOEW et al. 1969, MUMMENTHALER u. SCHLIACK 1965):

a) Wurzelsyndrom C_3/C_4 (Abb. 238)

Läsionen beider Segmente verursachen Schmerzen in der Nacken-Schulter-Gegend und Lähmungen des *Zwerchfells*, das für beide Segmente den Kennmuskel darstellt. Die motorische Wurzel C_3 innerviert eher die ventralen, C_4 eher die dorsalen Anteile des Diaphragmas. Lähmungen des Zwerchfells werden klinisch am besten mit Hilfe eines „veratmeten" Röntgenbildes (Aufnahme in In- und Exspiration) nachgewiesen.

b) Wurzelsyndrom C_5 (Abb. 239)

Die radiculären Schmerzen und Sensibilitätsstörungen erstrecken sich auf die Schulterregion mehr lateral und dor-

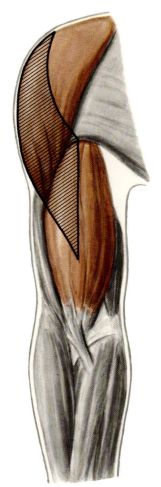

Abb. 239. Wurzelsyndrom C_5
Das Dermatom C_5 ist schraffiert; Kennmuskeln (*rotbraun*) sind der M. deltoideus und der M. biceps

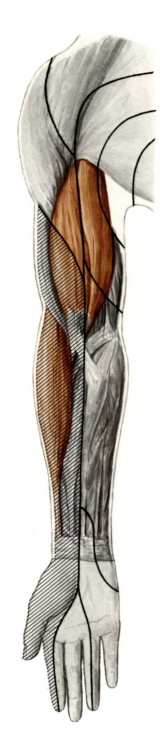

Abb. 240. Wurzelsyndrom C_6
Das Dermatom C_6 ist schraffiert; Kennmuskeln (*rotbraun*) sind der M. biceps brachii und der M. brachioradialis

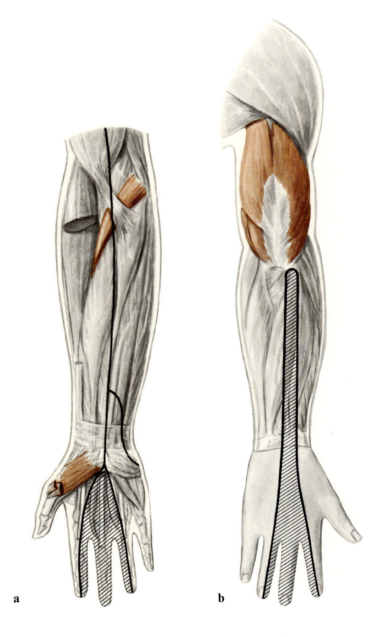

Abb. 241 a, b. Wurzelsyndrom C_7
a Volare Ansicht. Das Dermatom C_7 volar im Handbereich ist schraffiert, als Kennmuskeln (*rotbraun*) sind sichtbar der M. abductor pollicis brevis (reseziert), der M. opponens pollicis und der M. pronator teres
b Dorsale Ansicht. Das Dermatom C_7 dorsal am Vorderarm und im Handbereich ist schraffiert, als Kennmuskel (*rotbraun*) ist der M. triceps sichtbar

sal des Areals von C_4, d.h. mehr über dem Deltamuskel. Paresen können im *M. deltoideus* (C_{4-6}) und im *M. biceps* ($C_{5,6}$) auftreten. Ebenso kann der *Bicepssehnenreflex* abgeschwächt sein.

c) Wurzelsyndrom C_6 (Abb. 240)

Wurzelschmerzen C_6 strahlen typischerweise in den ganzen Arm vom distalen Ende des Deltamuskels über den Epicondylus radialis, die Radialseite des Unterarmes bis in den Daumen, evtl. Zeigefinger aus. Im gleichen Gebiet finden sich distalbetonte Sensibilitätsstörungen. Muskelatrophien können kaum je beobachtet werden, doch können klinisch Paresen des *M. biceps* ($C_{5,6}$) und des *M. brachioradialis* ($C_{5,6}$) festgestellt werden. Der Bizepssehnenreflex ist fast immer erloschen.

d) Wurzelsyndrom C_7 (Abb. 241a, b)

Beim C_7-Syndrom strahlen die Schmerzen in die Finger 2, 3 und 4 aus. Die Sensibilitätsstörung findet sich in einem Streifen, beginnend an der Außenseite des Oberarmes, die Dorsalseite des Vorderarmes, den Handrücken und die Dorsalseite der Finger 2–4 umfassend. Ein zweites Areal findet sich volar an den Fingern 2–4 sowie in einem dreieckförmigen Gebiet über der Handfläche. In der Regel besteht eine deutliche Tricepsschwäche (C_{5-7}), eine Parese und Atrophie des *M. opponens pollicis* (C_{6-8}), des *M. abductor pollicis brevis* (C_{6-8}) sowie des *M. flexor pollicis brevis* (C_{6-8}). Das gelegentliche Vorkommen einer Schwächung des M. pronator teres ($C_{6,7}$), der Extensoren des Zeige- und Mittelfingers ($C_{7,8}$) sowie der radialen langen Fingerflexoren wird erwähnt, spielt aber klinisch kaum je eine Rolle. Der *Tricepssehnenreflex* ist vermindert oder fehlt.

e) Wurzelsyndrom C_8 (Abb. 242a, b)

Die Schmerzausstrahlung und die Sensibilitätsstörung finden wir beim C_8-Syndrom dorsal am Vorderarm sowie dorsal und volar an der Ulnarseite der Mittelhand und im Bereiche der Finger 4 und 5. Paresen und Atrophien lokalisieren sich typischerweise in den *Mm. interossei* (C_8, Th_1), wobei der Interosseus primus klinisch besonders auffällt, und den *Muskeln des Hypothenars* (C_8, Th_1).

f) Thorakale und obere lumbale Wurzeln

Thorakale Wurzelkompressionen erzeugen meistens „gürtelförmige" Schmerzen mit nur diskreten hyp- oder analgetischen Zonen. Wesentlich ist die Feststellung des „Knicks" in der Scapularlinie, der sog. scapulären Elevation. – Die seltenen Störungen der oberen lumbalen Segmente zeigen, abgesehen von der Lokalisation, keine weiteren Besonderheiten. Paresen können klinisch nicht festgestellt werden. Unter Umständen läßt sich eine umschriebene Abschwächung eines Bauchdeckenreflexes nachweisen.

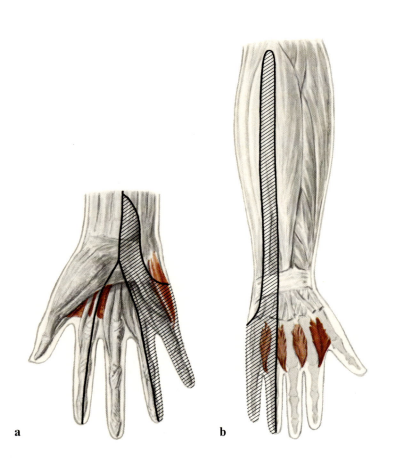

Abb. 242a, b. Wurzelsyndrom C_8
a Volare Ansicht. Das Dermatom C_8 volar im Handbereich ist schraffiert, als Kennmuskeln (*rotbraun*) sind sichtbar die Muskeln des Hypothenars und die Mm. Interossei
b Dorsale Ansicht. Das Dermatom C_8 dorsal am Vorderarm und dorso-ulnar im Handbereich ist schraffiert, als Kennmuskeln (*rotbraun*) sind sichtbar die Mm. interossei, wobei der M. interosseus primus klinisch besonders auffällt

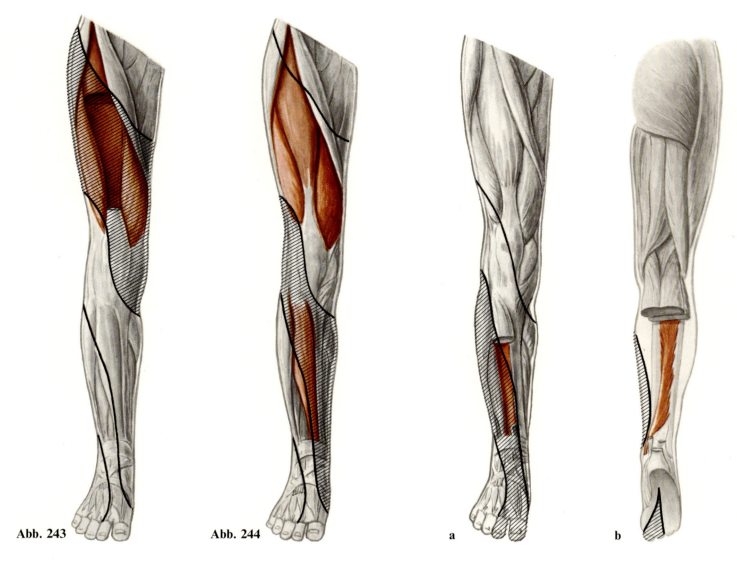

Abb. 243. Wurzelsyndrom L₃
Das Dermatom L₃ ist schraffiert; Kennmuskel (*rotbraun*) ist der M. quadriceps femoris (M. rectus femoris teilweise reseziert)

Abb. 244. Wurzelsyndrom L₄
Das Dermatom L₄ ist schraffiert; Kennmuskeln (*rotbraun*) sind der M. quadriceps femoris und der M. tibialis anterior

Abb. 245a, b. Wurzelsyndrom L₅
a Ventrale Ansicht. Das Dermatom L₅ am Unterschenkel und am Fußrücken ist schraffiert; als Kennmuskel (*rotbraun*) ist der M. extensor hallucis longus sichtbar
b Dorsale Ansicht. Das Dermatom L₅ an der Planta pedis ist schraffiert; als Kennmuskel (*rotbraun*) ist der M. tibialis posterior sichtbar

g) Wurzelsyndrom L₃ (Abb. 243)

Das L₃-Syndrom zeigt das hypalgetische Feld und die Schmerzausstrahlung an der Ventralseite des Oberschenkels, wo es schräg von lateral oben nach medial unten bis zur medialen Grenze der sacralen Segmente, dem sogenannten Hiatus (Abb. 160i) verläuft. Es bestehen deutliche Paresen des *M. quadriceps femoris* (L₂₋₄) sowie eine Abschwächung oder Aufhebung des *Patellarsehnenreflexes*. Ausfälle von seiten der Adduktoren (L₂₋₅) treten klinisch kaum je in Erscheinung.

h) Wurzelsyndrom L₄ (Abb. 244)

Das L₄-Syndrom ist durch ein hypalgetisches Feld sowie eine Schmerzausstrahlung in eine Zone am Oberschenkel lateral von L₃, vor allem aber an der vorderen und medialen Oberfläche des Unterschenkels bis zur Gegend des Malleolus medialis gekennzeichnet. Die Schwäche des *M. quadriceps femoris* (L₂₋₄) ist weniger stark ausgeprägt als beim L₃-Syndrom und oft mit einer Schwäche des *M. tibialis anterior* (L₄,₅) kombiniert. Der *Patellarsehnenreflex* ist abgeschwächt.

i) Wurzelsyndrom L_5 (Abb. 245a, b)

Die sensible Versorgung des L_5-Segmentes verläuft von der Gesäßgegend zur Lateralseite des Oberschenkels, zur ventrolateralen Haut des Unterschenkels und über den Fußrücken zur Großzehe und zur Zehe 2. Kennmuskeln sind der *M. extensor hallucis longus* ($L_{4,5}$) sowie der *M. tibialis posterior* ($L_{4,5}$).
Der Patellar- und Achillessehnenreflex bleiben beim reinen L_5-Syndrom erhalten. Der *M. tibialis posterior-Reflex* hingegen ist erloschen.

k) Wurzelsyndrom S_1 (Abb. 246)

Das Dermatom S_1 liegt dorsolateral vom Segment L_5 und erstreckt sich vom Sacrum über die Beugeseite des Gesäßes zur lateralen Dorsalseite des Oberschenkels und von der Wade zur Ferse, Malleolus lateralis sowie dorsal und ventral zur lateralen Fußseite bis in die Zehen 3–5. Die Lähmung der Kennmuskeln *M. peroneus brevis* (L_5, S_1) und *M. peroneus longus* (L_5, S_1) führt oft zu einer Tendenz, über den äußeren Fußrand zu knicken. Auch der *M. triceps surae* (L_5, S_{1-3}) kann manifest geschwächt sein. Der *Achillessehnenreflex* ist meist erloschen. Auch nach erfolgreicher chirurgischer Wurzeldekompression mit Verschwinden der sensiblen Ausfälle und der motorischen Paresen bleibt er fast immer erloschen.
Die sacralen Wurzeln S_2–S_5 sind kaum je isoliert beeinträchtigt, sondern fallen meistens zusammen mit S_1 und u.U. auch mit den unteren Lumbalwurzeln im „Cauda equina-Syndrom" aus. Dieses Syndrom wird im Zusammenhang mit den Läsionen des Conus terminalis besprochen (s.S. 283).

3. Bandscheibenhernien

a) Lokalisation und Pathogenese

Im Laufe des Lebens kommt es zu typischen, degenerativen Veränderungen im Bereiche des intervertebralen Bewegungssegmentes (Abb. 49, 176, 177), deren Umfang von der Höhenlokalisation des Segmentes und damit von der statischen Belastung und von der intersegmentären Beweglichkeit, vom Alter und vom Geschlecht des Patienten, von konstitutionellen Faktoren und von übermäßiger, resp. unphysiologischer Beanspruchung (Kunstturner, Eisläufer) abhängt. Die Zusammenstellung großer Zahlen operativ bestätigter Discushernien zeigt, daß sich ihre Lokalisation nach Wirbelsäulensegmenten richtet (BRÜGGER 1977, LOVE u. WALSH 1940).
Am häufigsten ist die Lendenwirbelsäule, wesentlich seltener die Halswirbelsäule und kaum je die Brustwirbelsäule betroffen (Abb. 247). Dabei sind im Hals- und Lendenbereich die caudal gelegenen Segmente mit Ausnahme von L V/S I häufiger betroffen als die cranialeren Abschnitte. Diese Verteilung entspricht mit geringen Abweichungen dem Umfang der segmentalen Beweglichkeit der Hals- und

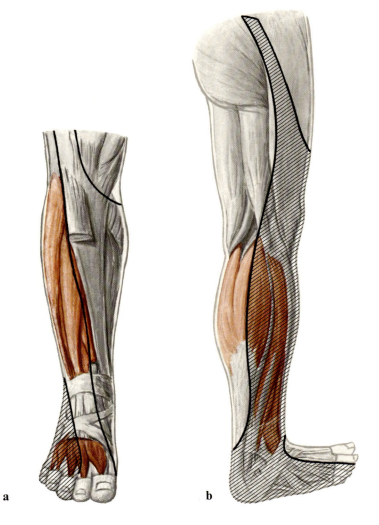

Abb. 246a, b. Wurzelsyndrom S_1
a Ventrale Ansicht: Das Dermatom S_1 am Fuß ist *grau* getönt; als Kennmuskeln (*rotbraun*) sind die Mm. peronei longus und brevis sowie der M. extensor digitorum brevis sichtbar
b Dorsolaterale Ansicht – Das Dermatom S_1 is *grau* getönt; als Kennmuskeln (*rotbraun*) sind der M. triceps surae und der M. peroneus longus sichtbar

Lendenwirbelsäule. Entsprechende Untersuchungen wurden am von der Leiche gewonnenen Präparat (Abb. 248) (STRASSER 1913, VIRCHOW 1911) sowie an Röntgenbildern, die von Normalpersonen im Alter von 3–79 Jahren gewonnen worden waren (Tabelle 26 und Abb. 197) (BAKKE 1931), durchgeführt. Das Überwiegen der Discushernien L IV/L V gegenüber L V/S I trotz größerer Beweglichkeit des unteren Segmentes (Tabelle 26) wird dadurch erklärt, daß die beim Vorwärtsbeugen auftretenden Scherkräfte durch die Stellung der kleinen Wirbelgelenke, die lumbosacral mehr frontal, höher lumbal mehr sagittal orientiert sind, bei der untersten Bandscheibe besser abgefangen werden als weiter cranial.
Discushernien sind bei Männern 2,5mal häufiger als bei Frauen (LOVE u. WALSH 1940). – Die Untersuchung der Altersverteilung der Erstsymptome von 620 Discushernien

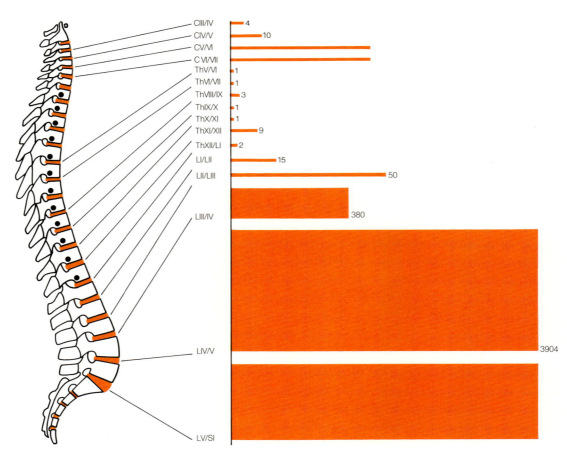

Abb. 247. Segmentäre Verteilung von Discushernien
Segmentäre Lokalisation von 7054 in der neurochirurgischen Universitätsklinik Zürich operierten Discushernien
(Nach BRÜGGER 1977)

zeigt, daß die Beschwerden vor allem im 3. Lebensjahrzehnt beginnen (WEBER 1950) (Abb. 249). Dieser Befund korreliert gut mit der Tatsache, daß im Anulus fibrosus von Erwachsenen von mehr als 26–35 Jahren regelmäßig Einrisse gefunden werden (KUHLENDAHL u. RICHTER 1952).

Jeder Teil des Bewegungssegmentes zeigt im Verlauf des normalen Alterungsprozesses typische Degenerationserscheinungen, die im Einzelfall mehr oder weniger stark ausgeprägt sind, aber in ihrer Gesamtheit den klinischen Symptomenkomplex verursachen. Sie führen zu einer Beeinträchtigung der Beweglichkeit des betroffenen Wirbelsäulenabschnittes und oft zu Schmerzzuständen. – Der *Nucleus pulposus,* dessen Wassergehalt beim Neugeborenen etwa 80% beträgt, trocknet mit fortschreitendem Alter langsam aus. Sein Wassergehalt beträgt im Alter von 80 Jahren noch 70–75% (PÜSCHEL 1930). Dieser Wasserverlust bedingt eine Schrumpfung des Nucleus, die von einer Riß- und Höhlenbildung begleitet ist. Auch der Wassergehalt des *Anulus fibrosus* vermindert sich durch Wasserverlust von anfänglich 78% auf ca. 68%. Es entstehen vor allem in seiner dorsalen Zirkumferenz Risse (KUHLENDAHL u. RICHTER 1952). Die Fasern reißen ferner von den knöchernen Randleisten der Wirbelkörper ab. Sequestrierte Fragmente des degenerierten Nucleus pulposus können durch die Risse luxieren und so zur Discushernie führen. Da der Anulus schon primär dorsal dünner ist als ventral und der Nucleus pulposus exzentrisch mehr gegen dorsal gelagert ist, sind dorsale Discushernien gegen den Wirbelkanal hin ungleich häufiger als ventrale. – Als Reparationsvorgänge entwickeln sich im Bereiche der Faserausrisse an der knöchernen Randleiste reaktive Knochenwucherungen, die *spondylotischen Zacken,* die insbesondere bei dorsolateraler Lokalisation zu einer knöchernen Einengung des Foramen intervertebrale führen.

Degenerative Veränderungen der Wirbelsäule (*Spondylarthrose*) mit Wucherungen der Gelenkkapsel und Osteophytenbildungen können den normalerweise dreiecksförmigen Querschnitt des Lumbalkanals (Abb. 51, 230e) bogenförmig eindellen, so daß ein keulenförmiger Recessus lateralis entsteht (Abb. 54). In diesem Recessus lateralis werden die austretenden Nervenwurzeln sowie die radiculären Arterien komprimiert. Diese Patienten klagen über Schmerzen, vor allem beim Gehen, und Gefühlsstörungen (Einschlafen) der Beine. Der Symptomenkomplex wird als *Claudicatio intermittens der Cauda equina* bei Stenose des Spinalkanals bezeichnet (JOFFE et al. 1966). Da die lumbalen Wurzeln im Bereich der Foramina intervertebralia

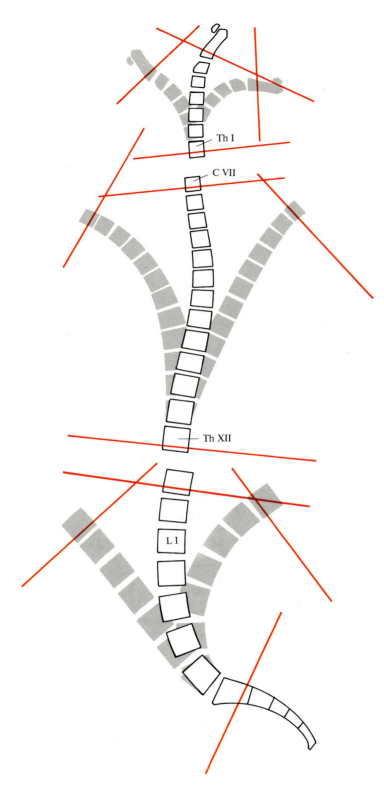

Abb. 248. Beweglichkeit der Wirbelsäulenabschnitte
Maximale, passive Ventralflexion und Dorsalextension des Cervical-, Thorakal- und Lumbalabschnittes einer Leichenwirbelsäule. (Umgezeichnet nach Virchow 1911)

Tabelle 26. **Sagittale Beweglichkeit der einzelnen vertebralen Bewegungssegmente am Lebenden** (Daten nach Bakke 1931)

Segment	Ventralflexion (°)		Dorsalflexion (°)		Totalexcursion (°)
	Mittel	Extremwerte	Mittel	Extremwerte	Mittel
C_1/C_2	11,7	5–18	0	0	11,7 ⎫
C_2/C_3	3,0	(−) 4–9	9,6	5–18	12,6 ⎪
C_3/C_4	3,1	(−) 3–7	12,3	9–19	15,4 ⎪
C_4/C_5	2,8	1–7	12,3	11–17	15,1 ⎬ 102,4
C_5/C_6	3,8	2–8	16,6	10–19	20,4 ⎪
C_6/C_7	3,6	0–8	13,4	8–20	17,0 ⎪
C_7/Th_1	4,0	2–6	6,2	3–13	10,2 ⎭
Th_1/Th_2	5,0	1–8	4,8	1–10	9,8 ⎫
Th_2/Th_3	3,7	1–7	0,8	(−)1–3	4,5 ⎪
Th_3/Th_4	3,5	1–6	0,1	(−)2–3	3,6 ⎪
Th_4/Th_5	4,3	3–5	0,7	(−)2–2	5,0 ⎪
Th_5/Th_6	4,2	2–6	0,4	(−)2–2	4,6 ⎪
Th_6/Th_7	4,2	3–5	0,9	(−)3–3	5,1 ⎬ 64,3
Th_7/Th_8	4,3	1–6	1,1	(−)2–6	5,4 ⎪
Th_8/Th_9	3,7	1,5–5	1,2	(−)2–4	4,9 ⎪
Th_9/Th_{10}	3,5	0–5	1,6	(−)1–4	5,1 ⎪
Th_{10}/Th_{11}	2,7	0–8	1,5	(−)1–6	4,2 ⎪
Th_{11}/Th_{12}	2,8	(−) 6–6	2,7	0–8	5,5 ⎪
Th_{12}/L_1	2,0	(−) 3–6	4,6	2–12	6,6 ⎭
L_1/L_2	2,0	(−) 2–6	6,6	3–13	8,6 ⎫
L_2/L_3	3,0	(−)13–7	8,0	4–14	11,0 ⎪
L_3/L_4	3,0	(−)13–8	9,0	5–15	12,0 ⎬ 66,1
L_4/L_5	3,7	(−)15–7	10,2	5–19	15,9 ⎪
L_5/S_1	2,2	(−)16–5	16,4	10–24	18,6 ⎭

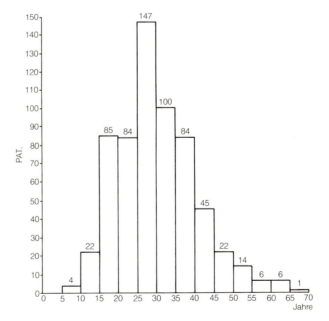

Abb. 249. Altersverteilung des Auftretens der ersten Symptome bei 620 Discushernienpatienten

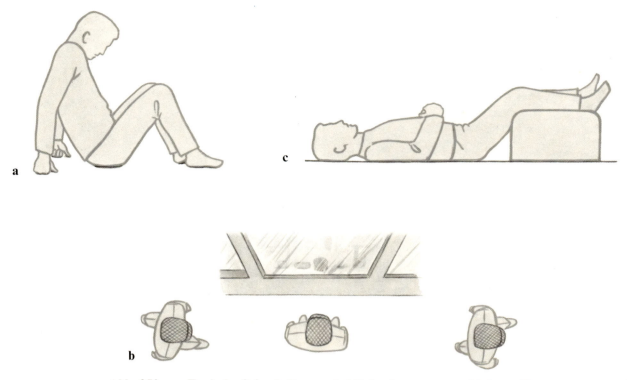

Abb. 250 a–c. Typische Schonhaltungen bei Beinschmerzen verschiedener Genese
a Cauda equina-Syndrom infolge engem lumbalem Spinalkanal
b Arterielle Durchblutungsstörung, Claudicatio intermittens (Schaufensterkrankheit)
c Venöse Durchblutungsstörung

durch Beugung im Hüft- und Kniegelenk entlastet werden, ergibt sich eine typische Schonhaltung (Abb. 250). Auch die *knorpelige Deck- und Bodenplatte* degeneriert. Es kommt zu Verdünnungen und Einbrüchen von Bandscheibengewebe in die darunter liegende Spongiosa des Wirbelkörpers, zu sog. *Schmorlschen Knötchen*. Im Sinne des Reparationsprozesses sprossen Gefäße vom Wirbelkörper durch die eingebrochene Knorpelplatte in das Zwischenwirbelgewebe. Dieses Organisationsgewebe kann unter Umständen verknöchern und so zu einem Blockwirbel führen. Gegen die Verdünnung der Knorpelplatten reagiert der Knochen des Wirbelkörpers mit einer Sklerosierung des angrenzenden Knochens, der radiologisch sichtbaren *Osteochondrose*.

b) Symptomatik

Klinisch treten bei Bandscheibenhernien einerseits lokale lumbale oder cervicale, andererseits ausstrahlende radiculäre und pseudoradiculäre Schmerzen auf. – Die Schmerzen im Bereiche der Wirbelsäule, lumbal als Lumbago bezeichnet, entstehen am Ort der Erkrankung. In den äußersten Schichten des Anulus fibrosus und im hinteren Längsband liegen sensible Nervenendigungen, (MULLIGAN 1957) deren afferente Nervenfasern über den *Ramus meningeus* (LUSCHKA) zur Hinterwurzel verlaufen (vgl. S. 234). Bei Discusoperationen in Lokalanästhesie läßt sich durch Druck auf die dorsale Bandscheibenbegrenzung (Längsband) der typische Kreuzschmerz in heftigster Intensität auslösen (LINDEMANN u. KUHLENDAHL 1953). Ferner können lokale Schmerzen über die sensible Innervation der kleinen Wirbelgelenke, die über den Ramus dorsalis des Spinalnerven geleitet werden, entstehen (BOGDUK u. LONG 1979) (Abb. 217).

Der **radiculäre Schmerz** erstreckt sich über die im Abschnitt „Die segmentale Innervation" S. 157 beschriebenen Dermatome, wobei nicht unbedingt das ganze Dermatom bis zu seinen distalsten Ausläufern betroffen sein muß. Falls durch allzu heftigen Druck die Nervenwurzel vollständig zerstört wird (*Wurzeltod*), hören die heftigen Schmerzen plötzlich auf und werden durch eine Analgesie im früheren Ausbreitungsgebiet der Schmerzen abgelöst. Die Prognose in bezug auf die Wiedererlangung der Funktion der betroffenen Wurzel ist auch nach einer raschen operativen Dekompression schlecht (KUHLENDAHL u. HENSELL 1953).

Neben den radiculären treten oft auch **pseudoradiculäre Schmerzen** auf, die sich den radiculären Schmerzen überlagern, diese verschleiern und oft nach erfolgreicher Behandlung der radiculären Schmerzen weiter bestehen und einen Mißerfolg der Operation vortäuschen (BRÜGGER 1977, KRÄMER 1978). – Der von einer Discushernie geplagte Patient nimmt unwillkürlich eine *Schonhaltung* ein, die die komprimierte Nervenwurzel entlasten soll. Die Schonhaltung besteht meistens in einer *Abflachung* und *Streckung* der cervicalen oder lumbalen *Lordose* sowie in einer *Ausweichskoliose*. Dabei werden vor allem die auf der konvexen Seite der Skoliose die Fehlhaltung stabilisierenden Teile des M. erector spinae durch den dauernden Kontraktionszustand überbelastet und schmerzhaft. Diese Schmerzzustände übertragen sich als *Myogelosen*, *Tendomyosen* und *Tendoperiostosen* entlang charakteristischer Muskelketten auf den Schultergürtel und den Arm, resp. das Becken und das Bein.

Im *Halsbereich* (Abb. 251) ist die Streckhaltung und Entlastungsskoliose der Halswirbelsäule mit einem Hochstand der ipsilateralen Schulter kombiniert. Der M. erector spinae, vor allem aber der Oberrand des M. trapezius, sind verspannt und druckdolent. Diese Druckdolenz erstreckt sich auch auf die Muskelansätze am Subocciput und an den Processus spinosi der Halswirbel. Die schmerzhaften Zonen dehnen sich dann einerseits zur Spina scapulae, dem Akromion, dem Akromioclaviculargelenk und schließlich über den M. deltoideus, M. triceps und den M. biceps zum Gebiet des Epicondylus radialis und die dort entspringenden Vorderarmmuskeln aus. Andererseits strahlen sie entlang des M. erector spinae oder über die unteren Trapeziusabschnitte, resp. die Mm. rhomboidei zur thorakalen Wirbelsäule aus.

Im *Lumbalbereich* (Abb. 251) ist die Lendenlordose abgeflacht, und der obere Beckeneingang ist gegen hinten gekippt. Drehskoliosen sind häufig. Als Muskeln sind vor allem der M. erector trunci, die Ursprünge der Mm. glutei maximus et medius am Beckenkamm, die Glutei selbst und ihre Ansatzgebiete am Trochanter major und am Tractus iliotibialis sowie die fibuläre Unterschenkelmuskulatur betroffen. – Der pseudoradiculäre Charakter der Schmerzen kann einerseits durch die palpierbare Verhärtung und Dolenz der Muskelketten, andererseits durch die lokale Infiltration der Ursprungs- und Ansatzgebiete der Muskeln mit Lokalanaesthetica und Steroidhormonen, die die Schmerzen zum Verschwinden bringt, bewiesen werden.

Die Diagnose der lumbalen Discushernie wird schließlich durch den ausstrahlenden Husten- und Niesschmerz sowie das positive Lasèguesche Phänomen bestätigt. Dabei ist dieses Zeichen typischerweise nur bei Discushernien der Segmente LIV/LV und LV/SI positiv und fehlt oft bei Hernien, die bei LIII/LIV und weiter cranial gelegen sind. – Zur Erklärung des Lasègueschen Zeichens werden folgende zwei Angaben gemacht (BRÜGGER 1977):

1. Das Heben des gestreckten Beines bewirkt durch eine Anspannung der ischiocruralen Muskulatur einen Zug am Tuber ossis ischii und damit eine weitere Aufrichtung des Beckens und weitere Abflachung der Lendenlordorse. Damit wird die Hernie weiter nach dorsal verlagert und führt zu einer Verstärkung der Wurzelkompression. Ein analoger Mechanismus wirkt beim Husten- und Niesschmerz. Diese These erklärt aber nicht, weshalb das Lasèguesche Zeichen bei Diskushernien LIII/LIV negativ ist.
2. Andererseits wird postuliert, daß beim Anheben des gestreckten Beines der N. ischiadicus über seinem Hy-

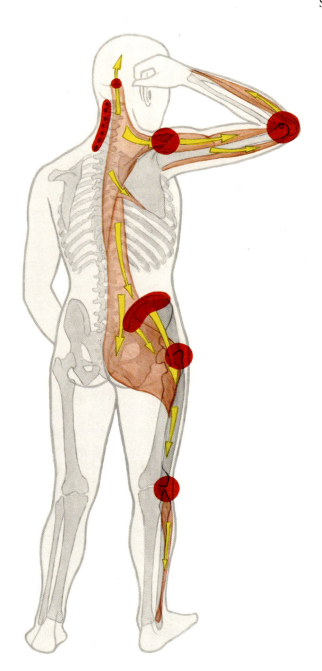

Abb. 251. Pseudoradiculäre Schmerzausstrahlung
Durch Fehlhaltungen der Hals- und Lendenwirbelsäule entstehen kompensatorisch Dauerkontraktionen in den entsprechenden Abschnitten des M. erector spinae und des M. trapezius. Auftreten von schmerzhaften Myogelosen in diesen Muskeln, die sich über schmerzhafte Muskelketten auf deren Ursprünge resp. Ansätze an den Processus spinosi der Halswirbelsäule, am Subocciput und am Epicondylus radialis einerseits sowie am Beckenkamm, am Trochanter major, am Knie und am Fibulaköpfchen andererseits ausdehnen

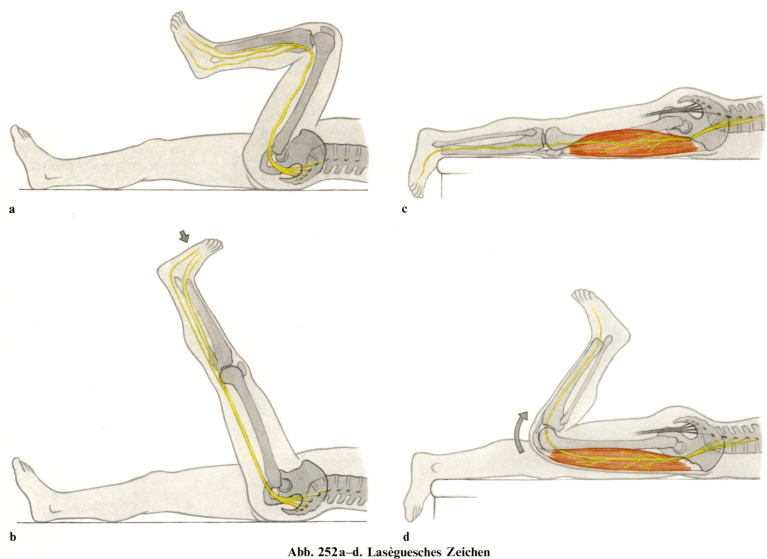

Abb. 252 a–d. Lasèguesches Zeichen
Das Heben des gestreckten Beines (**b**) bewirkt, im Gegensatz zur Stellung mit gebeugtem Knie und gebeugter Hüfte (**a**), eine Anspannung des N. ischiadicus, so daß über das Tuber ossis ischii ein vermehrter Zug auf die Nervenwurzel im Bereiche des Foramen intervertebrale und damit ausstrahlende Schmerzen beim Vorliegen einer Discushernie entstehen. Bei höher liegenden Hernien wird der N. femoralis durch Anspannen des M. quadriceps femoris in Bauchlage des Patienten beim sogenannten „umgekehrten Lasègue" gedehnt (**c, d**)

pomochlion am Tuber ossis ischii und über den gespannten M. quadratus femoris gedehnt und durch die Bandscheibenhernie mehr gequetscht werde (Abb. 252a, b). Bei höher liegenden Discushernien ist nicht der N. ischiadicus, sondern der N. femoralis betroffen, der beim „umgekehrten Lasègue" über seine Verankerungen im M. quadriceps femoris bei der Beugung des Knies über 90° gedehnt wird (Abb. 252c, d).

Das Lhermittesche Zeichen, bei dem bei aktiver oder passiver Bewegung des Kopfes ein Schmerz wie ein elektrischer Schlag entlang dem Rückenmark des Patienten ausstrahlt, ist nur bei 15% der Patienten mit Myelopathien bei cervicaler Spondylose oder Discushernie positiv (GREGORIUS et al. 1976). Es wird als Zeichen der direkten Kompression des Rückenmarkes interpretiert, wobei aber unerklärt bleibt, daß es auch bei multipler Sklerose positiv ausfallen kann.

Je nach ihrer Lage in Relation zum Spinalkanal (lateral, mediolateral, medial) können Hernien derselben Bandscheibe verschiedene neurologische Symptome hervorrufen. Im *cervicalen Bereich* (Abb. 253) verursachen *lateral* gelegene Hernien oder Spondylophyten *radikuläre Schädigungen*, während *mediale* Kompressionen zu *Myelopathien*, ohne Mitbeteiligung der Wurzel, führen. Mediolaterale Prozesse führen zu Mischbildern. Bei diesen Myelopathien stehen als Symptome Para- und Tetraspastizitäten der Extremitäten, Paresen mit Überwiegen der Beine und Störungen der Bewegungs- und Vibrationssensibilität – im Gegensatz zu Schmerz- und Berührungsempfindungsstörungen – im Vordergrund. Das Auftreten von Sphincterstörungen muß als schlechtes prognostisches Zeichen in bezug auf die Rückbildung der Symptome nach operativer Behandlung gewertet werden (GREGORIUS et al. 1976). – Bei diesen Myelopathien fällt auf, daß starke klinische

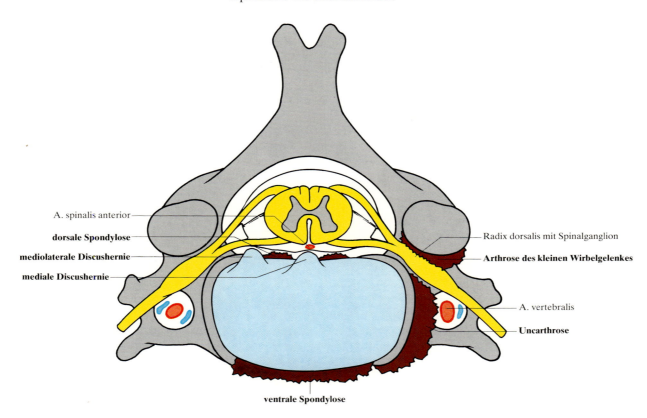

Abb. 253. Lokalisationen von Discushernien, Spondylose und Spondylarthrose an der Halswirbelsäule
Klinische Symptomatologie
Mediolaterale Discushernie: Kompression der Nervenwurzel des gleichen Segmentes.
Mediale Discushernie: Kompression oder intermittierende Kompression der A. spinalis anterior und des Rückenmarks.
Spondylarthrose der kleinen Wirbelgelenke: Einengung des Foramen intervertebrale und Kompression der Nervenwurzeln von dorsal.
Uncarthrose: Einengung des Foramen intervertebrale und Kompression der Nervenwurzeln von ventral, Kompression der A. vertebralis von medial.
Dorsale Spondylose: Kompression oder intermittierende Kompression der A. spinalis anterior und des Rückenmarks.
Ventrale Spondylose: Druck auf Oesophagus von dorsal, der unter Umständen dysphagische Beschwerden verursacht

Symptome oft von nur mäßig großen Hernien oder Spondylophyten hervorgerufen werden. Experimentelle Untersuchungen weisen darauf hin, daß die Kompression der A. spinalis anterior einen wesentlichen, pathogenetischen Faktor darstellen könnte. Die Ausfallsymptome müßten dann viel mehr als Effekt einer *Ischämie* als einer direkten Kompression interpretiert werden (Gooding et al. 1975, Hukuda u. Wilson 1972). Beim Zustandekommen der Kompression der A. spinalis anterior spielt ferner eine Rolle, daß das Rückenmark wegen der unnachgiebigen seitlichen Fixation durch die Ligamenta denticulata der Druckwirkung von ventral nur schlecht nachgeben kann (Kahn 1947).

Im *lumbalen Bereich* werden je nach der Position der Hernie von einer Bandscheibe aus Nervenwurzeln verschiedener Segmente betroffen (Abb. 254). Nur ganz lateral, ins Foramen intervertebrale hinein luxierte Bandscheibenfragmente können die diesem Segment entsprechende Nervenwurzel komprimieren. Diese Situation ist eher selten. Am häufigsten sind mediolateral gelegene Bandscheibenrisse und Discushernien (Kuhlendahl u. Richter 1952). Sie komprimieren typischerweise die Wurzel des folgenden Segmentes. Große Hernien führen zur Kompression von zwei folgenden Wurzeln. Am häufigsten handelt es sich bei dieser Situation um Discushernien L IV/L V mit Radiculopathien L_5 und S_1. Rein medial gelegene Hernien komprimieren wechselnd große Anteile der Cauda equina, wobei oft nicht beide Seiten symmetrisch betroffen sind. Wesentlich sind die in dieser Situation auftretende *Sphincterstörung* und *Reithosenanästhesie*.

c) Operation der Discushernien

Der operative Zugang zur Behandlung von Discushernien, spondylotischen Randwülsten und Spondylarthrosen unterscheidet sich im cervicalen und lumbalen Bereich grundsätzlich. Im **Halsbereich** wird häufiger der ventrale oder ventrolaterale als der dorsale oder dorsolaterale Zugang gewählt, da man von ventral her ohne direkten Kontakt zum Rückenmark die spondylotischen Randwülste am Wirbelkörper sowie ventral am Foramen intervertebrale direkt abtragen kann. Dies gelingt von dorsal her

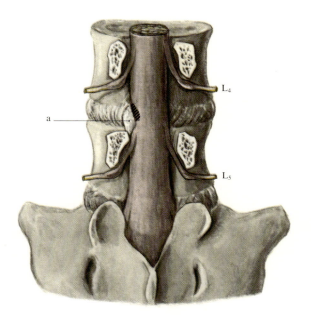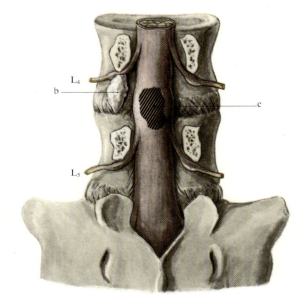

Abb. 254. Zusammenhang zwischen der Position einer Discushernie innerhalb einer Bandscheibe und den daraus resultierenden, verschiedenen radiculären Symptomen am Beispiel der Bandscheibe L IV/L V (Segment L_4)
a: Mediolateraler Typ. Häufigste Form. Kompression der Wurzel des folgenden Segmentes (L_5), ev. auch noch des übernächsten Segmentes (S_1). *b: Lateraler Typ.* Kompression der gleichnamigen Wurzel (L_4), die bereits ins Foramen intervertebrale eingetreten ist. *c: Medialer Typ.* Cauda equina-Syndrom durch Kompression der Wurzeln S_1–S_5 beidseits

kaum (Abb. 255). Bei der *ventralen Discektomie* (HANKINSON u. WILSON 1975, MARTINS 1976) wird von vorne die Bandscheibe ausgeräumt, die knorpeligen Deck- und Bodenplatten werden abgebohrt und die spondylotischen Randzacken werden durch den Intervertebralraum hindurch bis zum Eingang ins Foramen intervertebrale abgetragen. Der Processus uncinatus wird zur Erhaltung der Stabilität intakt gelassen. Eine Variation der Operation besteht darin, daß nach der Ausräumung des Intervertebralraumes eine *Spondylodese* durch Einführung eines Knochenbolzens durchgeführt wird (CLOWARD 1958, ROBINSON et al. 1962, SMITH u. ROBINSON 1958). Durch die von ventrolateral durchgeführte *Uncoforaminotomie* können die *A. vertebralis* und das *Foramen intervertebrale* dekomprimiert werden (VERBIEST 1968). Als Zugang zur Wirbelsäule wird meist der Zugang vom Vorderrand des M. sternocleidomastoideus zwischen Trachea und Oesophagus einerseits und dem Gefäßnervenstrang andererseits gewählt (Abb. 300, 301). Die dorsalen Zugänge (*Laminektomie, Hemilaminektomie mit Arthrektomie*) erlauben nur einen Zugang zu lateral gelegenen Hernien (Abb. 255). Hingegen kann der ventrale Druck auf das Rückenmark durch spondylotische Randwülste, vor allem wenn drei und mehr Intervertebralräume betroffen sind, durch eine ausgedehnte *dekompressive Laminektomie,* zusammen mit einer intraduralen *Durchtrennung der Ligamenta denticulata,* erfolgreich behandelt werden (KAHN 1947).

Die **lumbale Bandscheibenoperation** erfolgt immer von dorsal her. Der ventrale Zugang ist zu tief und muß, bevor die Wirbelsäule erreicht wird, die Aorta und Vena cava, resp, ihre Äste umgehen (Abb. 330). Er kommt nur zur Entfernung von ausgedehnten von den Wirbelkörpern und von Sacrum ausgehenden Tumoren sowie bei orthopädischen Eingriffen in Frage. Der dorsale Weg erlaubt einen optimalen Zugang zur Bandscheibe, da der die Cauda equina enthaltende Duralsack gut mobilisiert und gegen medial verlagert werden kann. Für die Exposition einer Discushernie wird kaum je eine Laminektomie benötigt, meistens reicht eine *Fenestration* im Bereiche des durch Abschieben des M. erector spinae freigelegten Wirbelbogens mit *Excision des Ligamentum flavum.* Bei der Fenestration wird nur die untere Hälfte des einen Bogenschenkels abgetragen. Das *Foramen intervertebrale* wird durch Abtragen der medialen Anteile des *Processus articularis,* wenn möglich ohne Eröffnung des Gelenkes (*partielle Foraminotomie*), erweitert. Bei der von unten beginnenden Abtragung des Wirbelbogens muß der Chirurg darauf achten, daß sich der Raum zwischen den Wirbelbögen L V und S I nur wenig unter das Niveau der Bandscheibe projiziert, so daß der Bogen L V von unten her nur geringfügig abgetragen werden muß (Abb. 256). Bei den höheren Niveaus verschiebt sich der Bandscheibenraum immer mehr cranial, so daß der Wirbelbogen von unten her immer höher hinauf abgetragen werden muß.

Im Falle der spinalen Stenose durch schwere arthrotische Veränderungen der kleinen Wirbelgelenke können wirksame Dekompressionen nicht durch einfache Fenestrationsoperationen, sondern nur durch *Laminektomien* erreicht werden. Dabei ist es oft notwendig, nicht nur die medialen Anteile der Gelenksfacetten, sondern auch wesentliche Teile der lateralen Portionen abzutragen, um das Foramen intervertebrale genügend eröffnen zu können.

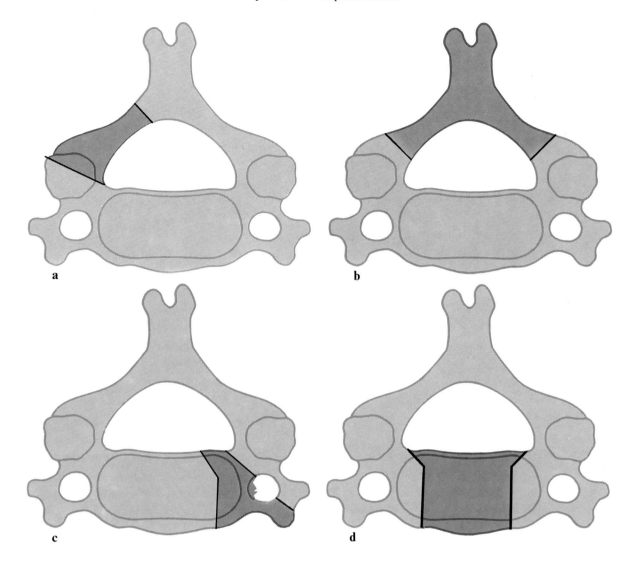

Abb. 255a–d. **An Halswirbeln gebräuchliche Eingriffe**
a Hemilaminektomie mit partieller Arthrektomie; **b** Laminektomie; **c** Uncoforaminotomie; **d** Discektomie

Eine Instabilität der Wirbelsäule ist dabei aber nicht zu befürchten (EPSTEIN et al. 1973).

d) Operationskomplikationen

Komplikationen werden in großen Serien bei 0,2–0,4% der Discushernienoperationen beobachtet (HORWITZ u. RIZOLLI 1967). Todesfälle können dabei eine direkte Operationsfolge sein. Wenn wir von allgemeinen Gefahren, die jedem operativen Eingriff anhaften (Nachblutung, Wundinfektion), absehen, gibt es bei der Discushernienoperation ganz spezifische, eng mit der anatomischen Situation verbundene Komplikationen, die hier besprochen werden sollen.

Beim ventralen Zugang zur **Halswirbelsäule** besteht nur geringe Gefahr einer *Verletzung* der *Trachea,* des *Oesophagus* oder des *Gefäßnervenstranges,* da das Bindegewebe außerhalb der Halsfascien sehr locker ist und meistens mit dem Finger präpariert wird. Vorübergehende *Stimmbandparesen* werden selten beobachtet. Da bei der Reoperation wegen der Narbenbildung im paraoesophagealen Bindegewebe die Gefahr einer *Oesophagusperforation* besteht, bevorzugen wir in diesen Fällen den Zugang durch die nicht operierte Gegenseite. Bei der Discektomie darf bei der Entfernung der spondylotischen Randwülste im Foramen intervertebrale nicht zu weit in den Processus uncinatus vorgedrungen werden, da sonst die Gefahr der *Verletzung der A. vertebralis* besteht. *Rückenmarksschädigungen* können im Verlaufe der Operation durch Instrumenteneinwirkung erfolgen, falls der Operateur nicht genügend erfahren ist. Wesentlicher aber ist die Gefahr der *Nachblutung* unmittelbar nach dem Eingriff aus epiduralen Venen, die bei der Resektion des Ligamentum longitudinale posterius verletzt wurden (U u. WILSON 1978). – Bei der dekompressiven Laminektomie in sitzender Stellung des Patienten besteht die Gefahr der *Luftembolie* durch Verletzung einer nicht kollabierten Vene. Wesentlich ist die Möglichkeit der peroperativen Rückenmarksschädi-

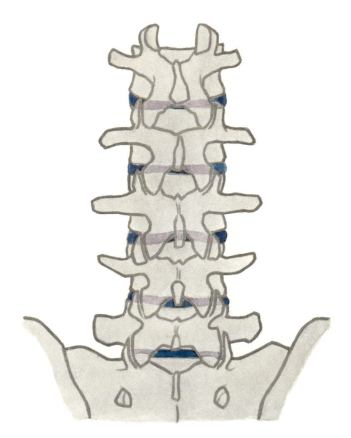

Abb. 256. Höhenbeziehung zwischen Spatium interarcuale und Bandscheibe im Bereiche der Lumbalwirbelsäule

gung durch *Rückenmarkskompression* wegen Lagerung des Patienten mit zu stark ventral flektiertem Kopf sowie eines *Blutdruckabfalles* bei der Umlagerung des narkotisierten Patienten in sitzender Stellung, wobei eine *Rückenmarksischämie* durch Kombination einer Kompression der Rückenmarksgefäße mit einem Blutdruckabfall erfolgt (GOODING et al. 1975, HUKUDA u. WILSON 1972).

Bei der Operation der **lumbalen** Discushernie besteht die Hauptgefahr, sieht man von der *Wurzelverletzung* bei der Mobilisation der Wurzel und bei der Incision des hinteren Längsbandes ab, in der *Perforation des Anulus fibrosus* an der ventralen Seite der Wirbelsäule mit *Verletzung* von *Gefäßen*, des *Ureters*, der *Blase* und des *Darmes* (BOYD u. FARHA 1965, DESAUSSURE 1959, HOLSCHER 1968, HORWITZ u. RIZZOLI 1967, STOKES 1968). Eine solche Perforation kann ohne Gewaltanwendung erfolgen, da auch die ventrale Zirkumferenz des Anulus fibrosus spontan aufgetretene Risse aufweisen kann. Diese sind allerdings etwa 5mal weniger häufig als dorsale Risse (KUHLENDAHL u. RICHER 1952). – *Verletzungen der großen Gefäße* sind am gefürchtetsten, da sie in bis zu 50% der Fälle tödlich verlaufen (DESAUSSURE 1959). Die Lokalisation von 106 solchen Verletzungen ist in Abb. 257 zusammengestellt. Bei gleichzeitiger Verletzung einer Arterie und der benachbarten Vene können arteriovenöse Fisteln entstehen, die mit einer Mortalität von 4% eine wesentlich bessere Prognose haben. Die Aorta und V. cava (4 Fälle), A. iliaca communis dextra und V. cava (5 Fälle), A. und V. iliaca communis dextra (6 Fälle) und sinistra (9 Fälle) sind etwa gleich häufig betroffen (BOYD u. FARHA 1965). Dabei erfolgte die Discusoperation am häufigsten auf dem Niveau LIV/LV, was aber wenig bedeutet, da, wie oben dargestellt, diese Bandscheibe auch am häufigsten Hernien aufweist (Abb. 247). Verletzungen des Ileums, der Blase und des Ureters sind beobachtet worden. Sie sind aber selten (HORWITZ u. RIZZOLI 1967, HOLSCHER 1968).

Verletzungen des *Plexus hypogastricus* sind bei Discusoperationen möglich, aber bisher nicht beschrieben. *Ejakulations-* und *Potenzstörungen* werden bei 27,5% der Patienten nach ventraler Spondyloseoperation einer Spondylolisthesis beschrieben und auf Verletzungen des Plexus hypogastricus zurückgeführt. Dabei wird betont, daß zur Vermeidung dieser Komplikationen das prävertebrale Gewebe unbedingt längs und nicht quer inzidiert werden soll (MUNZINGER et al. 1980, NEWMAN 1965, RUFLIN et al. 1980). Man muß deshalb bei Potenzstörungen nach Discushernienoperationen bei gleichzeitigem Fehlen von Läsionen sacraler Wurzeln an Plexusverletzungen denken.

E. Die Blutversorgung des Rückenmarks

1. Entwicklung der Rückenmarksgefäße

Zwei Merkmale kennzeichnen das primitive embryonale Gefäßsystem: Es ist bilateral-symmetrisch angelegt und segmental gegliedert. Unpaare Gefäße entstehen durch Verschmelzung der paarigen Anlagen oder durch Rückbildung der einen der beiden. Definitive Gefäßverläufe entstehen durch ständige Neubildung und Reduktion von Anastomosen. Dies ist möglich, solange die Gefäßwand nur aus einem Endothel besteht.

Das gleiche Verhalten finden wir auch bei den Rückenmarksgefäßen. Ihre ersten Anlagen bilden ein capilläres Netz auf der ventrolateralen Seite des Neuralrohrs (s.S. 121). Dieses Netz wird jederseits von 31 Segmentalgefäßen aus der Aorta gespeist, welche sich den Nervenwurzeln anschließen. Die Netze wechseln mit dem Wachstum ständig ihre Konfiguration. Während hämodynamisch ungünstige Strecken abgebaut werden, erfahren Abschnitte mit günstigen Strömungsverhältnissen eine Ausweitung. So entstehen in diesen Netzen bis zur 6. Schwangerschaftswoche 2 primitive Längszüge. In der gleichen Zeit wachsen die Netze auf die dorsale und die ventrale Neuralrohrfläche vor, wo sich Anastomosen zwischen beiden bilden.

In der Folge formt sich ventral die *A. spinalis anterior*. HIS (1886) glaubt, daß sie durch Verschmelzung der beiden primitiven Längszüge entstehe. STERZI (1904) hingegen, der diese Entwicklungsvorgänge von den Fischen bis zu den Säugern minutiös untersucht hat, läßt das unpaare Gefäß durch segmentweise, unregelmäßig alternierende Rückbildung der Längsleiter entstehen. Dafür spricht auch

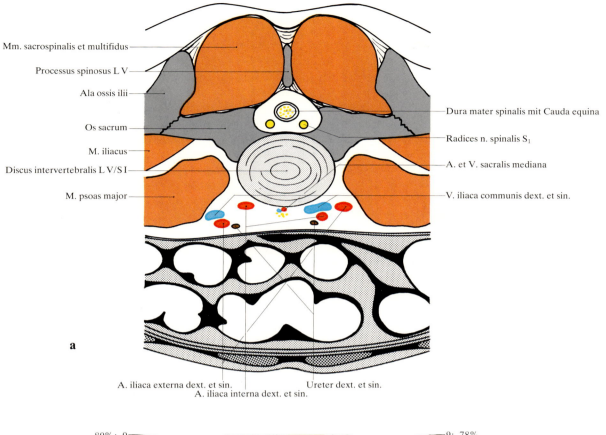

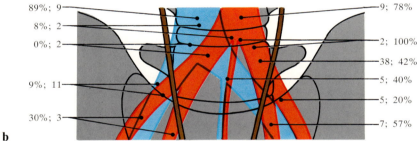

Abb. 257a, b. Gefäßverletzungen bei Discushernienoperationen
a Topographische Beziehungen der Bandscheibe LV/SI mit den Blutgefäßen und den Ureteren im Retroperitonealraum
b Zahl und Lokalisation von 93 aus der Literatur gesammelten, bei Discushernienoperationen entstandenen Gefäßverletzungen.
Die Prozentwerte entsprechen den jeweils beobachteten Todesfällen. (Nach DE SAUSSURE 1959)

der oft etwas „zackige" Verlauf der A. spinalis anterior. Mit der Ausbildung dieser Arterie geht auch eine Reduktion der segmentalen Zuflüsse einher. Sie betrifft die caudalen Segmente wesentlich stärker als die cranialen, wobei in diesem Bereich eine dominierende Zuleitung, die spätere *A. radicularis magna*, entsteht.

Die histologische Ausdifferenzierung der Gefäßwände erfolgt erst, wenn der definitive Verlauf festgelegt ist. Etwa von der 10.–20. Schwangerschaftswoche schreitet sie von caudal nach cranial und von ventral nach dorsal fort.

2. Die extramedullären Zuflüsse zum Rückenmark

Das Rückenmark bezieht sein Blut aus einer oberen, mittleren und unteren Hauptquelle. Die obere wird von Ästen der *A. subclavia* gebildet (*Aa. vertebralis, cervicalis ascendens, cervicalis profunda et intercostalis suprema*). Von der mittleren wird Blut aus den *Aa. intercostales 3–11, subcostalis et lumbales 1–4* in den Wirbelkanal geleitet. Die untere Quelle ist für das Rückenmark von geringer Bedeutung, sie besteht aus Ästen der *A. iliaca interna* (*Aa. sacralis lateralis et iliolumbalis*) (Abb. 258).

Die genannten Arterien geben direkt oder aus weiteren Verzweigungen *Rami spinales* ab. Jeder Ramus spinalis tritt durch das Foramen intervertebrale in den Wirbelkanal ein und teilt sich gesetzmäßig in drei Äste auf, nämlich in die *Aa. canalis vertebralis anterior et posterior* für die Versorgung der Wirbelsäule und die *A. nervomedullaris* für das Rückenmark und seine Hüllen (Abb. 215a). Die letztgenannte teilt sich in die *Aa. radiculares anterior et posterior*. Die vorderen Wurzelarterien bilden auf der ven-

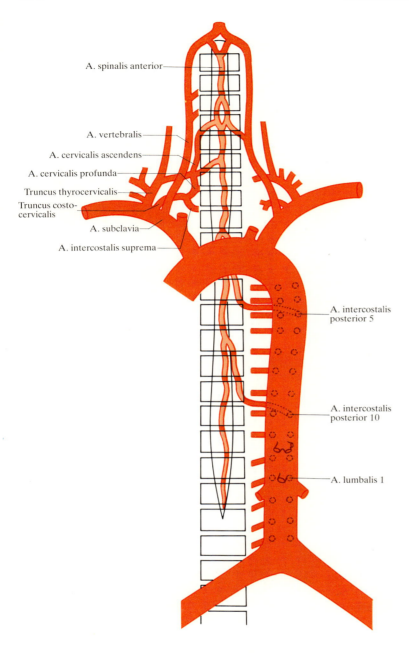

Abb. 258. Die Blutzuflüsse zum Rückenmark (schematisch) (Nach PISCOL 1972)

tralen Rückenmarksoberfläche die unpaare *A. spinalis anterior*, während die hinteren in die *Aa. posterolaterales* auslaufen.

a) Aa. nervomedullares

Bei vollständiger Ausbildung teilt sich eine A. nervomedullaris in eine *A. radicularis anterior* und eine *A. radicularis posterior*. Diese versorgen neben den entsprechenden Wurzeln das Rückenmark, indem sie an dessen Oberfläche Längsanastomosen bilden. Dieses ursprüngliche Verhalten ist jedoch nur in wenigen Segmenten zu finden, denn die primär streng segmentale und symmetrische Anlage des spinalen Gefäßsystems erfährt im Lauf der pränatalen Entwicklung beträchtliche Rückbildungen. Diese betreffen das System mehr oder weniger in ganzer Länge, sind aber im caudalen Bereich besonders ausgeprägt. Folgende Abweichungen vom Anlageschema werden beobachtet:

- Die A. nervomedullaris setzt sich ausschließlich in eine Vorder- oder Hinterwurzelarterie fort.
- Die A. nervomedullaris erschöpft sich in den Aa. radiculares und ist überhaupt nicht an der Versorgung des Rückenmarks beteiligt.

b) Aa. radiculares (Abb. 259a)

Die Aufteilung der A. nervomedullaris erfolgt in der Regel außerhalb der Dura. Die Aa. radiculares begleiten die Wurzeln der Spinalnerven, haben aber meist eine eigene Durchtrittsstelle durch die harte Rückenmarkshaut. Diese liegt vorwiegend ventral der Wurzeldurchtrittsstelle, in der unteren Rückenmarkshälfte häufiger ventrocaudal, in der oberen oft ventrocranial. Entsprechend liegen die Wurzelarterien ventral von den Wurzeln, bzw. an ihrem unteren oder oberen Rand. Die Rückenmarksoberfläche erreichen sie aber in der Regel mit den mittleren Fila radicularia. Bei ihrem Durchtritt durch die Dura geben sie feine Äste an diese ab.

Die Zahl derjenigen Wurzelarterien, welche beim Erwachsenen das Rückenmark erreichen, zeigt große individuelle Schwankungen. Sie wird daher von verschiedenen Autoren sehr unterschiedlich angegeben. Bei einem Minimum von 14 und einem Maximum von 35 beträgt die mittlere Zahl etwa 20. Das Verhältnis der Zahl der Vorderwurzelarterien zu derjenigen der Hinterwurzelarterien beträgt im Mittel nach JELLINGER (1966) 1:3,7.

α) Aa. radiculares anteriores

Obwohl Vorderwurzelarterien in geringerer Zahl vorkommen als Hinterwurzelarterien, stellen sie dank ihres größeren Kalibers die maßgeblichen Zuflüsse für große Rückenmarksabschnitte dar. Ihre Gesamtzahl beträgt im Minimum 2, im Maximum 17, im Mittel 6 (Abb. 260). Die Vorderwurzelarterien sind selten symmetrisch, sondern alternierend angeordnet, mit deutlichem Linksüberwiegen im Thorakal- und oberen Lendenmark. Ihre Segmentverteilung zeigt ein Maximum im Bereich von C_{5-7}, ein Minimum bei C_8–Th_2 und ab $L_{3/4}$ (Abb. 261). Berücksichtigt man das Kaliber (Abb. 262), lassen sich 4 Territorien unterscheiden:

- im Halsmark kommen vordere Wurzelarterien aller Größenklassen vor
- im oberen Brustmark fehlen die großen Arterien
- im unteren Brust- und oberen Lendenmark überwiegen große Arterien
- im caudalen Rückenmarksbereich sind nur noch kleine und sehr kleine Vorderwurzelarterien vorhanden.

Nach KADYI (1889) unterscheidet man 2 Grundtypen der arteriellen Rückenmarksversorgung: Der „paucisegmentale" Typ weist 2–5, der „plurisegmentale" 6 und mehr

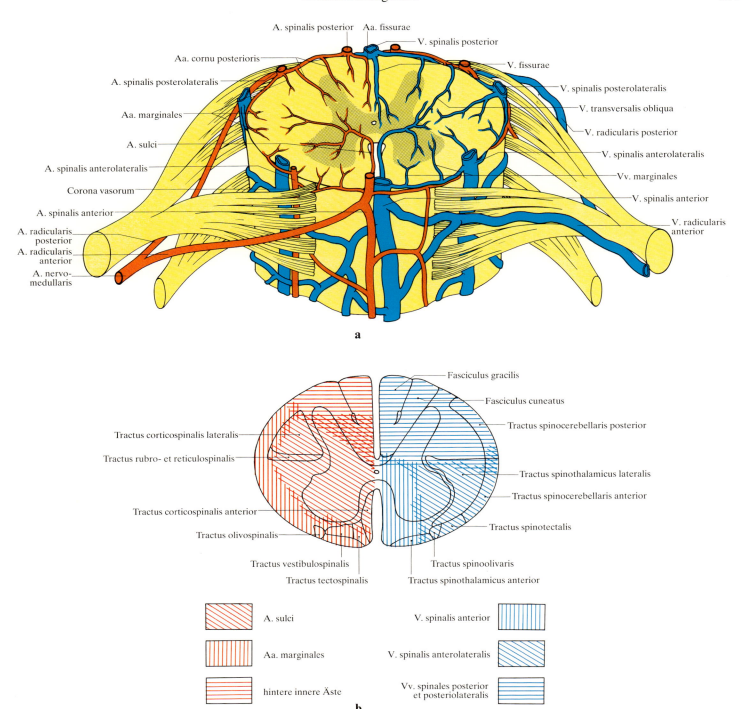

Abb. 259a, b. Schematische Darstellung der Gefäßversorgung des Rückenmarks
a Äußere und innere Rückenmarksgefäße. b Binnenstromgebiete des Rückenmarks. *Rot:* Arterien; *blau:* Venen (Nach Jellinger 1966, Gillilan 1970)

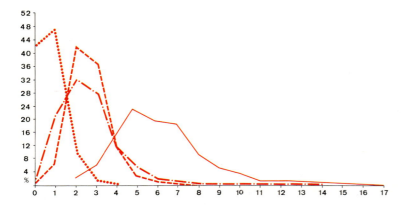

Abb. 260. **Mittlere Verteilung der Vorderwurzelarterien** am menschlichen Rückenmark bei 685 Fällen. (Nach JELLINGER 1966). —— Gesamtzahl; –·–·–· Halsmark; ––– Brustmark; ⋯ Lumbosakralmark

Vorderwurzelarterien auf. Von 700 ausgewerteten menschlichen Medullae gehörten nach JELLINGER (1966) 45% zur paucisegmentalen Form.

A. radicularis magna

Das größte Gefäß des Rückenmarks (Durchmesser bis 1,2 mm) ist eine Vorderwurzelarterie im Bereich des thorakolumbalen Übergangs. Es ist das wichtige Versorgungsgefäß der *Intumescentia lumbalis*. Dieses erstmals von *Adamkiewicz* (1882) als A. radicularis magna beschriebene Gefäß entstammt meist einer der untersten Intercostal-, selten einer der beiden oberen Lumbalarterien. In 73% der Fälle liegt sie links. Sie kann zwischen den Segmenten Th_6 und L_5 gelegen sein (Abb. 263). Am häufigsten findet man sie im 9. und 10. Brustsegment. Hohe Lokalisation (Th_{6-8}) kommt in 12%, mittlere (Th_{9-12}) in 62% und tiefe (ab L_1) in 26% (L_1 14,4%, L_2 10%, unterhalb L_2 1,6%) vor.

Die A. radicularis magna ist meist, aber nicht immer, der caudalste Zufluß zur Ventralseite des Rückenmarks. JELLINGER (1966) fand unter fast 400 Fällen bei thorakaler Lokalisation der A. radicularis magna in 40% eine, in 6,5% zwei und bei 1,5% drei tiefere Vorderwurzelarterien. Bei lumbaler Lage waren in 28,4% eine, in 4,4% zwei und in 0,5% drei caudalere Arterien vorhanden. Nach LAZORTHES et al. (1962) und HETZEL (1965) soll sich die A. radicularis magna regelmäßig in einen vorderen und einen hinteren Ast aufteilen, die sich mit dem ventralen bzw. dorsalen Längssystem des Rückenmarks verbinden. Nach HOUDART et al. (1965) und JELLINGER (1966) zeigt die A. radicularis magna jedoch nur in knapp einem Viertel der Fälle ein solches Verhalten und leistet daher in der Mehrzahl keinen Beitrag zum dorsalen Gefäßsystem des Rückenmarks.

Die Wurzelarterien halten sich in ihrem Verlauf an die Spinalnervenwurzeln. Da diese caudalwärts immer steiler nach unten verlaufen und länger werden, nehmen auch die Arterien an Länge zu. Diese beträgt zwischen Durchtritt durch die Dura und Verzweigung bzw. Einmündung in die A. spinalis anterior im oberen Halsmark 2–5 mm, im mittleren Brustmark 2–3,5 cm, für die A. radicularis magna und tiefere Gefäße 5 und mehr cm.

Vor ihrer Einmündung in die A. spinalis anterior teilen sich die Vorderwurzelarterien Y-förmig in einen *Ramus descendens* und einen *Ramus ascendens*. Je nach Verlauf der Arterie sind die Verhältnisse an der Gabelungsstelle verschieden. Bei schräg aufwärts verlaufenden Arterien, also in der unteren Hälfte des Rückenmarks, setzt der Ramus ascendens die Richtung des Stammes fort, um mit einem sanften Bogen in die Längsrichtung einzuschwenken. Der Ramus descendens aber muß einen „Haken schlagen", um in die Längsrichtung zu kommen. Dabei ist im thorakolumbalen Übergangsbereich der Ramus descendens stärker als der Ramus ascendens. Dieses Verhalten ist auch für die A. radicularis magna die Regel. Ihr dünner Ramus ascendens soll vereinzelt fehlen (TUREEN 1938, LAZORTHES et al. 1962). Im mittleren und oberen Thoraxbereich sind in annähernd der Hälfte der Fälle beide Äste gleich stark, in 30% ist der Ramus descendens, in 20% der Ramus ascendens stärker. In der Cervicalregion verlaufen die Wurzelarterien horizontal über die Rückenmarksoberfläche und ihre Aufteilung kann T-förmig sein. Zu je einem Drittel sind die beiden Äste gleichstark, oder der eine oder andere stärker. Häufiger als in anderen Abschnitten können am Hals im gleichen Segment 2 gegenseitige Arterien aufeinandertreffen. Ihre Äste laufen dann häufig eine Strecke weit parallel nebeneinander, bevor sie sich in der Mittellinie zu einem unpaaren Gefäß vereinen.

β) Aa. radiculares posteriores

Die Zahl der Hinterwurzelarterien beträgt nach JELLINGER (1966) 8–28, im Mittel 14. Ihre Verteilung auf die einzelnen Segmente geht aus Abb. 261 hervor. Ihre Häufigkeit ist im Halsbereich geringer als die der ventralen Wurzelarterien, im unteren Thorakal- und im Lumbalbereich aber deutlich höher. Sie zeigen ebenfalls ein Minimum zwischen C_8 und Th_2 sowie im Bereich des Conus medullaris. Häufiger als auf der Ventralseite findet man dorsal in einem Segment beidseits eine Wurzelarterie.

Die Hinterwurzelarterien sind erheblich dünner als die Vorderwurzelarterien. Wie Abb. 264 zeigt, kommen großkalibrige Arterien (Durchmesser über 600 μ) überhaupt nicht vor. Vom Kaliber wie von der Zahl der Gefäße her ergibt sich ein dorsales Zuflußmaximum im thorakolumbalen Übergangsbereich.

A. radicularis magna posterior

Verschiedene Autoren postulieren ein solches Gefäß (GILLILAN 1958, LAZORTHES et al. 1957/58, 1962, ROMANES 1965, JELLINGER 1966). Andere erwähnen es nicht, oder bestreiten seine Existenz (CORBIN 1961, CLEMENS 1966, DJINDJIAN 1970, DOMISSE 1980). Nach JELLINGER ist in

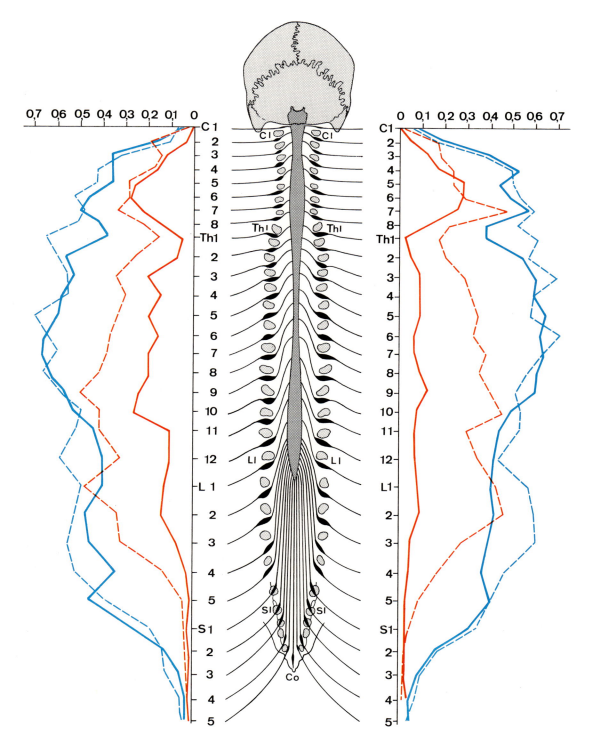

Abb. 261. Mittlere Anzahl von Vasa radicularia anteriora et posteriora in den einzelnen Segmenten rechts und links bei 700 Fällen. (Nach JELLINGER 1966). *Rot:* Arterien; *blau:* Venen; —— Vasa radicularia anteriora; ‒‒‒ Vasa radicularia posteriora

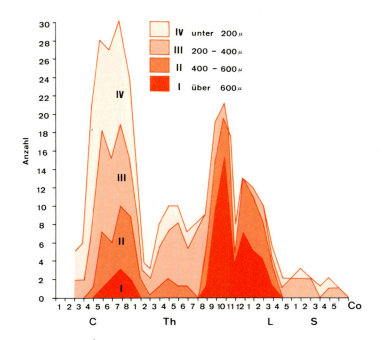

Abb. 262. Segmentale Verteilung der Vorderwurzelarterien unter Berücksichtigung des Gefäßkalibers (Nach Piscol 1972)

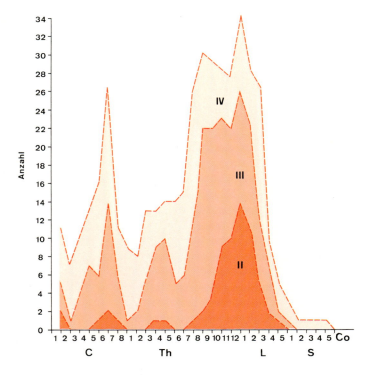

Abb. 264. Segmentale Verteilung der Hinterwurzelarterien unter Berücksichtigung des Gefäßkalibers (Nach Piscol 1972). II–IV wie Abb. 262

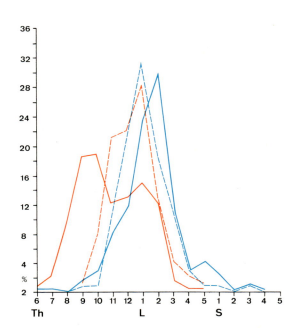

Abb. 263. Prozentuale Segmentverteilung der Vasa radicularia magna (nach Jellinger 1966)
Rot: Arterien; *blau:* Venen; —— Vasa radicularia magna anteriora. --- Vasa radicularia magna posteriora

etwa 75% der Fälle eine etwas größere caudale Hinterwurzelarterie zu erkennen, die jedoch nicht an die großkalibrigen Gefäße der Ventralseite heranreicht (Durchmesser 350–500 μ). Ihre Lokalisation ist tiefer als die der A. radicularis magna anterior (Abb. 263).

Die Hinterwurzelarterien verzweigen sich in gleicher Weise wie die Vorderwurzelarterien. *Ramus ascendens* und *Ramus descendens* münden in die *A. spinalis posterolateralis* ein. Gelegentlich können aber einer von ihnen oder beide zwischen den Wurzelfäden weiter dorsalwärts ziehen und sich mit der *A. spinalis posterior* verbinden.

3. Das oberflächliche Arteriennetz des Rückenmarks
(Abb. 259, 265)

Die Wurzelarterien speisen ein dichtes an die Pia mater spinalis geheftetes Gefäßnetz, in welchem 3 durchgehende Längsanastomosen und zarte Querverbindungen zu erkennen sind.

a) A. spinalis anterior

Das ventrale Rückenmarkslängsgefäß ist in seinem Verlauf keine einheitliche Arterie von gleichmäßigem Kaliber. Sie beginnt auf Höhe von C_{1-3} durch den Zusammenfluß der *Aa. spinales anteriores* aus den *Aa. vertebrales* und zieht in oder neben der Fissura mediana ventralis z.T. stark geschlängelt bis zum Filum terminale.
Ihr Erscheinungsbild hängt stark vom Abstand, der Stärke und der unterschiedlichen Art der Einmündung der Vorderwurzelarterien ab. Schon die Spinaläste aus der A. vertebralis als oberste Zuflüsse weisen erhebliche Variationen auf. Nach Piscol (1972) sind beide in 30% gleich stark, in 56% besteht eine erhebliche Seitendifferenz und in 14%

ist der eine der beiden Äste mehr oder weniger rudimentär und erreicht das Längsgefäß nicht. Beide können aber auch mit dem Ramus ascendens der obersten cervicalen Wurzelarterie anastomosieren und erst über diese Anschluß ans Längsgefäß finden.

Doppelläufigkeit über ein oder mehrere Segmente kommt im Bereich des Halsmarks recht oft vor. Im Thorakal- und Lumbalbereich verläuft das Gefäß im allgemeinen jedoch recht geradlinig.

Die Frage, ob die A. spinalis anterior ein in ganzer Länge des Rückenmarks durchgehendes Rohr sei, ist umstritten.

WOOLLAM und MILLER (1955), CORBIN (1961), LAZORTHES et al. (1962), DJINDJIAN (1971) und PISCOL (1972) beschreiben sie als diskontinuierlich. Vor allem im Cervicalabschnitt sollen Unterbrüche von bis zu 5 mm Länge vorkommen. Nach CLEMENS (1966) und JELLINGER (1966) gibt es nirgends eine vollständige Unterbrechung der Ventralanastomose. Bei den oberflächlichen Unterbrüchen werde die funktionelle Kontinuität durch Anastomosen in der Tiefe der Fissura mediana ventralis gewährleistet. Das *Kaliber* der A. spinalis anterior variiert von Abschnitt zu Abschnitt recht stark. Sie erreicht im Halsmark einen Durchmesser bis 500 µ, im Brustmark bis 340 µ und im Lendenmark bis über 1 000 µ. Caudal besteht sie praktisch nur aus dem Ramus descendens der A. radicularis magna. Ihr beträchtliches Kaliber in diesem Bereich erklärt sich aus der hier sehr weit getriebenen Reduktion der segmentalen Zuflüsse. Im allgemeinen ist das Kaliber in der Mitte zwischen zwei solchen Zuflüssen am geringsten. Die Minima betragen im Halsbereich 60 µ, thorakal 45 µ und lumbal 120 µ. Die Regionen der engsten Stellen zwischen zwei Wurzelarterien wurden von SUH und ALEXANDER (1939) als „Wasserscheiden" bezeichnet, wobei eine Zone im unteren Teil des mittleren Brustmarks besonders gefährdet sein soll. CLEMENS (1966) lehnt jedoch diese „Wasserscheidentheorie" ab.

Im Bereich des Conus medullaris, zwischen S_3 und S_5, ist die A. spinalis anterior durch zwei *Rami cruciantes* mit dem dorsalen Längssystem verbunden.

b) Aa. spinales posterolaterales

Diese Längsanastomosen der hinteren Wurzelarterien liegen jederseits lateral der Wurzeleintrittszone, segmentweise können sie auch medial davon verlaufen. Ihr oberster Zufluß (*A. spinalis posterior*) stammt aus der A. vertebralis oder der A. cerebelli inferior posterior. Gelegentlich sind beide Ursprünge gleichzeitig vorhanden, seltener fehlen sie ganz, so daß die erste dorsale Wurzelarterie zum obersten Zufluß wird.

Die Aa. spinales posterolaterales verlaufen meist stark geschlängelt und sind nur etwa halb so dick wie die A. spinalis anterior. Nach Messungen von JELLINGER (1966) beträgt ihr Kaliber im Halsbereich 150–260 µ, im Brustbereich 50–130 µ im Lumbalabschnitt 100–200 µ. In den oberen zwei Dritteln des Brustmarks kann sie sich in ein zartes Maschenwerk auflösen. Caudal ist sie durch die Rami cruciantes mit der A. spinalis anterior verbunden. Über durchgehenden oder unterbrochenen Verlauf der beiden dorsalen Längsketten herrscht die gleiche Kontroverse wie bei der A. spinalis anterior, und es treten die gleichen Autoren für Kontinuität bzw. Diskontinuität ein wie dort.

c) Kleine Längsketten und Querverbindungen

Die drei großen Längssysteme sind durch zarte, selten mehr als 100 µ starke Seitenäste verbunden. Diese bilden unter sich inkonstante, diskontinuierliche Längsanastomosen, welche sich meist nur über wenige Segmente erstrecken. Sie werden auch als Längsketten 2. Ordnung bezeichnet (NOESKE 1958, ROMANES 1965).

α) **Die Aa. spinales anterolaterales** verlaufen zwischen den Vorderwurzeln und dem Seitenstrang.

β) **Die Aa. spinales laterales** liegen an der Seitenfläche des Rückenmarks.

γ) **Die Aa. spinales posteriores** finden sich immer medial der Hinterwurzeln, oft nahe der Mittellinie.

Da es sich bei diesen Längsketten 2. Ordnung um diskontinuierliche Systeme mit oft größeren Unterbrechungen handelt, sind auf einem Querschnitt selten alle gleichzeitig zu sehen.

Unter den Querverbindungen sind zwei im Bereich des Conus medullaris besonders kräftig und bedeutungsvoll. Sie wurden als *Rr. cruciantes* bereits erwähnt.

4. Die Binnengefäße des Rückenmarks (Abb. 259)

Von den Längsstämmen und dem Arteriennetz, das die Rückenmarksoberfläche umspinnt, dringen Äste in die Medulla spinalis ein. Zwei Gruppen können unterschieden werden: eine zentrale Gruppe versorgt vorwiegend die graue Substanz und eine periphere vorwiegend die weiße.

a) Zentrales System: Aa. sulci

Von der A. spinalis anterior gehen gestreckt verlaufende Äste, Aa. sulci, in die *Fissura mediana ventralis* und dringen in deren Tiefe in die *Commissura alba* ein, um sich baumförmig in die graue Substanz zu verzweigen. Ihre Gesamtzahl wird mit 180–300 angegeben. Nach JELLINGER (1966) sind es 182–280, im Mittel 220 ± 46 pro Rückenmark.

Durchschnittliche regionale Verteilung und Kaliber nach dem gleichen Autor:

Halsmark (Länge ca. 11 cm):	70	⌀ 90–200 µ
Brustmark (Länge 20–22 cm):	60	⌀ 60–80 µ
Lendenmark (Länge ca. 6 cm):	50–70	⌀ bis 120 µ
Sacralmark (Länge 2–3 cm):	20–25	

Pro cm Rückenmark gibt es im Hals- und Lendenabschnitt 23mal soviele Sulcusarterien wie im Brustabschnitt, was mit der Masse der grauen Substanz korreliert.

Die Aa. sulci dringen alternierend in die rechte oder linke Rückenmarkshälfte ein, je nachdem ob sie der ursprünglichen rechten oder linken Anlage der A. spinalis anterior entstammen. Nur im Lumbosacral- und vereinzelt im unteren Brustmark sollen kurze Stämmchen vorkommen, die sich nach beiden Seiten verzweigen.

Die Endäste der Sulcusarterien verlaufen teils vertikal auf- und absteigend, teils horizontal. Die vertikalen Äste liegen nahe dem Zentralkanal und können sich mit solchen der Nachbarsegmente verbinden. Die Existenz einer durchgehenden inneren Längsanastomose (*A. paracentralis* nach ADAMKIEWICZ 1882) ist jedoch umstritten.

Kurze horizontale Äste enden im Capillarnetz der zentralen Teile des Vorderhorns, lange ziehen bis zum Rand des Graus und z.T. in die benachbarte weiße Substanz. Ein besonderer *Ramus dorsalis* läuft zum Nucleus dorsalis.

b) Peripheres System: Corona vasorum

Das Oberflächennetz und die von ihm radiär ins Rückenmark eindringenden Äste werden als **Corona vasorum (Vasocorona)** bezeichnet.

- Die *Aa. marginales* sind kurz, dringen vor allem in die Vorderstränge ein und enden in der weißen Substanz. Daneben gibt es vor allem im Dorsalbereich längere Zweige, welche z.T. bis zur grauen Substanz vordringen.
- Die *Aa. fissurae* sind unpaare Äste der A. spinalis posterior, welche in größerer Zahl, aber mit kleinerem Kaliber als die Aa. sulci durch den Sulcus medianus dorsalis in die weiße Substanz der Hinterstränge vordringen.
- Die *Aa. interfuniculares* stammen aus den hinteren Längsgefäßen und versorgen vor allem den Fasciculus cuneatus.
- Die *Aa. cornu posterioris* stammen aus der A. spinalis posterior oder posterolateralis und ziehen zum Kopf des Hinterhorns.
- Die *Aa. cornu anterioris* versorgen von der A. spinalis anterior oder anterolateralis aus den ventrolateralen Rand des Vorderhorns.

c) Intramedulläre Capillaren

Die Rückenmarkscapillaren sind in der weißen Substanz als weitmaschiges, longitudinal eingestelltes Netz angeordnet. In der grauen Substanz dagegen findet man dichte, knäuelförmige Strukturen mit deutlicher Beziehung zur Zytoarchitektonik (SARTESCHI u. GIANNINI 1960). Die Capillaren sind in den Intumeszenzen dichter angeordnet als in den übrigen Abschnitten. Ebenso sind sie im Vorderhorn dichter als im Hinterhorn.

Nach CLEMENS (1966) sind die Grenzzonen zwischen dem ventralen und dorsalen sowie dem zentralen und peripheren Versorgungsbereich nur spärlich capillarisiert und daher besonders gefährdet. Andere Autoren (z.B. TURNBULL et al. 1966) geben eine stärkere Überlappung der verschiedenen System an, von welcher das Hinterhorn jedoch meist ausgespart bleibe.

5. Venen des Rückenmarks

Das Venensystem des Rückenmarks zeigt gewisse Unterschiede zum Arteriensystem, zu dem es nicht durchwegs parallel verläuft. Im allgemeinen ist seine segmentale Gliederung stärker ausgeprägt als die der Arterien.

a) Binnenvenen (Abb. 259)

Das Capillarnetz des Rückenmarks wird durch horizontale, radiär zur Oberfläche ziehende Venen drainiert. Ähnlich wie bei den Arterien kann ein peripheres und ein zentrales System unterschieden werden. Die Venen des peripheren Systems sind aber im allgemeinen länger als die entsprechenden Arterien, da sie meist in den peripheren Teilen der grauen Substanz beginnen.

α) **Die peripheren Vv. marginales** sind zahlreich und leiten das Blut aus den Seiten- und Vordersträngen und dem angrenzenden Grau in die Quervenen an der Oberfläche ab.

β) **Das zentrale System** besteht aus vorderen und hinteren Medianvenen, welche als unpaare Gefäße in oder neben der Mittellinie verlaufen. Dorsal sind dies die

- *Vv. fissurae et interfasciculares*. Sie sammeln das Blut aus den Hintersträngen, sind konstanter als die ventralen Medianvenen und kaliberstärker als die gleichnamigen Arterien. Sie münden in die *V. spinalis posterior*.
- *Vv. cornu posterioris* drainieren besonders die Substantia gelatinosa und den Nucleus dorsalis zur *V. spinalis posterior* oder *posterolateralis* oder in eine Querverbindung.
- *Vv. transversales obliquae* ziehen aus dem Zentrum des Vorderhorns durch das Hinterhorn oder den Seitenstrang zu den hinteren Längsvenen. Sie sollen quasi als „Wasserschloß" den intramedullären Druck stabilisieren (SUH u. ALEXANDER 1939).

Ventral besteht das zentrale System aus den

- *Vv. sulci*. Diese wurzeln in den Vorderhörnern, im intermediären Grau, Teilen des Nucleus dorsalis und in der Commissura alba. Sie münden in die *V. spinalis anterior*. Ihr Einzugsgebiet ist deutlich kleiner als das Versorgungsgebiet der Sulcusarterien (Abb. 259b). Ihre Zahl ist gleich derjenigen der Sulcusarterien, kann aber auch nach oben oder unten abweichen. Ihr Kaliber beträgt im Mittel 100 μ und entspricht dem der Arterien. Sie weisen zahlreiche intra- und extramedulläre Längs- und Schräganastomosen auf, die sich oft über mehrere Segmente erstrecken.

b) Oberflächenvenen (Abb. 259)

In der Pia mater spinalis findet man ein dichtes Venennetz, das in seiner Anordnung stark von den Arterien abweicht. Es wird von zwei großen unpaaren Längsstämmen, welche zahlreiche Queräste aufnehmen, gebildet. Diese Queräste sind in auf- und absteigende Äste gegabelt, wodurch jederseits zwei weitere, jedoch inkonstante Längsanastomosen zustande kommen.

α) V. (mediana) spinalis anterior

Diese große unpaare Längsvene verläuft geschlängelt in oder nahe bei der *Fissura mediana ventralis* hinter der *A. spinalis anterior*. Cranial steht sie mit dem Venensystem um den Hirnstamm in Verbindung. Caudal geht sie bei 56–70% (v. QUAST 1961) in die *V. terminalis* über, welche mit dem *Filum terminale* bis zur Spitze des Duralsackes zieht, diesen durchbohrt und sich mit epiduralen Venen verbindet. In den restlichen Fällen endet die V. spinalis anterior mit dem Ramus descendens der *V. radicularis magna anterior*, welche dann zahlreiche Venenstämmchen aus dem *Conus medullaris* und dem *Filum terminale* aufnimmt.

Nicht selten kommen streckenweise Verdoppelungen, gelegentlich sogar Verdreifachungen vor. Sie erstrecken sich über umso mehr Segmente, je weiter unten sie sich befinden. Es können auch kurze Unterbrüche des Venenstammes, besonders im Halsbereich, beobachtet werden.

Das Kaliber der V. spinalis anterior schwankt zwischen 0,3 und 1,5 mm. Es nimmt im allgemeinen von cranial nach caudal zu. Die Vene ist daher im Lumbosacralbereich am stärksten, nimmt als V. terminalis dann aber rasch ab.

β) V. (mediana) spinalis posterior

Diese hintere Längsvene, der keine Arterie entspricht, verläuft ununterbrochen über die ganze Länge des Rückenmarks. Sie nimmt das Blut der *Vv. fissurae et interfasciculares* auf. Cranial hat sie Verbindungen mit Venen des Hirnstammes und des Kleinhirns sowie mit den *Sinus petrosus inferior et cavernosus*. Sie endet am *Conus medullaris*, ohne in eine Terminalvene auszulaufen. Sie verläuft besonders in der unteren Rückenmarkshälfte stark geschlängelt. Ihr Kaliber ist sehr variabel, übertrifft aber im allgemeinen das der vorderen Längsvene.

γ) Vv. spinales anterolaterales

Lateral neben oder zwischen den Fila radicularia der Vorderwurzeln gelegen, nehmen sie Blut aus den Vorder- und Seitensträngen auf. Sie sind mit der *V. spinalis anterior* quer verbunden und entlassen ihr Blut in die *vorderen Wurzelvenen*. Sie weisen ein erheblich stärkeres Kaliber auf als die gleichnamigen Arterienketten, sind aber wie diese häufig unterbrochen oder in feine Netze aufgelöst. Sie sind im Halsbereich am kräftigsten entwickelt und nehmen lumbalwärts ab.

δ) Vv. spinales posterolaterales

Sie liegen lateral neben den Hinterwurzelfäden und sind durch Queranastomosen mit der *V. spinalis posterior* verbunden. In sie ergießt sich das Blut aus den Hinterhörnern und Hintersträngen. Über die *Vv. transversales obliquae* stehen sie auch mit dem ventralen Venensystem in Verbindung. Ihr Kaliber ist dort groß, wo das der V. spinalis posterior klein ist und umgekehrt. Sie sind jedoch häufig unterbrochen und reichen nur bis in das Gebiet der V. radicularis magna. Ihr Blut fließt im allgemeinen über die *Hinterwurzelvenen* ab. Nicht selten findet man aber davon unabhängige Äste, welche die Dura nach außen durchbohren.

ε) Quervenen

Über die Seitenflächen des Rückenmarks laufen dünne, unregelmäßige Venen, die aus der weißen Substanz austreten und ein relativ engmaschiges Netz bilden. In verschiedenen Abständen ist dieses an weite Queräste angeschlossen, welche horizontal oder schrägverlaufende Anastomosen zwischen den Längsvenen bilden. Den Aa. cruciantes entsprechende Venen sind nicht vorhanden.

c) Vv. radiculares

Die Oberflächenvenen des Rückenmarks werden über die Wurzelvenen entleert. Diese entsprechen den Wurzelarterien, verlaufen aber unabhängig von ihnen. Sie sind den Nervenwurzeln meist eng angeschlossen und treten zusammen mit ihnen durch die Dura. Sie haben seltener als die Arterien eine eigene Durchtrittsstelle.

Die Gesamtzahl der Wurzelvenen ist wesentlich höher als die der Arterien. Nach Angaben von verschiedenen Autoren schwankt sie zwischen 15 und 70 bei einem Mittel von 56 (v. QUAST 1961, JELLINGER 1966).

α) Vv. radiculares anteriores

Diese Venen leiten das Blut aus den vorderen Längsvenen ab. Im Hals- und Brustbereich vereinigen sich oft 2–3 Wurzelvenen vor dem Duradurchtritt zu einem gemeinsamen Stämmchen. Im Hals- und Lendenabschnitt erfolgt der Durchtritt praktisch immer zusammen mit der Wurzel. Am Brustmark hat etwa ein Drittel eine eigene Öffnung in der Dura (FERRI u. FRIGNANI 1964). Ihre Zahl beträgt nach JELLINGER (1966) 11–40, im Mittel 23. Ihre Segmentverteilung geht aus Abb. 261 hervor.

Die Kaliberbestimmungen unterliegen großen Fehlerquellen. JELLINGER (1966) maß im Hals- 160–480 μ, im Brust- 80–960 μ und im Lendenteil bis 1000 μ.

– **V. radicularis magna anterior**

Das caudale Rückenmark wird von mehreren mächtigen Venen drainiert. In bis zu 90% kann eine von ihnen als V. radicularis magna identifiziert werden. Sie liegt tiefer als die A. radicularis magna, am häufigsten bei L_2, mit einem Seitenverhältnis von 2:3 zugunsten von links (JELLINGER 1966) (Abb. 263).

β) Vv. radiculares posteriores

Sie drainieren die hinteren Längsvenen und verlaufen am Hals- und Sacralmark fast immer mit den Wurzeln durch die Dura, während sie am Brust- und Lendenmark in einem Drittel der Fälle eine eigene Durchtrittsstelle haben (FERRI u. FRIGNANI 1964). Ihre Zahl wird in der Literatur mit 6–42 angegeben. JELLINGER (1966) fand bei Extremwerten von 12–42 ein Mittel von 25. Ihre Segmentverteilung ergibt sich aus Abb. 261.

Ihr Kaliber ist stärker als das der ventralen Wurzelvenen. JELLINGER (1966) fand im Hals- 100–800 μ, Brust- 160–960 μ und Lendenabschnitt 350–1600 μ.

- **V. radicularis magna posterior**
  In etwa 80% läßt sich eine hintere V. radicularis magna erkennen. Sie liegt etwas höher als die vordere, meist bei L_1 und zeigt keine gesicherte Seitenbevorzugung (Abb. 263).

d) Extradurale Abflüsse

α) Extraduraler Abschnitt der Wurzelvenen

Unmittelbar nach dem Durchtritt durch die Dura sind die Wurzelvenen mit Klappen versehen, welche einen Rückfluß des Blutes in die intraduralen Venen, aber auch eine Injektion der Rückenmarksvenen von außen verhindern (OSWALD 1961). Der extradurale Verlauf der Wurzelvenen ist verschieden und zeigt folgende Variationen:

- Vordere und hintere Wurzelvene bilden einen gemeinsamen Stamm, der in die Plexus venosi vertebrales interni oder in die segmententsprechende V. intervertebralis mündet.
- Vordere und hintere Wurzelvenen münden getrennt in die Wirbelvenenplexus oder in eine V. intervertebralis.
- Einmündung im nächstunteren Segment in die Wirbelvenengeflechte (CLEMENS 1961, 1962).

β) Die Plexus venosi vertebrales interni posterior et anterior

erstrecken sich, zwischen Dura und Periost eingebaut, von der Schädelbasis bis ins Sacrum. Cranial sind sie über die *Sinus atlantooccipitales* und den *Plexus basilaris* an die *Sinus durae matris encephali* angeschlossen. Sie bestehen im wesentlichen aus vier Längsstämmen, die durch Queranastomosen miteinander verbunden sind. Sie sind klappenlos und haben eine dünne Wand, in welcher glatte Muskulatur enthalten ist. Vom Wandbau her können sie nicht als Sinus aufgefaßt werden (CLEMENS 1961). Außer dem Blut aus dem Rückenmark nehmen sie auch dasjenige aus den Wirbeln auf. Der Abfluß erfolgt über die

γ) Vv. intervertebrales

Sie sind ebenfalls klappenlos und verlaufen mit den Spinalnerven durch die Foramina intervertebralia. Sie verbinden die inneren Wirbelvenengeflechte mit den *Plexus venosi vertebrales externi* und nehmen kleinere Venen aus den Wirbeln, Spinalganglien und Spinalnerven auf. Im Halsbereich münden sie vorwiegend in die *Vv. vertebrales*. Im thorakolumbalen Bereich in die *Vv. intercostales et lumbales* und im sacralen in die *Vv. sacrales mediana et laterales*.

Das System der Wirbelvenengeflechte mit seinen Verbindungen hat ein beachtliches Fassungsvermögen und einen großen Querschnitt. Da die Strömungsrichtung nicht durch Klappen festgelegt ist, kommt ihm als Kollateralkreislauf zum Cavasystem große funktionelle Bedeutung zu (BATSON 1957, ABRAMS 1958, CLEMENS 1961). Über retrograde Metastasierung in die Wirbelsäule s.S. 234, 299.

6. Funktionelle Gliederung des Rückenmarks-Gefäßsystems

Wie die vorangegangene Darstellung der Rückenmarksgefäße zeigt, bestehen je ein ventrales und dorsales Zu- und Abflußsystem. Während die beiden venösen Systeme durch sehr leistungsfähige intra- und extramedulläre Anastomosen verbunden sind, die einen allseits gesicherten Blutabfluß gewährleisten, lassen die beiden arteriellen Systeme eine gewisse Eigenständigkeit erkennen, sind aber nicht scharf voneinander getrennt. Anatomisch, wie funktionell läßt sich eine territoriale Längs- und eine Querschnittsgliederung erkennen.

a) Arterielle Längsterritorien

Von den Hauptquellen her lassen sich zwei Gefäßterritorien am Rückenmark erkennen: Das craniale wird von Ästen der A. subclavia versorgt, das caudale aus den segmentalen Körperwandästen der Aorta. Die Nahtstellen der beiden liegt bei den Segmenten $Th_{1/2}$. Das entspricht der Zone mit der geringsten Zahl von Zuflüssen. Sie stellt eine *hämodynamische „Grenzzone"* dar.

Funktionell ist die Zirkulation in den Längsarterien des Rückenmarks aus gegensinnig gerichteten Partialströmen zwischen den Lateralzuflüssen (Wurzelarterien) zusammengesetzt. Wo zwei solche Partialströme zusammentreffen, befinden sich weitere „Grenzzonen". Im caudalen Bereich läuft der Hauptstrom auf der Ventralseite abwärts, verbindet sich über die Rami cruciantes mit der dorsalen Doppelkette, in deren unterem Abschnitt er aufwärts fließt (Abb. 265a, b). Je kürzer die Abstände zwischen den seitlichen Zuflüssen sind, um so kürzer und zahlreicher sind die Partialstromgebiete. Man könnte leicht zur Auffassung verleitet werden, daß zahlreiche Zuflüsse eine gute, bzw. maximale Durchblutung garantieren, während wenige eine minimale Blutversorgung bedingen. Dieser Annahme haben verschiedene Autoren widersprochen (z.B. KUHLENDAHL 1966, JELLINGER 1966, PISCOL 1972), da die Durchblutung der einzelnen Rückenmarksabschnitte nicht allein von der Zahl der Zuflüsse abhängt. Nach den Untersuchungen von PISCOL (1972) verhält sich das Kaliber der Wurzelarterien umgekehrt proportional zu ihrer Zahl. Bei

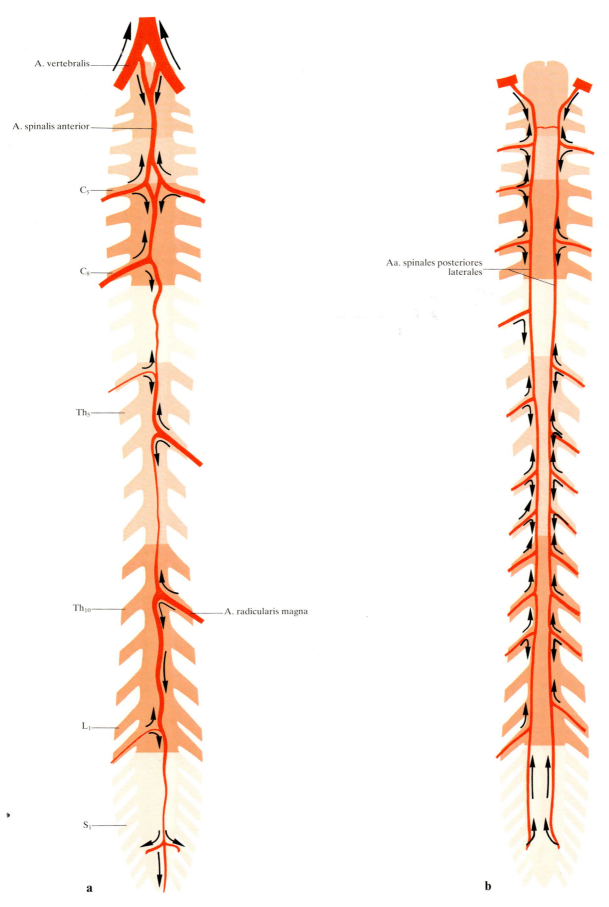

Abb. 265a, b. Arterielle Längsterritorien am Rückenmark
a Ventralseite. **b** Dorsalseite. Die Pfeile geben die Strömungsrichtung an (Nach JELLINGER 1966, PISCOL 1972)

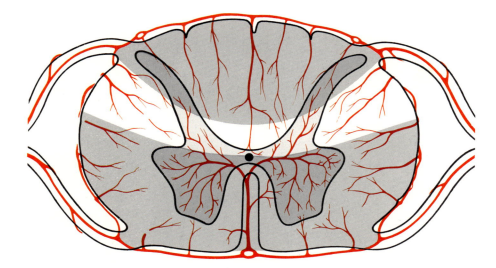

Abb. 266. Ventraler und dorsaler Gefäßversorgungsbereich im Rückenmarksquerschnitt
Auftreten einer Ischämie in der heller gezeichneten Grenzzone zwischen den beiden Versorgungsgebieten bei allgemeiner Minderdurchblutung des Rückenmarks

mehreren kleinen Arterien ist das Fassungsvermögen kleiner und der Druckabfall über die gleiche Strecke größer als bei einer größerkalibrigen Arterie. In Infusionsexperimenten an freigelegten Medullae hat der gleiche Autor gezeigt, daß bei normalen Druckverhältnissen die kleinen Gefäße in plurisegmental versorgten Abschnitten nicht in der Lage waren, ein angrenzendes Territorium mitzuversorgen. Aus den größeren Gefäßen in den paucisegmentalen Präparaten gelang dies jedoch regelmäßig. Bei erniedrigtem Infusionsdruck hingegen traten an langschenkligen Zwischenstrecken, also bei paucisegmentaler Versorgung, Mangelfüllungen auf. Plurisegmentale Versorgung ist folglich ungünstig bei plötzlich auftretenden lokalen Zuflußbehinderungen. Bei Störungen im Gesamtkreislauf, z.B. plötzlicher Blutdruckabfall, sind hingegen paucisegmental versorgte Rückenmarksabschnitte schlechter dran. Unter physiologischen Bedingungen sind alle Rückenmarksabschnitte adäquat versorgt. Grenzzonen im Sinn von mangeldurchbluteten Gebieten gibt es nicht. Unter Berücksichtigung der anatomischen und experimentellen Befunde unterscheidet PISCOL (1972) daher am Rückenmark vier verschiedenartige Versorgungsbereiche (Abb. 265):

1. **Obligate Vasoafferenzbereiche:** Dazu gehören die untere Cervicalregion (C_{5-8}) und die thorakolumbale Übergangsregion (Th_9-L_2). Die Wurzelarterien dieser Regionen sind nicht nur für die Versorgung der Intumeszenzen, sondern für das ganze Rückenmark von Bedeutung.
2. **Fakultative Vasoafferenzbereiche:** In der mittleren Cervical-(C_{3-4}) und der mittleren Thorakalregion (Th_{4-8}) wird die Art der Gesamtzirkulation und der Kompensationsmöglichkeiten durch zusätzliche Wurzelarterien unterschiedlicher Zahl und Größe wesentlich modifiziert.
3. **Vasodefizienzbereiche:** Die Zuflüsse in den Segmenten Th_{1-3} und L_3-Co spielen für die Beurteilung der Rückenmarksdurchblutung eine geringe Rolle.
4. **Variabler Vasoafferenzbereich:** Er umfaßt die beiden obersten Halssegmente, an welche zwar immer Äste aus dem intraduralen Abschnitt der Aa. vertebrales und den Aa. cerebelli posteriores inferiores herantreten. Sie zeigen jedoch große Unterschiede in Zahl, Kaliber und Reichweite, so daß PISCOL (1972) ihnen für die allgemeine Rückenmarksdurchblutung eine wesentlich geringere Bedeutung zumißt als ihnen allgemein zugestanden wird.

b) Querschnittsterritorien (Abb. 259b, 266)

Die arterielle Binnenversorgung gliedert sich in ein großes zentrales und ein peripheres Territorium. Das zentrale wird von ventral her über die Aa. sulci versorgt. Das periphere umfaßt das hintere Drittel des Rückenmarksquerschnittes, welches von Ästen des Dorsalsystems erreicht wird, sowie eine zirkuläre Randzone, in welche die Aa. marginales der Corona vasorum eindringen. Die intramedullären Stromgebiete sind funktionell weitgehend voneinander unabhängig. Es besteht eine Grenzzone im Bereich der hinteren Seitenstränge, im Rückenmarkszentrum und im ventralen Areal der Hinterstränge. Der venöse Abfluß zeigt ein Überwiegen der dorsalen und peripheren Zonen auf Kosten des ventralen und zentralen Bereiches (Abb. 259b).

7. Vasculäre Erkrankungen des Rückenmarks

a) Rückenmarksischämie

Bei Versagen der Rückenmarksdurchblutung können in Abhängigkeit von der Lokalisation des verantwortlichen

Gefäßverschlusses vor allem 2 typische Syndrome beobachtet werden: Das **Arteria spinalis anterior-Syndrom** (ZEITLIN u. LICHTENSTEIN 1936) und das **Grenzzonensyndrom** („letzte Bewässerungswiese") (ZÜLCH 1954).

Bei einem Verschluß der *A. spinalis anterior* kommt es zur Ischämie und damit zur Nekrose des größten Teils des ventralen Rückenmarksgebietes (Abb. 266) (ZEITLIN u. LICHTENSTEIN 1936, CORBIN 1961). Klinisch findet man, teilweise nach einem Prodromalstadium, ein meistens akut einsetzendes partielles Querschnittssyndrom. In den meisten Fällen besteht eine weitgehend symmetrische Paraplegie. Hohe Läsionen (im Cervical- und Thorakalmark) zeigen initial eine schlaffe, später spastische Lähmung, während ausgedehnte Läsionen im Lumbal- und Sacralbereich dauernd schlaffe Lähmungen bewirken. Unterhalb des Herdes besteht eine doppelseitige *Störung der Schmerz- und Temperaturempfindung*, wobei das erste betroffene Dermatom gut mit der Höhe des Herdes übereinstimmt. Die Berührungs- und Lageempfindung ist typischerweise ungestört. *Sphincterstörungen* werden nie vermißt (BARTSCH 1972).

Als Ursachen für ein A. spinalis anterior-Syndrom kommen neben dem thrombotischen Verschluß dieses Gefäßes auch Störungen in vorgeschalteten Arterienstämmen in Frage, z.B. eine unabsichtliche Ligatur der *A. radicularis magna* (ADAMKIEVICZ 1882) im Verlaufe einer Operation im Bauchraum. Beim *Aneurysma dissecans* der Aorta sind solche Störungen typisch, sie werden bei 15–30% der Patienten beobachtet (SHENNAN 1934, WEISMAN u. ADAMS 1944).

Bei gleichzeitiger Minderdurchblutung im Stromgebiet der Aa. spinales anterior et posteriores kommt es zur Ischämie im Grenzgebiet zwischen beiden Gefäßarealen (*Grenzzonensyndrom*) (Abb. 266). Solche Patienten weisen bei typischer Ausbildung des klinischen Syndroms *dissoziierte Empfindungsstörungen* (vgl. S. 285) sowie *schlaffe Paraparesen* auf (BARTSCH 1972).

b) Gefäßmißbildungen (Angiome)

Unter dem Begriff der Rückenmarksangiome verstehen wir Gefäßmißbildungen, die aus lokalisierten Ansammlungen einer abnormen Zahl von abnorm gebauten Blutgefäßen bestehen.

Bei Störungen in der sekundären Reduktion des capillären Gefäßnetzes im Stadium von etwa 6 Wochen (s.S. 268) persistieren abnorme Gefäßverbindungen, die sich als Folge des abnormen Wandaufbaus erweitern und wegen eines abnormen Längenwachstums aufknäueln. Die zuführenden Gefäße sind überzählige persistierende Segmentarterien (JELLINGER 1978). Die so entstandenen spinalen Angiome sind gelegentlich mit anderen Mißbildungen der Haut (Angiome, Naevi), der Wirbelsäule (Wirbelangiome, Wirbeldeformationen, Skoliosen), anderer Gefäßareale des Zentralnervensystems (Angiome), des Rückenmarks (Syringomyelie, Spina bifida) und mit echten Gefäßtumoren vergesellschaftet (JELLINGER 1978). Sie können isoliert

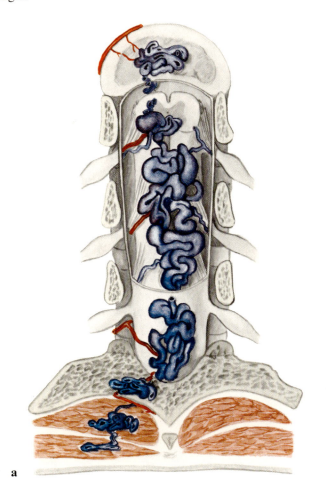

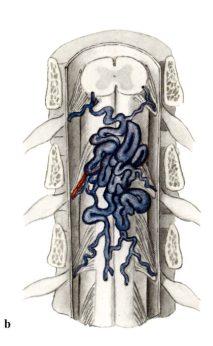

Abb. 267a, b. Spinale, arteriovenöse Angiome
a Globales, arteriovenöses Angiom im Wirbelkörper, im Innern des Rückenmarks, im Subarachnoidealraum, im Extraduralraum, im Wirbelbogen und in der Rückenmuskulatur
b Isoliert dorsal gelegenes, arteriovenöses Angiom

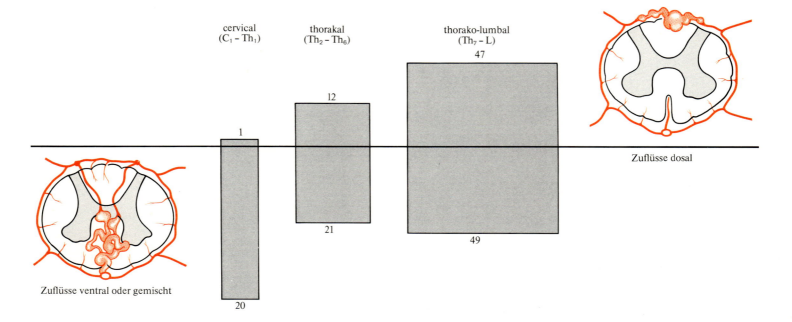

Abb. 268. Spinale, arteriovenöse Angiome – Höhenverteilung und Gefäßzuflüsse
Häufigkeitsverteilung von 150 spinalen arteriovenösen Angiomen entlang des Rückenmarks und Ursprung der Gefäßzuflüsse (dorsal gegenüber ventral und gemischt dorso-ventral) von 21 cervicalen (C_1–Th_1), 33 thorakalen (Th_2–Th_6) und 96 thoraco-lumbalen (Th_7–S) Gefäßmißbildungen (Zahlen von DJINDJIAN 1978)

und kombiniert im Bereiche der Weichteile und Wirbelkörper, im Extradural-, Subdural- und Subarachnoidealraum sowie im Rückenmark selbst auftreten (Abb. 267a, b).
Da sich die ventralen Rückenmarksgefäße vor den dorsalen Gefäßen ausdifferenzieren, muß gefolgert werden, daß Angiome mit ventralen und gemischt dorsoventralen Zuflüssen sich aus einer Fehlentwicklung in einem früheren Entwicklungsstadium ableiten als rein dorsal gelegene Angiome mit dorsalen Zuflüssen. Als Folge der längeren Persistenz primitiver Verhältnisse im cervicalen und oberen thorakalen Rückenmark finden sich vor allem im Bereiche des Halsmarkes, weniger im Thorakalbereich, häufiger Angiome mit ventraler und gemischt ventrodorsaler Versorgung als im sich früher differenzierenden unteren Thorakal- und Lumbalbereich, wo Angiome mit rein dorsalen Zuflüssen wesentlich häufiger sind als in den weiter cranial gelegenen Rückenmarksabschnitten (Abb. 268) (DJINDJIAN 1978).

Spinale Angiome können unter 4 verschiedenen Bildern klinisch in Erscheinung treten (DJINDJIAN 1978):
1. *Blutungen* in den Subarachnoidealraum oder ins Rückenmarksinnere (Hämatomyelie).
2. *Mechanische Kompression* des Rückenmarks oder/und der Spinalwurzeln.
3. *Thrombusbildung* im Angiom.
4. *Rückenmarksischämie* durch Ableitung der arteriellen Zuflüsse.

Nur die totale chirurgische Exstirpation der Mißbildung mit Durchtrennung aller zuführenden Gefäße kann eine Dauerheilung bringen, da sich bei der Ligatur von nur einzelnen größeren zuführenden Gefäßen primär kleinere Zuflüsse kompensatorisch erweitern können. Vor einer solchen Operation muß die Gefäßversorgung des Angioms mittels selektiver Angiographie aller im Gebiet der Mißbildung liegenden Segmentalarterien der Aorta genau studiert werden (DJINDJIAN 1978).

F. Rückenmarksläsionen

1. Symptomatik

Die Symptomatologie von Rückenmarksläsionen wird im wesentlichen von drei Faktoren bestimmt. Nämlich vom *Segment* auf dessen Höhe die Läsion erfolgt, vom affizierten *Teil des Rückenmarksquerschnittes* und vom Stadium des *spinalen Schocks,* resp. der *Diaschisis* (v. MONAKOW 1902). Die Art des zur Läsion führenden Prozesses spielt, abgesehen von der Geschwindigkeit seines Auftretens und damit der Beeinflussung der Diaschisis, keine wesentliche Rolle.

a) Totale Querschnittsläsion

Im akuten Stadium (spinaler Schock) besteht in den Segmenten distal vom Querschnitt ein völliger Ausfall jeglicher Sensibilität und Motorik mit beidseitiger schlaffer Lähmung sowie eine Arreflexie. Dabei fallen sowohl die Fremdreflexe als auch die Muskeldehnungsreflexe aus. Die Blasen- und Mastdarmtätigkeit sind gelähmt. Infolge des Ausfalls der Darmbewegung besteht ein paralytischer Ileus. Schließlich fallen die vasomotorischen Reaktionen, die Schweißsekretion und die pilomotorischen Reflexe aus. Die obere Grenze der neurologischen Ausfälle koinzidiert dabei nicht unbedingt mit dem Niveau der Rückenmarksläsion. Dies ist einerseits durch das Überlappen der Dermatome, andererseits durch die Überlagerung von sekundären, vasculären Störungen in darüberliegenden Rückenmarkssegmenten bedingt (vgl. S. 294).

Schon einige Tage nach der akuten Läsion beginnen die distal von der Läsion liegenden Rückenmarksabschnitte eine eigene, nun nicht mehr von den höheren Zentren kontrollierte Funktion aufzunehmen. Diese Aktivität steigert sich progredient, bis nach 3–6 Wochen der spinale Schock abgeklungen ist. Als erstes erscheinen bei Schmerzreizen automatische Fluchtbewegungen mit Flexionen des Fußes, später des ganzen Beines. Schließlich können eine ganze Reihe von äußeren und inneren (z.B. Blasendistension) Einflüssen solche Bewegungen auslösen. Bei unsachgemäßer Lagerung können solche Reflexe zu bleibenden Beugekontrakturen führen. Die Muskulatur wird spastisch, die Sehnenreflexe werden gesteigert und das Babinskische Phänomen wird auslösbar. Auch im Bereiche des Darmes und der Blase (vgl. unten) entwickeln sich spezifische Automatismen.

α) Totaler Halsmarksquerschnitt

Beim hohen Halsmarksquerschnitt besteht eine *Tetraplegie* und, falls über C_4, auch eine vollständige *Atemlähmung,* die, wenn der Patient nicht sofort intubiert und beatmet wird, zum Tode führt. Durch eine Thrombose der A. spinalis anterior kann beim traumatischen Halsmarksquerschnitt das neurologische Niveau sekundär ansteigen und zu bulbären Symptomen und zu *Störungen der Temperaturregulierung* mit Temperaturanstieg bis zu 40° C führen.

β) Totaler Thorakal- und Lumbalmarksquerschnitt

Die Thorakal- und Lumbalmarksläsionen bieten im Vergleich zum oben Gesagten keine Besonderheiten. Je tiefer eine thorakale Läsion sitzt, um so besser wird die Atmung und die Beweglichkeit des Patienten.

γ) Conusläsionen

Prozesse und Verletzungen auf Höhe des ersten Lumbalwirbels können isoliert den Conus medullaris schädigen. Das Conussyndrom ist durch *Störungen der Miktion* (autonome, denervierte Blase), der *Defäkation* mit Sphincterparese und der *Sexualfunktion* gekennzeichnet. Die Sensibilität der letzten 3–4 sacralen Segmente ist gestört. Andererseits ist die Motorik, abgesehen von einer möglichen Glutealparese, intakt. Der *Bulbocavernosusreflex* fehlt ebenso wie der Babinski.

δ) Caudaläsionen

Prozesse unterhalb von L I/L II führen zu Läsionen der Cauda equina, wobei in Abhängigkeit vom betroffenen Segment der Wirbelsäule die Nervensegmente von S_5 bis hinauf zu L_2 betroffen sein können. Es kommt, im Gegensatz zur Conusläsion, unter radiculär ausstrahlenden Schmerzen zu einer *schlaffen Lähmung der unteren Extremitäten* mit Störung aller sensiblen Qualitäten, *Arreflexie, Sphincterlähmung* ohne Pyramidenzeichen.

ε) Blasenlähmung

Die Blasenfunktion ist bei schweren Rückenmarksläsionen immer gestört. Die Blasenfunktion spielt eine eminente Rolle in der *Prognose* von Rückenmarksgeschädigten. Fast die Hälfte (42,5%) der an Folgen von Rückenmarksläsionen gestorbenen Patienten erlagen Komplikationen, die durch die ableitenden Harnwege hervorgerufen worden waren (BREITHAUPT et al. 1961).

Die Blase ist sowohl vegetativ als auch somatisch innerviert (Abb. 269). Aus den Rückenmarkssegmenten S_2–S_4 gelangen die **parasympathischen Fasern** über die *Nn. pelvici* zur Blase, wo intramural die Umschaltung auf die postganglionären Fasern erfolgt, die dann den *M. detrusor* innervieren. Die **sympathischen Fasern** entspringen den Rückenmarkssegmenten Th_{10}–L_1, gelangen über die Vorderwurzeln zum Grenzstrang und werden dann im *Plexus hypogastricus inferior* auf die postganglionären Fasern umgeschaltet. Die im Gegensatz zum Parasympathicus langen postganglionären Fasern erreichen dann die *Blasenwand* und die *hintere Harnröhre*. Die **somatosensorischen Afferenzen** laufen über die *Nn. pelvici et pudendi* zum Rückenmark. Die efferenten, **somatomorischen** Fasern innervieren über den *N. pudendus* den *M. sphincter urethrae*.

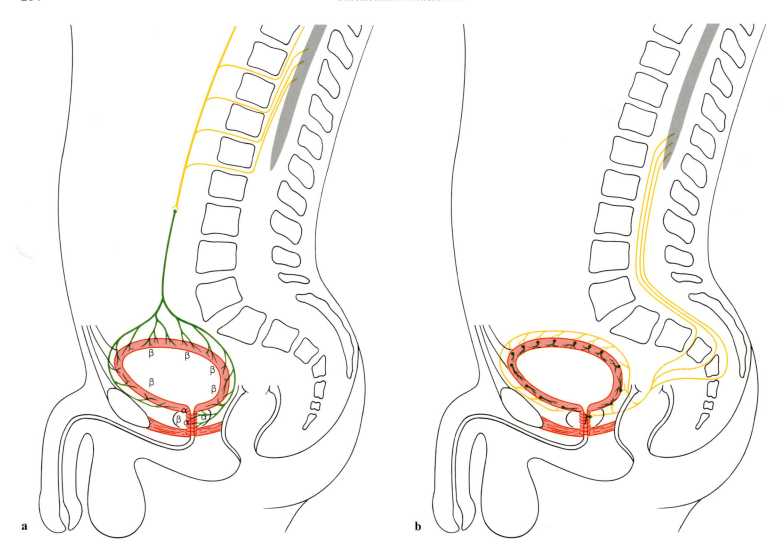

Abb. 269a–c. Motorische Innervation der Blase und der hinteren Urethra
a Sympathische Innervation. Ursprung aus Segment Th_{10}–L_1 des Rückenmarks, Umschaltung auf postganglionäre Fasern im Plexus hypogastricus inferior, die im Blasenhals mehrheitlich an α-Receptoren, im Blasenfundus mehrheitlich an β-Receptoren enden. Die Reizung ergibt eine Kontraktion der Muskeln der hinteren Harnröhre sowie eine Hemmung der Detrusoraktivität und damit eine Erhöhung des Blasenvolumens
b Parasympathische Innervation. Ursprung aus Segment S_2–S_4 des Rückenmarks. Faserverlauf über die Cauda equina und Nn. pelvici zur Blasenwand, wo intramural die Umschaltung auf die postganglionären Elemente erfolgt, deren Reizung eine Kontraktion des Detrusors bewirkt

Im Stadium des spinalen Schocks, resp. bei der frischen Caudaläsion besteht eine *schlaffe, atonische Blase*, ohne Detrusoraktivität. Dieser Zustand kann einige Wochen bis 6 Monate und mehr andauern. Bei Läsionen der corticospinalen Bahn kommt es dann zu einem Wiederauftreten des Bulbocavernosusreflexes, bei dem durch manuelle Kompression der Glans penis, resp. der Clitoris, bei gleichzeitiger rectaler Palpation eine Kontraktion des M. bulbocavernosus festgestellt werden kann. Bei positivem Ausfall ist der sacrale Reflexbogen (via N. pudendus) intakt. Es folgen später unwillkürliche, schwache Detrusorkontraktionen. Mit zunehmender Reflexaktivität kommt es schließlich zur Ausbildung einer *automatischen oder Reflexblase*. Im Idealfall erfolgt diese automatische Entleerung bei einem bestimmten Füllungszustand. Die Spastizität des M. sphincter urethrae bestimmt den Restharn. Wegen des erhöhten Blaseninnendruckes besteht ein vesicoureteraler Reflux.

Bei Schädigung der peripheren motorischen und sensorischen Neurone, z.B. im Bereiche der Cauda equina, besteht auch nach der oben beschriebenen Initialphase eine *schlaffe, reflexlose* oder *denervierte Blase*. Sie ist dilatiert, der Innendruck ist erniedrigt, und es besteht eine Überlaufinkontinenz. Mit der Zeit treten kleine autonome Kontraktionen der Blasenmuskulatur auf, die gelegentlich zur Blasenschrumpfung führen können. Die *deafferenzierte Blase* wird bei Läsionen der sacralen Hinterstrangbahnen, z.B. bei Tabes dorsalis, gesehen. Ihre Symptomatologie

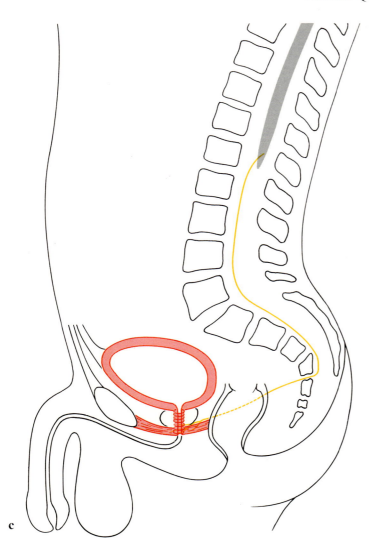

Abb. 269c. Somatische Innervation. Ursprung in den Segmenten S$_2$–S$_4$. Die Fasern versorgen über die Nn. pudendi die willkürliche Muskulatur des M. sphincter urethrae

entspricht, wie auch diejenige der *deefferenzierten Blase* z.B. bei Poliomyelitis, derjenigen der denervierten Blase.

b) Partielle Querschnittsläsionen

α) Läsionen der grauen Substanz

In der klinischen Praxis ist die graue Substanz des Rückenmarkes kaum je selektiv und in vollem Umfang geschädigt. Viel mehr ist je nach Erkrankung nur ein Teil der grauen Substanz betroffen. – Bei der *Poliomyelitis* kommt es zu einer weitgehend selektiven Zerstörung der motorischen Nervenzellen des **Vorderhornes.** Klinisch findet man Lähmungen mit Atrophie der denervierten Muskeln und erlo-schene Sehnenreflexe. Ein langsamer Untergang der Motoneurone des Vorderhornes, z.B. bei der *amyotrophischen Lateralsklerose,* verursacht typischerweise Muskelfasciculieren. Die graue Substanz der **Hinterhörner** kann bei *Herpes zoster,* zusammen mit den korrespondierenden Spinalganglien betroffen sein, wobei segmentäre Empfindungsstörungen beobachtet werden (BLACKWOOD et al. 1963). Die Zerstörung der vegetativen Zentren im **Seitenhorn** führt zu einem segmental zugeordneten Ausfall der Schweißsekretion und der pilomotorischen Reaktion. Sitzt der Herd im Halsmark, so folgt ein Hornersches Syndrom. Bei doppelseitigen Herden im Lumbal- und Sacralmark bestehen Störungen der Miktion, Potenz und Defäkation.

β) Läsionen des Rückenmarkszentrums

Im Zentrum des Rückenmarksquerschnittes, d.h. in der Gegend des Zentralkanals, entwickeln sich die von Ependym umgebenen Höhlen der *Hydromyelie,* die mit dem Ventrikelsystem in Verbindung stehen, die von Glia umscheideten Höhlen der *Syringomyelie* sowie die vom Ependym ausgehenden *Ependymome.* Da die vordere Commissur des *Tractus spinothalamicus ventralis* und des *Tractus spinotectalis* unmittelbar ventral davon verläuft, werden die *Schmerz-* und *Temperaturempfindungen* als erste betroffen. Es folgt eine *Analgesie* und *Thermanästhesie* einzelner Segmente, wobei die Läsion sich wegen der Überlappung der Dermatome sowie wegen des Auf- und Absteigens der ins Rückenmark eintretenden Fasern im Lissauerschen Trakt immer mehr Segmente umfaßt als der periphere Ausfall vermuten ließe. Die Störungen betreffen beide Körperseiten (Abb. 270a). Der Arzt, der die Patienten wegen Verletzungen und Verbrennungen behandelt, die dem Patienten kaum Beschwerden verursachen, entdeckt bei sorgfältiger Untersuchung den Sensibilitätsausfall. Charakteristischerweise bleiben die *Bewegungs-, Vibrations-* und *Berührungsempfindungen* erhalten. Wir sprechen dabei von einer *dissoziierten Empfindungsstörung.* Beim Fortschreiten des Prozesses breitet sich die Zone der Analgesie und Thermanästhesie aus, die Zerstörung der grauen Substanz im *Vorderhorn* bewirkt eine *schlaffe Lähmung* mit *Muskelatrophie* im Bereiche der gleichen Myotome. Bei Ausdehnung gegen die *Pyramidenbahn* entsteht eine *spastische Paraparese* der Beine.

γ) Läsionen im Tractus dorsolateralis (Lissauer)

Isolierte Läsionen im Lissauerschen Trakt werden klinisch nur nach dessen chirurgischer Durchtrennung bei Schmerzoperationen gesehen. Bei solchen Eingriffen im Thorakalbereich ergab sich eine *Analgesie* und *Thermhypästhesie* in einem Areal, das 3–5 Segmente umfaßte (Abb. 270b) (HYNDMAN 1942).

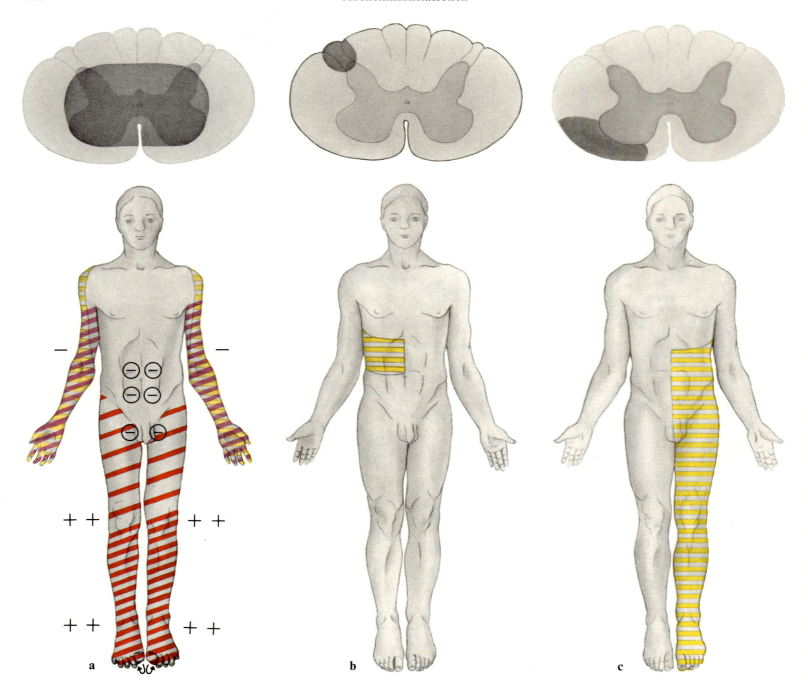

Abb. 270. Klinische Symptome bei Rückenmarksläsionen
a Läsion im Rückenmarkszentrum auf Höhe des Halsmarks (Typus Syringomyelie). Segmentär angeordnete Analgesie und Thermanästhesie mit erhaltener Bewegungs-, Berührungs- und Vibrationsempfindung (dissoziierte Empfindungsstörung), schlaffe Parese der oberen Extremitäten mit starker Muskelatrophie und fehlenden Sehnenreflexen und spastische Parese der unteren Extremitäten mit gesteigerten Sehnenreflexen, fehlenden Fremdreflexen und positivem Babinskischem Zeichen
b Läsion im Lissauerschen Trakt thorakal. Segmentäre Analgesie und Thermanästhesie in einem Areal von 3–5 Segmenten homolateral
c Läsion im Thorakalbereich des vorderen Seitenstrangs (Typus Chordotomie). Analgesie und Thermhypästhesie kontralateral und distal von der Läsion

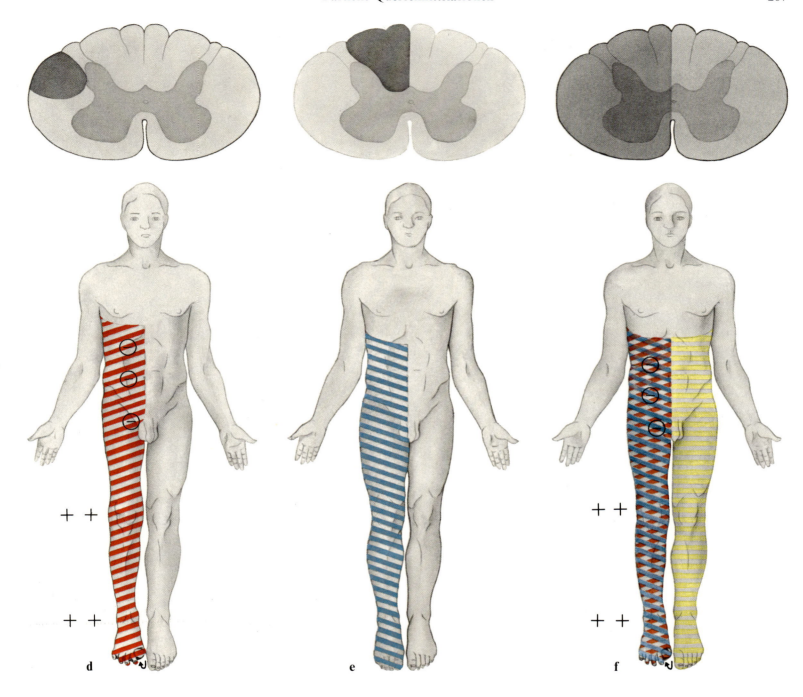

d Läsion im Thorakalbereich des hinteren Seitenstrangs. Homolaterale, spastische Lähmung des Beines mit gesteigerten Sehnenreflexen, fehlenden Fremdreflexen (Bauchdecken, Cremaster) und positivem Babinskischem Zeichen. Mäßige Muskelatrophie durch Inaktivität

e Läsion im Thorakalbereich des Hinterstrangs. Homolateral-distale Störung der diskriminierenden Taktilität, der Vibrations- und der Bewegungsempfindung.

f Halbseitenläsion im Thorakalbereich (Typus BROWN-SEQUARD). Spastische Halbseitenlähmung mit mäßiger Muskelatrophie, gesteigerten Sehnenreflexen, fehlenden Fremdreflexen und positivem Babinskischem Zeichen sowie Aufhebung der taktilen Diskrimination, Bewegungs- und Vibrationsempfindung homolateral mit kontralateraler Analgesie und Thermanästhesie

Rot: spastische Lähmung; *weinrot:* schlaffe Lähmung; *gelb:* Analgesie und Thermanästhesie; *blau:* Kinanästhesie, Pallanästhesie und taktile Anästhesie

δ) Läsionen im vorderen Seitenstrang

Läsionen im vorderen Seitenstrang des Rückenmarkes werden meistens als *„Chordotomie"* (SPILLER u. MARTIN 1912) zur Behandlung von unbeherrschbaren Schmerzen durchgeführt (vgl. Kap. „Neurochirurgische Schmerztherapie" S. 209) (Abb. 270c). Neben der Schmerzbahn verlaufen aber noch andere Faserzüge im Bereiche des vorderen Seitenstranges, so daß je nach Ausdehnung der Läsion auch noch andere Ausfallssymptome beobachtet werden können (PISCOL 1974). – Störungen der Berührungsempfindung durch Verletzung des Tractus spinothalamicus ventralis sind kaum je zu sehen, da diese Modalität vor allem im Hinterstrang geleitet wird. Das Gebiet der die Temperaturempfindung leitenden Fasern im vorderen Seitenstrang koinzidiert nicht genau mit demjenigen der Schmerzbahn, so daß die Analgesie nicht unbedingt von einer Thermanästhesie begleitet ist. – Im Gegensatz zur willkürlichen Atmung, deren Efferenzen in der Pyramidenbahn verlaufen, wird die *unwillkürliche Atmung* über den *Tractus reticulospinalis* gesteuert, der bei hochcervicalen beidseitigen Chordotomien lädiert werden kann. Solche Patienten können deshalb im Schlaf ersticken (MULLAN u. HOSOBUCHI 1968). – Schließlich können die *Vasomotorik, Schweißsekretion, Genitalfunktion* und insbesondere auch die *Miktion* bei bilateraler Chordotomie gestört sein, da die entsprechenden Bahnen auch zu einem großen Teil verstreut im vorderen Seitenstrang verlaufen. Verletzungen des ventralen ungekreuzten Anteils des Tractus corticospinalis (Pyramidenvorderstrangbahn) spielen klinisch keine Rolle.

ε) Läsionen im hinteren Seitenstrang

Pathologische Prozesse, die den hinteren Seitenstrang betreffen, werden von der Symptomatik der *Pyramidenläsion* dominiert (Abb. 270d). Der Läsion folgt im akuten Stadium eine *spastische Lähmung* der gleichseitigen Extremitäten. Atrophien sind wesentlich weniger ausgeprägt als bei Läsionen des distalen Motoneurons. Sie resultieren vor allem aus dem Nichtgebrauch der betroffenen Muskulatur. Die bei diesen Läsionen beobachtete klinisch als typisch gewertete Spastizität resultiert, wie neuere Untersuchungen zeigten, nicht aus der Unterbrechung der corticospinalen Pyramidenbahn, sondern aus der damit einhergehenden *extrapyramidalen (rubrospinalen, tegmentospinalen) Bahnen* (CROSBY et al. 1962). – Die somatotope Anordnung der descendierenden Fasern innerhalb der Pyramidenbahn (untere Extremität mehr lateral, obere Extremität medial) wird dadurch illustriert, daß z.B. Meningeome des cervicalen Spinalkanals mit Kompression des Rückenmarks von dorsolateral vor allem eine Lähmung des Beines, zentral im Halsmark gelegene Prozesse hingegen mehr eine Lähmung der Arme bewirken.

Läsionen der dorsalen und ventralen *spinocerebellären* Bahnen werden vor allem bei der *Friedreichschen Ataxie* kombiniert mit Läsionen in den Hintersträngen und weniger ausgeprägt auch in den Pyramidenbahnen gesehen. Bei Affektionen des ventral der Pyramidenbahn, vom Colliculus superior zum Seitenhorn führenden *Tractus tectospinalis* resultiert eine *homolaterale Miose*.

ζ) Läsionen im Hinterstrang

Taktile und proprioceptive Sinneseindrücke werden, abgesehen vom Tractus spinothalamicus ventralis, im Hinterstrang zentral geleitet. Aus diesem Grunde zeigen Hinterstrangprozesse, wie sie vor allem bei der *Tabes dorsalis* beobachtet wurden, sensorische Ausfälle (Abb. 270e). Zuerst ist die *Vibrationsempfindung*, später der *Lagesinn*, herabgesetzt und aufgehoben. Dies führt zu *Gangstörungen*, wobei die Patienten mit unkoordinierten, oft stampfenden Schritten gehen. Sie versuchen damit die noch vorhandenen proprioceptiven Sinneseindrücke zu verstärken. Da offenbar auch die *Schmerzempfindung* gestört ist, führt die unphysiologische Belastung der Gelenke zu *Arthropathien*. Die *Zweipunktempfindung* ist aufgehoben, während die allgemeine Berührungsempfindung erhalten bleibt. Die *Sehnenreflexe* erlöschen, da auch die afferenten Bahnen in den Hinterwurzeln im Laufe der Krankheit zerstört werden. – Kombinationen von Läsionen in den Hinter- und Seitensträngen, wie sie z.B. bei Vitamin B_{12}-Mangel *(funiculäre Myelose)* auftreten, äußern sich in schmerzhaften *Parästhesien* der unteren Extremitäten, *Verminderung des Lage- und Vibrationssinns, Ataxie, taktile Hypästhesie* sowie einer *spastischen Paraparese*.

η) Halbseitenläsion nach Brown-Séquard

Die oben dargestellten Syndrome bei partieller Rückenmarksläsion sind in der Praxis kaum je isoliert anzutreffen. Meist führen klinisch beobachtete Prozesse zu Kombinationen, resp. unvollständigen Ausfallsbildern. Dies gilt insbesondere auch für die Halbseitenläsion, die rein nur bei *traumatischen Schädigungen* (Schußverletzungen, Stiche) beobachtet werden kann.

Bei einer exakten Halbseitenlähmung Th_5 links erwarten wir das folgende Ausfallsyndrom (Abb. 270f): Die Durchtrennung der *Fasciculi gracilis et cuneatus* führt zu einer Störung der *taktilen Diskrimination*, des *Lage- und Vibrationssinns* auf der linken Körperseite caudal der Läsion. Die *grobe Berührungsempfindung* ist links wegen des intakten Tractus spinothalamicus ventralis der Gegenseite erhalten, rechts ab etwa Th_{9-10} aber eingeschränkt, da die ins Rückenmark eintretenden Fasern der Hinterwurzel in der grauen Substanz des Hinterhornes bis zu 8 Segmente auf- und absteigen und dabei zahlreiche Collateralen abgeben. – Im Gegensatz dazu beginnt das *analgetische* und *thermanästhetische* Areal auf der Gegenseite nur etwa 1 Segment unterhalb der Läsion. Dies folgt aus der Tatsache, daß die die Schmerz- und Temperaturempfindung leitenden Fasern aus den Hinterwurzeln kommend, nach ihrem Eintritt in das Rückenmark nur etwa über ein Segment auf- und absteigen und die zum Tractus spinothala-

micus ventralis ziehenden Fasern nach ihrem Ursprung etwa auf der gleichen Höhe die Mittellinie kreuzen.
Die Durchtrennung der *Pyramidenbahn* sowie der *extrapyramidalen Systeme* bedingt eine *homolaterale,* zuerst schlaffe, dann aber spastische *Lähmung* distal der Läsion. Die Verletzung der ungekreuzt im Vorderstrang verlaufenden Fasern hat klinisch keine Bedeutung.

2. Ursachen von Rückenmarksläsionen

a) Verletzungen der Wirbelsäule und des Rückenmarks

Bei den Verletzungen der Wirbelsäule überwiegen indirekte Gewalteinwirkungen (93%) gegenüber direkten (Schlag, Stich, Schuß) Traumen (LOB 1954). Nur $^1/_3$ der Verletzungen zeigen Knochenläsionen. Neurologische Symptome von seiten des Rückenmarkes, der Cauda equina und der selteneren Wurzelverletzungen werden etwa bei 22% der Wirbelsäulenverletzungen beobachtet (LOB 1954). Die Verteilung der *Wirbelfrakturen* auf die verschiedenen Segmente ist nicht gleichmäßig. Bei den Wirbelkörperfrakturen entfällt der Hauptteil mit 65,6% auf die untersten Thorakal- und oberen 3 Lendenwirbel (REHN 1968). Es folgen die mittlere Brust- und die untere Halswirbelsäule (Abb. 271). Andererseits zeigen Halswirbelfrakturen, was leicht verständlich ist, die höchste Mortalität (RÜDY 1969).

Topographisch-anatomisch werden folgende *Wirbelsäulenverletzungen* unterschieden (LIECHTI 1948):

1. Isolierte Verletzungen der Bänder und Bandscheiben
2. Verletzungen der Bänder und Bandscheiben mit Luxationen
3. Isolierte Frakturen des Wirbelkörpers
4. Luxationsfrakturen des Wirbelkörpers und Wirbelbogens
5. Isolierte Fortsatzfrakturen

Bei den häufigen *Distorsionen* des Bandapparates der Wirbelsäule zeigen die Röntgenbilder, abgesehen von schmerzbedingten Fehlhaltungen, keine Abnormitäten. Unter den Distorsionen hat die Schleuderverletzung der Halswirbelsäule, das sog. *Peitschenhiebsyndrom* infolge plötzlicher Hyperextension die wohl größte klinische und forensische (Versicherungsfälle) Bedeutung. – Bei den *knöchernen Verletzungen* stehen die *Wirbelkörper* mit 86% unter 653 untersuchten Patienten an erster Stelle. Von diesen 86% hat $^1/_5$ Mehrfachbrüche, d.h. gleichzeitig Frakturen zweier und mehr Wirbel oder gleichzeitige Bogen- und Fortsatzbrüche. *Querfortsatzbrüche* folgen mit 19%, *Dornfortsatzbrüche* mit 11% und isolierte *Bogenbrüche* mit 1% (HOPF 1958).
Nach dem *Verletzungsmechanismus* unterscheidet man (LIECHTI 1948):

1. Reine Kompressionsverletzungen
2. Biegungsverletzungen durch Flexion
3. Biegungsverletzungen durch Extension

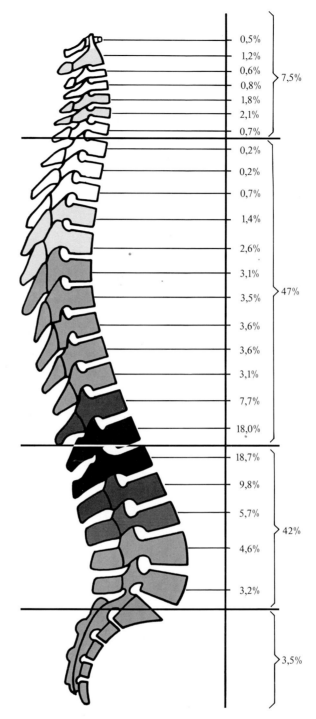

Abb. 271. **Häufigkeitsverteilung der Wirbelkörperfrakturen entlang der Wirbelsäule** (Nach REHN 1968)

4. Verletzungen durch Rotation
5. Verletzungen durch Scherung

Oft werden Kombinationen der aufgezählten Gewalteinwirkungen beobachtet. Dies gilt insbesondere für **Kompressionsfrakturen,** die in ihrer reinen Ausbildung selten sind (Abb. 272a, b), da wegen der physiologischen Krümmung der Wirbelsäule in den meisten Abschnitten auch eine Flexions-, resp. Extensionskomponente mitwirkt. Bei schweren Kompressionen kann der Bandscheibenkern

290 Ursachen von Rückenmarksläsionen

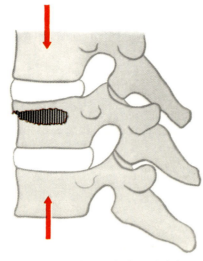

a Kompressions- oder Stauchungsfraktur leichten Grades; Ausbildung einer Verdichtungszone im Wirbelkörper

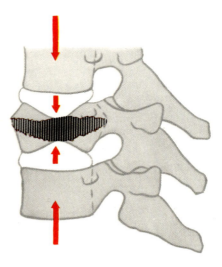

b Schwere Kompressionsfraktur mit Einbruch der Deck- und Bodenplatte, Impression von Bandscheibengewebe in den Wirbelkörper und Sprengung der knöchernen Ringstruktur

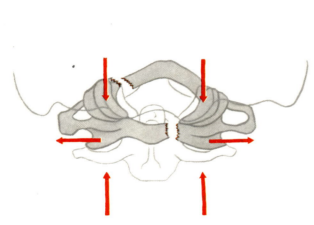

c Jefferson-Fraktur. Ringsprengung des Atlas durch axiale Kompression über die schräg gestellten Gelenkflächen der occipitalen Condylen und des Epistropheus

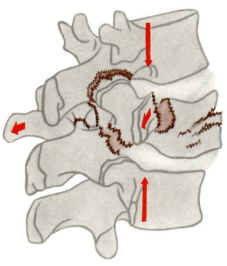

d Stauchungsfraktur der oberen Lumbalwirbel mit Sprengung des Wirbelbogens

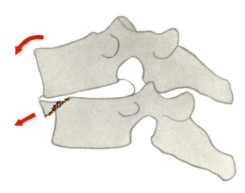

e Flexionsfraktur mit Abbruch der oberen Vorderkante des Wirbelkörpers

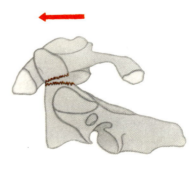

f Densfraktur durch Flexion

Abb. 272 a–l. Wirbelfrakturen

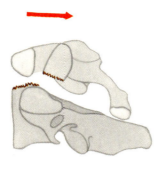

g Densfraktur durch Extension

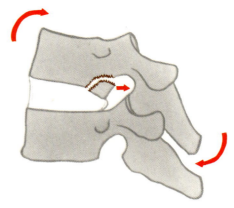

h Extensionsfraktur mit Absprengung der hinteren, unteren Wirbelkörperkante, die in den Wirbelkanal verlagert wird

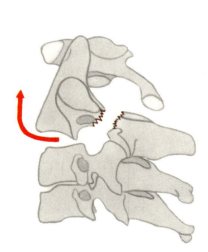
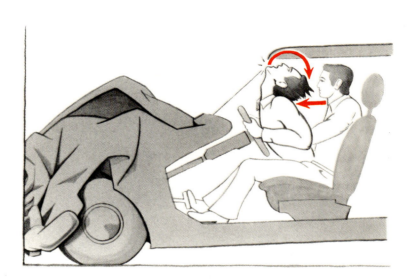
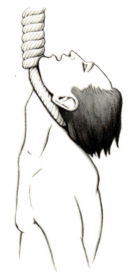

i Spezialform der Extensionsfraktur des Axis (sog. Hangman's fracture) mit beidseitigem Bruch der Bogenwurzel. Darstellung des Entstehungsmechanismus durch Erhängen mit unter dem Kinn angelegtem Knoten. Heute wird dieser Frakturtyp vor allem bei nicht durch Gurten gesicherten Autolenkern bei Frontalkollision gesehen

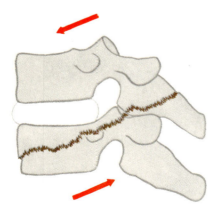

k Scheerungsfraktur schräg durch zwei Wirbel verlaufend

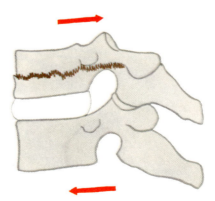

l Scheerungsfraktur horizontal innerhalb eines Wirbels verlaufend

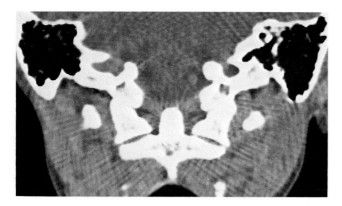 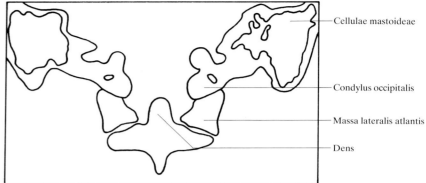

Abb. 273. Frontalschnitt durch Axis. Computer-Tomogramm

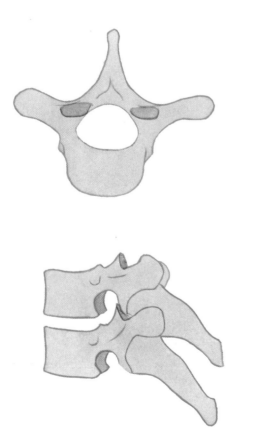

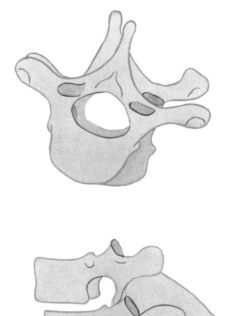

a Normalposition seitlich und axial betrachtet

b Einseitige Luxation. Beachte die Rotation der Wirbelsäule und die asymmetrische, mäßige Einengung des Wirbelkanals. Es besteht keine wesentliche Achsenknickung

Abb. 274a–d. Wirbelluxationen

durch die frakturierte Deck- oder Bodenplatte in den Wirbelkörper, dessen knöcherner Ring gesprengt wird, hineinluxiert werden (Abb. 272b). Die isolierte *Fischwirbeldeformation* tritt vor allem bei pathologisch geschwächten Wirbeln (*Osteoporose, multiples Myelom*) auf. – Eine Spezialform der reinen Kompressionsfraktur stellt die Jeffersonsche Fraktur dar, bei welcher der Ring des Atlas durch Stauchungskräfte über die schräg gestellten Condylen des Subocciputs und die Gelenkflächen des Axis gesprengt wird (Abb. 272c). Der Mechanismus läßt sich leicht verstehen, wenn man das frontale Tomogramm des atlantoaxialen Komplexes betrachtet (Abb. 273) (JEFFERSON 1920). Ein ähnlicher Mechanismus bewirkt die Sprengung des Bogens der oberen Lendenwirbel bei reiner Achsenkompression (Abb. 272d). Zusammen mit einer Fraktur der Bogenwurzeln und des Wirbelbogens kommt es neben einer Kompression des Wirbelkörpers zur Aussprengung des Wirbelgelenkes mit dem Querfortsatz (MILLER et al. 1980).
Bei den **Flexionsverletzungen** werden einerseits *Luxationen* (Abb. 274), andererseits *Frakturen* (Abb. 272e) und *Luxationsfrakturen* beobachtet. Die resultierenden Achsenknickkungen der Wirbelsäule werden als *Gibbus* (Abb. 275) bezeichnet. Die Knickung ist bei doppelseitiger Luxation, verglichen mit der reitenden Luxation, geringer. – Bei *Densfrakturen* werden sowohl Flexions- als auch Extensionsfrakturen beobachtet (Abb. 272f, g). **Extensionsfrakturen** kommen vor allem im Bereiche der Halswirbelsäule vor und betreffen die Gelenk- und Dornfortsätze sowie die Wirbelbogen (Abb. 272h). Eine Sonderform stellt hier die „Hangman's fracture" dar (Abb. 272i) (WOOD-JONES 1913, SELJESKOG u. CHOU 1976), bei der durch eine abrupte Hyperextension des Kopfes eine Fraktur beider Bogen C II mit Luxation des Wirbelkörpers C II sowie des Atlas nach ventral erfolgt. Diese Frakturart wird heute vor allem bei frontalen Autokollisionen, wenn keine Sicherheitsgurte getragen werden, gesehen. – Die **Scherungsfrakturen** (Abb. 272k) verlaufen durch den Wirbelkörper und von seiner Rückseite entweder durch den Bandapparat, oder durch den Wirbelbogen und den Dornfortsatz. – Bei **Rotationsverletzungen** besteht neben der Fraktur auch meistens eine einseitige Luxation.
Brüche des Bogens, des Dornfortsatzes und der Gelenkfortsätze kommen zusammen mit Frakturen des Wirbelkörpers und mit Luxationen vor. Schwierig ist ihre Diagnose bei isoliertem Vorkommen. Differentialdiagnostisch ist bei

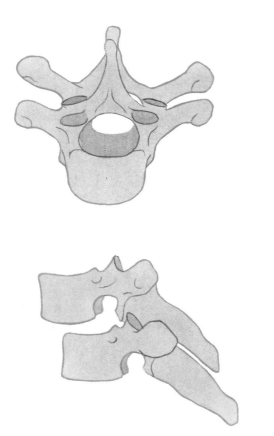

c Doppelseitige Luxation. Beachte die starke Einengung des Wirbelkanals. Es besteht keine wesentliche Achsenknickung

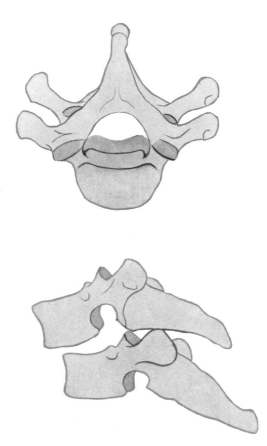

d Reitende Luxation. Beachte die ausgeprägte Achsenknickung und die mittelstarke Einengung des Spinalkanals. Es handelt sich um einen instabilen Zustand, der in die Normalposition reponiert oder in eine ein- oder doppelseitige Luxation übergeführt werden kann

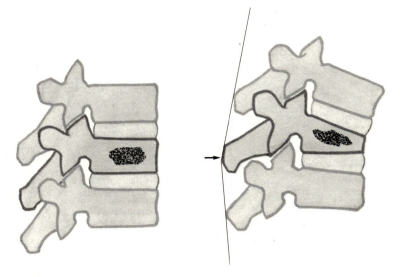

Abb. 275. Gibbusbildung bei Kompressionsfraktur oder Zusammensintern des Wirbelkörpers
Pfeil: Vorspringender Dornfortsatz, bewirkt einen Knick in der Dornfortsatz-Tangente

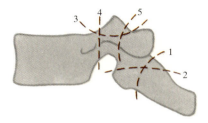

Abb. 276. Wirbelbogen- und Fortsatzfrakturen
1 Isolierte Dornfortsatzfraktur; *2* kombinierte Fraktur des Dornfortsatzes und des unteren Gelenkfortsatzes; *3* isolierte Fraktur des oberen Gelenkfortsatzes; *4* Wirbelbogenfraktur; *5* isolierte Querfortsatzfraktur

der Beurteilung der Röntgenbilder immer auch an kongenitale Spaltbildungen (s. Mißbildungen der Wirbelsäule S. 44 ff.) zu denken. Im einzelnen ist die Variabilität der Fortsatzfrakturen sehr groß (Abb. 276). Die Dornfortsätze der Hals- und Brustwirbelsäule sind nur selten direkten Traumen ausgesetzt. Häufiger ist, wie auch bei den isolierten Querfortsatzfrakturen im Lumbalbereich, die isolierte *Fraktur durch Muskelzug*. Solche Läsionen können akut oder chronisch als Ermüdungsfraktur (*Schipperfraktur*) auftreten. Bei jedem Trauma der Wirbelsäule kann auch das Rückenmark in Mitleidenschaft gezogen werden. Dabei werden Rückenmarksläsionen auch ohne faßbare Verletzung der Bandscheibe, der Ligamente oder der Wirbel beobachtet.

Als **Commotio spinalis** bezeichnet man ein unmittelbar nach dem Trauma auftretendes Querschnittsyndrom, das zunächst nicht vom Zustand des spinalen Schocks unterschieden werden kann, sich aber dann innerhalb von Stunden bis Tagen vollständig zurückbildet. Eine strukturelle Schädigung ist nicht faßbar.

Eine **Contusio spinalis** liegt dann vor, wenn eine traumatische Zerstörung von Rückenmarksgewebe durch Quetschung stattgefunden hat. Pathologisch-anatomisch findet man Nekrosen sowie petechiale oder ausgedehnte Blutungen. Ursachen sind eine dislozierte Wirbelfraktur, ein abgesprengtes Knochenfragment, ein luxierter Bandscheibenkern oder eine reponierte Luxation. Die neurologischen Ausfälle bilden sich viel langsamer als bei der Commotio spinalis oder überhaupt nicht zurück.

Die **Compressio spinalis** kann einerseits durch Knochen (bei Luxationen), Knochenfragmente und Bandscheibenstücke, andererseits aber vor allem durch epidurale, seltener subarachnoideale, aus eingerissenen Venen stammende Hämatome hervorgerufen werden. Solche Hämatome entstehen u.U. nach nur geringen Traumen oder heftigen Anstrengungen, besonders bei anticoagulierten Patienten. Sie verlaufen über Stunden bis Tage progredient.

Bei der **Hämatomyelie** findet man zusammenhängende Blutungen im Rückenmarksinneren, die sich meistens über mehrere Segmente erstrecken. Das durch sie hervorgerufene Querschnittssyndrom ist oft nur partiell.

Das *neurologische Niveau* traumatischer Querschnittsläsionen stimmt auch bei Berücksichtigung der anatomisch vorgegebenen Verschiebung zwischen Rückenmarkssegment und Wirbel nicht unbedingt mit dem involvierten Wirbelsäulensegment überein. Die Querschnittsgrenzen können höher oder tiefer liegen als die Wirbelverletzung (Abb. 277). Die Segmente C_5, Th_4, Th_{10} und L_1 bilden dabei, häufiger als andere Segmente, die obere Grenze (TÖNNIS 1961, 1963). Es wird angenommen, daß sekundäre vasculäre Störungen zu Ischämien im Bereiche der „Wasserscheiden" zwischen den Versorgungsgebieten der hauptsächlichen Blutzuflüsse zum Rückenmark für dieses Verteilungsmuster verantwortlich sind („letzte Bewässerungswiese" nach ZÜLCH 1954) (s.S. 280 f.)

b) Tumoren der Wirbelsäule und des Rückenmarks

α) Grundsätzliches

Neoplasmen, die schließlich zur Kompression des Rückenmarks und seiner Wurzeln führen, können ihren Ursprung sowohl im Knochen und Knochenmark der *Wirbelsäule*, im *epiduralen Gewebe* des Spinalkanals, in den *Rückenmarkshäuten* oder den *Nervenwurzeln* als auch im *Rückenmark* selbst haben, so daß wir je nach Lage epidurale (Abb. 278a) intradural-extramedulläre (Abb. 278b, d) und intramedulläre (Abb. 278c) Geschwülste unterscheiden. – Während epidurale und intradural-extramedulläre Geschwülste sich auf 1–2 Segmente beschränken und auf dieser Höhe das Rückenmark lateral, ventral oder dorsal komprimieren, zeigen intramedulläre Tumoren eine Tendenz zu spindelförmiger Ausdehnung. Sie erstrecken sich im Durchschnitt über 3,6–4,1 Segmente (Abb. 279a–f) und blähen das Rückenmark von innen her auf. Aus der Lage der Geschwülste läßt sich die von ihnen verursachte Symptomatik mindestens teilweise ableiten. *Epidurale* und *extramedulläre Tumoren* zeigen neben initialen uncharakteristischen Rückenschmerzen oft hartnäckige, segmental sich

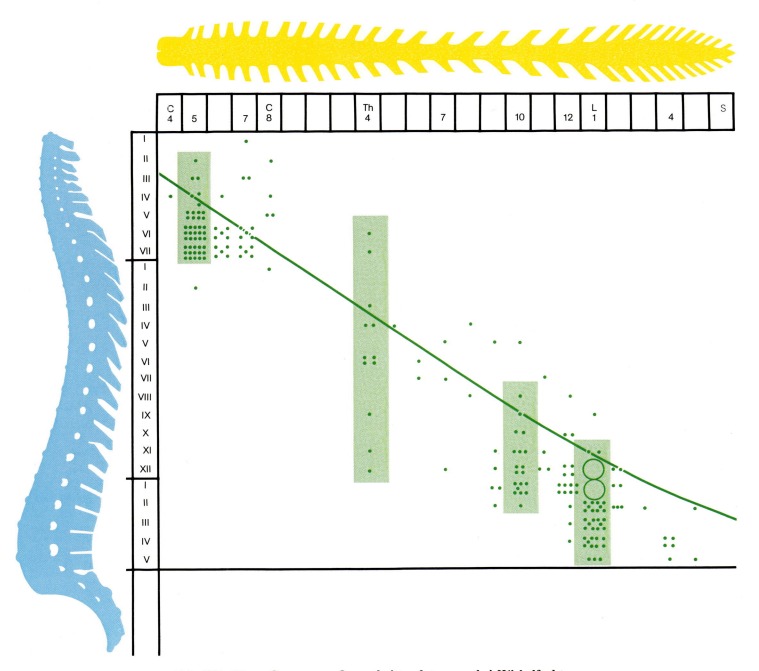

Abb. 277. Obere Grenze von Querschnittverletzungen bei Wirbelfrakturen
Die *Abszisse* zeigt die Rückenmarkssegmente, die *Ordinate* die einzelnen Wirbel. Die schräg verlaufende Linie verbindet die korrespondierenden Rückenmarks- und Wirbelsegmente. Auf ihr sollten theoretisch die oberen Querschnittsgrenzen bei den beobachteten Wirbelfrakturen liegen (als Punkte angegeben). Umrandet sind die Rückenmarkssegmente mit auffallender Häufung von Fällen, die vom theoretischen Niveau abweichen. (Leicht verändert nach TÖNNIS 1961)

ausdehnende Schmerzen. Bei Patienten mit Wirbelmetastasen treten solche radiculäre Prodromalschmerzen in 96%, bei spinalen Neurinomen in 85%, bei Meningeomen in 52% auf (CHADE 1968, NITTNER 1972, SCHLIACK u. STILLE 1975). Radiculäre Schmerzen sind bei *intramedullären Geschwülsten* wesentlich weniger häufig und werden in dieser Gruppe charakteristischerweise bei den Tumoren im Conus-Cauda-Bereich (Ependymome des Filum terminale) gesehen (NITTNER 1972), wo die Möglichkeit der Kompression von einer oder mehreren Nervenwurzeln gegeben ist. Verwechslungen mit Discushernien, die zu Wurzelkompressionen geführt haben, sind deshalb leicht möglich (SCHATTENFROH 1962). Nach der Zerstörung der Wurzel verschwinden die radiculären Schmerzen und werden besonders im Rumpfbereich von einem „Gürtelgefühl" abgelöst. Radiculär-motorische Ausfälle treten klinisch vor allem bei Tumoren im Cervical- und Lumbalbereich in Erscheinung.

Bei *extramedullären Geschwülsten* folgen Zeichen der inkompletten Rückenmarkskompression. Am häufigsten

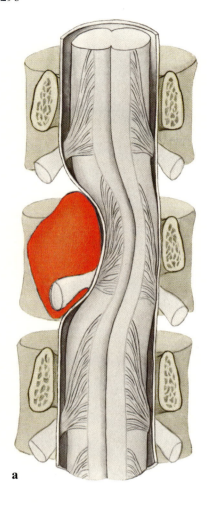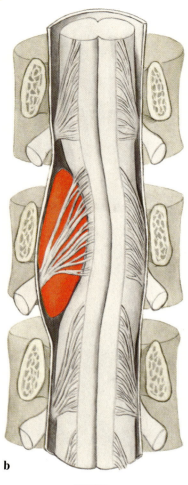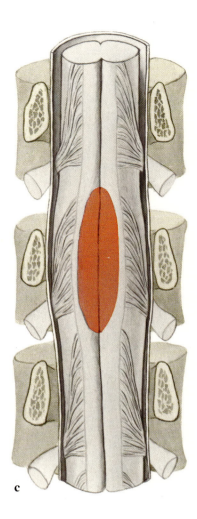
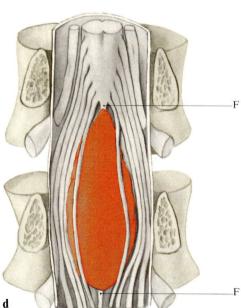

Abb. 278 a–d. Tumoren im Wirbelkanal und ihre Symptomatik

a *Extraduraler Tumor.* Zerstörung der knöchernen Bogenwurzel, Kompression der Nervenwurzel, des Duralsackes und des Rückenmarks

b *Intradural-extramedullärer Tumor.* Ausweitung des Duralsackes mit Obliteration des Epiduralraumes. Kompression des intraduralen Anteils der Nervenwurzeln und des Rückenmarks

c *Intramedullärer Tumor.* Spindelförmige Auftreibung des Duralsackes und des Rückenmarks. Keine direkte Wurzelkompression. Wachstumsrichtung überwiegend in Längsachse des Rückenmarks

d *Tumor der Cauda equina.* Ausgangsort ist das Filum terminale (*F*) bei Astrocytomen und Ependymomen, respektive eine Nervenwurzel bei Neurinomen. Spindelförmige Erweiterung des Duralsackes, intradurale Kompression der Nervenwurzeln der Cauda equina

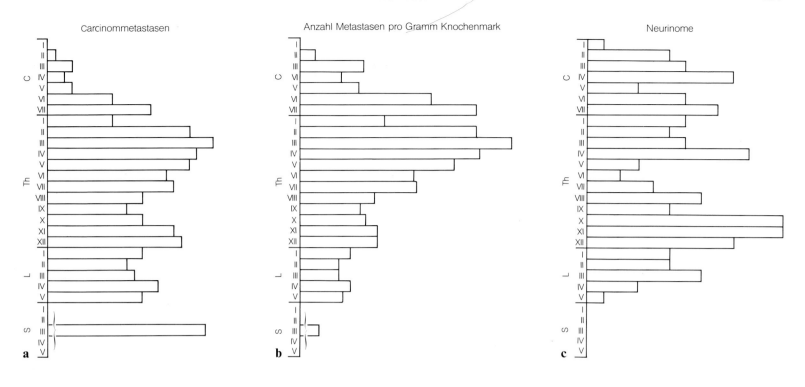
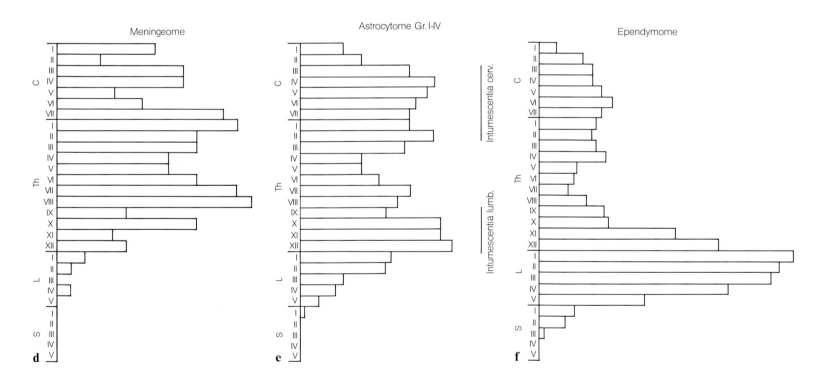

Abb. 279 a–f. Segmentäre Verteilung von Tumoren der Wirbelsäule und des Rückenmarks
Relative Verteilungszahlen bezogen auf die Wirbelsegmente gewonnen von
  a 174 Metastasen, die 291 Wirbel betrafen
b 174 Metastasen bezogen auf das Knochenmarksgewicht der einzelnen Wirbel (aus Abb. 281)
  c 89 Neurinome, die sich über 140 Wirbel erstreckten
  d 103 Meningeome, die sich über 164 Wirbel erstreckten
  e 103 Astrozytome, die sich über 370 Wirbel erstreckten
  f 192 Ependymome, die sich über 784 Wirbel erstreckten

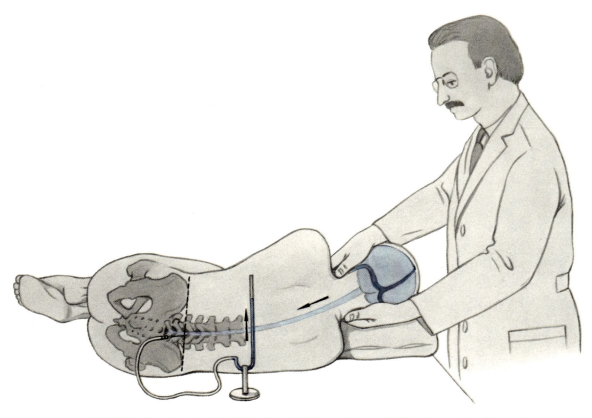

Abb. 280. Queckenstedt bei der Durchführung des nach ihm benannten Versuchs
Am liegenden Patienten werden nach Lumbalpunktion und Messung des Liquordrucks beide Jugularvenen komprimiert. Durch den venösen Rückstau im Kopf folgt eine Steigerung des intrakraniellen Liquordrucks, die sich durch den spinalen Subarachnoidealraum zur Punktionsstelle fortpflanzt und am Manometer beobachtet wird

sind spastische Paraparesen, wobei die beiden Körperseiten oft nicht gleich stark betroffen sind, gefolgt von Sensibilitätsstörungen in den distal von der Läsion liegenden Körperteilen und Sphincterstörungen. Nur selten werden reine Halbseitenläsionen vom Brown-Séquard-Typus (s.S. 288) beobachtet. Dies erklärt sich daraus, daß durch sekundär vasculäre Störungen auch entfernt von der direkten Berührungszone zwischen Tumor und Rückenmark liegende Bahnen in ihrer Funktion beeinträchtigt werden. Es folgt schließlich das Stadium des totalen, therapeutisch meistens infausten Rückenmarksquerschnitts, der sich bei langsam wachsenden Tumoren nach Jahren langsamer Progredienz, bei Wirbelmetastasen u.U. innerhalb von Stunden bis Tagen etablieren kann.

Intramedulläre Geschwülste zeigen nicht nur monoradiculäre motorische Störungen, sondern oft ausgedehnte Lähmungen und Atrophien vom Typus der Schädigung des Vorderhornmotoneurons. Daneben findet man neurologische Störungen vom Typus der zentralen Rückenmarksläsion (s.S. 285) mit dissoziierter Empfindungsstörung und Paraspastizität. Dabei müssen die Ausfälle, wegen eines möglicherweise asymmetrischen Wachstums des Tumors, nicht unbedingt seitengleich sein.

Die klinische Differentialdiagnose einer Rückenmarkskompression kann u.U. schwierig sein. Falls eine spinale Raumforderung vermutet wird, kann sie durch den Nachweis einer gestörten Liquorzirkulation im Spinalkanal mit dem Queckenstedtschen Test bewiesen werden (STENDER 1949). Nach der Durchführung einer Lumbalpunktion mit Messung des Liquordruckes im Steigrohr werden am liegenden Patienten beide Jugularvenen komprimiert. Durch den Rückstau des venösen Blutes im Kopf erfolgt eine Steigerung des intrakraniellen Druckes, der sich über den Liquorraum zum Ort der Lumbalpunktion fortpflanzt (Abb. 280). Dieser Druckanstieg kann direkt am Steigrohr abgelesen oder manometrisch registriert werden (LAKKE 1969). Bei einer Obstruktion der Liquorpassage ist dieser Druckanstieg verlangsamt oder fehlt ganz. – Die weitere Abklärung erfolgt in der Klinik mit neuroradiologischen Methoden: Wirbelsäulenröntgen, Tomographie, Myelographie und Computertomographie. Rückenmarkstumoren sind selten. Unter 35000 Obduktionen fand SCHLESINGER (1898) 151 Wirbelsäulen- und Rückenmarksgeschwülste, das sind 0,43% der sezierten Fälle. Nur 44 (=29% der Wirbelsäulen- und Rückenmarkstumoren) waren intradurale Geschwülste. – Im neurochirurgischen Krankengut sind Rückenmarkstumoren etwa 10mal seltener als Hirntumoren. In bezug auf ihre Art und Lokalisation findet man folgende Verteilung (SIMEONE 1975):

Extradural: 50% und mehr aller Rückenmarks- und Wirbelsäulentumoren, wobei es sich am häufigsten um Metastasen handelt.

Intradural: 50% und weniger aller Rückenmarkstumoren.
Extramedullär: 71% aller intraduralen Tumoren
- Neurofibrome 27%
- Meningeome 23%
- Sarkome 10%
- Andere (jeder Typus weniger als 2%) 11%
  Lymphome, Epidermoide, Lipome, Melanome, Neuroblastome

Intramedullär: 29% aller intraduralen Tumoren
- Ependymome 8%
- Astrozytome 9%
- Andere (jeder Typus weniger als 2%) 12%
  Lipome, Epidermoide, Teratome, Carcinome, Melanome, Hämangioblastome

β) Metastasen

Als einzelne Gruppen machen die Metastasen die größte Zahl aller Tumoren der Wirbelsäule und des Rückenmarks aus, wobei ihr Anteil an der Gesamtzahl von Institut zu Institut stark schwankt (3,8–35% nach NITTNER 1972). In abnehmender Häufigkeit findet WALTHER (1948) in der Wirbelsäule Metastasen von Carcinomen folgender Organe: Mamma 36,5%, Prostata 35,5%, Lunge 24,4%, Niere 16,5%, Thyroidea 14,4%, Oesophagus 13%, Haut 11%, Uterus (Cervix) 9%, Uterus (Corpus) 8,7%, Hypopharynx 6,6%, Gallengänge 5,0% und Magen 4,5%. Die Metastasen finden sich, wenn man von den seltenen intraduralen Metastasen intrakranieller Geschwülste (Medulloblastome, Ependymome, Oligodendrogliome), den primären Melanomen des Rückenmarks und der Meningitis carcinomatosa absieht, im Epiduralraum, da sie vom Knochenmark der Wirbel ausgehen.
Eine Zusammenstellung von 174 Metastasen zeigt, daß jeder Wirbel, mit Ausnahme des Atlas, befallen sein kann (TÖRMA 1957) (Abb. 279 a). Da Metastasen vom Knochenmark ausgehen, muß ihre Häufigkeit mit dem Gewicht des Knochenmarks des betroffenen Wirbels in Beziehung gebracht werden, dessen Wert von Wirbel zu Wirbel stark variiert (Abb. 281). Das so korrigierte Verteilungsdiagramm zeigt signifikant mehr Metastasen im unteren *Cervical- und oberen Thorakalbereich* als in der Lumbalwirbelsäule und im Sacrum (Abb. 279 b). Dieses Verteilungsmuster kann möglicherweise mit der Tatsache erklärt werden, daß die vom Ramus dorsalis der Segmentarterie versorgte Muskelmasse im Bereiche der Wirbelsäule mit geringerem Metastasenbefall stärker ausgebildet ist und deshalb eine relativ größere Blutmenge aus der Segmentarterie beansprucht, so daß die Wirbeldurchblutung relativ geringer wird. Dabei stellt das Muskelgewebe erfahrungsgemäß ein schlechtes Bett für die Metastasenentwicklung dar. Umgekehrte Verhältnisse liegen in den Gebieten mit hohem Metastasenbefall vor. Dort ist die von den Rami dorsales der Segmentarterien versorgte Muskulatur viel weniger stark entwickelt, so daß eine möglicherweise stärkere Wirbeldurchblutung resultiert. – Nur die Carcinome des Genitaltraktes zeigen ein abweichendes Verhalten, indem sie vor allem im Sacrum, daneben aber auch in die Lumbalwirbelsäule und unterste Thorakalwirbelsäule metastasieren (TÖRMA 1957). Dies wird damit erklärt, daß in die Venen des kleinen Beckens eingebrochene Carcinome bei erhöhtem intraabdominellem Druck (Bauchparese) direkt in die klappenlosen vertebralen Venenplexus verfrachtet werden können (WALTHER 1948).

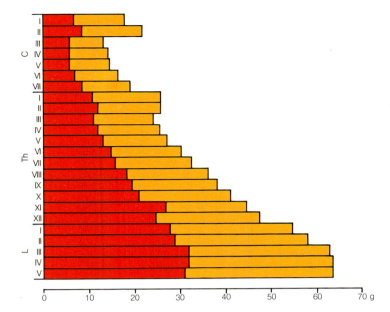

Abb. 281. **Frischgewicht der einzelnen Wirbel und ihres Knochenmarks** (rot)
Mittelwerte von 13 Fällen nach Angaben von MECHANIK (1926)

γ) Chordome

Auch die Chordome zeigen als extradurale, von den Wirbeln ausgehende Geschwülste eine auffallende regionale Häufung. Obwohl sich die Chorda dorsalis und ihre Abkömmlinge, die Bandscheibenkerne, auf die ganze Wirbelsäule erstrecken, findet sich die überwiegende Mehrzahl dieser Geschwülste im Bereiche der früheren Chordaenden, nämlich im *Sphenoid,* im *Clivus* und im *Sacrum.* DAHLIN (1978) beschrieb bei 195 untersuchten Chordomen eine Lokalisation in der Schädelbasis in 71 Fällen, in der Halswirbelsäule in 14, in der Brustwirbelsäule in 6, in der Lendenwirbelsäule in 8 und in fast der Hälfte der Fälle, nämlich bei 96 Patienten, im Sacrum. Dieses Überwiegen der Chordome im Sacrum wird damit erklärt, daß die hier häufigen Traumen als auslösende Faktoren wirken können (GENTIL u. COLEY 1948). Andererseits muß man bedenken, daß aus unbekannten Gründen die Endregion der Chorda häufiger zur Geschwulstbildung neigt, oder daß das im Verlaufe der Entwicklung des Achsenskeletes nicht korrekt in die Bandscheiben verlagerte Chordagewebe, das gelegentlich als Zufallsbefund bei Autopsien im Knochen eingelagert gefunden wird (RUBINSTEIN 1972, ZÜLCH 1956), sich eher neoplastisch transformiert.

δ) Neurinome

Die von den Rückenmarkswurzeln ausgehenden Neurinome verteilen sich ohne signifikante Häufung über den ganzen Spinalkanal (Abb. 279c) (Cushing u. Eisenhardt 1938, Nittner 1976).

Ihre Zahl nimmt im Lumbalbereich progredient ab, so daß Neurinome im Sacralkanal nicht mehr vorkommen. Sie dehnen sich im Mittel über 1,6 Segmente aus. Neurinome breiten sich aber nicht nur innerhalb der Dura mater spinalis aus, sondern können auch, umgeben von der Dura der Wurzeltaschen, als sog. *Sanduhrgeschwülste* durch das Foramen intervertebrale den Spinalkanal verlassen und sich im Paravertebralraum ausbreiten. Bei der operativen Entfernung muß dann die Laminektomie gegen lateral erweitert und das Foramen von dorsal eröffnet werden. Bei sehr großen, paravertebralen Tumoren muß dieser Tumorteil in einer zweiten Sitzung, sei es durch eine Thorakotomie oder Laparotomie, entfernt werden.

Da die Neurinome von den *Nervenwurzeln* ausgehen, sind sie oft mit den die Wurzeln begleitenden Wurzelarterien verwachsen (vgl. Abb. 219, 259). Dies ist besonders im Bereiche der Wurzeln Th_6–L_3 (am häufigsten Th_{10}–L_1) wesentlich, da hier die *A. radicularis magna* (*Adamkiewicz* 1882) in den Spinalkanal eintritt. Eine unbeabsichtigte Ligatur oder Coagulation dieses Gefäßes wird in einem solchen Fall zu einer ischämischen Schädigung des caudalen Rückenmarkes führen (s.S. 281).

ε) Meningeome

Meningeome entwickeln sich aus *arachnoidealen* Zellen, besonders im Bereiche der Arachnoidealzotten (Rubinstein 1972). Analog gebaute arachnoideale Formationen, wie die Arachnoidealzotten der intrakraniellen venösen Sinus, bestehen am Eingang der spinalen Wurzeltaschen (Andres 1967). – Auffallend ist, daß Meningeome fast nur im Bereiche der Hals- und Brustwirbelsäule angetroffen werden (Abb. 279d) (Cushing u. Eisenhardt 1938, Nittner 1976). Sie sind im Lumbalbereich selten (weniger als 5% aller spinalen Meningeome) und fehlen im Sacralkanal vollständig, obwohl sich der Arachnoidealraum bis in den sacralen Spinalkanal ausdehnt (Abb. 218c). Im Mittel erstrecken sich Meningeome über 1,6 Wirbelsegmente.

ζ) Astrocytome

Die intramedullär gelegenen Astrocytome zeigen, wie die noch zu besprechenden Ependymome, eine Tendenz sich vor allem in der Längsrichtung des Rückenmarks auszudehnen. Sie zeigen oft die Gestalt einer Spindel (Abb. 278c). 103 aus der Literatur zusammengestellte Astrocytome erstrecken sich im Mittel über 3,6 Wirbelsegmente (Nittner 1972, Sloof, Kernohan u. MacCarty 1964). – Astrocytome finden sich entlang des ganzen Rückenmarks (Abb. 279e). Ihre Zahl ist aber im Bereiche der Intumescenzen gegenüber den Segmenten Th_3–Th_8 signifikant gehäuft ($p<0,05$).

Astrocytome können im Bereiche des Conus terminalis aus dem Rückenmark ausbrechen und sich exophytisch zwischen den Nervenwurzeln der Cauda equina ausbreiten. Den sacralen Spinalkanal erreichen sie dabei kaum.

η) Ependymome

Ependymome leiten sich aus dem Ependym des Zentralkanals ab und dehnen sich im Mittel, nach Angaben der Literatur, über 4,1 Wirbelsegmente aus, wachsen also wie die Astrocytome vor allem in der Längsrichtung des Rückenmarks (Sloof, Kernohan u. MacCarty 1964, Nittner 1972). Sie liegen im Rückenmarkszentrum und treiben dieses spindelförmig auf. Auffallend ist ihre ausgesprochene Häufung im Bereiche des Conus terminalis und des Filum terminale, wogegen ihre Verteilung im restlichen Rückenmark sehr gleichmäßig ist (Abb. 278f). Diese Tumoren erreichen, im Gegensatz zu den anderen oben erwähnten Geschwülsten, den Sacralkanal.

II. Besonderheiten der einzelnen Abschnitte der Regio vertebralis

A. Pars cervicalis (Regio nuchalis)

In der Pars cervicalis liegt die Wirbelsäule, anders als in den anderen Teilen der Regio vertebralis, mitten im Körper (Abb. 282). Vor ihr liegen die Halseingeweide und der Gefäß-Nerven-Strang, hinter ihr die mächtige Nackenmuskulatur. Da in diesem Bereich keine Leibeshöhle vorhanden ist, gelangt man praktisch von allen Seiten ohne größere Schwierigkeiten an die Wirbelsäule. Ein weiterer wesentlicher Unterschied ist die nicht segmentale Blutversorgung.

1. Haut und Subcutis

Die Nackenhaut ist stärker behaart als die übrige Rückenhaut, da die Kopfbehaarung auf sie übergreift. Sie kann an der Nackenbasis, besonders bei älteren Menschen, Stauchungsfalten aufweisen. Die Subcutis ist etwas kompakter und von derben Bindegewebszügen durchsetzt. Ansonsten unterscheiden sich die beiden Schichten nicht von denen des übrigen Rückens.

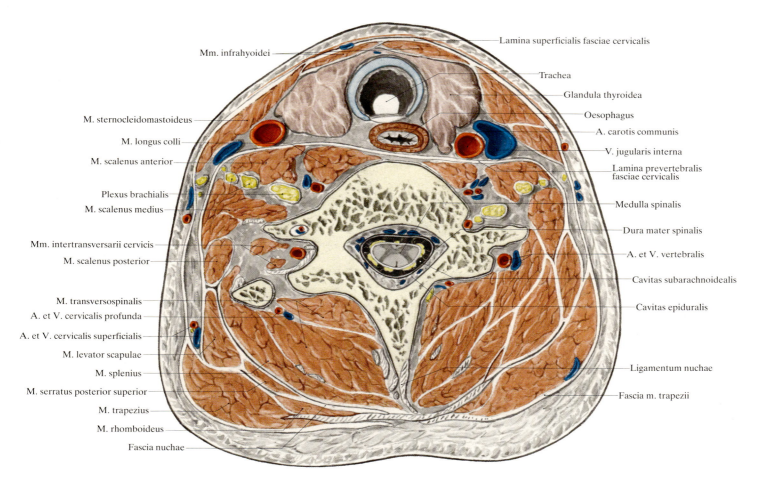

Abb. 282. Querschnitt durch den Hals auf Höhe von C VI

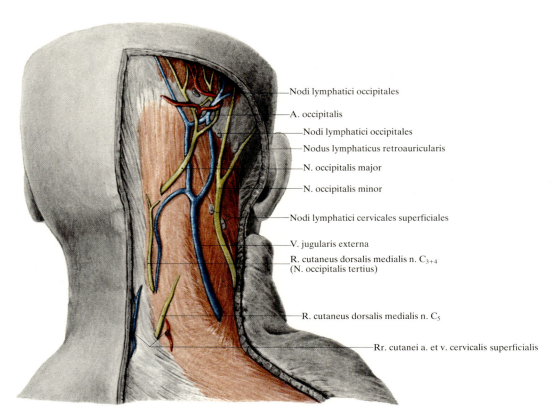

Abb. 283. **Regio nuchalis.** Subcutanschicht

a) Subcutane Gefäße (Abb. 283)

In der Subcutis der Nackenregion findet man die Endäste der *Aa. cervicales superficialis et profunda* sowie der *A. occipitalis*. Das Blut wird über die *V. jugularis externa* abgeleitet (Abb. 119) und die Lymphe fließt teils den *Nodi lymphatici occipitales et mastoidei*, größtenteils aber den *Nodi lymphatici cervicales superficiales* zu (s.S. 113 und Abb. 122).

b) Subcutane Nerven (Abb. 283)

Man findet in der Subcutis des Nackens regelmäßig die kräftigen Hautäste der *Rami dorsales mediales* aus den Segmenten $C_{2-4(5)}$. Als feine Nerven lassen sich allenfalls auch Äste der unteren Cervicalsegmente präparatorisch darstellen. Sie scheinen die Haut jedoch nicht zu erreichen und sind klinisch nicht von Bedeutung (s.S. 173f). Außerdem zieht der *N. occipitalis minor*, ein Ast aus dem *Plexus cervicalis* und damit ventraler Herkunft, am Nacken empor zur Regio occipitalis.

Der mächtigste Hautnerv am oberen Ende der Nackenregion ist der *N. occipitalis major*, welcher vom Ramus dorsalis medialis C_2 abstammt. Er durchsetzt etwa 2 cm unterhalb der Protuberantia occipitalis externa und 2–4 cm neben der Mittellinie den M. trapezius und zieht zur Regio occipitalis, in deren Haut er sein Versorgungsgebiet hat. (Für weitere Details s. LANZ/WACHSMUTH, Bd. I/1 Kopf, Teil B, S. 401).

Der *N. occipitalis tertius* durchsetzt den M. trapezius etwa 3 cm tiefer und näher bei der Mittellinie, etwa in 1 cm Abstand. Er stammt meist vom Ramus dorsalis medialis C_3, kann aber auch aus der Vereinigung von C_{3+4} hervorgehen.

2. Muskulatur und Fascienverhältnisse

Die Muskeln sind im Detail im Kapitel IV des allgemeinen Teils beschrieben. Kein anderer Abschnitt der Wirbelsäule ist derart von Muskulatur umlagert wie der cervicale (Abb. 282). Am mächtigsten ist diese hinter der Wirbelsäule. Die *Nackenmuskulatur* besteht vor allem aus den verstärkten langen Zügen des transversospinalen Systems. Im Suboccipitalbereich (zwischen Occiput und Axis) sind auch die kurzen Züge verstärkt. Sie ermöglichen nicht nur Bewegungen des Kopfes und der Halswirbelsäule, sondern haben auch wichtige Haltearbeit zu leisten. Der Kopf ist auf der sehr beweglichen Halswirbelsäule in einem labilen Gleichgewicht aufgebaut, was starke aktive Verstrebungen nötig macht. Da der Schwerpunkt des Kopfes vor der Beuge-Streck-Achse des Atlantooccipitalgelenkes liegt, müssen diese Verstrebungen dorsal am mächtigsten sein. Das erklärt aber auch die Nackenschmerzen bei Ermüdung oder bei Fehlhaltungen verschiedener Ursache.

Die *paravertebrale Halsmuskulatur* ist dem Thorax und dem Schultergürtel zugeordnet. Sie verstrebt die Halswir-

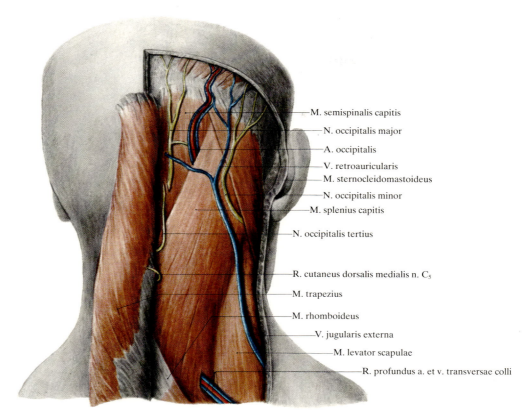

Abb. 284. **Regio nuchalis** nach Aufklappen des M. trapezius

belsäule nach der Seite. Außerdem stellt sie einen Schutz für die seitlich mit der Wirbelsäule verbundenen Leitungen dar.

Die *prävertebrale Muskulatur* ist verhältnismäßig schmächtig. Sie liegt nahe bei den Drehachsen der Halswirbelgelenke und ziemlich genau senkrecht unter dem Schwerpunkt des Kopfes. Sie dürfte vor allem der Stabilisierung der Halswirbelgelenke dienen.

Als oberflächlichsten Muskel findet man in der Nackenregion die Pars descendens musculi trapezii. Dieser Schultergürtelmuskel unterstützt die eigentliche Nackenmuskulatur in ihrer Wirkung auf die Halswirbelsäule.

Zwei Fasciensysteme gliedern die Muskelräume am cervicalen Teil der Regio vertebralis. Die oberflächliche Körperfascie bedeckt als *Fascia musculi trapezii* diesen Muskel. Sie ist mit seinem Perimysium und dem subcutanen Bindegewebe verfilzt. Sie setzt sich seitlich und nach vorn in die Lamina superficialis fasciae cervicalis fort, welche den M. sternocleidomastoideus einscheidet.

Die *Fascia nuchae* trennt den M. trapezius von den autochthonen Muskeln. Sie bedeckt seitlich die paravertebrale Muskulatur und zieht als Lamina prevertebralis fasciae cervicalis vor der prävertebralen Muskulatur durch. Sie ist anatomisch das craniale Teilstück der Fascia thoracolumbalis (s.S. 100), deren Funktion im Halsbereich jedoch der M. splenius ausübt.

3. Versorgung

a) Gefäße

Die Hauptgefäße für die Versorgung der Regio nuchalis lassen sich in 2 Gruppen gliedern: in relativ wirbelsäulenferne, in die Muskulatur eingelagerte und in wirbelsäulennahe Leitungen, die eine unmittelbare Beziehung zum Achsenorgan haben.

α) **Zu den wirbelsäulenfernen Gefäßen** gehören die Vasa cervicalia profunda et ascendentes. Diese sind mit Rami musculares et spinales ausgerüstet, sind also an der Versorgung der Weichteile und der Wirbelsäule mit ihrem Inhalt beteiligt. Dazu gesellen sich die Vasa occipitalia et cervicalia superficialia, welche Äste an die Nackenmuskulatur abgeben. Alle genannten Gefäße anastomosieren untereinander und können sich gegenseitig vertreten (s. auch S. 101ff. und Abb. 115).

Die **A. cervicalis profunda** bildet im Mittel in 89% der Fälle (82,0–98,3% ADACHI 1928) einen gemeinsamen Stamm mit der A. intercostalis suprema, den *Truncus costocervicalis*, welcher unmittelbar medial des M. scalenus anterior aus dem dorsalen Umfang der A. subclavia entspringt. Er verläuft cranialwärts zur lateralen Seite des Ganglion cervicale inferius und teilt sich vor dem Hals der ersten Rippe in die beiden genannten Arterien. Die A. cervicalis profunda dringt zwischen den Querfortsätzen CVII und ThI in die tiefe Nackenmuskulatur ein. Sie

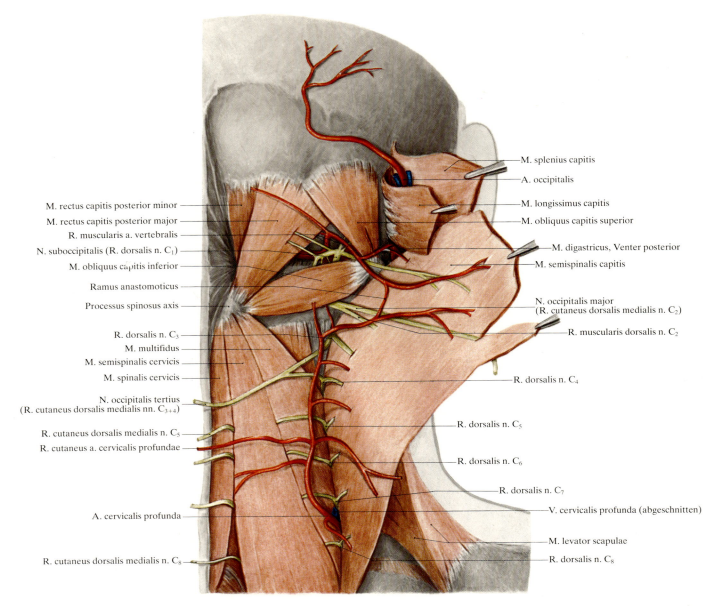

Abb. 285. Regio nuchalis. Arterien und Nerven in der Tiefe

kreuzt dabei den 8. Halsnerv in je der Hälfte der Fälle cranial oder caudal. Schließlich zieht sie zwischen den Mm. semispinalis capitis et cervicis cranialwärts, wo sie ihre Äste abgibt. Sie liegt dabei nahe der Teilungsstelle der Rami dorsales der Cervicalnerven, zwischen deren medialen und lateralen Ästen. Auf Höhe des Axis endet sie und anastomosiert hier mit Ästen aus den Aa. vertebralis et occipitalis (Abb. 285).

Die A. cervicalis profunda kann fehlen und durch den Ramus profundus a. cervicalis ascendentis oder durch den Ramus superficialis a. transversae colli ersetzt sein. Gelegentlich findet man an ihrer Stelle auch einige feinere Äste aus der A. subclavia oder der A. intercostalis suprema.

Die **A. cervicalis ascendens** ist meist ein Ast der *A. thyroidea inferior*. Lediglich in 5,4% entspringt sie direkt aus dem Truncus thyrocervicalis, jedoch sehr selten direkt aus der A. subclavia. Sie steigt in einer Rinne zwischen prä- und paravertebraler Halsmuskulatur medial vom N. phrenicus aufwärts und wird von der Lamina prevertebralis fasciae cervicalis eingescheidet. Ihr *Ramus profundus* dringt zwischen den Querfortsätzen der Halswirbel V und VI in die Nackenmuskulatur ein, wo sie zahlreiche Anastomosen mit Ästen der A. cervicalis profunda aufweist. Ihre *Rami spinales* erreichen den Wirbelkanal durch die Foramina intervertebralia der Halswirbel IV–VII (Abb. 115).

Die **A. cervicalis superficialis** entspringt entweder selbständig aus dem *Truncus thyrocervicalis* oder als Ramus superficialis aus der *A. transversa colli*. Sie ist sehr variabel ausgebildet. Sie verläuft durch das seitliche Halsdreieck unter den M. trapezius, den sie zusammen mit den Mm. splenii versorgt. Auch sie besitzt reiche Anastomosen zu den vorgenannten Arterien. Die **A. occipitalis** tritt zwischen Atlasquerfortsatz und Schädelbasis medial vom Pro-

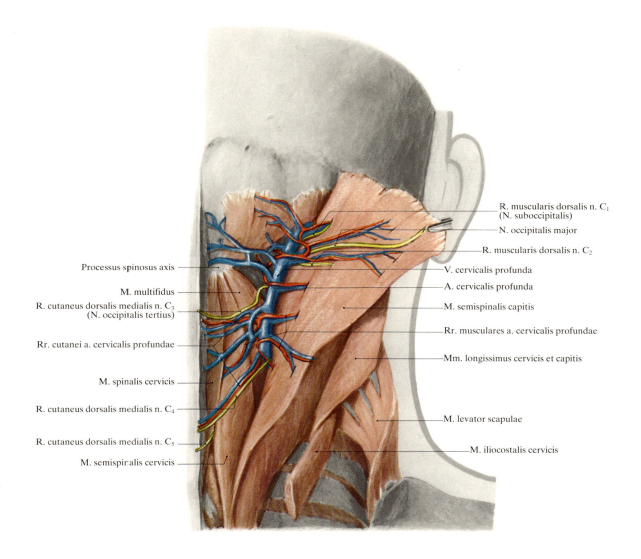

Abb. 286. Regio nuchalis. Gefäße in der Tiefe der langen Muskeln

cessus mastoideus in die Regio nuchalis ein. Sie verläuft dabei zwischen den Ansätzen der Mm. splenius et longissimus capitis, selten oberflächlich über den M. sternocleidomastoideus. Sie gibt einen starken *Ramus descendens* an die Nackenmuskulatur ab, bevor sie in die Kopfschwarte der Regio occipitalis umbiegt. Die A. occipitalis kann fehlen und durch einen oder mehrere der vorgenannten Arterien ersetzt werden.

Diese wirbelsäulenfernen Arterien sind von Venen begleitet, welche das Blut aus dem cervicalen Teil der Wirbelsäulenregion letztlich der V. brachiocephalica zuleiten. Die voluminöseste von ihnen ist die **V. cervicalis profunda**, welche den Raum in der Tiefe zwischen den langen Nackenmuskeln beherrscht (Abb. 286). Sie beginnt unter dem Hinterhaupt mit Verbindungen zum *Plexus venosus suboccipitalis* und begleitet die gleichnamige Arterie, wobei sie Äste aus dem *Plexus venosus vertebralis externus* und der benachbarten Nackenmuskulatur aufnimmt. Im Mündungsbereich entfernt sie sich von der Arterie, um mit der *V. vertebralis* einen gemeinsamen Stamm zu bilden. Selten mündet sie selbständig in die V. subclavia. Im Mündungsbereich ist sie mit Klappen ausgerüstet.

β) Die wirbelsäulennahen Gefäße werden von den Vasa vertebralia dargestellt. Durch ihren Einbau in die Foramina processuum transversorum sind sie mit dem Schicksal der Wirbelsäule besonders verbunden.

Die **A. vertebralis** ist der erste und stärkste Ast der A. subclavia (Ursprungsvarianten s. LANZ/WACHSMUTH, Bd. I/1 B und I/2). Man unterscheidet an ihr einen *Halsteil* und einen *Kopfteil*. Der Halsteil läßt sich weiter in eine *Pars prevertebralis* und eine *Pars vertebralis* gliedern. Die letztere ist hier von besonderem Interesse.

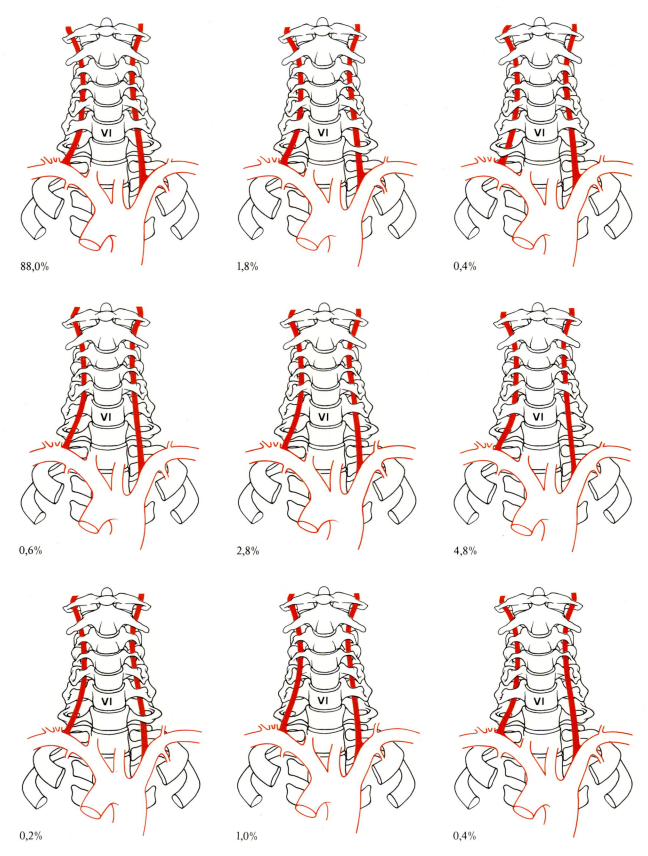

Abb. 287. Die häufigsten Varianten des Vertebraliseintrittes in die Halswirbelsäule bei 500 Japanern. (Nach Adachi 1928)

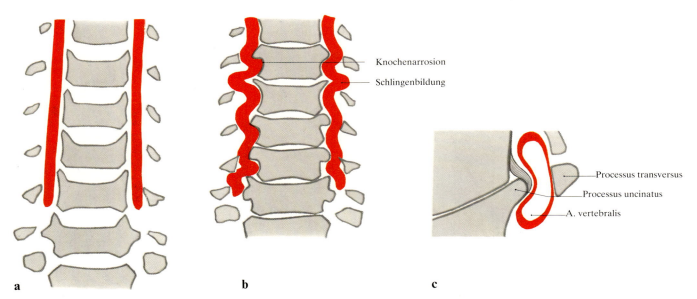

Abb. 288 a–c. Beziehungen der A. vertebralis zur Halswirbelsäule (Nach HARZER u. TÖNDURY 1966)
a Beim Jugendlichen
b Beim alten Menschen
c Knöchern fixierte Engstelle zwischen Processus uncinatus und transversus

Die A. vertebralis tritt üblicherweise in das Foramen processus transversi C VI ein. Dieser Eintritt ist jedoch ziemlich variabel, denn er kann im Prinzip in jedem Segment erfolgen. Im Extremfall verläuft die A. vertebralis völlig außerhalb der Wirbelsäule bis in die Suboccipitalregion, was jedoch extrem selten ist. Die häufigsten Variationen bezüglich des Eintritts in die Wirbelsäule sind in Abb. 287 zusammengestellt.

Die Pars vertebralis wird in ihrem Verlauf entlang der Wirbelsäule vom sympathischen *Plexus vertebralis* begleitet (s.S. 155) und von einem *Venengeflecht* umgeben (Abb. 293). Diese Gebilde füllen die Querfortsatzlöcher, welche im Mittel 5–6 mm im Durchmesser aufweisen, vollständig aus. Die Arterie kann an deren äußeren Öffnungen in keiner Richtung ausweichen und ist daher hier leicht zu punktieren.

Extreme Bewegungen des Kopfes und der Halswirbelsäule sollen den Blutstrom in der A. vertebralis drosseln können, was zu den Erscheinungen der *vertebrobasilären Insuffizienz* oder zu einem *vertebrobasilären Insult* führen kann (MUMENTHALER 1973). Dies dürfte jedoch vor allem dann der Fall sein, wenn Wirbelsäulenveränderungen vorliegen. Normalerweise werden die Processus uncinati im Alter nach lateral umgelegt. Dabei wird die A. vertebralis zwischen diesen und den Querfortsätzen „eingeklemmt" (Abb. 288). Wenn noch spondylotische Veränderungen dazukommen, sind Durchblutungsstörungen im Versorgungsgebiet der A. vertebralis nicht verwunderlich. Andererseits kann aber auch die Arterie die Wirbelsäule beeinflussen. Im Alter zeigt das Gefäß häufig einen geschlängelten Verlauf, welcher teils auf Verlängerung der Arterie, teils auf Zusammensintern der Wirbelsäule zurückzuführen ist. Es kann so zu umfangreichen Schleifenbildungen kommen. Die pulsierenden Schlingen können die Wirbelkörper arrodieren.

Im Bereich zwischen den Querfortsätzen zieht die A. vertebralis lateral an den Foramina intervertebralia vorbei. Sie kommt damit in enge Beziehung zu den Cervicalnerven, welche hinter ihr durchziehen (Abb. 293).

Besondere Beachtung verdient die A. vertebralis zwischen Atlas und Occiput. Da der Processus transversus atlantis weiter lateral auslädt als derjenige des Axis, muß die Arterie zwischen den beiden ersten Halswirbeln von ihrem parallelen Verlauf zur Wirbelsäule abweichen (s. Abb. 84). Sie bildet in diesem Abschnitt aber zugleich eine Reserveschleife für die Drehbewegungen des Kopfes (Abb. 289).

Unmittelbar nach dem Durchtritt durch das Foramen processus transversi atlantis biegt die A. vertebralis rechtwinklig nach hinten um und verläuft seitlich der Massa lateralis nach dorsal. Nach ca. 1 cm erfolgt eine Biegung nach medial, wo die Arterie im *Sulcus a. vertebralis* über den hinteren Atlasbogen verläuft. Hier wird sie mit ihren Begleitgebilden von einer Bindegewebsplatte überdeckt, welche vom Gelenkrand der Massa lateralis zum Hinterrand der Arterienrinne im Atlasbogen ausgespannt ist. Auf diese Weise wird die A. vertebralis im suboccipitalen Abschnitt in einen osteofibrösen Kanal eingeschlossen und ist unverschieblich mit dem Atlas verbunden. Die genannte Bindegewebsplatte kann im Verankerungsbereich an der Massa lateralis teilweise oder auch ganz verknöchern (*Ponticulus lateralis*), so daß die Arterie durch einen kürzeren oder längeren Knochentunnel verläuft. Sie durchbohrt

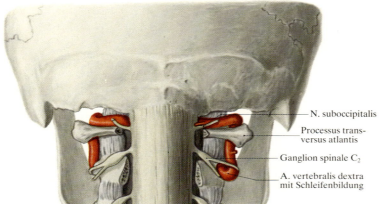

Abb. 289a. **Regelrechtes Verhalten der A. vertebralis im suboccipitalen Bereich**

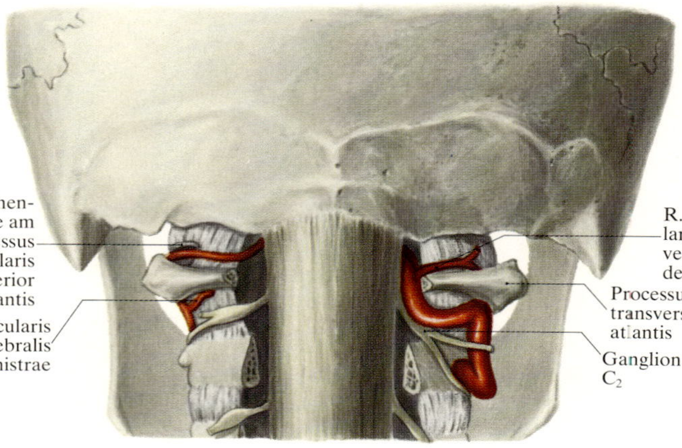

Abb. 289b. **Seltene Variante der A. vertebralis dextra im suboccipitalen Abschnitt.** Dünne A. vertebralis sinistra

schließlich die Membrana atlantooccipitalis posterior und die Dura und geht durch das Foramen magnum in den intrakraniellen Abschnitt über.

Das mehr oder weniger frontal hinter der Massa lateralis verlaufende suboccipitale Teilstück der A. vertebralis kann nach MASLOWSKI punktiert werden. Eine Angiographie, welche von dieser Stelle ausgeführt wird, bringt weniger extrakranielle Gefäße zur Darstellung, als von weiter proximal. Die Anastomosen zu den Aa. occipitalis et cervicalis profunda können u.U. die Interpretation eines Vertebralisangiogramms erschweren. Man orientiert sich für diese Punktion nach der Spitze des Processus mastoideus, von welchem die dorsale Umbiegungsstelle der Arterie 20–30 mm entfernt ist und nach der Spitze des Processus transversus atlantis, von welcher der Abstand 10–17 mm beträgt (RICKENBACHER 1964).

Die A. vertebralis kann beträchtliche *Variationen des Kalibers* zeigen. Der äußere Durchmesser liegt in 80% der Fälle bei 4–5 mm mit Extremwerten von 1 und 6 mm. Nur in einem Viertel bis zu einem Drittel sind linke und rechte Arterie gleich weit. Ebensooft ist die rechte Arterie weiter als die linke, bei einem Drittel bis zur Hälfte ist die linke stärker. Der Kaliberunterschied zwischen rechts und links kann beträchtlich sein (Abb. 289b).

Der Halsteil der A. vertebralis gibt folgende Äste ab: *Rami musculares*: Entlang der Wirbelsäule werden in der Regel nur wenig Äste zur Muskulatur abgegeben. Verhältnismäßig konstant entspringt ein Muskelast zwischen Axis und Atlas. Aber mehrere entstammen dem suboccipitalen Teil der A. vertebralis. Einer davon ist meist besonders stark und anstomosiert mit den Aa. cervicalis profunda, ascendens et occipitalis. Er versorgt die kurzen suboccipitalen Nackenmuskeln.

Rami spinales werden in unregelmäßiger Verteilung in 2–4 Segmenten abgegeben. Ziemlich konstant entspringt dem suboccipitalen Abschnitt ein *Ramus meningeus*, der am Rand des Foramen magnum in eine Durarinne eindringt und in der hinteren Schädelgrube an der Versorgung der harten Hirnhaut und des Knochens beteiligt ist (Abb. 295).

Vv. vertebrales (Abb. 294): Die A. vertebralis ist in ihrem ganzen Verlauf entlang der Wirbelsäule von einem Venengeflecht umsponnen. Dieses beginnt mit dem *Plexus venosus suboccipitalis* (*Sinus atlantooccipitalis*), der mit intrakraniellen Blutleitern, dem Plexus venosus vertebralis externus posterior und den Begleitvenen der Nackenarterien in Verbindung steht. Er umspinnt den suboccipitalen Teil der A. vertebralis und ist mit ihr in den gleichen Bindegewebsstrukturen eingeschlossen. Beim Foramen processus transversi atlantis geht er in zwei Venenstämme über, welche die Arterie durch alle Querfortsatzlöcher begleiten. Sie weisen zahlreiche Querverbindungen auf, welche ihnen geflechtartigen Charakter geben. Sie sind am Rand der Querfortsatzlöcher mit dem Periost verwachsen, so daß sie immer klaffen. Sie polstern die Arterie gegen den Knochen ab und nehmen Venen aus der Muskulatur und dem Wirbelkanal auf. Im caudalen Teil trennen sich die Venen von der Arterie und verlaufen häufig durch das Foramen processus transversi C VII. Beim Austritt aus diesem Loch bilden sie einen einheitlichen, mit Klappen ausgerüsteten Stamm, der sich mit der *V. cervicalis profunda* vereinigt und in die *V. subclavia* einmündet.

b) Spinalnerven

Im Halsbereich sind 8 Spinalnervenpaare vorhanden. Die ersten beiden weisen Besonderheiten auf.

α) Der N. spinalis C₁ tritt zwischen Atlas und Occiput aus dem Wirbelkanal. Seine Wurzeln vereinigen sich oft noch innerhalb der Dura, sonst kurz nach der Durchtrittsstelle, welche caudal zur A. vertebralis gelegen ist, zum Truncus n. spinalis. Dieser verläuft leicht nach hinten durchgebogen lateralwärts und teilt sich über dem hinteren Atlasbogen in die Rami dorsalis et ventralis. Der dorsale Ast ist meist dünner und verläuft als *N. suboccipitalis* zwischen A. vertebralis und Arcus atlantis posterior nach hinten, umgeben vom Plexus venosus suboccipitalis. Er gibt Äste zu den kurzen Nackenmuskeln ab (Abb. 290). Die

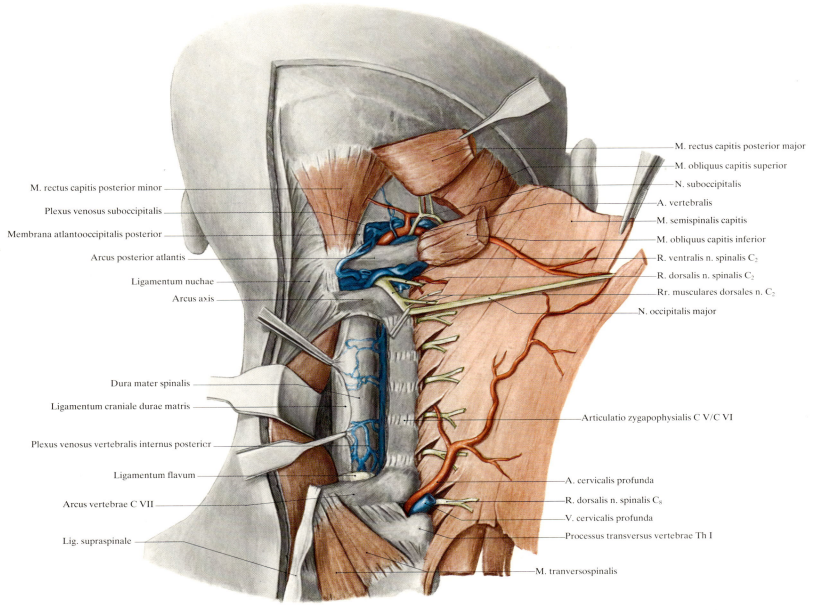

Abb. 290. Regio suboccipitalis et canalis vertebralis cervicalis

sensiblen Äste versorgen das Atlantooccipitalgelenk und die Dura. Nur ganz selten sind sie in der Haut vertreten.

Die dorsale Wurzel des 1. Spinalnervs ist in der Regel schmächtig und scheint gelegentlich ganz zu fehlen. Wenn dorsale Wurzelfäden vorhanden sind, ist auch ein Spinalganglion da, allerdings oft nur mikroskopisch nachweisbar (s. auch LANZ/WACHSMUTH, Bd. I/1 B Kopf).

β) **Der N. spinalis C_2** hat kräftigere Wurzeln, die sich außerhalb der Dura vereinigen, und ein großes Spinalganglion (über dessen Einbau s.S. 244 und Abb. 227). Da auch zwischen Atlas und Axis kein Foramen intervertebrale existiert, teilt er sich zwischen deren Bögen in die Rami dorsalis et ventralis. Der ventrale Ast verläuft hinter der A. vertebralis und zieht zwischen 2 Ursprungszacken des M. semispinalis capitis nach vorn, um durch die paravertebrale Muskulatur zum Plexus cervicalis zu gelangen.
Der dorsale Ast gibt Zweige an die Nackenmuskulatur ab. Sein dickster Ast entspricht dem Ramus dorsalis medialis und zieht als *N. occipitalis major* cranialwärts (Abb. 290, 291). Er durchbohrt den M. semispinalis capitis einige cm unter seinem Ansatz und gelangt so vor den M. trapezius, den er etwas weiter cranial ebenfalls durchsetzt (Abb. 283, 284). Die dorsalen Äste von C_1 und C_2 besitzen sehr oft eine Anastomose, die hinter dem M. obliquus capitis inferior durchzieht.

γ) **Die Nn. spinales C_{3-8}** zeigen das übliche Verhalten der Spinalnerven wie es auf S. 151 und 223f beschrieben ist. Ihre ventralen Äste verlaufen dorsal der A. vertebralis an-

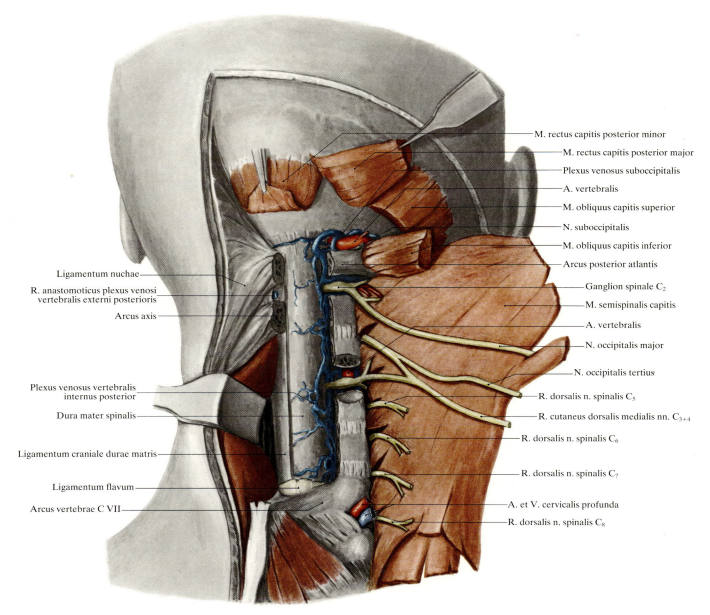

Abb. 291. **Canalis vertebralis cervicalis**. Epiduralraum

gelagert nach lateral, um durch die paravertebrale Muskulatur hindurch den Plexus cervicalis bzw. brachialis zu erreichen (Abb. 293, 294). Die dorsalen Äste gabeln sich zwischen den Mm. semispinalis capitis et cervicis. Die lateralen Äste dringen über der A. cervicalis profunda in den M. semispinalis capitis ein. Die medialen Äste verlaufen ventral von der Arterie und verschwinden am lateralen Rand des M. semispinalis cervicis in der Tiefe. Nach Abgabe von Zweigen an die benachbarten Muskeln erscheinen ihre Endäste zwischen den Mm. spinalis et semispinalis cervicis, um zur Haut zu ziehen (Abb. 285). Der Ramus dorsalis medialis C_3 bildet entweder allein oder zusammen mit C_4 den *N. occipitalis tertius*. Dieser verläuft um den medialen Rand des M. semispinalis capitis und durchbohrt den M. trapezius nahe der Mittellinie (Abb. 283, 284, 291).

δ) Die Radices spinales n. accessorii verlassen das Rückenmark zwischen den vordern und hinteren Wurzeln der ersten 5–6 Segmente und vereinigen sich zu einem dünnen Stamm. Dieser steigt dorsal vom Ligamentum denticulatum auf und tritt in die Schädelhöhle ein. Auf Höhe der obersten Denticulatumzacke kreuzt er die A. vertebralis dorsal und vereinigt sich mit den Radices craniales zum N. accessorius. Die spinale Portion innerviert zusammen mit dem Plexus cervicalis die Mm. sternocleidomastoideus et trapezius.

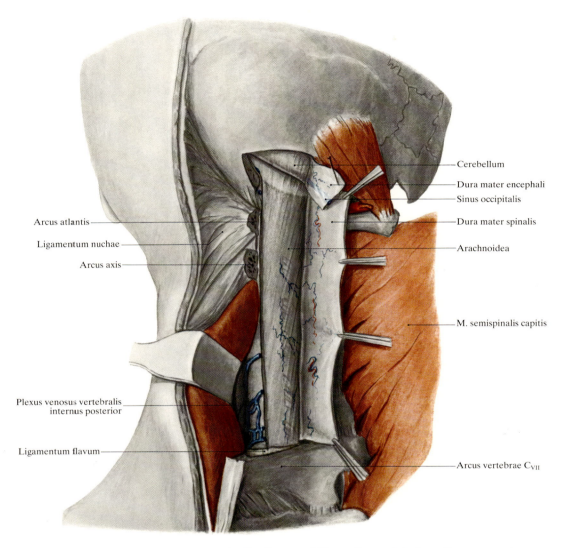

Abb. 292. **Canalis vertebralis cervicalis.** Dura eröffnet, Os occipitale gefenstert

4. Der cervicale Wirbelkanal

Das Kaliber des cervicalen Wirbelkanals ist entsprechend der Dicke des Rückenmarks groß (s. Abb. 50). Besonderheiten sind vor allem am oberen Ende, im Bereich von Atlas und Axis festzustellen.

a) Epiduralraum

Der Epiduralraum beginnt erst unterhalb des Atlas. Er wird dorsal von dünnen querverlaufenden Venen durchzogen, welche meist am Unterrand der Wirbelbogen die *Plexus venosi vertebrales interni posteriores* miteinander verbinden (Abb. 290, 291). Fettgewebe ist im cervicalen Abschnitt des Epiduralraums nur spärlich vorhanden. Den wesentlichen Inhalt machen die *cranialen Verstärkungsbänder* der Dura aus (s.S. 241). Ventral liegen die medialen Anteile der *Plexus venosi vertebrales anteriores* und ihre Querverbindungen vor dem Ligamentum longitudinale posterius (Abb. 294). Im Bereich des Atlas wird der Raum vor dem Duralsack vom Bandapparat der *Articulatio atlantoaxialis mediana* beherrscht (Abb. 294).

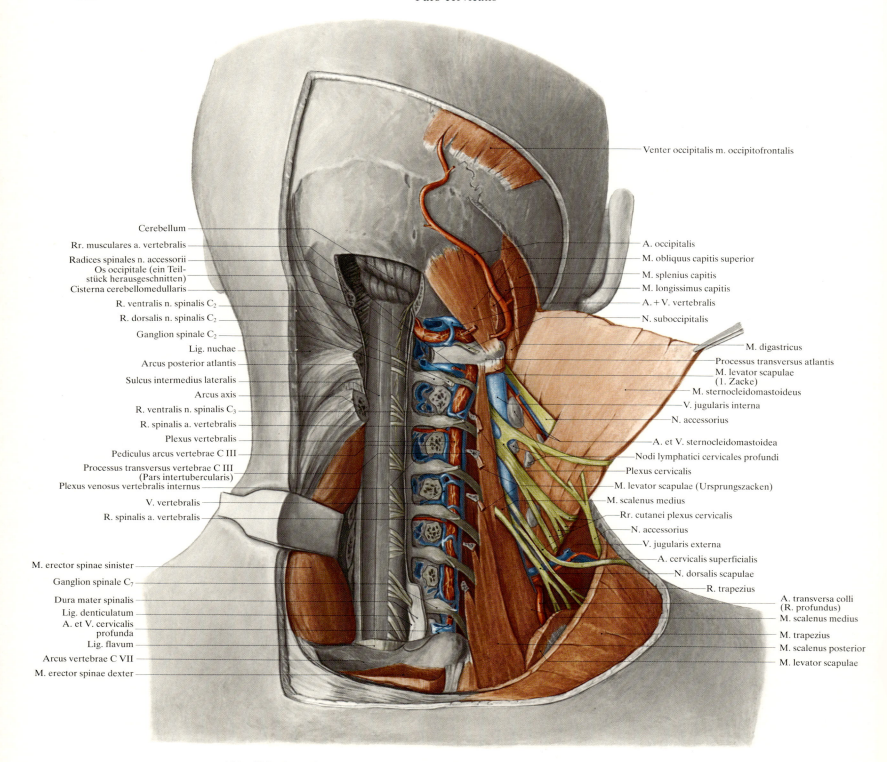

Abb. 293. **Canalis vertebralis cervicalis** mit Verbindungen zur Regio colli lateralis

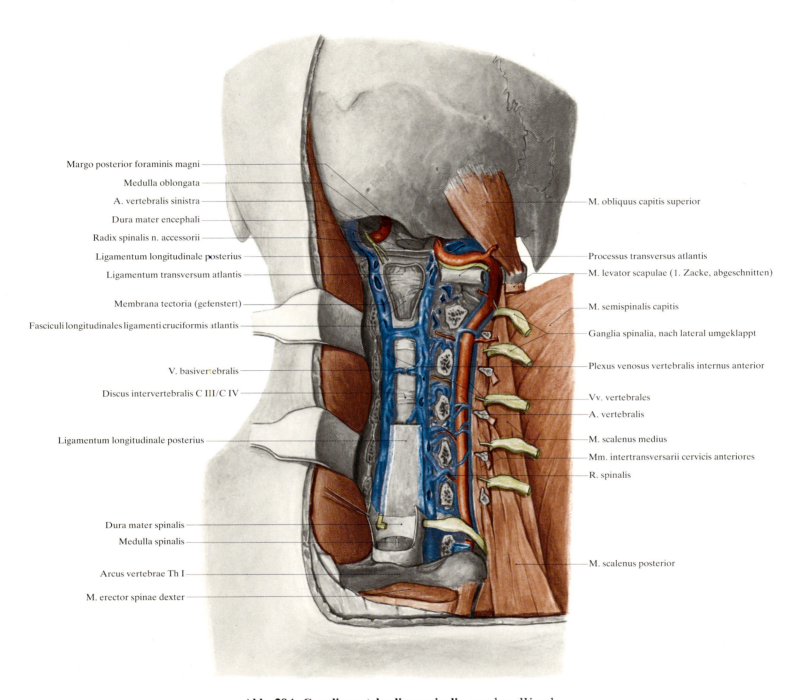

Abb. 294. **Canalis vertebralis cervicalis,** vordere Wand

314 Pars cervicalis

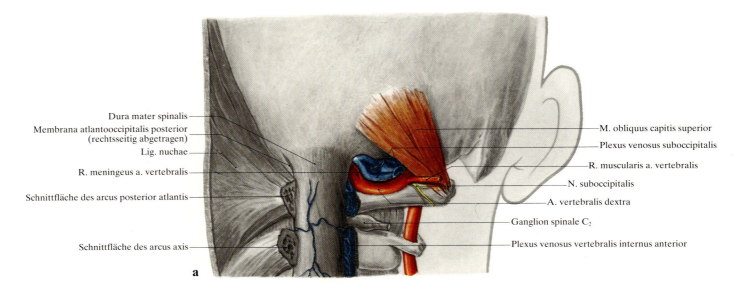

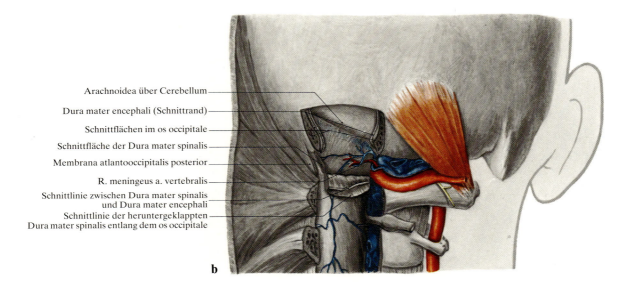

Abb. 295a, b. Dura mater spinalis im suboccipitalen Abschnitt

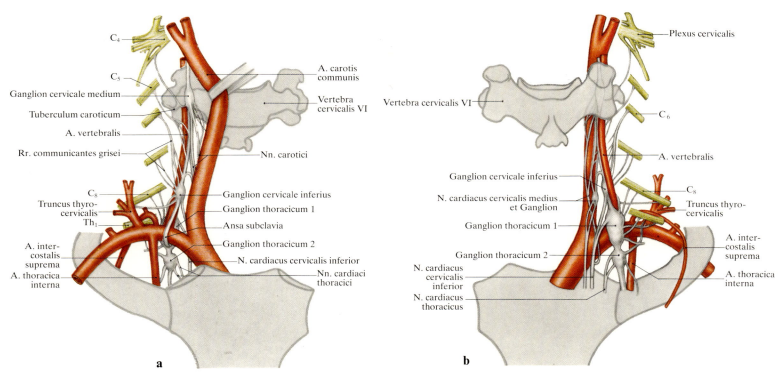

Abb. 296a, b. Lagebeziehungen des Truncus sympathicus zu Arterien, Skelet und Nervenwurzeln der Regio sternocleidomastoidea, schematisch
a Von ventral; b von dorsal

Zwischen Atlas und Occiput ist die Dura stark verdickt und einerseits mit dem oberen Rand des Atlasbogens, andererseits mit dem Rand des Foramen magnum verwachsen. Eine tiefe Schicht von Durafasern läuft aber ununterbrochen ins Schädelinnere weiter. Zwischen der dicken am Knochen verankerten und der dünnen weiterziehenden Schicht besteht ein schmaler muldenförmiger Spaltraum, in welchem der *Ramus meningeus* aus der A. vertebralis mit seinen Begleitvenen verläuft (Abb. 295). Die *Membrana atlantooccipitalis posterior* liegt als dünne Bindegewebsplatte direkt auf der Dura.

b) Subarachnoidealraum (Abb. 292, 293)

Die Cavitas subarachnoidealis ist hinter dem Atlas ca. 3,5 mm tief. Nach caudal verengt sie sich etwas, nach cranial aber nimmt sie an Tiefe zu, da hier der untere Ausläufer der *Cisterna cerebellomedullaris* gefunden wird. Bei der *Suboccipitalpunktion*, die in der Mittellinie oder lateral ausgeführt werden kann, erhält man Ventrikelliquor. Die Distanz von der Hautoberfläche bis zum Atlasbogen beträgt in der Mittellinie ca. 5 cm. Gelegentlich kann eine *A. cerebelli inferior posterior* mit einer Schleife bis zum 2. Cervicalsegment hinunterreichen (TÖNDURY 1981).

5. Der Halsgrenzstrang

a) Lage und Varianten

Der Halsgrenzstrang ist im Detail bereits auf S. 154 beschrieben. Seine Lagebeziehungen zu Arterien, Nerven und Skeletteilen in der klinisch bedeutungsvollen Regio sternocleidomastoidea sind in Abb. 296 dargestellt. Da der Halsgrenzstrang vor allem in der Ausbildung der Ganglien eine große Variabilität zeigt, werden in Abb. 297 einige Sonderfälle zusammengestellt.

b) Sympathicusläsionen

Läsionen des Halssympathicus führen zu einem Hornerschen Syndrom, d.h. zu einer homolateralen Lidspaltverengung (Ptose), Miose, Enophthalmus und manchmal zu einer Hyperämie der Conjunctiva. Andererseits kann bei einem manifesten Hornerschen Syndrom die Läsion auch im zentralen Anteil des Sympathicus liegen, d.h. im *Tegmentum des Mittelhirns*, im *Tractus tectospinalis* oder im *Nucleus intermediolateralis*. Peripher kann die Störung im Grenzstrang des Halses oder in den Nervengeflechten der A. carotis interna gelegen sein. Die Lokalisationsdiagnose kann nur an Hand von begleitenden mesencephalen, bulbären, medullären oder peripheren Symptomen erfolgen.

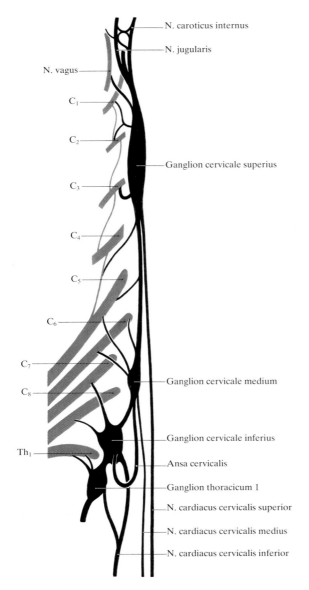
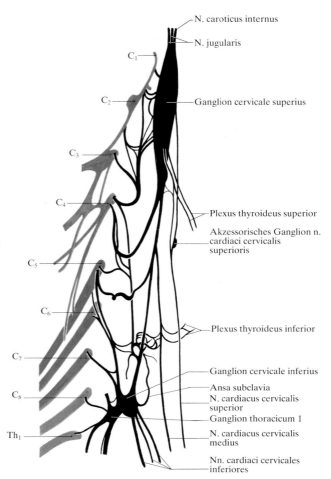

a Ganglion cervicale inferius und thoracicum 1 nicht verschmolzen

b Ganglion cervicale medium fehlt

Abb. 297a–d. Halsgrenzstrang, Varianten

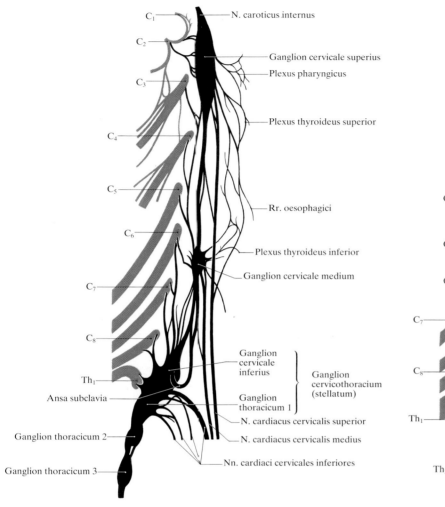
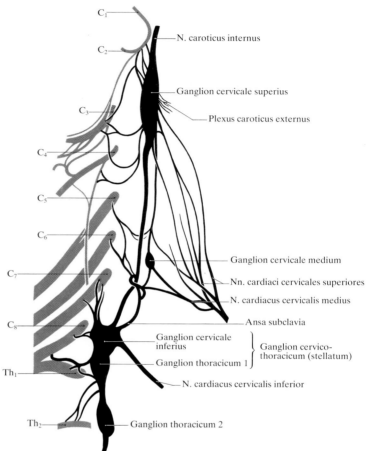

c Ganglion cervicothoracicum (stellatum)

d Ganglion cervicale medium in einen N. cardiacus verlagert

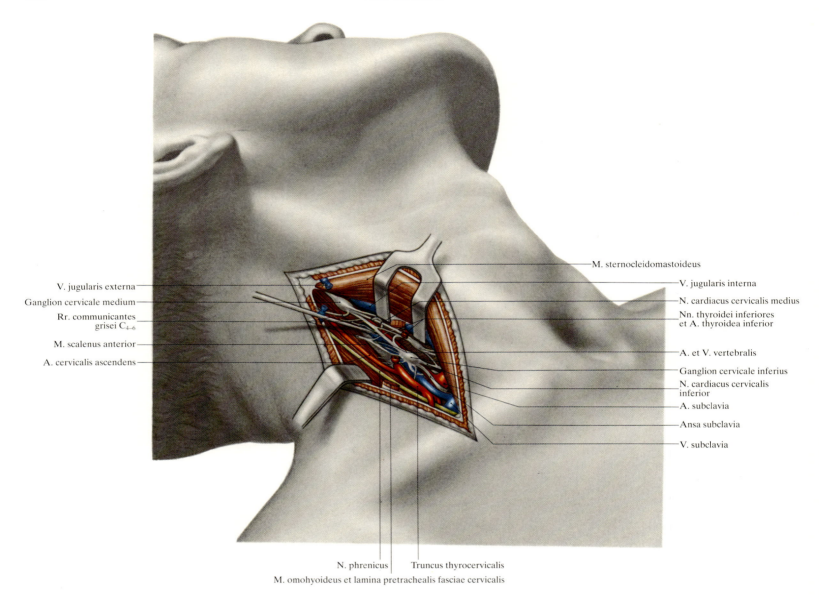

Abb. 298. Freilegen des Truncus sympathicus in der Regio sternocleidomastoidea

c) Freilegen des Halsgrenzstrangs

Der Halsgrenzstrang wird in der Regio sternocleidomastoidea freigelegt (Abb. 298). Die oberflächlichen Schichten werden entlang des lateralen Randes des M. sternocleidomastoideus durchtrennt. Wenn nötig kann der Muskel eingekerbt werden. Der M. omohyoideus kreuzt in der mittleren Halsfascie das Operationsfeld und kann durchtrennt werden, wenn er sich nicht genügend zur Seite ziehen läßt. Allenfalls kann auch der M. scalenus anterior oberhalb seines Ansatzes an der 1. Rippe abgetrennt werden, wobei aber auf den N. phrenicus zu achten ist. Nun ist der Zugang zum Gefäß-Nerven-Strang des Halses frei, der mit einem stumpfen Haken nach medial gezogen wird. Der querverlaufende Teil der A. thyroidea inferior kreuzt vor dem Grenzstrang. Sie wird doppelt unterbunden und durchtrennt. Jetzt könen die wesentlichen Teile des Halsgrenzstranges überblickt werden. Dorsal und medial von ihm liegt die A. vertebralis, hinter welcher die V. vertebralis verläuft, die nicht verletzt werden darf. Lateral findet man den aufsteigenden Teil der A. thyroidea inferior und den Truncus thyrocervicalis, der caudalwärts zur A. subclavia verfolgt werden kann. Zieht man das Ganglion cervicale inferius nach vorn und die A. vertebralis nach medial, wird auch das Ganglion thoracicum 1 sichtbar, wenn man die Pleurakuppel vorsichtig in die Tiefe drückt. Dazu können die Pleurabänder zur Wirbelsäule und zu den Rippen durchtrennt werden.

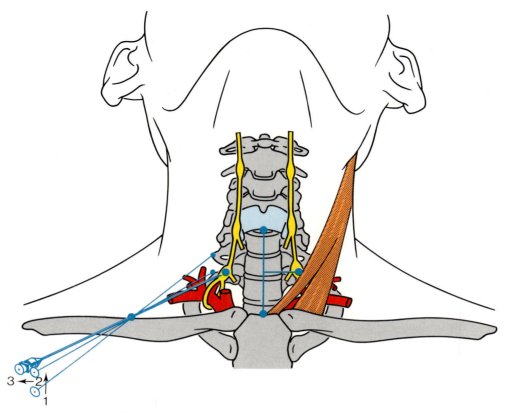

Abb. 299. Punktion des Ganglion cervicothoracicum (stellatum)
1. Punktion von lateral (*links*). Einstich über der Mitte der Clavicula in Richtung des Querfortsatzes C VII (*1*). Senkung der Nadelspitze um die Höhe des Wirbelkörpers (*2*) und Rotation der Nadelspitze um 30° nach vorne (*3*).
2. Punktion von ventral (*rechts*). Einstich auf Höhe der Mitte einer Linie zwischen Unterrand des Schildknorpels und Manubrium sterni am Vorderrand des M. sternocleidomastoideus und Vorstoßen der Nadel senkrecht gegen das Köpfchen der ersten Rippe

d) Punktion des Ganglion cervicothoracicum (stellatum)

Eine Anästhesie des Ganglion cervicale inferius bzw. cervicothoracicum führt vor allem zu einer Intensivierung der Durchblutung im Kopf und Arm. Die Punktion des Ganglion cervicothoracicum kann von lateral oder ventral her durchgeführt werden (Abb. 299). Bei der *lateralen Punktion* wird die Nadel über der Mitte der Clavicula eingestochen und gegen den Querfortsatz des 7. Halswirbels vorgeschoben. Der Patient dreht dabei seinen Kopf zur Gegenseite. Berührt die Nadelspitze den Wirbel, so wird sie zunächst um die Höhe des Wirbels gesenkt und dann um 30° in der Horizontalebene nach vorne geschwenkt. Dann steht die Spitze über dem Ganglion. – Diese Methode birgt aber die Gefahr eines Pneumothorax einerseits und die Gefahr der Injektion des Lokalanaestheticums durch das Foramen intervertebrale in den Spinalkanal mit konsekutiver Atemlähmung in sich (VOLKMANN 1952).

Die *Punktion von ventral* vermeidet diese Gefahren (Abb. 299). Dabei wird nach Hochlagerung der Schultern mit Extension der Halswirbelsäule eine etwa 7 cm lange Nadel auf Höhe der Mitte zwischen Unterrand des Schildknorpels und Oberrand des Manubrium sterni am Vorderrand des M. sternocleidomastoideus senkrecht auf das Köpfchen der 1. Rippe, das sich auf der Höhe des gleichzeitig zu tastenden Dornfortsatzes C VII findet, eingeführt. Die Injektion des Anaestheticums bewirkt vielfach einen Druck oder Schmerz in der Schulter oder im Scapularbereich. Nach der Injektion besteht immer ein Hornerscher Symptomenkomplex. Der Patient gibt ferner eine Durchwärmung der Wange, der Schulter oder des Armes an.

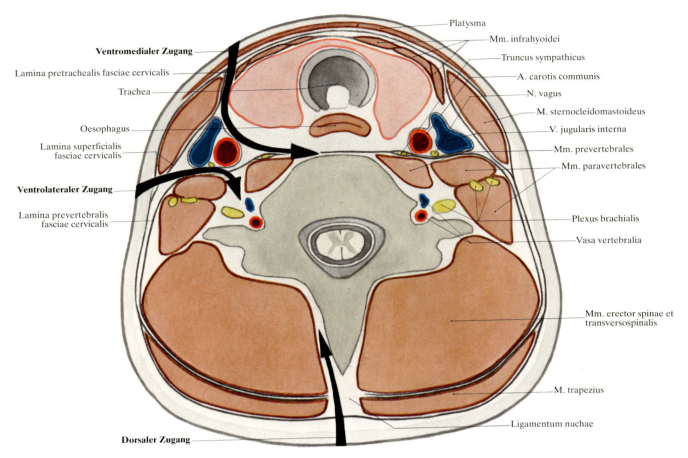

Abb. 300. Zugänge zur Halswirbelsäule

6. Zugänge zur Halswirbelsäule

Die Halswirbelsäule kann von dorsal oder von ventral her chirurgisch angegangen werden (Abb. 300).

a) Dorsaler Zugang

Der dorsale Weg führt dem Nackenband, den Dornfortsätzen und Wirbelbogen entlang zu den Querfortsätzen. Die Muskulatur wird als einheitlicher Strang von den Wirbelbogen abgelöst. Da die größeren Gefäßstämme zwischen den Muskeln laufen, kommt man mit ihnen nicht in Konflikt. Dieser Weg wird gewählt, wenn mit einer *Laminektomie* oder *Hemilaminektomie* in den dorsalen Teil des Wirbelkanals und zum Rückenmark vorgegangen, oder auf diese Weise eine Druckentlastung im Wirbelkanal erreicht werden soll. Für Discektomien oder die Abtragung spondylotischer Randwülste eigenen sich die ventralen Zugänge besser (s. auch S. 265).

b) Ventrale Zugänge

Im Prinzip kann man auf der Ventralseite von links oder rechts her an die Halswirbelsäule gelangen, die anatomischen Verhältnisse sind auf beiden Seiten gleich. Der Rechtshänder wird jedoch, insbesondere bei Bandscheibenoperationen, den Zugang von rechts bevorzugen.

α) Der ventrolaterale Zugang (Abb. 301)

Er eignet sich vor allem zur *Freilegung des lateralen Aspektes der Halswirbelsäule und der A. vertebralis*. Nach Verlagerung der Vertebralarterie und Entfernung des Processus uncinatus kann auch die *Hinterkante des Wirbelkörpers* dargestellt werden.

Mit einem Schnitt, welcher dem lateralen Rand des M. sternocleidomastoideus entlangführt, kann das seitliche Halsdreieck eröffnet werden. Zieht man den M. trapezius nach hinten und den M. sternocleidomastoideus mitsamt dem Gefäßnervenstrang in seiner Bindegewebsscheide nach vorn, bekommt man eine breite Übersicht über die paravertebrale Region. Im Fettgewebe, welches die tiefe Halsfascie überlagert, findet man neben Lymphknoten vor allem den *N. accessorius*, welcher geschont werden muß (s. auch LANZ/WACHSMUTH, Bd. I/2 Hals).

Unter der Lamina prevertebralis fasciae cervicalis oder von ihr eingescheidet findet man außer der Muskulatur die Anfangsstrecken der Äste des Plexus cervicalis (*N. phrenicus*), die *A. cervicalis ascendens* mit ihrer Begleitvene und den Grenzstrang. Zwischen prä- und paravertebraler Muskulatur hindurch gelangt man an die *Querfortsätze, Processus uncinati* und *Foramina intervertebralia*. Unmittelbar lateral von den letzteren verlaufen die *A. et V. vertebralis*.

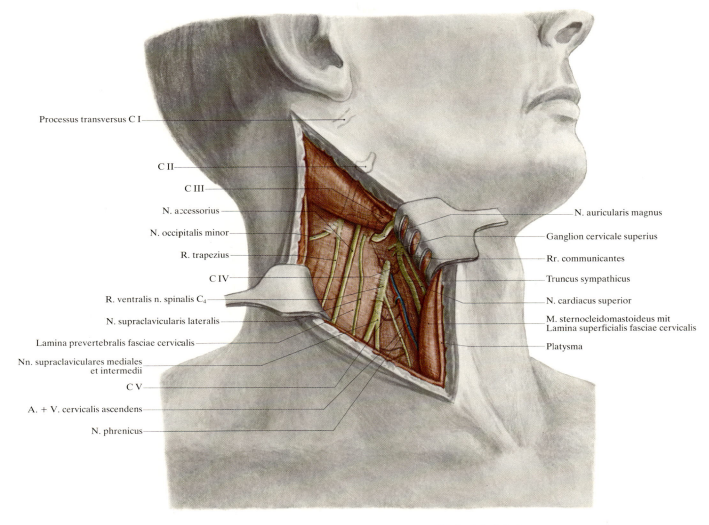

Abb. 301. **Ventrolateraler Zugang zur Halswirbelsäule**

β) Der ventromediale Zugang (Abb. 302)

Auf diesem Weg erreicht man die Vorderfläche der Wirbelsäule leichter. Er wird daher für *Discusoperationen* oder *Eingriffe an Wirbelkörpern* bevorzugt. Wenn man zwischen dem ventralen Rand des M. sternocleidomastoideus und dem Eingeweidetrakt des Halses eingeht, werden die längsverlaufenden Leitungen nach lateral gezogen. Die oberen Versorgungsleitungen zum Kehlkopf und zur Schilddrüse kreuzen das Operationsfeld nur bei der Exposition der über C V gelegenen Wirbelkörper. Sie können meistens abgeschoben und müssen nur selten doppelt unterbunden und durchtrennt werden. Die *Nn. laryngeus superior et hypoglossus* müssen hingegen geschont werden. Schließlich werden nach Spaltung der tiefen Halsfascie die prävertebralen Muskeln von der Vorderfläche der Wirbelsäule gelöst und beidseits gegen lateral abgedrängt.

c) Zugänge zu Atlas und Axis

Auf den bisher genannten Wegen gelangt man nicht an die seitlichen und ventralen Teile der beiden ersten Halswirbel. Dafür gibt es zwei Möglichkeiten:

α) Transoraler Zugang (Abb. 303)

Durch den geöffneten Mund wird die Pharynxhinterwand gespalten. Im Spatium retropharyngeum sind keine größeren Leitungen vorhanden. Durch die prävertebrale Fascie und Muskulatur sowie das Ligamentum longitudinale anterius sind das *Corpus axis*, die *Basis dentis*, der *vordere Atlasbogen* und die *Articulatio atlantoaxialis mediana* erreichbar. Zur Erweiterung des Zugangs gegen den *Clivus* oder zu den *Wirbelkörpern C II–IV* können der weiche Gaumen resp. der Unterkiefer und unter Umständen die Zunge gespalten werden (ARBIT u. PATTERSON 1981, DELGADO et al. 1981).

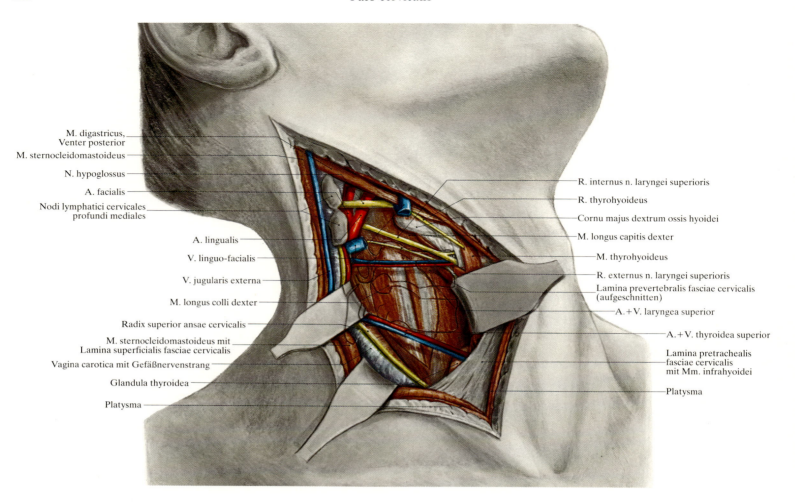

Abb. 302. Ventromedialer Zugang zur Halswirbelsäule

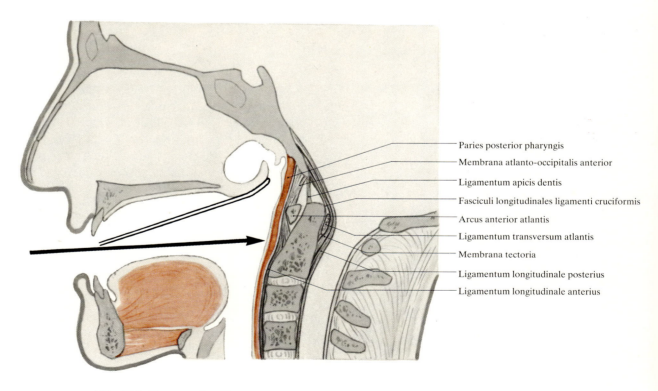

Abb. 303. Transoraler Zugang zu Atlas und Axis

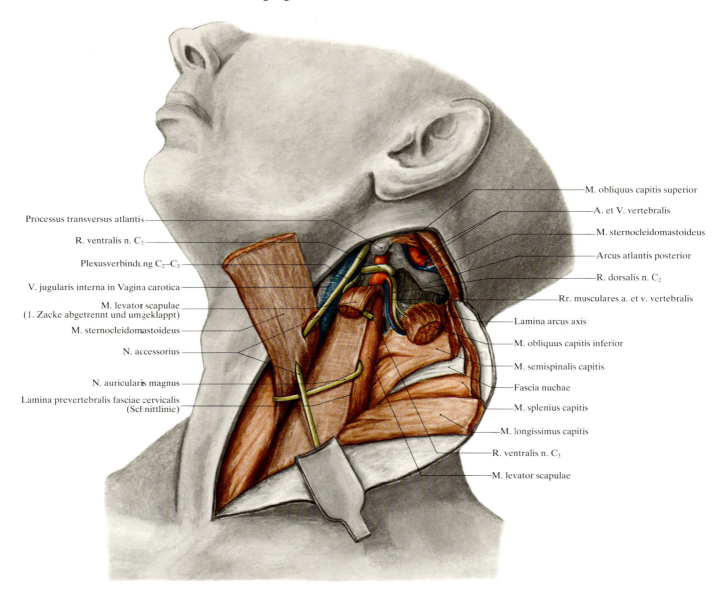

Abb. 304. **Lateraler Zugang zu Atlas und Axis.** (Nach Shucart u. Klériga 1980)

β) Lateraler Zugang (Abb. 304)

Zu den seitlichen Teilen von Atlas und Axis kann man nach Shucart und Klériga (1980) wie folgt gelangen: Nach einem Hautschnitt, der vom clavicularen Ursprung des M. sternocleidomastoideus hinters Ohr und von da einige cm nach medial führt, werden der Reihe nach folgende Muskeln nahe ihres Ansatzes durchtrennt: M. sternocleidomastoideus, M. splenius capitis et M. longissimus capitis. Nach Spaltung der tiefen Nackenfascie wird auch die laterale Hälfte des M. semispinalis capitis abgetrennt. Nun bedecken nur noch der M. obliquus capitis inferior und der M. levator scapulae die Wirbelsäule. Werden sie vom Processus transversus atlantis abgetrennt, liegen der hintere *Atlasbogen* und die *Lamina arcus axis* mit dem *Ligamentum flavum* frei. Über dem Atlasbogen ist auf den suboccipitalen Abschnitt der *A. vertebralis* mit dem *Plexus venosus suboccipitalis* zu achten. Zwischen den Querfortsätzen der beiden Wirbel stößt man unmittelbar medial vom M. levator scapulae auf deren *vertebralen Teil* und den *Nervus C_2*. Oberflächlich zum M. levator scapulae verlaufen keine größeren Leitungen. Der *N. accessorius* zieht zwischen dem Atlasquerfortsatz und der *Vagina carotica* caudalwärts.

B. Pars thoracalis

Der Brustabschnitt der Regio vertebralis wird geprägt durch die andere Form und Lage der Wirbelsäule. Es ist der einzige normalerweise kyphotisch gekrümmte Abschnitt und mit voll ausgewachsenen Rippen versehen. Die Muskulatur greift auf die Rippen über und verteilt sich auf eine größere Fläche nach lateral, so daß die Wirbelsäule deutlich oberflächlicher liegt als im Hals- und Lendenabschnitt (Abb. 305, 282, 321). Nur dank der Steilheit der Dornfortsätze springt die Brustwirbelsäule nicht weiter nach hinten vor. Schließlich sind die Seitenflächen der Wirbelkörper mit Pleura bedeckt und damit die einzigen Teile der Wirbelsäule, die eine direkte Beziehung zu einer Serosa haben.

1. Haut und Subcutis

Die Haut zeigt im thorakalen Bereich keine Besonderheiten, die von der Beschreibung auf S. 167 ff abweichen. Die Subcutis ist im cranialen Bereich bis etwa zum 4. Brustdorn ähnlich derb wie in der Nackenregion gebaut und wird caudalwärts lockerer.

a) Subcutane Gefäße (Abb. 306)

In der caudalen Hälfte des Brustabschnittes der Regio vertebralis finden wir subcutan ausschließlich Zweige der *dorsalen Intercostalarterienäste*. In der cranialen Hälfte wird die Versorgung zusätzlich durch Äste der *A. transversa colli* gewährleistet.

Die subcutanen Venen sind teils Begleitvenen der Arterien. Daneben gibt es aber auch noch unabhängig von diesen verlaufende Blutadern. Diese bilden in der oberen Hälfte des Brustabschnittes ein weitmaschiges Geflecht. In der unteren Hälfte kann man in der Mittellinie eine längsverlaufende Sammelvene wechselnden Kalibers und unterschiedlicher Länge finden. Lymphsystem der Haut s.S. 169.

b) Subcutane Nerven (Abb. 306)

Im Brustabschnitt der Vertebralregion erfolgt der Wechsel der Hautinnervation durch die *dorsomedialen* zu den *dorsolateralen* Ästen der Spinalnerven (s.S. 223). Die Grenze liegt um das 6. Brustsegment, variiert aber individuell. Es kommen auch Überlappungen vor, so daß in 1–3 Segmenten sowohl dorsomediale, als auch dorsolaterale Spinalnervenäste die Haut versorgen können.

Es sei nochmals darauf hingewiesen, daß die subcutanen Gefäße und Nerven durch schlitzförmige Öffnungen in

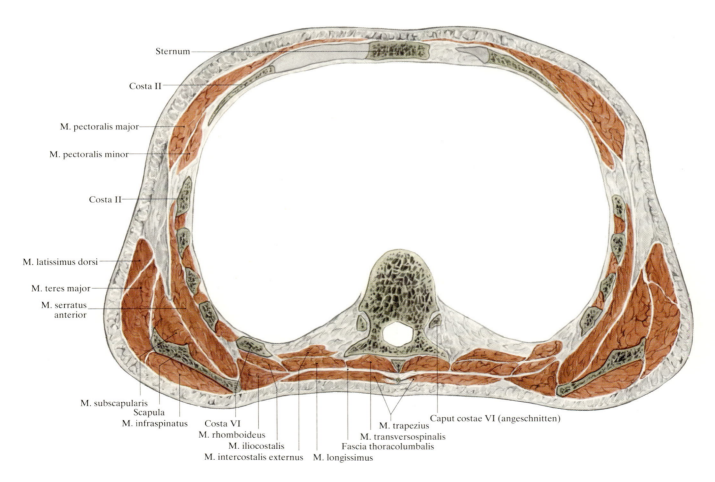

Abb. 305. Querschnitt durch die Rumpfwand auf Höhe des Corpus vertebrae Th VI

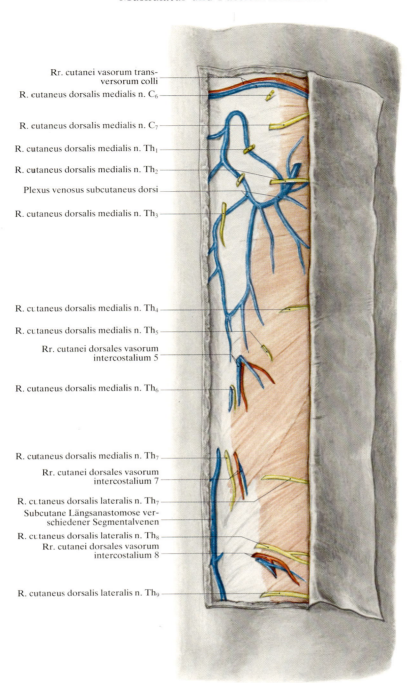

Abb. 306. Regio vertebralis thoracalis. Subcutanschicht

den oberflächlichen Muskeln bzw. deren Ursprungssehnen durchtreten. Dies wird besonders deutlich, wenn man die Verhältnisse in der nächsttieferen Schicht, nach Aufklappen des M. trapezius untersucht (Abb. 307). Über Fettgewebs„hernien" in diesem Bereich s.S. 223.

2. Muskulatur und Fascienverhältnisse

Die Pars thoracalis der Regio vertebralis unterscheidet sich von den anderen Abschnitten dadurch, daß die autochthone Muskulatur von mehreren kräftigen Muskelschichten überlagert wird, welche dem Thorax, Schultergürtel und Arm zugeordnet sind. Der Rückenstrecker selbst breitet sich lateralwärts auf die Rippen aus, so daß er auf dem Querschnitt (Abb. 305) nicht einen rundlichen Strang, sondern eine flache Platte darstellt. Diese oberflächlichen und tiefen Muskelplatten sind durch die *Fascia thoracolumbalis* voneinander getrennt, die cranialwärts zusehends dünner wird. Sie setzt sich cervical in die wieder kräftigere *Fascia nuchae* fort. Detailbeschreibung der Muskulatur und Fascien s. Kap. IV des allgemeinen Teils.

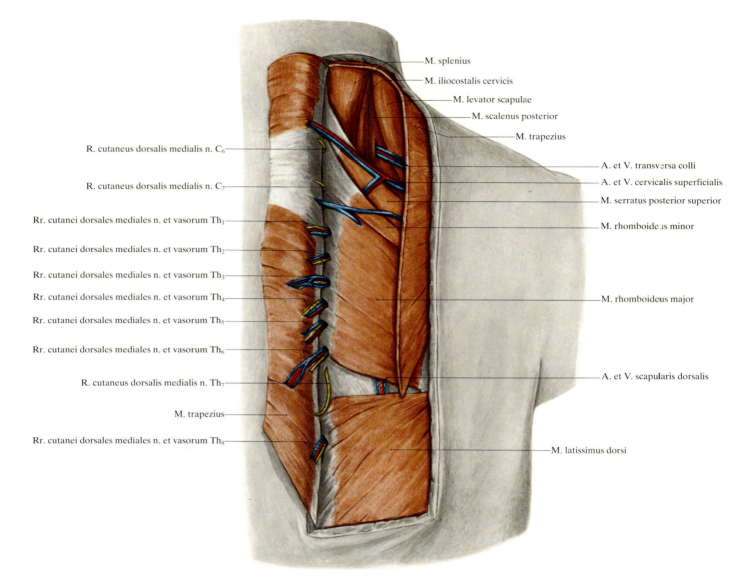

Abb. 307. **Regio vertebralis thoracalis** nach Aufklappen des M. trapezius

3. Versorgung

Die Versorgung erfolgt in diesem Abschnitt der Wirbelsäulenregion segmental und genau nach dem im allgemeinen Teil beschriebenen Schema durch die Intercostalgefäße und die dorsalen Äste der thorakalen Spinalnerven. Besonderheiten sind lediglich bezüglich der Arterien der ersten 3 Segmente festzustellen.

a) A. intercostalis suprema

Die 4. und die weiter caudal folgenden Intercostalarterien sind ausnahmslos Äste der Aorta (Lage- und Ursprungsvarianten s.S. 219 und Abb. 205, 206). Die obersten Intercostalarterien entspringen in 96,9% einem gemeinsamen Stamm, der A. intercostalis suprema. Diese selbst ist normalerweise ein Ast des *Truncus costocervicalis*. Sie entläßt nach ADACHI (1928) folgende Aa. intercostales posteriores:

die 1., 2. und 3. in 4,2%
die 1. und 2. in 55,2%
nur die 1. in 37,5%

In 3,1% fehlt die A. intercostalis suprema und alle Intercostalarterien stammen aus der Aorta.
Die A. intercostalis suprema verläuft üblicherweise ventral von den Rippenhälsen. Als Verlaufsvariante beobachtet man gelegentlich eine **A. vertebralis thoracalis.** Diese verläuft dorsal von einer oder mehreren Rippen durch die *Spatia costotransversaria* caudalwärts. Sie kommt bei menschlichen Embryonen transitorisch vor (TANDLER 1906, KRASSNIG 1913). Meist entspringt sie aus der A. subclavia, kann aber auch aus der A. vertebralis (cervicalis) oder direkt aus der Aorta thoracica stammen. PENSA (1905) fand sie bei 2,5% der untersuchten Italiener, ADACHI (1928) bei 5,1% der erwachsenen Japaner. Auch die oberste aus der Aorta entspringende Intercostalarterie kann dorsal der 3. oder 4. Rippe aufsteigen (nach ADACHI

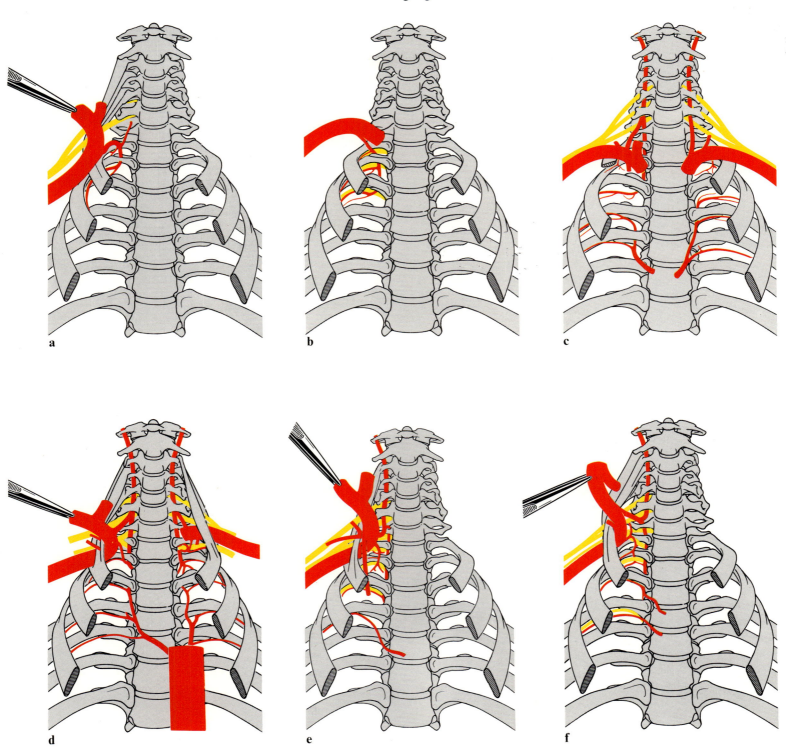

Abb. 308 a–f. Ursprungs- und Verlaufsvarianten der A. vertebralis thoracalis
a Häufigster Fall; **d–f** Einzelbeobachtungen. (Nach Adachi 1928)

in 4,2% der Fälle). Die *absteigende* A. vertebralis thoracalis (A. intercostalis suprema) liegt meist rechts, die *aufsteigende* (oberste Intercostalarterie aus der Aorta) meist links. Verschiedene Ursprungs- und Verlaufsvarianten sind in Abb. 308 zusammengestellt.

b) Hauptstämme

Zu den Besonderheiten des Brustabschnitts, die dieser allerdings mit dem Lendabschnitt teilt, gehört auch die Tatsache, daß die großen Stämme, Aorta und Azygossystem, direkt der Wirbelsäule anliegen.

α) Aorta thoracica

Der Arcus aortae liegt auf Höhe des 3.–4. (bei älteren Individuen auch des 5.) Thorakalwirbels. Die Aorta thoracica verläuft zunächst an der linken Seitenfläche der Brustwirbelsäule, verlagert sich aber caudalwärts immer mehr nach vorn und rechts. Im Hiatus aorticus liegt sie schließlich ventral vor der Wirbelsäule.

Topographische Beziehungen der Aorta thoracica s. LANZ/WACHSMUTH, Bd. II/5 Thorax.

β) Das Azygossystem (Abb. 207, s. auch S. 110)

Die *V. azygos* bzw. *hemiazygos* stellt nach ADACHI (1940) in durchschnittlich 82,5% die direkte Fortsetzung der *V. lumbalis ascendens* dar (Japaner 75,3%, amerikanische Weiße 80,6%, amerikanische Neger 89,7%). In 48–100% (Mittel 53,8%) weist die V. azygos eine Verbindung zur V. cava inferior oder einer V. lumbalis auf. Die V. hemiazygos ist in 18–78% (Mittel 36,9%) mit der V. renalis sinistra oder einer V. lumbalis verbunden.

Die Wurzeln der Vv. azygos et hemiazygos durchsetzen die Pars lumbalis des Zwerchfells zwischen den *Crura medialia et intermedia*. Nicht so selten treten sie aber hinter der Aorta durch den *Hiatus aorticus*: die V. azygos in 37,5%, die V. hemiazygos in 36,6%.

Die V. azygos fehlt sehr selten. In einem von KARPOWICZ (1934) beschriebenen Fall fehlte sie bei normaler V. hemiazygos. In der Mitte des Rückens befand sich unter der Haut eine stark entwickelte Vene, welche cranialwärts an Kaliber zunahm und über die V. scapularis dorsalis in die V. subclavia sinistra mündete. Häufiger ist das Fehlen der linksseitigen Venenstämme. Die V. hemiazygos fehlte nach ADACHI (1940) unter 865 Fällen in 9,0%, die V. hemiazygos accessoria in 9,7%.

Eine Verbindung der V. hemiazygos accessoria mit der V. brachiocephalica sinistra ist in durchschnittlich 73,9% vorhanden. Eine seltene Einmündung der V. hemiazygos accessoria in den rechten Vorhof bei normaler V. azygos und Fehlen einer Verbindung der V. hemiazygos accessoria mit der V. brachiocephalica sinistra hat GRUBER (1864, 1866) zweimal beobachtet. Selten besteht eine präaortale Verbindung zwischen den Vv. hemiazygos et azygos.

Über die sehr zahlreichen Varianten des Azygossystems mit seinen Zuflüssen und Verbindungen s. ADACHI (1940).

4. Der thorakale Wirbelkanal

Im mittleren Thorakalbereich weist der Wirbelkanal das kleinste Kaliber auf (Abb. 50). Doch ist auch der Durchmesser des Rückenmarks in diesem Bereich klein.

a) Epiduralraum

Da der Duralsack mit seinem Inhalt der vorderen Wand des Wirbelkanals anliegt, ist der Epiduralraum dorsal relativ weit. Anders als im cervicalen Abschnitt enthält er im thorakalen Teil reichlich *Fettgewebe* von weicher Beschaffenheit. Da es wenig Bindegewebe enthält, ist es leicht entfernbar. In diesem Fett sind zahlreichere und kaliberstärkere Verbindungsvenen zwischen den *Plexus venosi vertebrales interni posteriores* eingebaut als im Halsbereich (Abb. 309). Ventral ist der Epiduralraum eng. Die *vorderen inneren Wirbelvenengeflechte* verlaufen beidseits des hinteren Längsbandes und sind durch eine dünne Bindegewebsplatte gegen den übrigen Epiduralraum abgegrenzt. Im Bereich der Bandscheiben ziehen die seitlichen Ausläufer dieses Bandes dorsal über sie hinweg (Abb. 312).

b) Subarachnoidealraum

Für den Subarachnoidealraum gilt im Brustabschnitt die Beschreibung auf S. 240. Besonderheiten sind hier nicht zu beobachten.

5. Die Verbindung Wirbelkanal-Intercostalraum

Durch das *Foramen intervertebrale* gelangt man im Brustabschnitt direkt in den *Leitungskanal des Intercostalraumes*. Die Foramina intervertebralia werden von hinten durch die Wirbelgelenke abgedeckt. Ihr Inhalt kann erst überblickt werden, wenn die Gelenkfortsätze ganz oder teilweise abgetragen werden (Abb. 309, 311, 313). Das epidurale Fett setzt sich bis gegen den Rippenwinkel in den intercostalen Leitungskanal fort und füllt die Lücken aus, die zwischen den Leitungen offen bleiben. Am meisten Raum beansprucht die *V. intervertebralis*, welche als häufig mehrfach geführtes Gefäß die Plexus venosi vertebrales interni mit der V. intercostalis posterior und den äußeren Wirbelvenengeflechten verbindet (Abb. 309). Die Nervenwurzeln vereinigen sich im Foramen zum *Spinalnerven*. Dieser ist hier im Gegensatz zur Hals- und Lendenregion nicht am Periost verankert. An der äußeren Mündung der Zwischenwirbellöcher geben die segmentalen Leitungen ihre *dorsalen Äste* ab, welche lateral um die Wirbelgelenke verlaufen. Von ventral tritt, der Seitenfläche der Wirbelkörper entlang, die *A. intercostalis posterior* in den Leitungskanal des Zwischenrippenraumes ein. Arterie, Vene und Nerv können sich im Anfangsteil dieses Kanals mehrfach umschlingen, bis sie in der Gegend des Rippenwinkels ihre endgültige topographische Anordnung erreichen. Die Wand des Kanals wird hinten von der *Membrana intercostalis interna* und vorne von der *Membrana intercostalis intima* gebildet. Diese beiden sehnig gestalteten Blätter verwachsen von medial unten nach lateral oben zunehmend breiter miteinander, so daß der Kanal unter den Unterrand der Rippe geführt wird (Abb. 313).

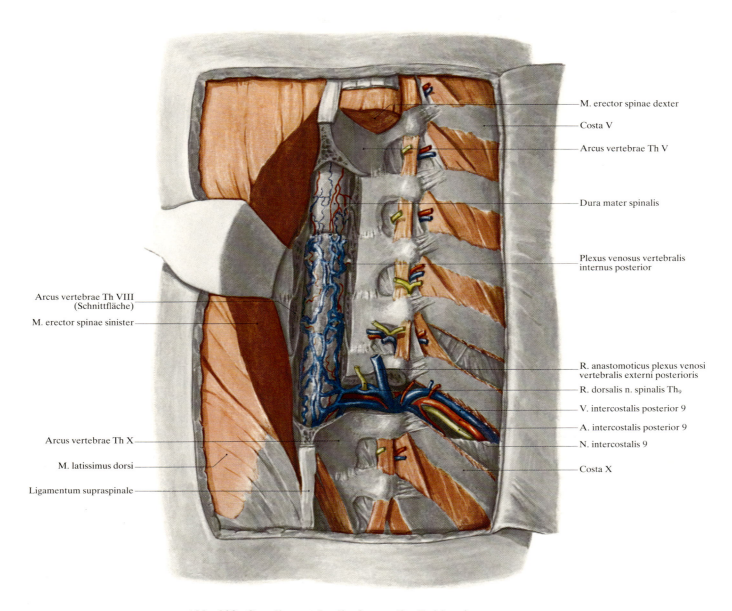

Abb. 309. **Canalis vertebralis thoracalis.** Epiduralraum

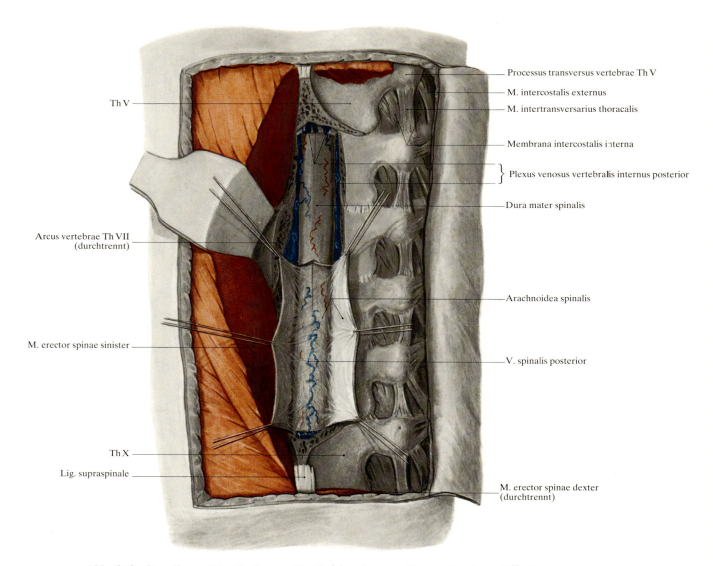

Abb. 310. Canalis vertebralis thoracalis. Epiduralraum, Dura teilweise eröffnet

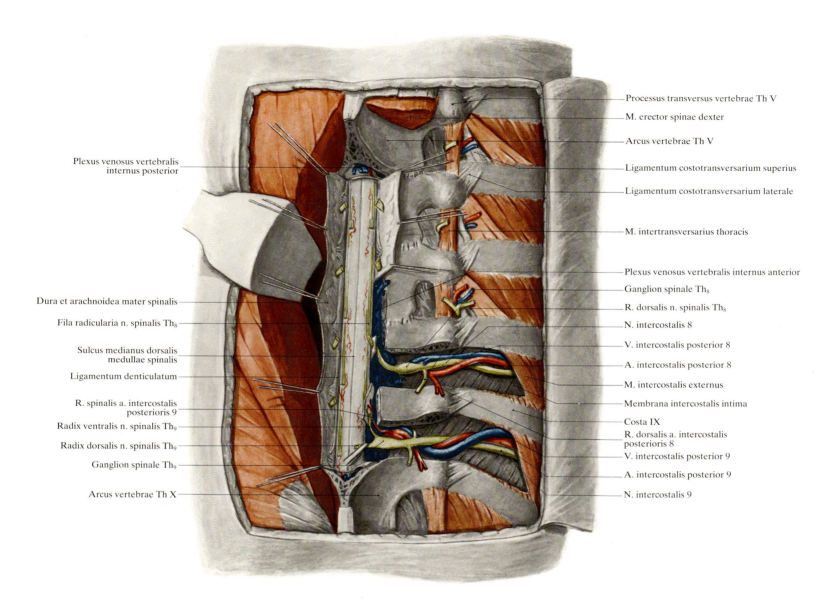

Abb. 311. Canalis vertebralis thoracalis
Dura und Arachnoidea eröffnet, Verbindung zu den Intercostalräumen

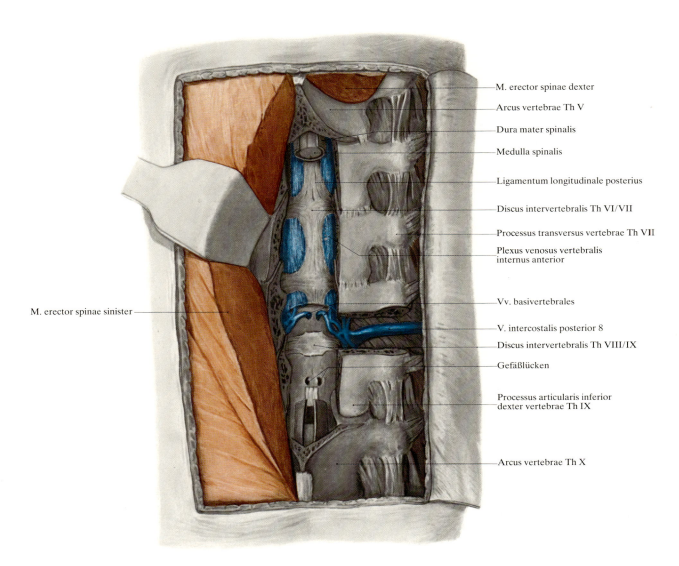

Abb. 312. Canalis vertebralis thoracalis. Vordere Wand

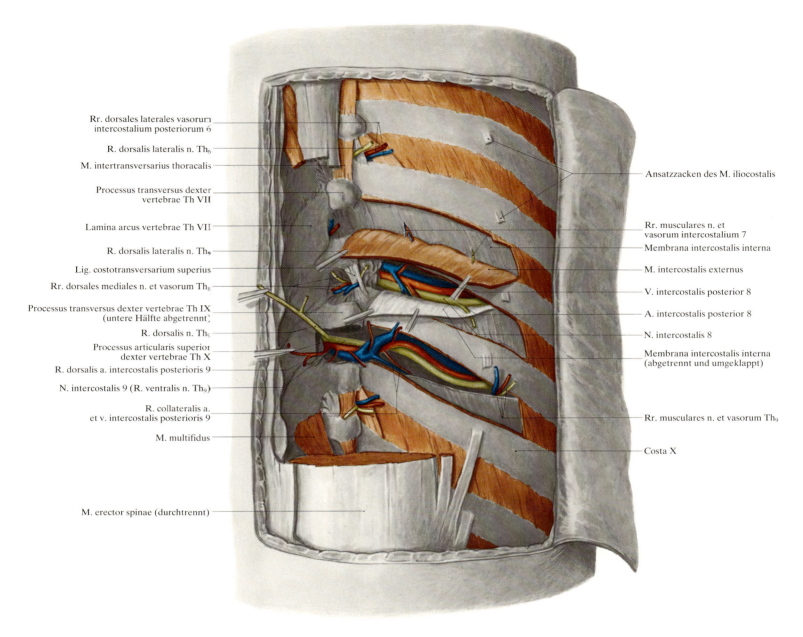

Abb. 313. Regio vertebralis thoracalis. Verbindung zu den Intercostalräumen

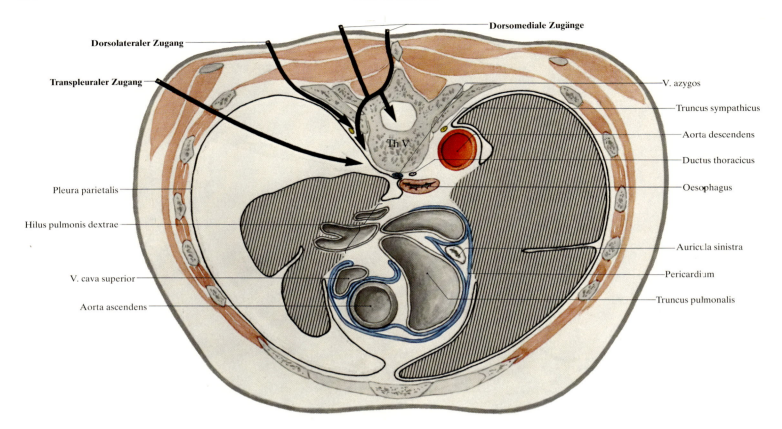

Abb. 314. Zugänge zur Brustwirbelsäule

6. Der thorakale Grenzstrang

a) Lage

Am Übergang vom Hals in den Brustteil verlagert sich der Grenzstrang nach lateral auf die Rippenköpfchen. Detailbeschreibung s.S. 155). Seine besondere Situation besteht jedoch darin, daß er fast in ganzer Länge von der *Pleura parietalis* bedeckt ist.

b) Zugang zum thorakalen Grenzstrang

Im Prinzip erreicht man den Brustgrenzstrang über die lateralen Zugänge zur Brustwirbelsäule, welche im nächsten Abschnitt beschrieben werden. Der thorakale Sympathicus kann aber sehr elegant *thorakoskopisch* angegangen werden (KUX 1954). Dabei wird nach Anlegen eines Pneumothorax in Lokalanästhesie durch eine Punktion eine Optik, die mit einem Elektrokauter kombiniert ist, in die Thoraxhöhle eingeführt. Die cranialen Thorakalganglien überblickt man am besten beim Eingehen in den 2. Intercostalraum in der vorderen Axillarlinie (Abb. 318), die caudalen Ganglien beim Einstellen durch den 4.–7. Intercostalraum in der mittleren Axillarlinie, wobei der Patient auf dem Bauch liegt, damit die kollabierte Lunge nach ventral fällt. Der Grenzstrang wird dann nach vorhergehender Anästhesierung mit dem Elektrokauter unter Sicht durchtrennt.

7. Die Zugänge zur Brustwirbelsäule

Die Brustwirbelsäule kann von dorsomedial, dorsolateral und lateral angegangen werden (Abb. 314).

a) Dorsomediale Zugänge

Von einem Hautschnitt in der Mittellinie gelangt man den Dornfortsätzen entlang zu den Wirbelbogen. Man wählt diesen Weg, wenn eine Laminektomie ausgeführt werden soll. Die Muskulatur wird als Ganzes subperiostal von den Dornfortsätzen und den Laminae abgelöst. Dabei müssen die Gefäße, welche quer zu den Dornfortsätzen verlaufen und Äste des Plexus venosus vertebralis externus posterior coaguliert werden (Abb. 213).
Will man an die *Wirbelrippengelenke,* den *Sympathicus* oder an die *Seitenfläche der Wirbelkörper* gelangen, kann ein Zugang seitlich der Mittellinie gewählt werden. Er führt zwischen dem lateralen und medialen Trakt der Rückenmuskulatur zum Querfortsatz (Abb. 314). Dieser kann mit dem davor liegenden Rippenhals abgetragen werden (*Costotransversektomie*). Eine allfällige *A. vertebralis thoracalis* (s.S. 326) darf den Operateur nicht überraschen. Man erhält einen Überblick über das Rippenkopfgelenk und das kleine Wirbelgelenk. Wird auch das Rippenkopfgelenk entfernt, sieht man auf den Grenzstrang des Sympathicus, welcher an der Pleura parietalis haftet und der

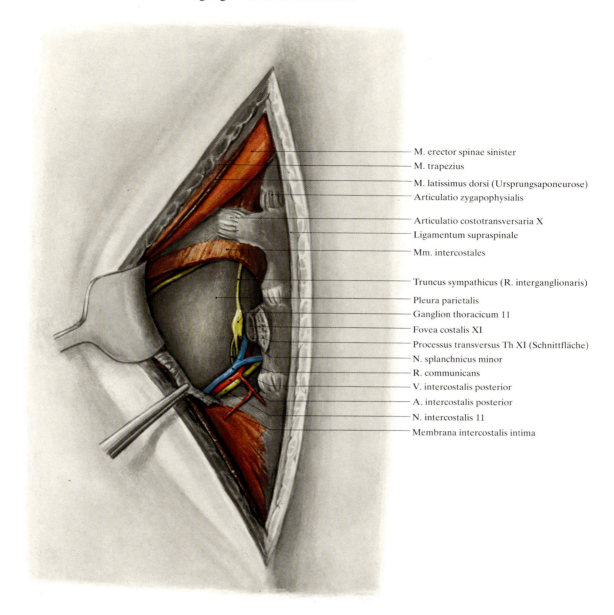

Abb. 315. **Dorsaler Zugang zur Brustwirbelsäule.** Costotransversektomie

die querverlaufenden Zwischenrippengefäße unterkreuzt (Abb. 315).

b) Dorsolateraler Zugang

Der dorsolaterale Weg geht seitlich des Rückenstreckers auf die dorsale Brustwand ein. Nach Resektion einer oder mehrerer Rippen gelangt man extrapleural an die Seitenfläche der Wirbelsäule.

c) Laterale Zugänge

Die lateralen Zugänge gehen durch einen Intercostalraum, wenn nötig mit Resektion einer oder mehrerer Rippen. Sie führen transpleural an die ventrolaterale Fläche der Wirbelsäule und bieten von allen Zugängen den besten Überblick über diese. Sie machen aber meist die Zusammenarbeit des Orthopäden oder Neurochirurgen mit dem Thoraxchirurgen nötig.

Die anatomischen Verhältnisse im Wirbelsäulenbereich sind rechts und links verschieden:

α) **Links** findet man nach Vorklappen der Lunge lateral hinten, von Pleura bedeckt, den sympathischen *Grenzstrang* mit seinen Ästen. Es folgen die *Rippenkopfgelenke* und ventromedial davon die *V. hemiazygos accessoria*, caudal von Th VII allenfalls die V. hemiazygos. Am weitesten vorn und medial verläuft die *Aorta thoracica* etwas schräg zur Vorderfläche der Wirbelsäule (Abb. 316). Die *Intercostalgefäße* hinterkreuzen den Grenzstrang. Die Aa. intercostales posteriores 3–6 verlaufen zunächst schräg aufwärts, bevor sie die V. hemiazygos accessoria hinterkreuzend in einen zu den Rippen parallelen Verlauf übergehen.

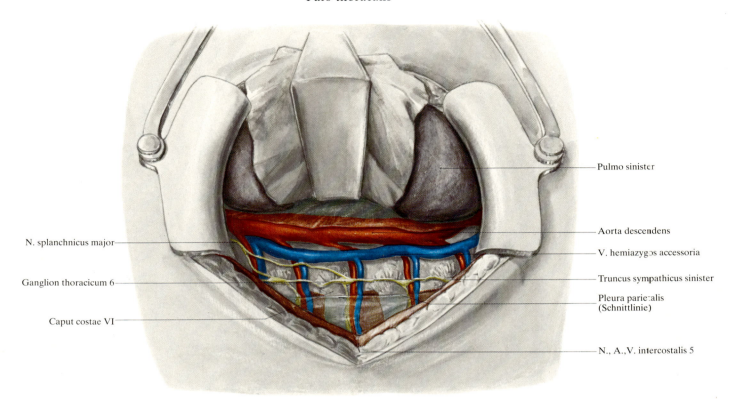

Abb. 316. Transpleuraler Zugang zur Brustwirbelsäule von links

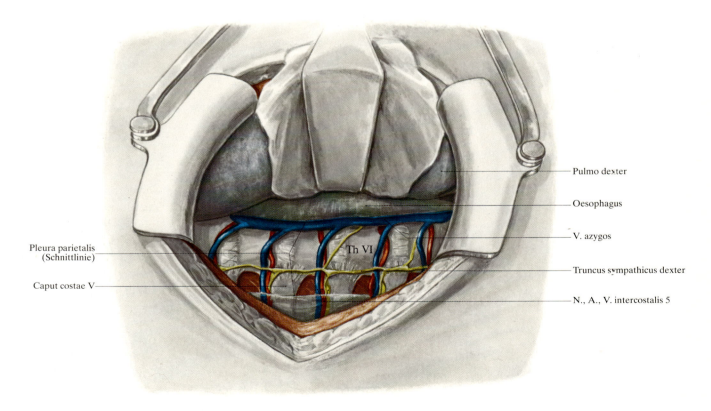

Abb. 317. Transpleuraler Zugang zur Brustwirbelsäule von rechts

β) **Rechts** liegt ebenfalls der *Grenzstrang* im Bereich der *Rippenkopfgelenke*. Ventral von der Wirbelsäule stößt man auf die *V. azygos* mit den Einmündungen der rechten Zwischenrippenvenen. Sie wendet sich zwischen dem 3. und 4. Brustwirbel nach vorn, um über den Lungenhilus zur V. cava superior zu verlaufen. Ventromedial von der V. azygos wölbt der *Oesophagus* die Pleura parietalis vor (Abb. 317). Zwischen ihm und der Vene kann man nach Durchtrennung der parietalen Pleura an den *Ductus thoracicus* gelangen. Die Aa. intercostales posteriores dextrae hinterkreuzen die V. azygos und zeigen anfänglich eine wechselnde Lage zur korrespondierenden Vene.

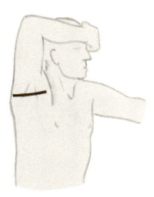

Abb. 318a. Schnittführung beim transaxillären Zugang zur oberen Brustwirbelsäule

γ) **Transaxillärer Zugang:** Um die *obere Brustwirbelsäule* zu erreichen, wählt man nach HONNART (1978) den Weg durch die Axilla. Von einem queren Hautschnitt (Abb. 318a) gelangt man an die seitliche Brustwand. Nach Ablösung des M. serratus anterior wird die 3. Rippe reseziert und der Pleurasack eröffnet. Nach dem Kollabieren der Lunge erkennt man cranial, der *Pleurakuppel* anlie-

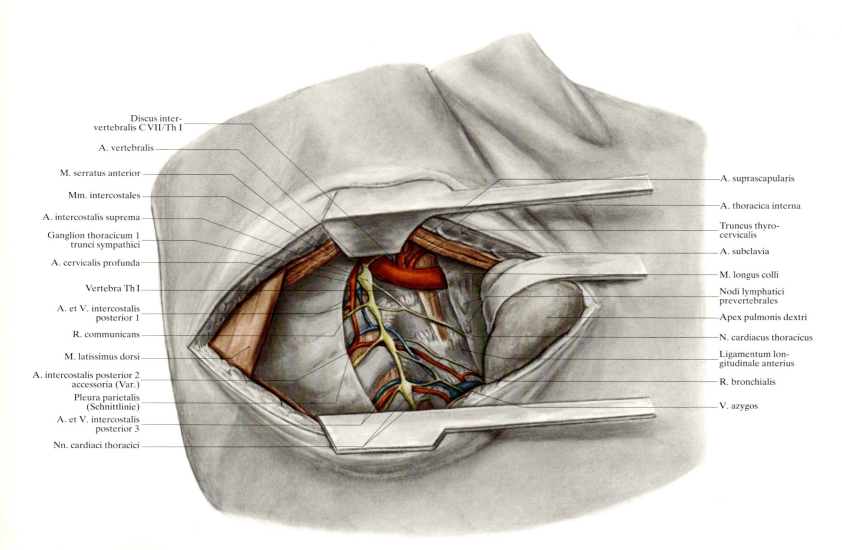

Abb. 318b. Transaxillärer Zugang zur oberen Brustwirbelsäule mit Resektion der 3. Rippe. (Nach HONNART 1978)

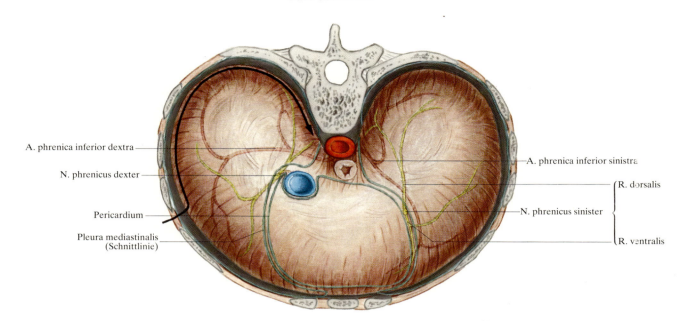

Abb. 319. Durchtrennung des Zwerchfells beim Zugang zum thoracolumbalen Übergang der Wirbelsäule

gend, die *A. subclavia* mit den in diesem Bereich abgehenden Ästen. Unmittelbar unter der Arterie liegt das *1. Brustganglion* des Grenzstrangs. Die *Nn. cardiaci thoracici* ziehen von den obersten 3–4 Ganglien schräg abwärts vor die Wirbelsäule. Diese selbst läßt sich bis zur Bandscheibe C VII/Th I überblicken. Die Ventralfläche der ersten 3 Brustwirbel ist von den caudalen Ursprüngen der *prävertebralen Halsmuskeln* bedeckt (Abb. 318 b).

d) Zugang zum thorakolumbalen Übergang der Wirbelsäule

Am Übergangsbereich der Brust- zur Lendenwirbelsäule müssen nicht selten formkorrigierende Eingriffe vorgenommen werden. Dieser Bereich ist aber durch die *Zwerchfellursprünge* abgedeckt, so daß dieses durchtrennt werden muß. Nach Resektion der Rippe, welche dem obersten zu erreichenden Wirbel entspricht, vom Rippenbogen bis zur hinteren Axillarlinie, wird die Pleura eröffnet. Das Zwerchfell wird von oben durchtrennt. Die Durchtrennung soll möglichst weit peripher im Bereich des *Recessus costodiaphragmaticus*, aber, damit die nachfolgende Naht besser hält, 1–2 cm innerhalb des von Pleura bedeckten Teils erfolgen. Diese Schnittführung schont die größeren Äste des *N. phrenicus* und der *A. phrenica inferior* (Abb. 319).

Nach der Zwerchfelldurchtrennung wird das Peritoneum sorgfältig von seiner Unterfläche abgeschoben. Der Peritonealsack samt Inhalt und die Niere in ihrem Fasciensack werden nach medial und vorn geklappt. Nun überblickt man die Seitenfläche der Wirbelsäule. Vom 12. Brust- und den Lendenwirbeln werden die *ventralen Psoasursprünge* soweit caudalwärts wie nötig abgetrennt. Man erkennt nun den sympathischen *Grenzstrang*, der von der Seiten- zur Vorderfläche der Wirbelsäule verläuft. Vor der Wirbelsäule liegt links die *Aorta* und etwas hinter ihr die *V. hemiazygos* (Abb. 320). Rechts liegt die beginnende *V. azygos*, die V. cava hat erst von L II an abwärts Beziehungen zur Wirbelsäule. Müssen Intercostal- oder Lumbalarterien, welche quer über die Wirbelkörper verlaufen, unterbunden werden, soll dies möglichst nahe bei ihrer Abgangsstelle aus der Aorta geschehen, um die vorhandenen *Längsanastomosen* zu schonen (s.S. 106 und Abb. 117).

C. Pars lumbalis

Im Lendenabschnitt ist die Wirbelsäule ähnlich wie am Hals in die Tiefe des Körpers verlagert. Hinten ist sie bedeckt vom mächtigen M. erector spinae, seitlich vom M. psoas und vorn von den großen Versorgungsleitungen. Obwohl sie lordotisch gekrümmt in den Bauchraum vorspringt, hat sie keine direkte Beziehung zur Serosa wie die Brustwirbelsäule (Abb. 321).

1. Haut und Subcutis

Die Haut entspricht der allgemeinen Beschreibung auf S. 167 f. Die Subcutis ist locker gebaut und eher spärlich vorhanden.

a) Subcutane Gefäße

In der Regel sind nicht alle Segmentarterien an der Versorgung der Haut im lumbalen Teil der Regio vertebralis beteiligt. Häufig durchbrechen lediglich kräftige Äste der *A. subcostalis* und der *4. Lendenarterie* die Fascia thoracolumbalis in der Nähe der Muskel-Sehnen-Grenze des M. latissimus dorsi (Abb. 322).

Neben Begleitvenen der Arterien sammeln auch in der Mittellinie longitudinal verlaufende Venen das Blut aus diesem Bezirk.

Zugang zum thorakolumbalen Übergang

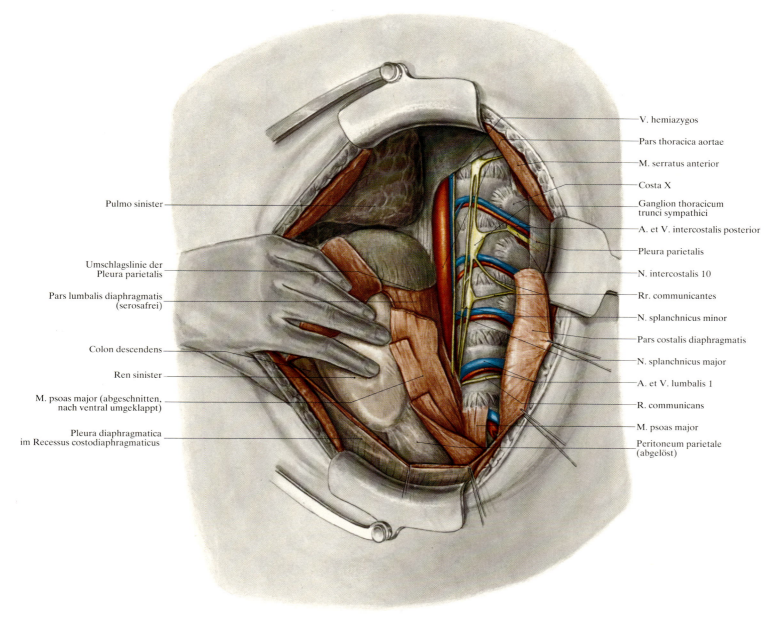

Abb. 320. Transpleuraler Zugang zum thorakolumbalen Übergang der Wirbelsäule mit Resektion der 9. Rippe und Durchtrennung des Zwerchfells. (Nach Honnart 1978).
Zwischen Th IX und XII ist ein Fenster in die Pleura parietalis geschnitten

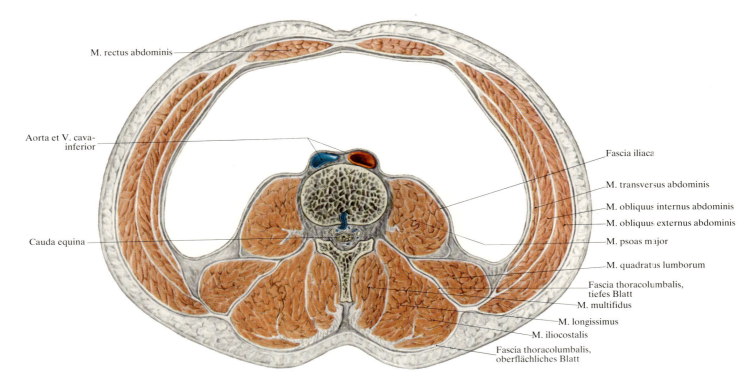

Abb. 321. **Querschnitt durch die Rumpfwand auf Höhe von L IV**

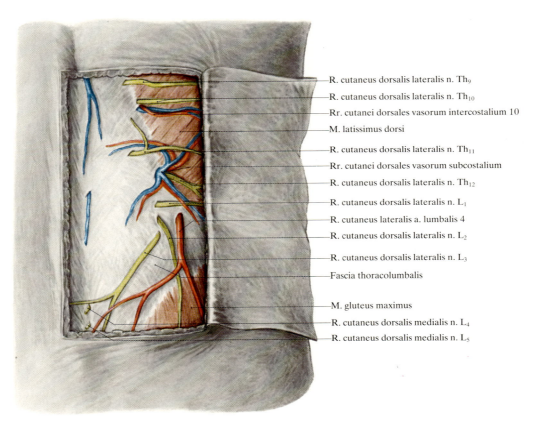

Abb. 322. **Regio vertebralis lumbalis.** Subcutanschicht

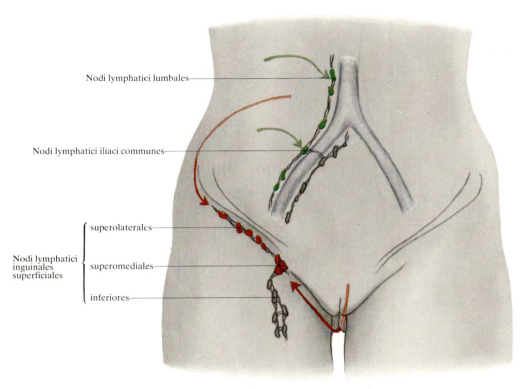

Abb. 323. **Lymphabfluß aus dem lumbosacralen Bereich des Rückens**
Rot: oberflächlich; *grün:* tief

Der Lymphabfluß erfolgt zu den Leistenlymphknoten (Abb. 174, 323).

b) Subcutane Nerven

Im Gegensatz zu den Gefäßen beteiligen sich mehr Nervensegmente an der Versorgung dieses Areals. Vom 10. Thorakal- bis zum 3. Lumbalsegment kann man Zweige der *dorsolateralen* Äste der Spinalnerven in dieser Region finden. Von L_{4+5} dringen meist kleine Zweige der *dorsomedialen* Spinalnervenäste nahe der Mittellinie zur Haut.

Im Lendenbereich sind Fettgewebs „hernien" an den Nervendurchtrittsstellen am häufigsten (s.S. 223).

2. Muskulatur und Fascienverhältnisse

Einzig in der Pars lumbalis der Regio vertebralis wird die Rückenmuskulatur nicht von eingewanderten Muskeln überlagert. Man muß sich daher bei ihrer Palpation nicht durch andere Muskeln hindurchtasten, was die Interpretation des Tastbefundes erleichtert. Die kräftige lumbale Portion des Rückenstreckers ist in den osteofibrösen Kanal eingeschlossen, welcher von den *Wirbelbogen* mit ihren Fortsätzen und der *Fascia thoracolumbalis* gebildet wird. Diese ist gleichzeitig Ursprungssehne für seitliche Rumpfwandmuskeln und den M. latissimus dorsi. Sie wird durch den Zug dieser Muskeln dauernd gespannt.

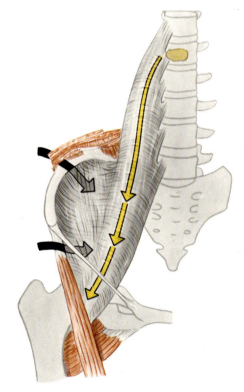

Abb. 324. **Senkungsabszeß in der Fascia iliaca** (*gelbe Pfeile*) **und Zugangswege** (*schwarze Pfeile*)

In einer besonderen Situation befindet sich der *M. psoas* (s.S. 69). Er entspringt mit seiner kräftigen ventralen Portion von den Seitenflächen der Wirbelsäule. Die schlauchförmige *Fascia iliaca,* welche ihn einhüllt, ist gegen die Wirbelsäule zu offen, sonst aber allseitig abgeschlossen. Krankheitsprozesse der Wirbelsäule von Th XII bis L V können sich daher in diesen Fascienschlauch ausbreiten und unter dem Leistenband durch bis zum Trochanter minor gelangen (Senkungsabszeß und Zugangswege s. Abb. 324).

3. Versorgung

Die Versorgung erfolgt für die tiefen Schichten in typischer Weise segmental.

a) Aa. lumbales

Die 1., 2. und 3. A. lumbalis sind ausnahmslos Äste der *Aorta abdominalis.* (Ursprungs- und Lagevarianten s. Abb. 205, 206).
Die 4. A. lumbalis stammt in 12,7% aus der *A. sacralis mediana.* Wenn dies nur einseitig der Fall ist, findet man diese Variation 10mal häufiger rechts als links. Die A. lumbalis ima ist immer ein Ast aus der A. sacralis mediana (ADACHI 1928).

b) A. phrenica inferior

Dieser Ast der Bauchaorta ist keine Segmentarterie. Er ist jedoch für die Versorgung des Zwerchfells am thorakolumbalen Übergang von wesentlicher Bedeutung (s.S. 338).
Die beiden Aa. phrenicae inferiores bilden in 24% der Fälle einen gemeinsamen Stamm, welcher in 61% aus der *Aorta,* in 33% aus dem *Truncus coeliacus* und in 6% aus der *A. gastrica sinistra* entspringt. Bei selbständigem Ursprung stammen die Gefäße aus der *Aorta* (36%), dem *Truncus coeliacus* (50%), der *A. renalis* (8%), der *A. gastrica sinistra* (4%) oder der *A. hepatica communis* (2%). Symmetrie besteht nur in 21%.
Die aus der Aorta stammenden Aa. phrenicae inferiores entstehen an deren Vorderwand, links und rechts der Mittellinie, meist im Hiatus aorticus, seltener oberhalb (Abb. 328).

ADACHI (1928) beobachtete einmal eine Überkreuzung der beiden Arterien (die rechte entsprang links) sowie eine A. phrenica inferior sinistra, welche aus der dorsalen Wand der Aorta entsprang. Sie lief rechts um die Aorta herum und trat durch den Hiatus aorticus auf die Ventralfläche des linken Zwerchfellschenkels.

c) V. lumbalis ascendens

Die V. lumbalis ascendens ist eine *Längsanastomose* der Vv. lumbales. Sie hat caudal üblicherweise eine Verbindung zur V. iliaca communis und verläuft vor den Processus costarii, bedeckt vom M. psoas cranialwärts. Dabei liegt sie teils vor, teils hinter den Wurzeln des Plexus lumbalis (Abb. 325). Zwischen Wirbelsäule und Pars lumbalis diaphragmatis zieht sie zur *V. subcostalis* oder setzt sich direkt in die *V. azygos* bzw. *hemiazygos* fort. Da die Lumbalvenen, die sie aufnimmt, auch mit der V. cava inferior in Verbindung stehen, wird sie zu einer wichtigen Collateralen. Lymphabfluß s.S. 113.

d) Lumbale Spinalnervenäste

Die Pars lumbalis wird wie die anderen Teile der Regio vertebralis von *dorsalen* Spinalnervenästen versorgt (s.S. 223, Abb. 214). Die besonders dicken ventralen Äste bilden zwischen den beiden Portionen des M. psoas innerhalb der Fascia iliaca den *Plexus lumbalis.* Seine Zusammensetzung und Beteiligung an der Versorgung von Teilen am Rücken ist der Abb. 338 zu entnehmen.

4. Der lumbale Wirbelkanal

Im Lendenbereich vergrößert sich der Abstand der Bogenwurzeln caudalwärts kontinuierlich. Hingegen bleibt der Sagittaldurchmesser des Wirbelkanals gleich oder nimmt sogar ab (Abb. 50). Recessus lateralis s. S. 37.

a) Epiduralraum

Im Lendenbereich weist der weite Duralsack Verankerungsbänder zur vorderen Wand des Wirbelkanals auf (*Ligamentum lumbosacrale durae matris*). Seine Faserzüge bilden eine durchbrochene Platte, welche im Bereich des thorakolumbalen Übergangs frontal, ab L III sagittal eingestellt ist. Der Epiduralraum enthält hier etwas weniger Fett als im Brustabschnitt. Querverbindungen zwischen den Plexus venosi vertebrales interni posteriores beschränken sich auf ein paar wenige, aber kräftige Venen im Bereich der Wirbelbogen (Abb. 326).
Durch die *Foramina intervertebralia* ist der Epiduralraum mit der Bauchwand verbunden. Die Leitungen, welche sie durchqueren, ziehen zwischen die Mm. intertransversarii und den M. psoas bzw. die Fascia iliaca (Abb. 214, 326, 327).
Die Spinalnerven sind wie im Halsabschnitt am Periost der Foramina verankert.

b) Subarachnoidealraum

Der besondere Befund in diesem Abschnitt ist die *Cauda equina,* welche nebst reichlichem Liquor cerebrospinalis den Subarachnoidealraum ausfüllt. Da das Rückenmark auf Höhe von ca. L II mit dem *Conus medullaris* endet (s.S. 122), bilden die ungefähr 36 Wurzeln der tieferen Segmente zusammen mit dem *Filum terminale* ein lockeres, liquorumspültes Bündel (Abb. 327). Diese Wurzeln haben keine trabekelförmigen Verbindungen zur parietalen Arachnoidea wie in den höheren Abschnitten. Schließlich

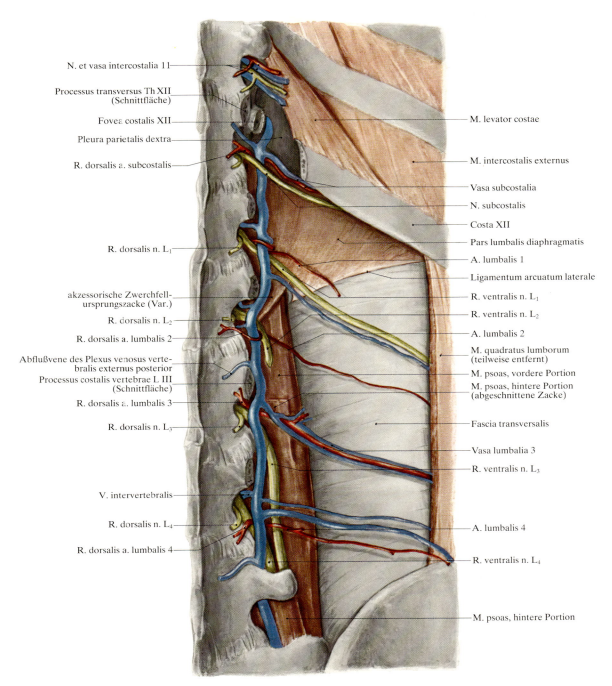

Abb. 325. Die V. lumbalis ascendens

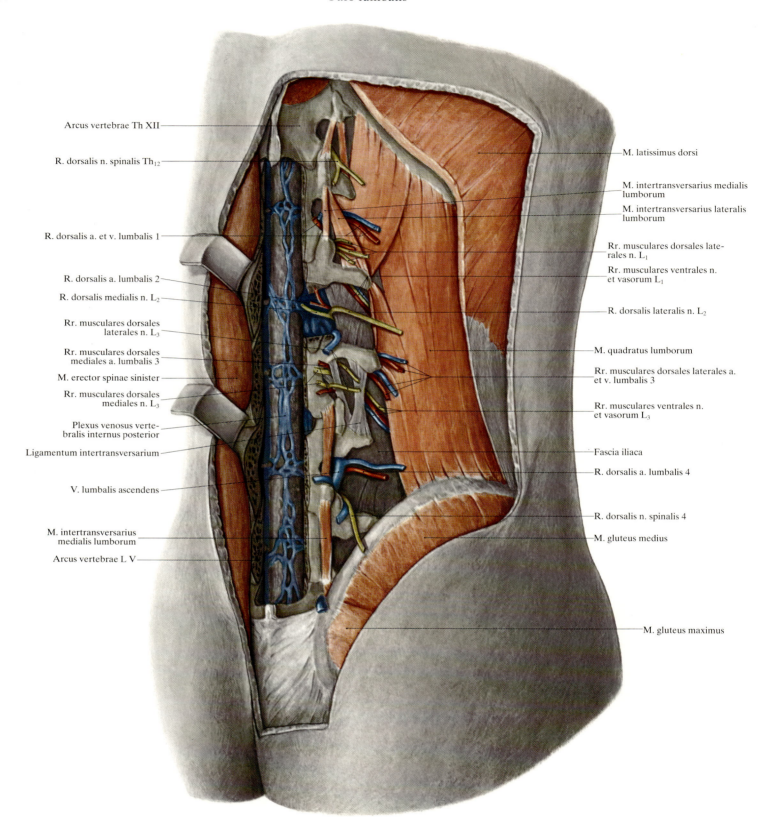

Abb. 326. Canalis vertebralis lumbalis. Epiduralraum

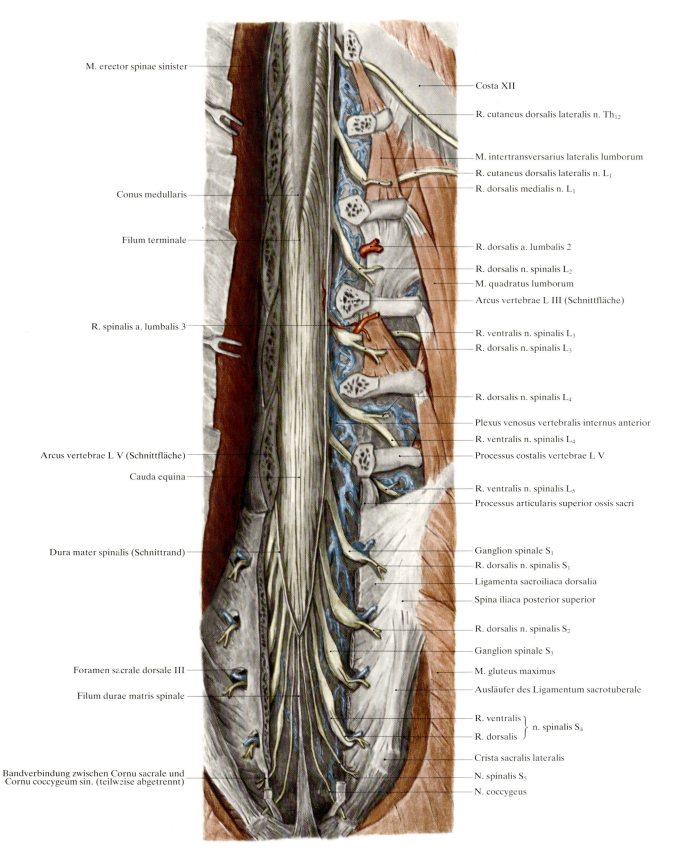

Abb. 327. Canalis vertebralis lumbalis et sacralis. Dura und Arachnoidea eröffnet

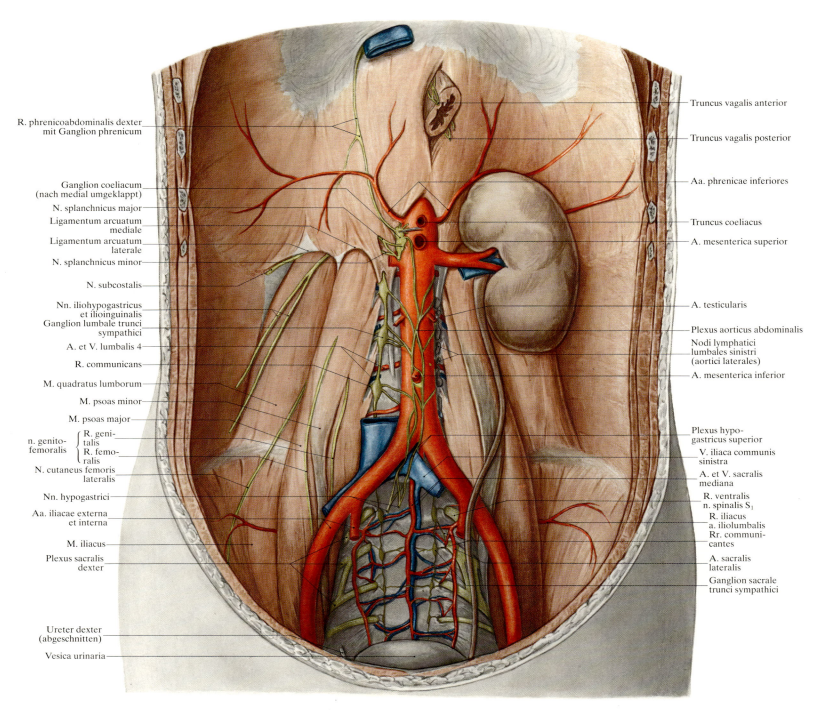

Abb. 328. Regiones prevertebralis lumbalis et presacralis

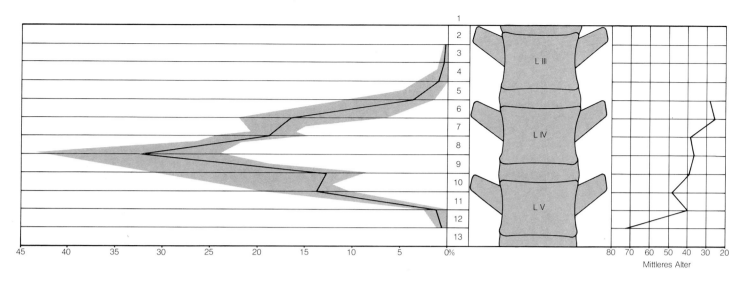

Abb. 329. Variation der Höhe der Aortenbifurkation
(Nach Zahlenangaben von ADACHI 1928). *Linke Kurve:* Mittelwert aller Fälle; *grau:* Schwankungsbereich der Mittelwerte bei Japanern, Europäern und Amerikanern. *Rechte Kurve:* mittleres Alter der Fälle mit gleicher Höhenlokalisation

ist auch kein Ligamentum denticulatum mehr vorhanden, so daß der Subarachnoidealraum einheitlich und ungegliedert erscheint.

5. Die Regio prevertebralis lumbalis (Abb. 328)

Da die großen vor der Lendenwirbelsäule gelegenen Leitungen bei Eingriffen in diesem Abschnitt besonders beachtet werden müssen, sollen sie hier kurz besprochen werden. Die ausführliche Beschreibung, vor allem ihrer Verbindungen zu den Eingeweiden, s. LANZ/WACHSMUTH, Bd. II/6 Bauch.

a) Aorta abdominalis

Sie beginnt beim Durchtritt durch das Zwerchfell auf Höhe von ThXII (s.S. 74) als Fortsetzung der Aorta thoracica. Sie setzt deren leicht nach rechts gerichteten Verlauf zunächst noch etwas fort, bis sie ab etwa LII ziemlich genau vor der Mitte der Lendenwirbelsäule liegt. Sie wird in ihrer ganzen Länge vom sympathischen Plexus aorticus abdominalis umsponnen. Sie gibt als erste Äste die *Aa. phrenicae inferiores* ab und entläßt jederseits *4 Aa. lumbales* (s.S. 342). Sie teilt sich meist auf Höhe der Zwischenwirbelscheibe L IV/V in die *Aa. iliacae communes*. Die Höhe der Teilungsstelle variiert individuell und mit dem Alter (Abb. 329).

Vereinzelt ist über eine hohe Teilung der Aorta (L II und höher) berichtet worden. Man beobachtet sie gelegentlich an Feten mit Mißbildungen. Nach den Untersuchungen von ADACHI (1928) liegt der Teilungswinkel in 77% links der Mittellinie, in 16% genau in der Mitte und in 7% rechts der Mittellinie. Über die A. sacralis mediana s.S. 354.

b) V. cava inferior

Die V. cava inferior entsteht durch die Vereinigung der *Vv. iliacae communes*. Diese Vereinigungsstelle liegt stets etwas tiefer (ca. $^2/_3$ Wirbelhöhe) als die Teilungsstelle der Aorta und variiert in der Höhe in gleicher Weise wie diese. Der Vereinigungswinkel beträgt etwa 60–70° und ist etwas größer als der Teilungswinkel der Aorta.

Die Entstehungsstelle der V. cava inferior liegt rechts der Mittellinie hinter der A. iliaca communis dextra. In ihrem Anfangsteil schiebt sich ihr medialer Umfang hinter die Aorta. In ihrem weiteren Verlauf trennt sie sich jedoch mehr und mehr von dieser, indem sie leicht nach rechts und vorn zum *Foramen venae cavae* im Zwerchfell zieht. Auf diese Weise entsteht zwischen den cranialen Hälften der großen Abdominalgefäße das *Spatium intervasculare*. In der Tiefe schiebt sich das Crus mediale dextrum diaphragmatis in diesen Raum. Quer durch das Spatium verlaufen von oben nach unten: die A. hepatica communis, die A. renalis dextra und die V. renalis sinistra. Im oberen Teil senkt sich das Peritoneum muldenförmig in das Spatium, wobei die Mulde vom Lobus caudatus der Leber ausgefüllt wird.

Die V. cava inferior mißt bis zum Rand des Foramen venae cavae im Mittel 23–24 cm. Sie weist im Anfangsteil einen Durchmesser von 20–23 mm und in der Mitte etwa 24–26 mm auf (ADACHI 1940). Im subhepatischen Teil der Vene sind nie Klappen zu finden. Von den zahlreichen *Variationen* der V. cava inferior, die bei 1–2% der Erwachsenen gefunden werden seien nur einige erwähnt, welche klinische Bedeutung haben können (Details s. ADACHI 1940):

1. Sehr selten liegt der Beginn der V. cava inferior ventral von den Aa. iliacae communes.

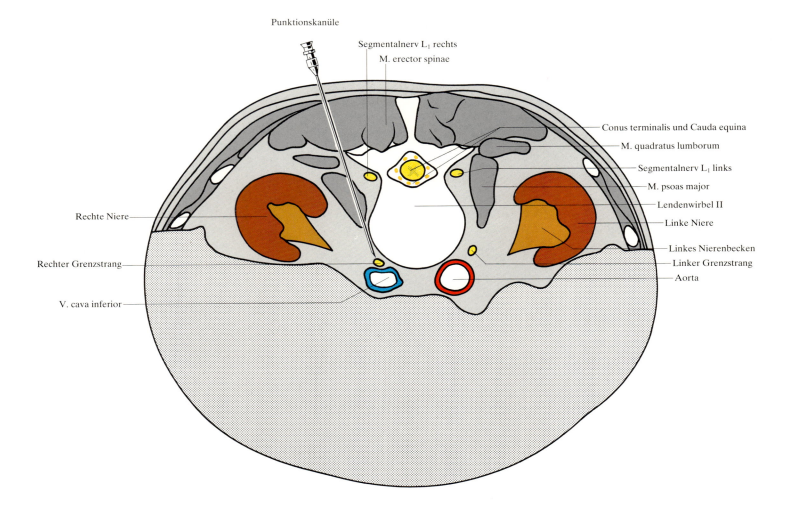

Abb. 330. Anästhesie des lumbalen Grenzstrangs
Die Nadel wird 8–10 cm lateral des Dornfortsatzes L II eingestochen und tangential an den Wirbelkörper herangeführt. Nach Aspiration wird das Anaestheticum injiziert

2. Eine ventral vom rechten Ureter verlaufende V. cava inferior kommt in 1–2‰ vor und ist als persistierende V. cardialis posterior aufzufassen.
3. Bei Verdoppelung der V. cava inferior (1,3‰) ist auch die V. supracardinalis bestehen geblieben.
4. Linkslage (2–3‰) ohne Situs inversus erklärt sich aus der symmetrischen Anlage der embryonalen Gefäße.

c) Nodi lymphatici lumbales

Diese begleiten als ununterbrochene Ketten, welche sich von der Leistengegend bis zum Zwerchfell erstrecken, die Aorta und die V. cava inferior. Sie liegen ventral, lateral und dorsal von den großen Gefäßstämmen und sind durch zahlreiche Lymphgefäße untereinander verbunden. Neben der Lymphe aus dem Bein, den Becken- und retroperitonealen Organen nehmen sie auch jene aus den tiefen Schichten des Rückens im lumbalen Abschnitt auf.

d) Lumbaler Grenzstrang

Der Grenzstrang des Sympathicus durchbricht das Zwerchfell zwischen *Crus intermedium* und *Crus laterale*. Er verläuft an der Vorderfläche der Wirbelsäule, rechts hinter der V. cava inferior, links lateral von der Aorta, aber bedeckt von den Nodi lymphatici lumbales (Abb. 328). Über seine Zusammensetzung und Äste s. S. 155. Bedeutung der Ganglia lumbalia 1 und 2 für den Plexus hypogastricus s. S. 357.

Die *Anästhesie des lumbalen Grenzstranges* erfolgt auf Höhe des Dornfortsatzes L II. Der Patient befindet sich dabei in Bauchlage. In einem Abstand von 8–10 cm lateral von der Mittellinie wird die Nadel eingestochen und tangential an den Wirbelkörper herangeführt (Abb. 330). Nach Aspiration (Punktion der Aorta oder der Vena cava inferior) werden 20–30 ml ½% Procainlösung in die Gegend des Grenzstranges injiziert.

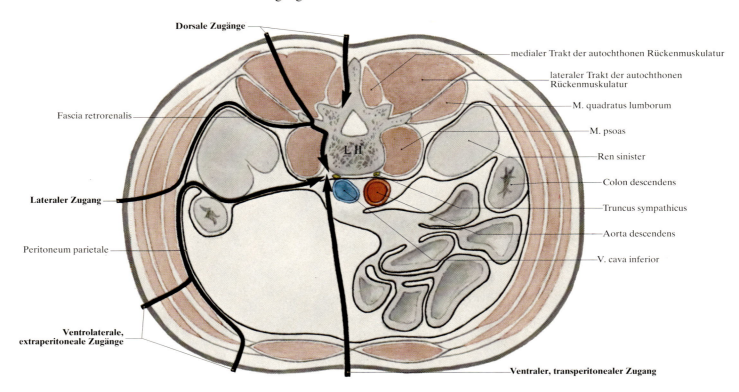

Abb. 331. Zugänge zur Lendenwirbelsäule

6. Zugänge zur Lendenwirbelsäule

Die Lendenwirbelsäule und ihre Umgebung können von dorsal, lateral und ventral erreicht werden (Abb. 331).

a) Dorsale Zugänge

Um an die *Wirbelbogen* und nach deren Abtragung in den *Wirbelkanal* zu gelangen, geht man von einem Hautschnitt in der Mittellinie aus. Die Muskulatur wird dabei in toto von den Wirbelbogen abgeschoben.
Um die *Wirbelgelenke* oder *Processus costarii* zu erreichen, kann man auch einen mehr lateral gelegenen Weg wählen, der durch die Muskulatur hindurch führt (zwischen medialem und lateralem Trakt oder zwischen M. longissimus und M. iliocostalis). Die dorsalen Wege sind kurz, führen aber durch dicke Muskelschichten und an relativ vielen Gefäßen vorbei.

b) Laterale und ventrale Zugänge

An die *Wirbelkörper* gelangt man leichter über die lateralen und ventralen Zugänge. Außer den orthopädischen Operationen sind Eingriffe am Sympathicus und den großen Gefäßen der Hauptanlaß, um an die Lendenwirbelsäule zu kommen. Der *ventrale, transperitoneale* Weg erreicht den Grenzstrang entweder direkt durch das mit der hinteren Bauchwand verwachsene ehemalige Mesocolon oder nach Austritt aus dem Peritonealraum lateral des Colons durch das Bindegewebe des Retroperitonealraums.

Daneben verwendet man ausgehend von einem pararectalen oder lateralen Hautschnitt einen *extraperitonealen* Weg, der vor oder hinter der Niere und vor dem M. psoas verläuft.
Heute werden vor allem die Zugänge von der Flanke lateral extraperitoneal und von ventral pararectal, extraperitoneal verwendet (LOOSE u. LOOSE 1974, KEMPE 1970). Abgesehen von der Haut- und Weichteilincision unterscheiden sie sich kaum. Das freigelegte Peritoneum wird zusammen mit dem dorsalen, mit der Psoasfascie verbundenen Blatt der Nierenfascie nach ventral abgedrängt. Der freigelegte Grenzstrang liegt zwischen dem medialen Rand des M. psoas und der Wirbelsäule (Abb. 332). Auf der rechten Körperseite ist auf die *V. cava inferior* zu achten, die häufig über der Ganglienkette liegt. Gegen caudal verschwindet der Grenzstrang unter der A. resp. V. iliaca communis. Der *N. genitofemoralis* erscheint zwischen den Fasern des M. psoas etwa 1 cm lateral des Sympathicus auf Höhe L III. Der *N. iliohypogastricus* überquert auf Höhe L I den M. quadratus lumborum. Beide Nerven müssen bei der Operation geschont werden, da sonst unangenehme Neuralgien entstehen können. Mit dem *N. ilioinguinalis* kommt man kaum in Konflikt.
Zum lumbosacralen Übergang wählt man grundsätzlich den transperitonealen Weg. Dabei ist neben den großen Gefäßen auf den Plexus hypogastricus superior zu achten (s.S. 357). Um ihn zu schonen muß das Gewebe vor dem Promontorium in der Längsrichtung durchtrennt werden.

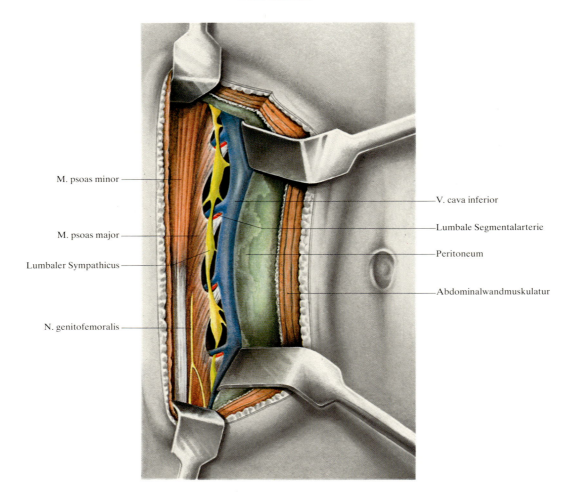

Abb. 332. Lumbale Sympathektomie rechts
Erläuterungen s. Text

D. Pars sacralis (Regio sacralis)

Wir fassen den Sacralteil ebenfalls als Bestandteil der Regio vertebralis auf. Durch die Verschmelzung der Sacralwirbel und den Einbau dieses Wirbelsäulenteils ins Becken unterscheidet er sich allerdings wesentlich von den cranialen Abschnitten. Besonders wichtig ist die Verbindung des untersten Lendenwirbels mit dem Kreuzbein, weshalb sie hier zuerst behandelt werden soll.

1. Der lumbosacrale Übergang

Hier ist die Wirbelsäule stark geknickt. Die Abwinkelung kommt dadurch zustande, daß die Bandscheibe LV/S I und die angrenzenden Wirbel stark keilförmig gestaltet sind. Die Bandscheibe LV/SI ist vorne 9 mm höher als hinten. Der 5. Lendenwirbel ist vorne 6 mm höher. Die Abknickung der Wirbelsäulenachse, d.h. der Winkel zwischen den Längsachsen der Wirbelkörper LV und SI, beträgt 125–160°, im Durchschnitt 140° und ist bei der Frau nur unwesentlich kleiner (137° statt 140°). Er entsteht im Zusammenhang mit der Ausbildung eines ausgeprägten *Promontorium* erst nach der Geburt (s. Kap. Ic, „Krümmungen und ihre Entwicklung" S. 8 f).
Die Schrägstellung der oberen Deckplatte von S I gegenüber der Horizontalen beim Stehen beträgt durchschnittlich 42,5° und wird als *Sacralinclination* bezeichnet. Eine Verstärkung der Beckenneigung und der damit verbundenen Lordose der Lendenwirbelsäule vergrößert die Sacralinclination. Der unterste Lendenwirbel erhält dadurch eine vergrößerte Tendenz, auf der schrägen Unterlage nach vorn zu gleiten. Dieser Tendenz wirken aber die Gelenkfortsätze sowie die Ligamenta sacroiliaca et iliolumbalia, entgegen. Die Gelenkflächen L V/S I sind aus der mehr sagittalen in eine mehr frontale Einstellung gedreht, um der Abscherung entgegenzuwirken.
Articulatio sacroiliaca s.S. 42 (Bau) und S. 357 (Untersuchung).

2. Haut und Subcutis

Hier ist als Besonderheit aufzuführen, daß die derbe Haut unnachgiebig und verhältnismäßig stark gegen die Unterlage fixiert ist. Die Subcutis ist besonders schmächtig, so daß Hautschnitte in diesem Gebiet u.U. nur mühevoll

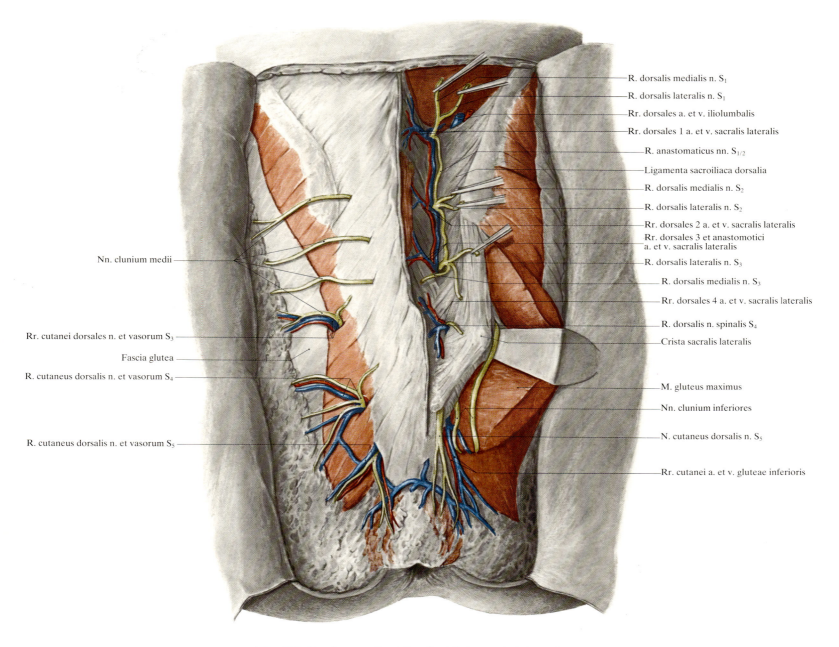

Abb. 333. **Regio sacralis.** Oberflächliche und tiefe Schicht

verschlossen werden können. Hinzu kommt, daß der Knochen nur von wenig sehnig durchsetzter Muskulatur überlagert ist. Bei Laminektomien mit Eröffnung des Duralsackes birgt dies die Gefahr einer Liquorfistel in sich, weil die Muskulatur über der Dura nicht gut adaptiert werden kann.

Gelegentlich kommen Lipome vor, die durch Druck, meist auf die *Nn. clunium medii* (Rami dorsales laterales Nn. S_{1-3}), unangenehme Schmerzen verursachen können.

Die subcutanen Leitungen durchsetzen die untersten Abschnitte der Rückenmuskulatur und durchbrechen deren breitflächige Ursprungssehne, caudal auch den sacralen Ursprung des M. gluteus maximus (Abb. 333).

3. Muskulatur und Fascienverhältnisse

Die caudalen Ursprünge des M. erector spinae reichen bis zum unteren Ende des Sacrum (s.S. 80). Die Muskelfasern sind jedoch oberflächlich von einer dicken und äußerst straffen Aponeurose bedeckt, welche an den *Cristae sacrales mediana et laterales,* den *Ligamenta sacrotuberale et sacroiliaca dorsalia,* sowie am *Labium externum cristae iliacae* verankert ist (Abb. 94). Die oberflächliche Körperfascie ist mit dieser Aponeurose fest verwachsen und mit zahlreichen Retinacula mit der Haut verbunden, was deren geringe Verschieblichkeit erklärt.

4. Versorgung

Sämtliche Bauelemente der Region werden aus dem Sacralkanal versorgt. Durch die *Foramina sacralia dorsalia* treten Äste der *Vasa sacralia*, deren Stämme präsacral gelegen sind (s. unten), und die *Rami dorsales* der *sacralen Spinalnerven*. Unmittelbar nach dem Austritt aus den Kreuzbeinlöchern anastomosieren sowohl Gefäße wie Nerven der benachbarten Segmente miteinander (Abb. 333). Sie teilen sich in mediale und laterale Äste. Die lateralen dringen bis zur Haut vor, wobei sie die Grenze zur benachbarten Gesäßregion überschreiten. Die medialen Äste erschöpfen sich in der Muskulatur und erreichen nur ausnahmsweise mit feinsten Zweigen die Oberfläche.

5. Der Sacralkanal

Dieser Teil des Wirbelkanals ist wie das Sacrum gegen ventral konkav gekrümmt. Auf Höhe von SI weist der Wirbelkanal seinen größten Querdurchmesser auf (Abb. 50). Er nimmt gegen des Hiatus sacralis kontinuierlich ab. Der Sagittaldurchmesser reduziert sich zwischen LV und SI drastisch.

a) Epiduralraum

Die Dura reicht bis S III, wo sie ins *Filum spinale* übergeht. (Varianten s.S. 245). Sie ist durch kräftige Faserzüge (*Ligamentum terminale*) an der Rückwand des Kreuzbeinkanals verankert (Abb. 334). Unterhalb S III ziehen nur noch die Wurzeln der Nerven $S_{4,5}$ und Co in ihren Durascheiden durch den Epiduralraum. Epidurales Fettgewebe ist dorsal des Duralsackes kaum zu finden. Es ist aber in reichlichem Maße zwischen den Sacralnervenwurzeln vorhanden. Die untersten Abschnitte der *Plexus venosi vertebrales interni* lassen sich nicht mehr in vordere und hintere trennen. Sie weisen zahlreiche Verbindungen durch die Foramina sacralia und den Hiatus sacralis auf. Der Epiduralraum ist caudal durch einen Fettkörper und das *Ligamentum sacrococcygeum superficiale* abgeschlossen (s. auch S. 245) (Abb. 334).
Die Spinalganglien der Sacralnerven liegen innerhalb des Sacralkanals, wo auch die Vereinigung der Wurzeln zum Spinalnerv erfolgt. Auch die Aufteilung der Spinalnerven in einen ventralen und dorsalen Ast erfolgt noch innerhalb des Kreuzbeinkanals. Die Äste verlassen ihn durch die entsprechenden Foramina sacralia (Abb. 335). Der Nervus S_5 tritt durch den Hiatus sacralis aus.

b) Subarachnoidealraum

Die *Cisterna lumbalis* endet mit dem Duralsack auf Höhe von SIII. Die Wurzeln werden jedoch in gleicher Weise von Arachnoidealscheiden bis gegen die Spinalganglien begleitet wie weiter cranial. In einem Myelogramm können daher auch die untersten Sacralwurzeln noch erkannt werden. Die Cauda equina löst sich am Ende des Duralsackes auf (Abb. 327).

6. Regio presacralis (Abb. 328)

Es sollen hier nur die für den Rücken bedeutungsvollen Leitungen, welche vor dem Sacrum oder an der seitlichen Beckenwand liegen, besprochen werden. Die übrigen Beziehungen s. LANZ/WACHSMUTH, Bd. II/8 Becken.

a) A. iliolumbalis

Die A. iliolumbalis entspringt in 56,1% der A. iliaca interna. In 42,5% kommt sie aus der A. glutea superior und in 1,4% wird sie aus der A. iliaca communis abgegeben. Sie verläuft hinter den M. psoas, wo sie sich aufteilt.
Der *Ramus lumbalis* steigt dem M. psoas entlang auf und versorgt diesen und den M. quadratus lumborum. Außerdem gibt er den *Ramus spinalis* ab, welcher zwischen LV und SI in den Wirbelkanal gelangt und sich dort gleich verhält wie die entsprechenden Äste in den anderen Segmenten.
Der *Ramus iliacus* durchquert die Fossa iliaca und anastomosiert mit der A. circumflexa ilium profunda.
In einem Viertel der Fälle (ADACHI 1928) entspringen die Rami lumbalis et iliacus selbständig aus einem der Beckengefäße, und zwar der

		R. lumbalis	R. iliacus
aus der	A. lumbalis 4	14,3%	–
	A. iliaca communis	14,3%	–
	A. iliaca interna	50,0%	35,7%
	A. glutea superior	21,3%	35,7%
	A. obturatoria	–	28,6%

b) A. sacralis lateralis

Diese Arterie kann einfach oder mehrfach angelegt sein. ADACHI (1928) fand bei Japanern und Italienern im Mittel 1 Arterie bei 37%, 2 Arterien bei 54% und 3 Arterien bei 9%.
Der Ursprung liegt

bei 1 Arterie			
an der A. iliaca interna	in 5%		
an der A. glutea superior	in 95%		
bei 2 Arterien	obere	untere	
an der A. iliaca interna	47,1%	5,9%	
an der A. glutea superior	52,9%	17,6%	
an der A. glutea inferior	–	76,5%	
bei 3 Arterien	obere	mittlere	untere
an der A. iliaca interna	33%	–	–
an der A. glutea superior	67%	67%	–
an der A. glutea inferior	–	33%	100%

(s.Abb. 336).

Versorgung

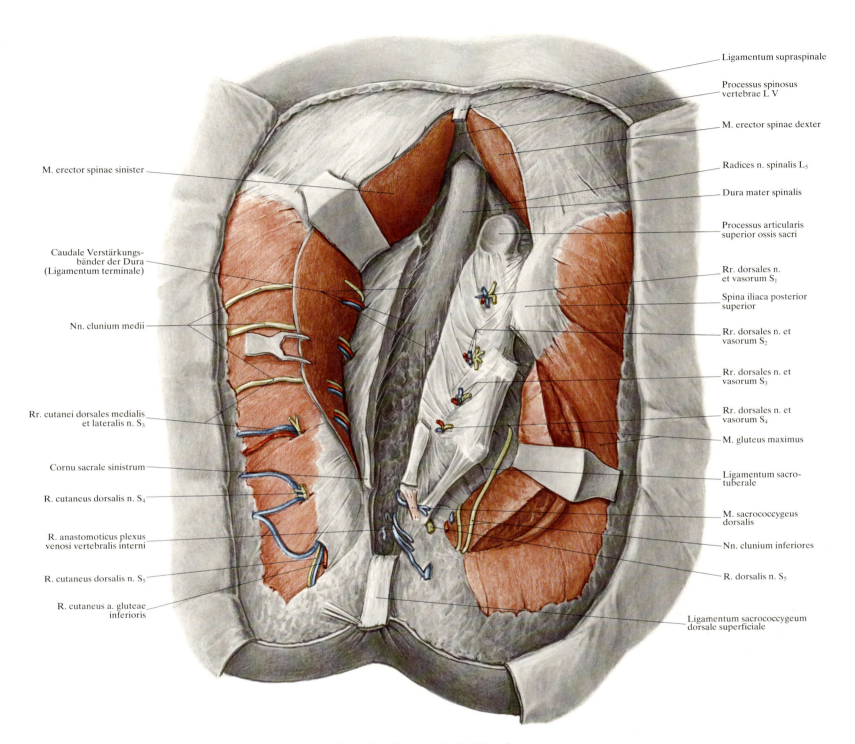

Abb. 334. Canalis sacralis. Epiduralraum

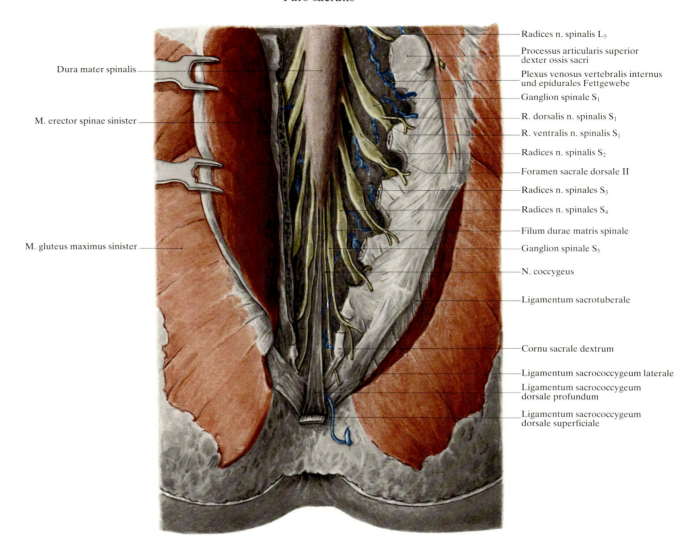

Abb. 335. Canalis sacralis

Die Aa. sacrales laterales geben neben Zweigen in die Vorderfläche des Sacrums Äste zu den Foramina sacralia pelvina ab, welche sich im Sacralkanal wie *Rami spinales* verhalten. Diese entlassen aber zusätzlich einen kräftigen Ast, der den Sacralkanal durch die Foramina sacralia posteriora wieder verläßt und die Regio sacralis versorgt (*R. dorsalis*).

c) A. sacralis mediana

Die A. sacralis mediana ist eine rudimentäre Fortsetzung der Aorta im Sacralbereich. Sie entspringt aber höchst selten genau im Bifurkationswinkel der Aorta, sondern aus deren Hinterwand 2–19 mm oberhalb der Teilung. In 4% kommt sie aus der A. iliaca communis (links 4mal häufiger als rechts). Nach ADACHI (1928) findet man sehr oft (Zahlenangaben fehlen) eine zusätzliche Arterie, welche aus der vorderen Wand der Aorta oder einer A. iliaca communis stammt. Diese *A. sacralis mediana accessoria* verläuft stets vor der V. iliaca communis. Sie ist meist wesentlich dünner als die eigentliche A. sacralis mediana, mit der sie vor dem Sacrum anastomosiert (Abb. 337). Sie kann aber auch stärker entwickelt sein und die A. sacralis mediana bei deren Fehlen (was sehr selten ist) ersetzen.

d) Plexus venosus sacralis

Auf der Vorderfläche des Sacrums liegt ein Venengeflecht, welches dem Plexus venosus vertebralis externus anterior entspricht. Es ist durch die Foramina sacralia pelvina mit den Venen im Sacralkanal in Verbindung. Es entläßt sein Blut über die Begleitvenen der Aa. sacrales laterales et mediana in die Vv. iliacae internae, bzw. direkt in eine V. iliaca communis.

e) Nodi lymphatici sacrales

Sie liegen in der Wölbung des Kreuzbeins beidseits der Vasa sacralia mediana. Sie nehmen die Lymphe aus dem Sacrum, dem Sacralkanal und den caudalsten Teilen der Rückenmuskulatur auf. Ihre Vasa efferentia führen zu den Nodi lymphatici iliaci communes.

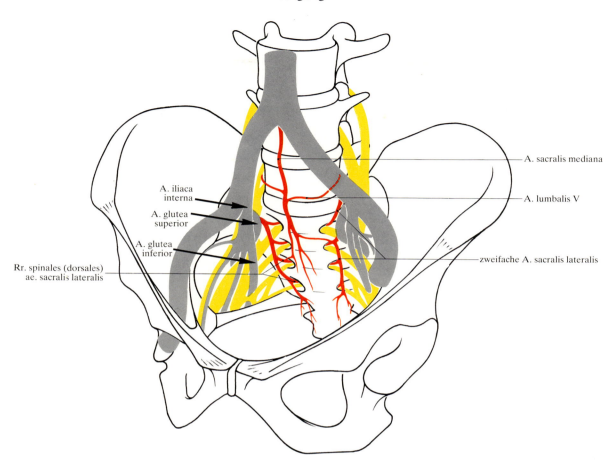

Abb. 336. Ursprungsvarianten (*Pfeile*) der A. sacralis lateralis

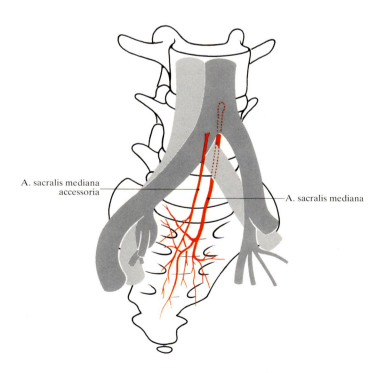

Abb. 337. Aa. sacrales mediana et mediana accessoria

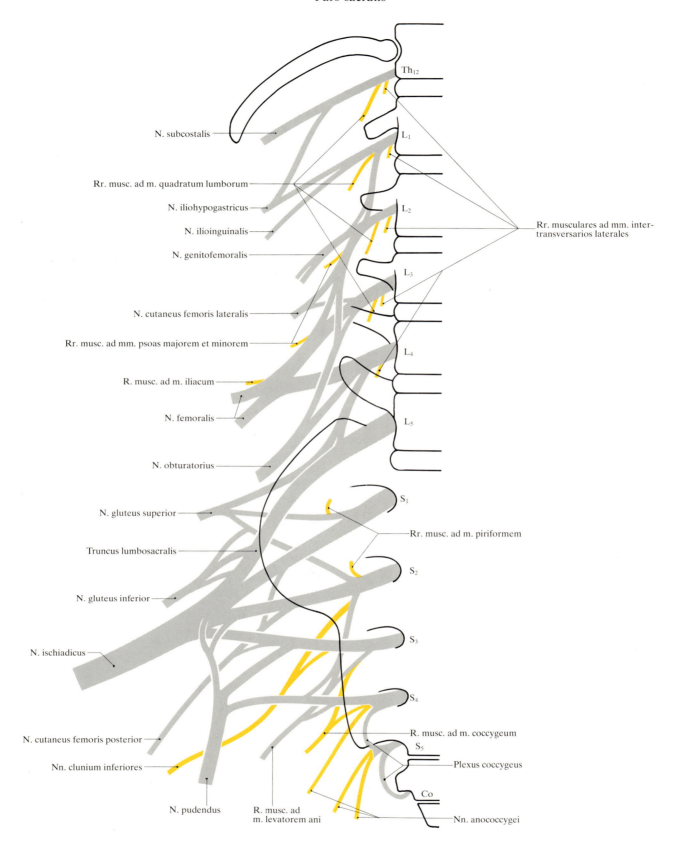

Abb. 338. Übersicht über den Plexus lumbosacralis
Gelb: Nerven, welche Muskeln an der Wirbelsäule oder Haut im Rückenbereich versorgen

f) Sacraler Sympathicus

Der Grenzstrang des Sympathicus verläuft hinter den Vv. iliacae communes über die Linea terminalis auf die Vorderfläche des Kreuzbeins, wo er medial von den Foramina sacralia pelvina caudalwärts zieht (Abb. 328). Er verbindet sich im Ganglion impar vor dem Steißbein mit dem gegenseitigen Grenzstrang. Verbindungen s.S. 156. Der sacrale Grenzstrang spielt chirurgisch eher eine geringe Rolle.
Hingegen ist der **Plexus hypogastricus superior** zu beachten. Dieses Geflecht sympathischer Fasern stellt die Fortsetzung des Plexus aorticus abdominalis über die Aortenbifurkation caudalwärts dar. Es liegt somit vor der V. iliaca communis sinistra im Bereich des 5. Lendenwirbels und vor dem Promontorium. Aus ihm gehen zwei mehr oder weniger einheitliche Nervenstränge hervor, die *Nn. hypogastrici sinister et dexter*. Diese ziehen an der Seitenwand des Rectums vorbei und gehen im *Plexus hypogastricus inferior (pelvinus)* auf. Der Plexus ist aus vorwiegend präganglionären Fasern aufgebaut, welche ihn hauptsächlich über das 1. und 2. Lendenganglion erreichen. Verbindungen mit dem 3. und 4. Lumbalganglion sind spärlicher, solche vom 12. Brustganglion selten. Hinzu gesellen sich sympathische und parasympathische Fasern aus dem Ganglion coeliacum und anderen prävertebralen Ganglien. Die Teilungsstelle des Plexus hypogastricus superior in die Nn. hypogastrici liegt in 4% auf Höhe von LV, in 16% vor der Bandscheibe LV/SI, in 74,7% bei SI und in 5,1% tiefer.
Durchtrennung der beiden Nerven verursacht beim Mann Erections- und Ejaculationsstörungen (MARESCA u. GHAFAR 1980). Sie müssen bei Eingriffen in der Gegend des Promontoriums geschont werden (s. auch S. 268). Aus den gleichen Gründen sollte auch eine doppelseitige Exstirpation der Ganglia lumbalia 1 und 2 vermieden werden.

g) Plexus sacralis

Von den Foramina sacralia pelvina ziehen die ventralen Äste der sacralen Spinalnerven 1–4 zur seitlichen Beckenwand, wo sie den Plexus sacralis aufbauen (Abb. 338). Sie haben verhältnismäßig enge Beziehungen zu den präsacralen Leitungen, besonders zur A. sacralis lateralis (Abb. 328, 336).

7. Die Articulatio sacroiliaca

Der Bau dieses klinisch bedeutungsvollen Gelenkes, das oft erkrankt, ist auf S. 42 beschrieben. Im Grenzbereich zwischen Wirbelsäule und Becken als Bindeglied Rumpf–Bein ist es beträchtlichen statischen und dynamischen Belastungen ausgesetzt. In seiner unmittelbaren Nähe verläuft der *Truncus lumbosacralis*, der lumbale Beitrag zum Plexus sacralis, der von Seiten des Gelenkes oft irritiert wird.

a) Die klinische Untersuchung der Iliosacralgelenke

Bei der Abklärung von lumbalen Beschwerden und Lumboischialgien muß immer an die zahlreichen möglichen Erkrankungen der Iliosacralgelenke (ISG) gedacht werden (Tabelle 27), die oft schwierig zu beurteilen sind. In den letzten Jahren wurde immer häufiger auf die ursächliche Bedeutung von funktionellen ISG-Syndromen bei Kreuzschmerzen aufmerksam gemacht.

Neuere klinische und radiologische Untersuchungen (SCHMID 1980) zeigen, daß die Beweglichkeit der Iliosacralgelenke größer ist, als bisher angenommen wurde und aus dem anatomischen Bau vermutet werden könnte.
Wir unterscheiden beim ISG-Syndrom zwischen der Hypomobilität (Blockierung) und der Hypermobilität. Die Ursachen dieser Syndrome sind aus Tabelle 28 ersichtlich.

Tabelle 27. Differentialdiagnose der ISG-Affektionen

Degenerativ:
   Iliosacralarthrose
   Kapselverknöcherung bei Spondylitis hyperostotica
   (Morbus Forestier)

ISG-Syndrom bei Hypomobilität bzw. Hypermobilität

Entzündlich-rheumatisch: Iliosacralarthritis
   Doppelseitig
      Spondylitis ankylosans (Morbus Bechterew)
      Arthritis psoriatica
      Morbus Reiter
      Enteropathien:
         Colitis ulcerosa
         Enterocolitis regionalis CROHN
         Whipple-Lipodystrophie
      Chronische Polyarthritis
   Einseitig
      Arthritis urica

Entzündlich-bakteriell:
   Tuberkulose
   Brucellose u.a.
Osteosis condensans
Osteopathien
   Ossipenisch:
      Osteoporose, Osteomalazie, Hyperparathyroidismus
      Hypogonadismus
   Produktive:
      Ostitis deformans PAGET
Benigne und maligne (primär und sekundär) Tumoren
Traumen
Dysplasien

Tabelle 28. Ursachen des ISG-Syndroms

Gelenküberlastung bei
    Fehlstellungen des Sacrums
    Beckenschiefstand
    Lumbaler Skoliose, lumbaler Hyper-Lordose
    Übergangswirbel

Folge:
    Gelenksarthrose

Lockerung des Gelenkes infolge dekompensierter Bandinsuffizienz
    Konstitutionell
    Hormonell bei Schwangerschaft
    Alter
    Über- und Fehlbelastung infolge Fehlform,
        Fehlhaltung oder Beckenschiefstand
    Adipositas

Die Symptomatik des ISG-Syndroms ist insbesondere durch den paroxysmalen Charakter der Schmerzen gekennzeichnet (SCHMID 1980). Manche Patienten klagen über einen stark wechselnden Ruhe- und Bewegungsschmerz, oft nicht nur im Bereich des erkrankten ISG lokalisiert, sondern meistens mit gezielten oder diffusen Ausstrahlungen in die Leistengegend, in den Bereich des Trochantermassivs oder bis in die distalen Anteile des Oberschenkels. Intermittierend kann es sogar zu Gangschwierigkeiten auf der erkrankten Seite kommen, dies jedoch meist zusammen mit dem Ermüdungsschmerz (Tabelle 29). Die klinische Untersuchung der ISG (Tabelle 30) muß eine Inspektion, eine Beurteilung der Beinlänge durch Beobachtung des Beckenstandes und die Beckenverwringung berücksichtigen. Spezielle Untersuchungen können nur von entsprechend ausgebildeten und geschulten Ärzten ausgeführt werden (TROST 1981) und werden hier nicht in Einzelheiten besprochen.

Tabelle 29. Symptomatik des ISG-Syndroms

Paroxysmaler Charakter der Beschwerden

Gangschwierigkeiten auf erkrankter Seite, Ermüdungsschmerz

Bewegungsschmerzen in der Sacroiliacal-, Glutäal-, Inguinal- und Trochanterregion, meist ausstrahlend an Rückseite, also Segment S_1 bis Inguina

Ischialgiforme Schmerzen

Häufige Schmerzen im Unterbauch und Leistengegend infolge Iliacusverspannung

Schmerzen nach längerem Einnehmen einer Körperhaltung, die bei aktiver Bewegung verschwinden (bei Hypermobilität)

α) Inspektion

Am entkleideten Patienten kann man bereits bei der Inspektion Verzerrungen der Michaëlis-Raute (s.S. 7) beobachten. Zusätzlich gibt uns die Inspektion die Möglichkeit, das Ausladen einer Hüfte zur Seite oder nach dorsal zu beobachten, wie auch einen einseitigen Hoch- resp. Tiefstand der Glutäalfalten und den Ver-

Tabelle 30. Untersuchung bei ISG-Affektionen

Inspektion
    MICHAELIS-Raute
    Ausladende Hüfte
    Gesäßhälfte dorsal ausladend
    Glutäalfalte, Analfalte

Statische Verhältnisse

Palpation von Beckenkamm-Spinae

Beinlängenmessung
    Horizontal:
        Beinlängen gleich
        Becken ausladend = Skoliose
    Gleichmäßige Kippung:
        Beinlängenunterschied
        Becken zur langen Seite verschoben
        Skoliose zur Seite des kürzeren Beines

Funktionelle Prüfung
    Diskrepanz Spina iliaca superior anterior und posterior
    Tiefere Spina iliaca posterior:
        Glutäalfalte tiefer
        Gesäß dorsal vorgewölbt
        Bein nach außen rotiert
    Vorlaufphänomen auf blockierter Seite
    Variable Beinlängendifferenz
    Pseudo-Lasègue auf blockierter Seite
    Palpation:
        M. iliacus (verspannt)
        Mm. adductores (druckschmerzhaft) ⎱
        M. glutaeus maximus (hypoton)   ⎰ auf blockierter Seite
        M. piriformis (verspannt)
    Hyperabduktionstest (4er-Zeichen schlechter auf blockierter Seite)
    MENNELL-Prüfung (positiv auf blockierter Seite)
    Passive Hüftgelenksflexion (schlechter auf blockierter Seite)
    Palpation von Spina iliaca posterior und Tuber ischiadicum bei Anheben des Beines (Beweglichkeit von ISG)

Spezielle Tests
    Bändertests bei Hypermobilität
    Ligamentum iliolumbale
    Ligamenta sacroiliaca
    Ligamentum sacrotuberale
    Palpation der Irritationszonen am ISG und der Symphyse
    Ventralisationstest (= Probebehandlung, Federtest)
    Rectal- bzw. Vaginaluntersuchung

lauf der Analfalte zu registrieren. Gleichzeitig achten wir auch auf die statischen Verhältnisse der Hüft- und Kniegelenke.

β) Beurteilung der Beinlänge (Beckenschiefstand)

Es folgt nun die Palpation der Beckenkämme, zuerst lateral am höchsten Punkt auf beiden Seiten. Dann palpieren wir die hinteren oberen Spinae iliacae von unten her, das gleiche gilt für die vorderen Spinae iliacae. Wenn die Beckenkämme und die vorderen und hinteren Spinae iliacae auf beiden Seiten gleich hoch stehen, steht das Becken horizontal und beide Beine sind mit größter Wahrscheinlichkeit gleich lang. Wenn das ganze Becken vorn und hinten gleichmäßig auf einer Seite tiefer steht, handelt es sich wahrscheinlich um eine echte Beinlängendifferenz.

Die Messung der Beinlänge ist nicht einfach und kann in verschiedenen Stellungen unterschiedliche Ergebnisse zeigen (DERBOLOWSKY 1955). Die Längenmessung des ganzen Beines ist mit zahlreichen Fehlerquellen behaftet. Nur die Unterschenkellänge kann verläßlich gemessen werden. Der echte Beckenschiefstand im Stehen ist das zuverlässigste Zeichen einer Beinlängendifferenz. Diagnostisch von größter Bedeutung ist es nun, wenn wir das kürzere Bein unterlegen. Beim echten Beckenschiefstand weicht das Becken zur Seite des längeren Beines aus und richtet sich nach Unterlegen des kürzeren Beines gerade.

γ) Beurteilung der Beckenverwringung

Diskrepanz zwischen vorderer und hinterer Spina iliaca

Die Spina iliaca posterior superior steht auf einer Seite tiefer als auf der anderen Seite. Ventral sehen wir ein gegensinniges Verhalten: Auf der Seite der tieferstehenden Spina iliaca posterior superior findet sich die Spina iliaca anterior superior höher als auf der Gegenseite und umgekehrt. Diese Verdrehung der beiden Beckenseiten gegeneinander wirkt sich zwangsläufig auf die Hüftpfannen und Symphyse aus. Durch die Außenrotation des Iliums auf der Seite der tieferliegenden Spina iliaca posterior superior dreht sich das entsprechende Bein in eine Außenrotation (Prüfung in Bauchlage). Auf der Seite der tieferstehenden Spina iliaca posterior superior wölbt sich das Gesäß stärker nach hinten und die Glutäalfalte liegt tiefer.

Vorlaufphänomen (Störung des freien Gelenkspiels)

Während der Inclination im Stehen beobachten und palpieren wir das Verhalten der hinteren Spinae iliacae. Bei der Beckenverwringung beobachten wir, daß die tieferstehende hintere Spina iliaca weiter nach cranial wandert (LEWIT 1978). Der Grund dafür besteht darin, daß das Sacrum auf dieser Seite im Becken nach vorne und unten gekippt ist, so daß zwischen Sacrum und Ilium eine erhöhte Spannung besteht und somit das Ilium zunächst stärker mitgezogen wird.

Variable Beinlängendifferenz

Mit der veränderten Beckenstellung kommt es zu einer relativen Verschiebung beider Beckenhälften gegeneinander, was sich scheinbar auf die Beinlänge im Sitzen anders auswirkt als im Liegen. Man vergleicht wiederholt im Sitzen und Liegen die relative Beinlänge am Malleolus medialis. Im Liegen sollte die Seite der tieferstehenden hinteren Spina iliaca superior mit dem kürzeren Bein korrelieren, was nach DERBOLOWSKY (1955) aber nicht immer zutrifft.

Verspannung des Musculus iliacus auf der Blockierungsseite

Wir palpieren den M. iliacus parallel zum Ligamentum inguinale knapp unterhalb der Spina iliaca anterior superior. Wenn ein Spasmus besteht, springt der Muskel wie ein Wulst vor und ist auch schmerzhaft. Auf der Seite der Blockierung ist der Gluteus maximus, den man in Bauchlage gut palpieren kann, hypoton. Auf der Seite der Blockierung beobachten wir auch eine Druckdolenz im Bereich der Adductorenansätze seitlich von der Symphyse als Folge einer Verspannung.

Pseudo-Lasègue

Bei der Prüfung des Lasègue-Zeichens des sich in Rückenlage befindlichen Patienten kommt es infolge der Rotationsspannung einer Beckenseite gegenüber dem Sacrum bei der Beckenverwringung und der ISG-Blockierung zu den typisch ausstrahlenden Schmerzen bis in die Kniekehle.

Hyperabduktionstest (Patrick-Phänomen)

Der Patient liegt in Rückenlage, ein Bein gestreckt, das zu untersuchende Bein im Knie gebeugt. Die Ferse des gebeugten Knies wird auf das Knie des gestreckten Beines abgestützt und das flektierte Bein nach außen fallen gelassen. Der Oberschenkel des gestreckten Beines wird vom Untersucher mit der Hand fixiert, um eine Mitbewegung des Beckens zu vermeiden. Normalerweise erreicht das Knie des angespreizten Beines die Unterlage. Wenn nicht, messen wir den Abstand zwischen Knie und Unterlage und vergleichen beide Seiten. Auf der Seite des positiven Hyperabduktionsphänomens ist die Bewegung behindert, der Abstand somit vergrößert. Man erkennt gleichzeitig die deutliche Anspannung der Adduktoren, die auf der anderen Seite fehlt. Fehlerquellen sind eine ungenügende Fixierung des Beckens wie auch Veränderungen im Bereich des Hüftgelenkes. Ein positives Hyperabduktionsphänomen spricht für ein schmerzhaftes Hüftgelenk oder eine ISG-Blockierung.

Mennell-Prüfung

Diese Untersuchung hat ihre Bedeutung vor allem bei der Spondylitis ankylosans. Untersuchung in Bauchlage: Beim Anheben eines Beines kommt es zur Dorsalflexion im Hüftgelenk und des ISG. Durch Druck der Hand von oben auf das Gesäß fixieren wir mit einer Hand das Becken, um eine Dorsalflexion der Lendenwirbelsäule zu vermeiden. Positiver Ausfall: Wenn bei der Dorsalflexion Schmerzen im Bereich des ISG angegeben werden. Untersuchung in Seitenlage: Noch wirksamer ist die Fixierung des Beckens in Seitenlage mit angebeugtem Kniegelenk.

Passive maximale Flexion im Hüftgelenk

Die passive maximale Hüftflexion ist auf der Seite der ISG-Blockierung eindeutig schlechter. Diese Prüfung ist jedoch nur von Bedeutung bei sonst freier Hüftgelenksbeweglichkeit (Innen- und Außenrotation).

Direkte ISG-Palpation
(Test für verminderte Beweglichkeit der ISG)

Oberer Anteil des Gelenkes: Bei Prüfung des oberen Gelenkanteiles wird ein Daumen des Untersuchers über dem Processus spinosus SI plaziert, der andere Daumen über der Spina iliaca posterior inferior. Der Patient wird aufgefordert, das Hüftgelenk maximal zu flektieren. Bei freier Beweglichkeit (Normalbefund) wandert der Daumen über der Spina iliaca posterior inferior nach caudal. Bei einer ISG-Blockierung bleibt der Daumen auf gleicher Höhe oder verschiebt sich nur diskret nach cranial. Untersuchung des unteren Gelenkanteils: Für die Untersuchung des unteren Gelenkanteils wird ein Daumen über den Apex des Sacrums gelegt und der andere über das Tuber ischiadicum auf der zu untersuchenden Seite. Der Patient wird aufgefordert, das Hüftgelenk bei gebeugtem Kniegelenk maximal zu flektieren. Bei freier Beweglichkeit bewegt sich das Tuber ischiadicum nach lateral, das blockierte Gelenk zeigt keine Bewegung.

δ) Spezielle Tests

Diese Untersuchungsmethoden benötigen eine spezielle Schulung und sollten deshalb nur von Geübten durchgeführt werden.

Bändertests (vor allem bei Hypermobilität)

Wir diagnostizieren einen Bänderschmerz erst, wenn die ISG-Gelenksfunktion normal ist und trotzdem die passive Beweglichkeit schmerzhaft ist. Bei dieser Prüfung führen wir eine Spannung in der Längsrichtung aus.

Ligamentum iliolumbale

Der Patient befindet sich in Rückenlage und im 90° flektierten Hüftgelenk wird mittels Druck vom Kniegelenk her nach dorsal das Becken vorerst fixiert. Aus dieser Ausgangslage wird eine leichte Adduktionsbewegung im Hüftgelenk durchgeführt, was bei einer Lockerung des Ligamentum iliolumbale zu einer Schmerzsensation in der gleichseitigen Leiste des Patienten führt.

Ligamentum sacrotuberale

Unter der gleichen Voraussetzung führt man eine maximale reine Flexion in der Hüfte (Knie in Richtung zur gleichseitigen Schulter) aus, wobei der Schmerz mehr an der Rückseite des Oberschenkels ausstrahlt.

Ligamenta sacroiliaca

Bei gleicher Ausgangsposition wie oben führt man eine kräftige Flexion und Adduktion des Oberschenkels im Hüftgelenk aus (Knie in Richtung zur gegenseitigen Schulter). Dabei strahlt der Schmerz in den Bereich des Dermatoms S I und über die Hüfte bis zur Kniekehle aus.

Irritationszonenpalpation

Bei einer Blockierung resp. Fehlstellung kann man die sog. Irritationszonen palpieren (CAVIEZEL 1973), diese entsprechen einer neuroreflektorischen Antwort im Weichteilapparat mit zeitlich und quantitativ absoluter Bindung an eine Fehlstellung. Die palpatorische Feststellung einer Irritationszone setzt sehr viel Übung voraus und sollte erst nach entsprechender Schulung erfolgen. Man palpiert auf einer Linie zwischen Spina iliaca posterior inferior und Cornu sacrale von cranial nach caudomedial zu und stößt dabei auf eine kleine, teigige, unscharf begrenzte druckdolente Schwellung, die auch im Bereiche der Symphyse an der Knochenknorpelgrenze zu beobachten ist.

Ventralisationsprüfung (Probebehandlung = Federtest)

Der Patient ist in Bauchlage. Nach Auffinden der sog. Irritationszone wird bei gleichmäßigem Druck des Daumens auf die entsprechende Irritationszone gleichzeitig mit dem Handteller der anderen Hand auf die obere oder untere Sacrumhälfte gedrückt. Bei der Ventralisation gibt der Patient an, daß er weniger Schmerzen verspürt, und der Untersucher kann das Verschwinden der Irritationszonen feststellen. Bei Verminderung des Ventralisationsdruckes spürt man wieder das Auftreten der Irritationszonen, die Schmerzhaftigkeit nimmt wieder zu. Dieser Federungstest, welcher das Gelenkspiel prüft, ist ein Hinweis auf eine Blockierung im ISG-Bereich.

Die gleiche Prüfung kann man ohne Feststellung einer Irritationszone durchführen. Der Patient befindet sich dabei wieder in Bauchlage, und der palpierende Finger bleibt über dem ISG und gleichzeitig über der Spina iliaca posterior inferior, während die untersuchende Hand das caudale Ende des Sacrums nach ventral federt. Man prüft, ob eine Bewegung zwischen Sacrum und Spina iliaca posterior inferior stattfindet.

ε) Röntgenuntersuchung

Die klinische Untersuchung der ISG muß selbstverständlich durch eine radiologische Abklärung ergänzt werden. Die Beckenaufnahme a.p. und die Aufnahme der Lendenwirbelsäule seitlich kann u.U. gewisse Anhaltspunkte für ein ISG-Syndrom geben. In der Seitenaufnahme der Lendenwirbelsäule verlaufen die Darmbeinschaufeln normalerweise parallel zueinander, bei der Blockierung bzw. Hypermobilität verlaufen sie nicht parallel, sondern schräg zueinander. In der a.p.-Aufnahme des Beckens erkennt man gelegentlich eine Stufenbildung der Symphyse, Asymmetrien der Beckenschaufeln (Distanz zwischen Crista lateralis und ISG unterschiedlich) und eine Asymmetrie der Foramina obturata und Symphysenäste infolge der relativen Rotation des Iliums. Dies setzt jedoch eine korrekte Röntgentechnik voraus. Zur radiologischen Abklärung der Iliosacralgelenke hat sich die Spezialaufnahme nach BARSONY bewährt, oft muß sie durch Tomogramme bzw. durch eine Szintigraphie ergänzt werden.

b) Zugang zum Iliosacralgelenk

Die Freilegung des Iliosacralgelenkes stellt einen umfangreichen Eingriff dar. Nach HONNART (1978) legt man von einem seitlichen Längsschnitt aus zunächst das Os ilium frei (Abb. 339b). Nach Ablösen der Gesäßmuskulatur wird dieses von der Crista iliaca zwischen den Ursprüngen der Mm. latissimus dorsi et obliquus externus abdominis zur Incisura ischiadica major gespalten. Hierauf arbeitet man sich subperiostal an die Ligamenta sacroiliaca ventralia vor, die mitsamt der Gelenkkapsel durchtrennt werden. Nun kann der dorsale Teil des Darmbeines aufgeklappt werden (Abb. 339a). Am caudalen Umfang des Gelenkes sind die Versorgungsleitungen zum M. gluteus medius zu beachten. Wenn man die Fascia iliaca medial vom M. iliopsoas intakt läßt, kommt man mit dem Truncus lumbosacralis nicht in Konflikt.

Zugang zum Iliosacralgelenk

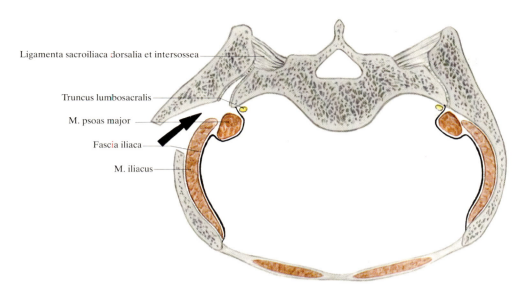

Abb. 339a. Zugang zum Iliosacralgelenk. (Nach HONNART 1978)

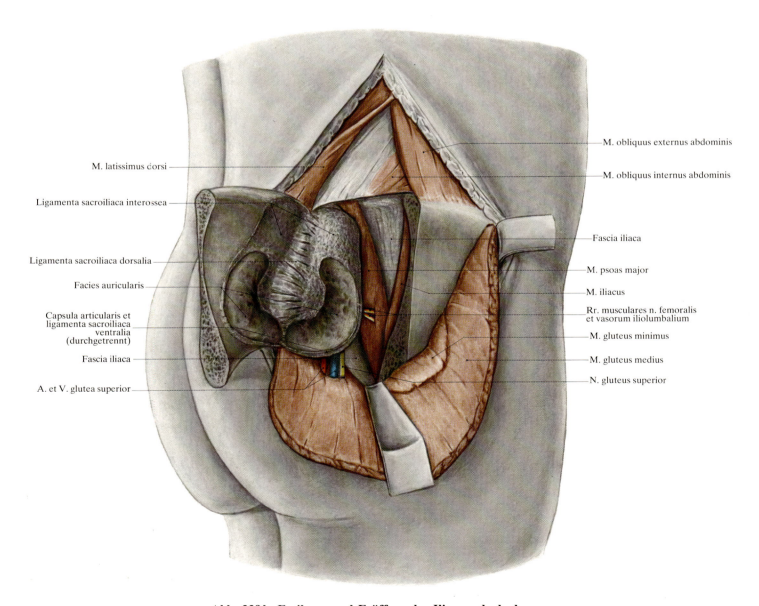

Abb. 339b. Freilegen und Eröffnen des Iliosacralgelenkes

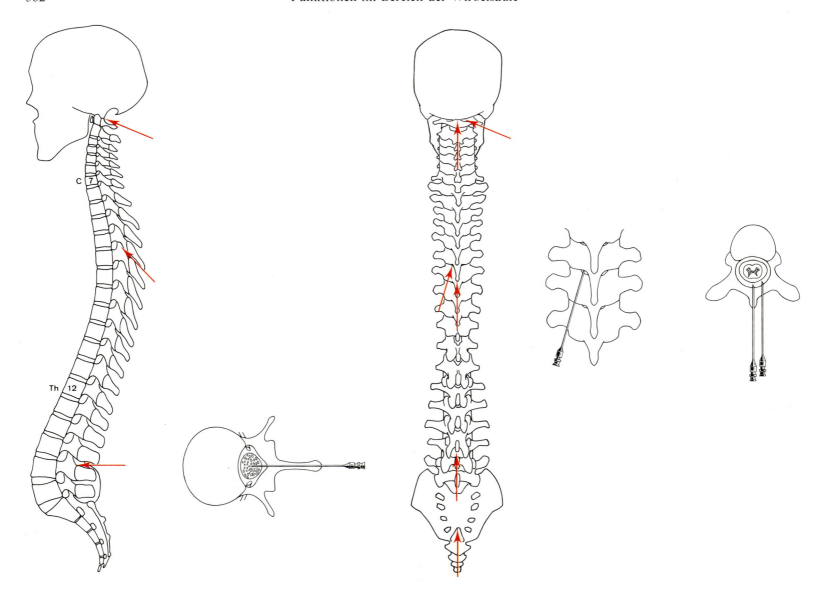

Abb. 340. Punktionsstellen des Wirbelkanals

E. Punktionen im Bereich der Wirbelsäule

An der Wirbelsäule können punktiert werden:
- Die *Wirbelkörper* zwecks Gewinnung von Biopsiematerial.
- Die *Bandscheiben* zur Kontrastmitteldarstellung. Beide Eingriffe werden heute unter Röntgenkontrolle mit Bildverstärker vorgenommen. Die Discographie wird mehr und mehr durch die Computertomographie verdrängt.
- Der *Wirbelkanal,* und zwar der Epiduralraum zur epiduralen Anästhesie oder der Subarachnoidealraum zur Liquorgewinnung, Myelographie oder Spinalanästhesie. Während in den Epiduralraum praktisch in jedem Segment eingestochen werden kann, sofern man die besonderen Baueigentümlichkeiten der Wirbelbogen beachtet, sind Punktionen des Liquorraumes nur suboccipital und unterhalb des 3. Lendenwirbels ratsam. Nur da ist das Spatium subarachnoideale weit genug oder enthält kein Rückenmark, so daß der Eingriff ohne Gefahr für nervöse Strukturen durchgeführt werden kann (Abb. 340).

1. Suboccipitalpunktionen

a) Punktion der Cisterna cerebellomedullaris

Die Zisternenpunktion wird am einfachsten am sitzenden Patienten durchgeführt. Der nach vorne gebeugte Kopf wird am Thorax einer vor dem Patienten stehenden Hilfsperson angelehnt. Diese Hilfsperson fixiert den Kopf seitlich mit den Händen. Die Einstichstelle wird rasiert, desinfiziert und bei empfindlichen Patienten mit wenig Lokalanaestheticum infiltriert. Die Einstichstelle liegt in der Mittellinie des Nackens über dem tastbaren Processus spinosus axis auf Höhe der Enden der Mastoidfortsätze. Die Stichrichtung läuft von da zur Glabella. Auf der Punktionsnadel ist aus Sicherheitsgründen und zur Orientierung in bezug auf die Stichtiefe ein verschiebbarer Reiter in einer Distanz von 4,5 cm von der Nadelspitze angebracht. Meistens spürt man den Durchstich durch die Membrana atlantooccipitalis, bzw. die verdickte Dura (s.S. 315 und Abb. 295). Die Zisterne wird in einer Tiefe von 4–6 cm erreicht. Eine Tiefe von 7,5 cm wird kaum je überschritten. Bei Kindern ist die Stichtiefe entsprechend zu reduzieren. Beim langsamen Vorschieben der Nadel wird der Mandrain immer wieder aus der Nadel entfernt. Dann fließt, falls die Zisterne erreicht ist, entweder Liquor spontan ab, oder kann aspiriert werden, wenn der Liquordruck im Sitzen unter Null fällt. Gelegentlich wird beim Entfernen des Mandrains spontan Luft aspiriert.

Gefahren drohen bei der Verletzung der A. cerebelli inferior posterior, die gelegentlich eine Schlinge in der Zisterne bildet, evtl. auch von den Venen an der Rückenmarksoberfläche.

Einen Einstich in die Medulla spinalis empfindet der Patient wie einen heftigen, elektrischen Schlag, der ihm durch das Rückenmark fährt. Der gelegentlich ausgeführte seitliche Einstich muß auf die Mittellinie zielen, damit er die A. vertebralis vermeidet.

b) Laterale Punktion C I/C II

Bei der Durchführung von stereotaktischen Chordotomien mittels Hochfrequenzcoagulation können der Cervicalkanal und das cervicale Rückenmark am liegenden Patienten mit dem Röntgenbildverstärker auf Höhe C I/C II von lateral punktiert werden. Bei tieferen Niveaus gelingt der seitliche Zugang wegen der Überlagerung der Wirbelbögen nicht (Abb. 41).

2. Die Lumbalpunktion

Sie kann am sitzenden oder auf der Seite liegenden Patienten durchgeführt werden. Wesentlich ist, daß die Wirbelsäule so gut wie möglich ventral flektiert wird, damit die Dornfortsätze auseinanderweichen und die Ligamenta interspinalia gespannt sind (Abb. 341). Auf Höhe der Verbindungslinie der Cristae iliacae liegt der Dornfortsatz

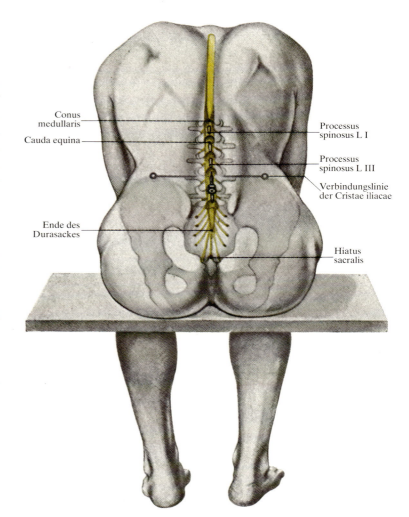

Abb. 341. Technik der Lumbalanaesthesie

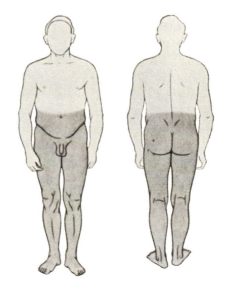

Abb. 342. Wirkungsbereich der Lumbalanaesthesie

L IV, über dem der Einstich üblicherweise vorgenommen wird. Bringt man ein Anaestheticum auf dieser Höhe in den Liquorraum (Lumbalanästhesie) kommt es zu einem vollständigen motorischen und sensiblen Ausfall in der Ausdehnung, welche Abb. 342 zeigt.

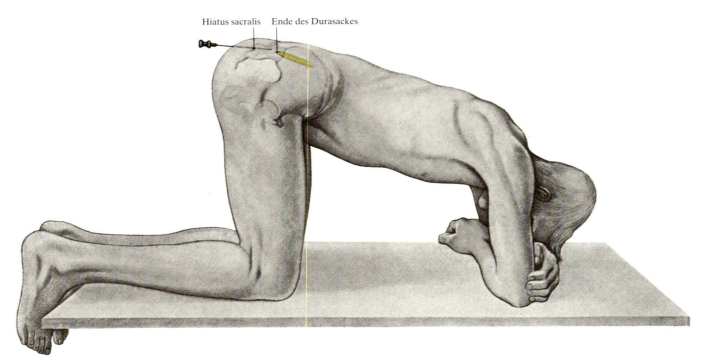

Abb. 343. Technik der Epiduralanaesthesie

3. Die Sacralanästhesie

Durch Einbringen eines Anaestheticums in den Epiduralraum des Sacralkanals kann eine Unempfindlichkeit von S_{3-5} erreicht werden. Der Wirkungsbereich ist in Abb. 344 dargestellt. Sie reicht aus für Operationen an der Harnblase und der Prostata, am Anus und den äußeren Genitalien sowie an den extraperitonealen Abschnitten des Rectums. Für Eingriffe am inneren Geschlechtsapparat ist sie nicht geeignet. Durch Hochlagern des Beckens kann die Grenze der Betäubung bis Th_8 hinaufgeschoben werden, was allerdings nicht ohne Risiko ist.

Zur Punktion des Sacralkanals tastet man die Cornua sacralia und sticht in der Mitte zwischen beiden eine Nadel senkrecht durch das den Hiatus sacralis abschließende Ligamentum sacrococcygeum dorsale superficiale ein. Dieses ist als deutliche Resistenz spürbar. Ist es durchstochen, wird die Nadel so geschwenkt, daß sie parallel zur Sacrumrückfläche liegt (Abb. 343). Man kann sie nun bis zu 4 cm in den Sacralkanal einschieben ohne Gefahr zu laufen, das untere Ende des Duralsackes anzustechen. Vorsichtshalber wird man vor einer Injektion aspirieren. Bekommt man Liquor, ist der Versuch abzubrechen. Aspiriert man Blut, liegt die Nadel in einer der vielen Venen, die aber problemlos durchstochen werden können.

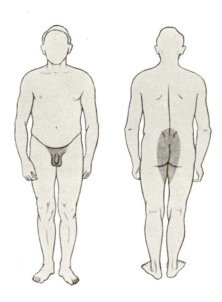

Abb. 344. Wirkungsbereich der epiduralen Sacralanaesthesie

III. Regiones paravertebrales

A. Regio scapularis

Die Regio scapularis stellt die dorsale Wand des pyramidenförmigen Achselraumes dar, welcher medial von der Brustwand, vorn von der Regio pectoralis und lateral vom Oberarm begrenzt wird. Durch sein Binde- und Fettgewebe zieht die große Versorgungsstraße des Armes (Abb. 345). Die Achsellücken stellen die einzige Verbindung dieses Raumes zum Rücken dar.

1. Bauplan

Die Bauelemente der Regio scapularis sind der dorsolateralen Brustwand aufgelagert. Sie umfassen unter der Hautbedeckung als zentralen Teil das knöcherne Schulterblatt, das von zahlreichen Muskeln völlig umlagert ist. Zwischen dieser Knochenmuskel-Platte und der Brustwand ist eine bindegewebige Verschiebeschicht eingebaut (Abb. 345). Eine nur dieser Region zugeordnete Versorgung gibt es nicht, sondern sie ist an die Leitungen der Nachbarregionen angeschlossen.

2. Haut und Subcutis

Die Haut der Regio scapularis ist typische Rückenhaut, nämlich derb, fest und dick. Neben relativ großen Talgdrüsen weist sie meist auch eine reichliche Lanugobehaarung auf. Dank einem gut entwickelten subcutanen Fettpolster ist sie leicht verschieblich. Einzig über der Spina scapulae ist das Fettpolster reduziert und die Haut durch kräftige Retinacula häufig etwas eingezogen.

a) Subcutane Gefäße

Haut und Subcutis dieser Region werden vorwiegend aus 3 Quellen versorgt: von *segmentalen Gefäßen*, welche aus der Regio vertebralis stammen, von Halsgefäßen, insbesondere von Endverzweigungen der *A. transversa colli* und von Ästen der *Vasa circumflexa scapulae*, welche aus der Axilla durch die mediale Achsellücke in die Schulterblattgegend gelangen (Abb. 346). Die Lymphgefäße der Haut ziehen teils zu den *Nodi lymphatici supraclaviculares*, teils wie diejenigen aus den tiefen Schichten zu den *Nodi lymphatici subscapulares* (s.a. S. 113).

b) Subcutane Nerven

Auch die Nervenversorgung ist nicht einheitlich. Von medial dringen die *Rami dorsales* der oberen Thorakalnerven in die Region vor. Es ist das Gebiet, in welchem die dorsalen Spinalnervenäste am weitesten nach lateral reichen (Abb. 160b). Von oben ziehen die *Nn. suprascapulares posteriores* aus dem Plexus cervicalis über die Schulterwölbung bis zur Schultergräte, oft noch etwas weiter caudalwärts. Von unten können u.U. Äste der *Nn. intercostobrachiales* um die hintere Achselfalte herum und von lateral solche des *N. cutaneus brachii lateralis superior* in die Region gelangen (Abb. 346).

3. Muskulatur und Fascienverhältnisse

Zwei Gruppen von Muskeln müssen in der Regio scapularis unterschieden werden: Muskeln welche vom Schulterblatt zum Arm ziehen und die Scapula direkt bedecken sowie Muskeln, welche das Schulterblatt an der Rumpfwand verschieblich verankern.

a) Schulterblatt-Arm-Muskeln

Zu dieser Gruppe gehören die *Mm. supra- et infraspinatus, teretes minor et major*, die das Schulterblatt hinten bedecken und der *M. subscapularis*, welcher vor dem Schulterblatt liegt (Abb. 360). Zusammenfassung der wesentlichen Daten dieser Muskeln s.S. 78.

Die Rückfläche des Schulterblatts wird durch die Spina scapulae in eine kleinere *Fossa supra-* und eine größere *Fossa infrascapularis* geteilt. Diese Gruben sind von den gleichnamigen Muskeln belegt, zu denen sich in der Untergrätengrube noch der *M. teres minor* gesellt (Abb. 347).

Die Muskeln werden von Fascien bedeckt, welche medial sehnig verstärkt sind und ihnen als zusätzliche Ursprungsfläche dienen. Die Fascien sind an den Rändern der Scapula sowie an der Schulterblattgräte mit dem Periost verwachsen. Dadurch entstehen osteofibröse Kanäle, welche gegen die Oberfläche und die Regio vertebralis völlig abgeschlossen sind. Unter dem Akromion stehen die beiden Kanäle miteinander in Verbindung. Hier lockern sich die Fascien etwas und begleiten die Sehnen der Muskeln zum Tuberculum majus humeri. Durch diesen völligen Abschluß der Schulterblattgruben gelangen Hämatome bei

366 Regio scapularis

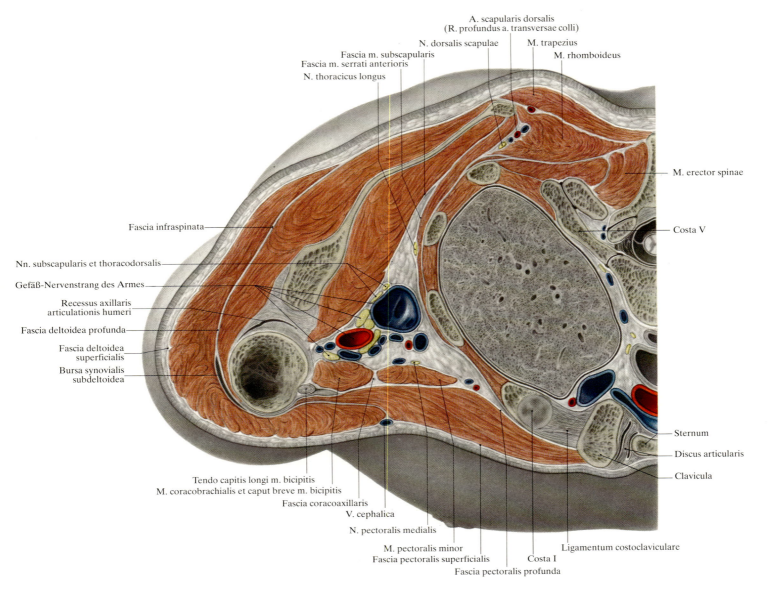

Abb. 345. Horizontalschnitt durch die Schulter

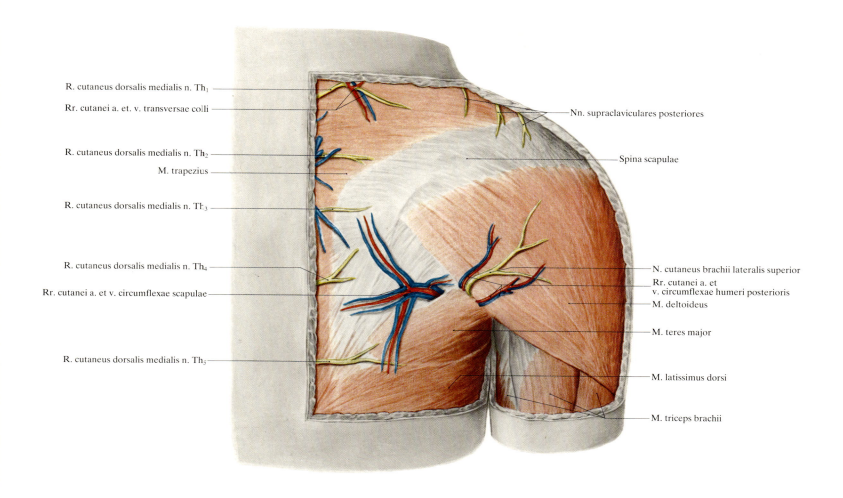

Abb. 346. Regio scapularis. Subcutanschicht

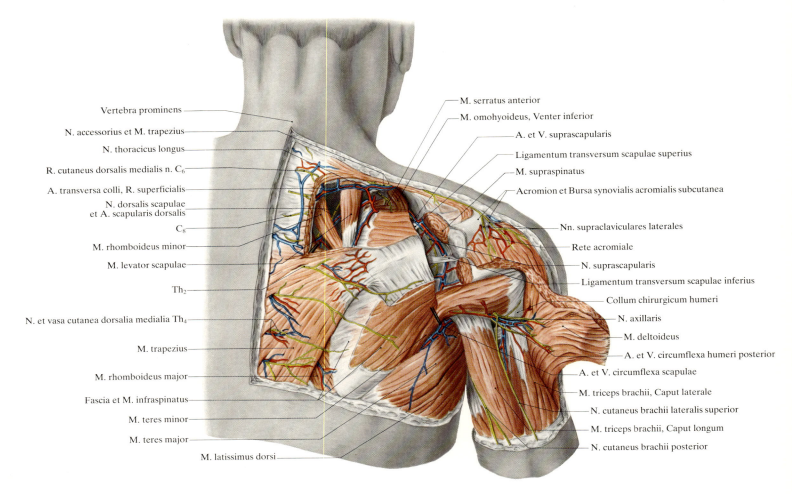

Abb. 347. Regio scapularis

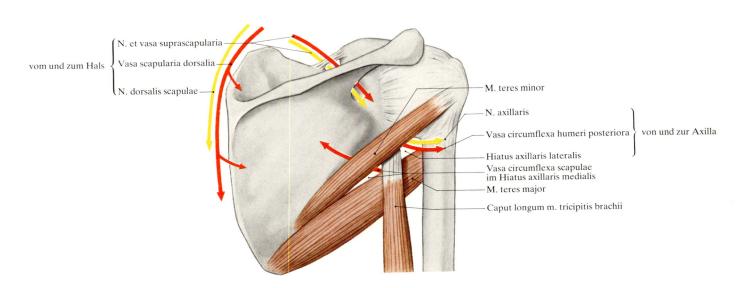

Abb. 348. Verbindungsstraßen der Regio scapularis (schematisch)

Scapulafrakturen nicht an die Oberfläche, es sei denn, die Fascien seien zerrissen.

Der *M. teres major*, welcher von der Hinterfläche des unteren Schulterblattwinkels entspringt, gehört funktionell und anatomisch zum M. latissimus dorsi, in dessen Fascie er eingeschlossen ist.

Die Mm. teretes begrenzen zusammen mit dem Caput longum m. tricipitis und dem Humerus die *Hiatus axillares*, die wichtigen Verbindungsstraßen der Region zur Axilla (Abb. 348, 358).

Die leicht konkav gekrümmte Vorderfläche der Scapula ist völlig vom *M. subscapularis* bedeckt, der vor dem Schultergelenk zum Tuberculum minus humeri zieht. Da dieser Muskel bei den Verschiebungen des Schulterblattes gegenüber der Brustwand den größten Teil der Gleitbelastung zu tragen hat, ist seine Fascie derb und filzig (Abb. 345). Sie verbindet sich unten mit der Fascie der Mm. teres major et minor und steht mit dem derbfaserigen Bindegewebe in Zusammenhang, das die Achsellücken abdichtet.

b) Verankerungsmuskeln des Schulterblattes

Die Gruppe wird gebildet von den *Mm. trapezius, levator scapulae, rhomboidei et serratus anterior*. Sie sind an der Schultergräte bzw. am Margo medialis scapulae befestigt.

α) Der M. trapezius (s.S. 57) ist der oberflächlichste dieser Gruppe. Mit seinen 3 Portionen hält er das Schulterblatt nach oben, medial und unten. Über die Schultergräte, das Akromion und das laterale Drittel des Schlüsselbeins wird er durch den *M. deltoideus* fortgesetzt (Abb. 79). Die Schultergräte kann somit als knöcherne Zwischensehne in einem Muskelzug von der Wirbelsäule zum Arm aufgefaßt werden. Die Pars ascendens m. trapezii und die Pars spinata m. deltoidei strahlen mit ihren Sehnen zum Teil in die Fascia infraspinata ein und spannen diese.

β) In einer tieferen Schicht finden wir den M. levator scapulae, welcher die obere Halswirbelsäule mit dem Angulus superior scapulae verbindet (s.S. 62) und die *Mm. rhomboidei*, welche von der unteren Hals- und oberen Brustwirbelsäule an den Margo medialis scapulae ziehen (s.S. 60).

γ) Der tiefste Muskel dieser Gruppe ist der M. serratus anterior (s.S. 77). Er vervollständigt den Aufhängeapparat des Schulterblattes, indem er als einziger vom Margo medialis lateralwärts zieht, wo er an der 1.–9. Rippe verankert ist.

Der M. trapezius ist von einer derben, filzigen Fascie eingehüllt. Die Muskeln der tieferen Schicht liegen in einer dünneren Muskelbinde. Zwischen die beiden Fascien dieser Muskelschichten ist reichlich lockeres Fettgewebe als *Verschiebepolster* eingelagert. Dieses erstreckt sich über die ganze Fascia supraspinata bis zum Schultergelenk. Es steht mit dem Fettkörper des *seitlichen Halsdreiecks* und unter dem Akromion mit dem *Stratum subdeltoideum* in Verbindung. Über dem medialen Teil der sehnigen Fascia infraspinata hat es nie Fett. Lediglich im Bereich der Ansatzsehnen der Untergrätenmuskeln ist ein Fettlager zu finden, das mit dem Spatium subdeltoideum und über die laterale Achsellücke mit dem tiefen Achselbindegewebe in Verbindung steht. Der M. serratus anterior ist von einer kräftigen Fascie bedeckt, die in der Nähe des Margo medialis scapulae der Fascia subscapularis unmittelbar anliegt oder mit ihr verwachsen ist. Lateralwärts trennen sich die beiden Fascien und es schiebt sich Fettgewebe aus dem Axillarraum zwischen sie. In diesem Spaltraum erfolgen die hauptsächlichsten Verschiebungen der Scapula (Abb. 345).

c) Bewegungsmechanik des Schulterblattes

Will man die Bewegungen des Schulterblattes verstehen, muß man es als Teilelement des ganzen Schultergürtels betrachten. Dabei spielen die Schlüsselbeingelenke, das Schultergelenk, alle zugehörigen Muskeln, das Gewicht des Armes und andere Faktoren eine Rolle. Das Zusammenspiel all dieser Elemente ist für das Verhalten des Schulterblattes entscheidend. Es ist ausführlich in LANZ/WACHSMUTH, Bd. I/3 Arm, beschrieben. Deshalb sollen hier nur die Bewegungsmöglichkeiten und die bewegenden Kräfte des Schulterblattes kurz dargestellt werden.

Dem Schulterblatt ist auf den Krümmungen des Brustkorbes eine zwangsläufige Gleitbahn vorgeschrieben, von der es nur sehr wenig abweichen kann. Den Zwang üben das Akromioclaviculargelenk, der Muskeltonus, die Hautspannung und das Gewicht des Armes aus.

Das **Schwenken** des unteren Schulterblattwinkels ist um ca. 60° möglich. *Ventralwärts* wirken der M. serratus anterior und die Partes ascendens et descendens m. trapezii. *Dorsalwärts* erfolgt das Schwenken mit den Mm. levator scapulae, rhomboidei et pectoralis minor.

Vertikalverschiebungen des Schulterblattes erfolgen *caudalwärts* durch die Pars ascendens m. trapezii in Zusammenarbeit mit dem M. pectoralis minor. Dabei helfen die caudalen Zacken des M. serratus anterior und indirekt über den Arm der laterale Teil des M. latissimus dorsi mit. *Cranialwärts* ziehen die Pars descendens m. trapezii, der M. levator scapulae und die Mm. rhomboidei in Zusammenarbeit mit dem oberen Teil des M. serratus anterior.

Horizontalverschiebungen ergeben sich *ventrolateralwärts* durch die Kontraktion der mittleren Anteile des M. serratus anterior und des M. pectoralis minor. Indirekt wirkt auch der M. pectoralis major mit.

Der M. trapezius mit allen seinen Teilen, insbesondere aber mit der Pars transversa bewegt die Scapula *dorsomedialwärts*. Des weiteren sind die Mm. rhomboidei und indirekt der craniale Teil des M. latissimus dorsi beteiligt.

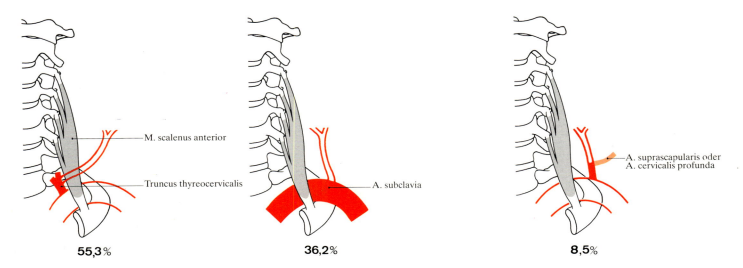

Abb. 349. **Ursprungsvarianten der A. transversa colli.** (Nach ADACHI 1928)

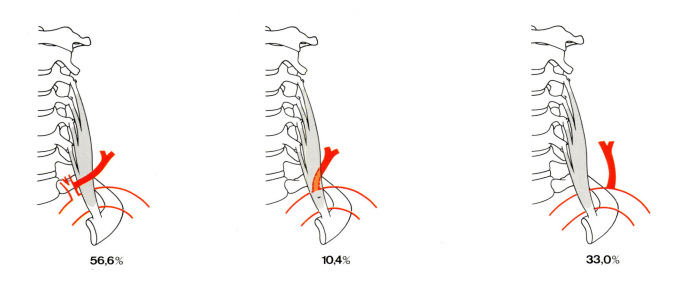

Abb. 350. **Lagevarianten der A. transversa colli zum M. scalenus anterior.** (Nach ADACHI 1928)

4. Versorgung

Es wurde bereits erwähnt, daß die Regio scapularis keine eigenständige Versorgung aufweist, sondern an die Nachbarregionen angeschlossen ist. Sie stellt damit gleichzeitig die Verbindung dieser Regionen untereinander sicher, da sie deren Blutleitungen miteinander verknüpft.

Aus dem Hals und der Axilla dringen die Leitungen auf 4 Straßen in die Region ein (Abb. 348). Arterien und Venen verlaufen in der Region grundsätzlich gemeinsam und können daher zusammen besprochen werden.

a) Leitungen entlang des Margo medialis scapulae

Über diese Straße werden die zwischen Wirbelsäule und Schulterblatt ausgespannten Muskeln versorgt.

α) Vasa transversa colli

Die A. transversa colli entspringt dem *Truncus thyrocervicalis*, der *A. subclavia* oder aus einem *gemeinsamen Stamm* mit der *A. suprascapularis* oder *cervicalis profunda* (Abb. 349). Je nach Ursprungsort hat sie eine verschiedene Lage zum M. scalenus anterior (Abb. 350). Sie verläuft durch die Tiefe des seitlichen Halsdreiecks über die Mm. scaleni medius et posterior und kreuzt dabei den Plexus brachialis in unterschiedlicher Weise (Abb. 351). Am Vorderrand des M. levator scapulae teilt sie sich in einen oberflächlichen und einen tiefen Ast (Abb. 352). Der *Ramus superficialis* versorgt die Mm. trapezius et splenii sowie die Nackenhaut. Der *Ramus profundus* tritt zwischen den Mm. levator scapulae et rhomboideus minor neben den Margo medialis, dem er teils vor, teils hinter dem

Versorgung

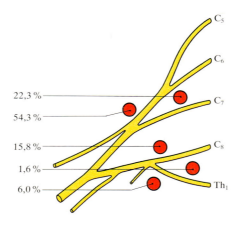

Abb. 351. Lagevarianten der A. transversa colli zum Plexus brachialis. (Nach ADACHI 1928)

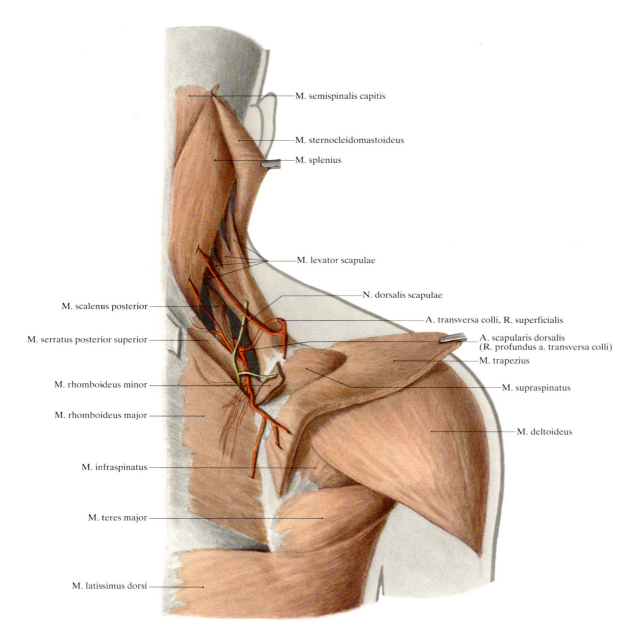

Abb. 352. Die A. transversa colli im Rückenbereich

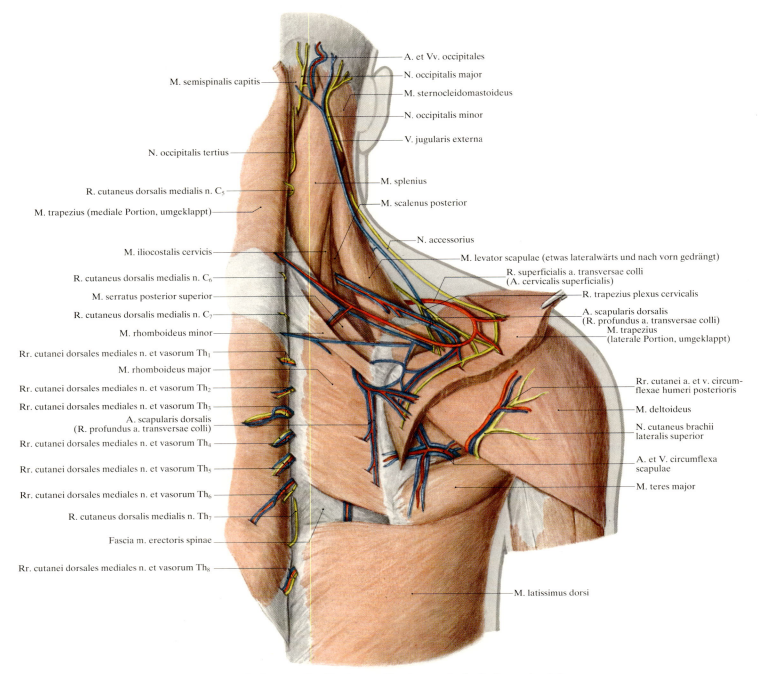

Abb. 353. **Regiones nuchalis, vertebralis thoracalis et scapularis.** Leitungsbeziehungen

M. rhomboideus major entlang läuft. Er versorgt die tiefe Schicht der Wirbelsäulen-Schulterblatt-Muskeln und endet im M. latissimus dorsi. Er anastomosiert mit den übrigen Schulterblattarterien und mit oberen Intercostalarterien.

Die Rami superficialis et profundus entspringen in etwa einem Drittel der Fälle selbständig aus dem Truncus thyrocervicalis oder der A. subclavia. Man bezeichnet sie dann als *A. cervicalis superficialis* bzw. *A. scapularis dorsalis*.

Die A. transversa colli oder eine selbständige A. scapularis dorsalis kann gelegentlich in der Tiefe durch die paravertebrale Muskulatur verlaufen und den M. scalenus medius oder posterior durchbohren (Abb. 353).

β) Nerven

Die Verankerungsmuskeln der Scapula werden uneinheitlich innerviert. Der Ramus superficialis a. transversae colli wird vom vorderen Trapeziusrand an vom *N. accessorius* und vom *Ramus trapezius* aus dem *Plexus cervicalis* begleitet, welche den M. trapezius innervieren (Abb. 353).

Der *N. dorsalis scapulae* zweigt mit Fasern aus C_{4+5} aus dem Plexus brachialis ab und legt sich zunächst dem Vorderrand des M. levator scapulae an. Er durchbohrt den Muskel, gelangt auf seine mediale Seite und begleitet den Ramus profundus a. transversae colli. Er innerviert die Mm. levator scapulae et rhomboidei. Der erstgenannte erhält zudem direkte Äste aus dem Plexus cervicalis mit Fasern aus C_{2+3}.

Versorgung

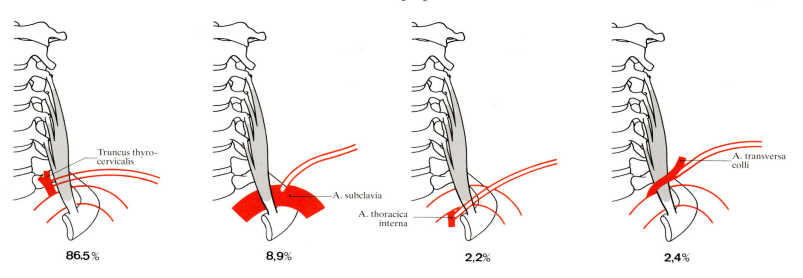

Abb. 354. Ursprungsvarianten der A. suprascapularis. (Nach ADACHI 1928)

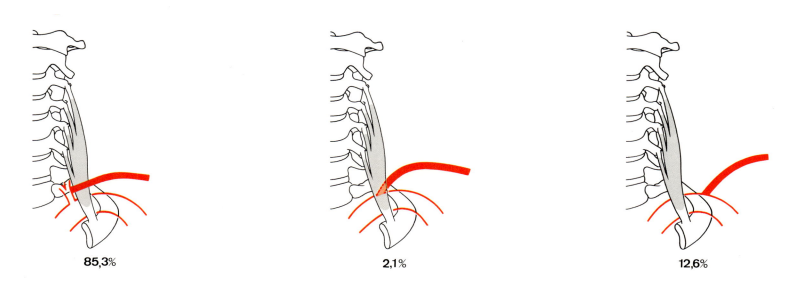

Abb. 355. Lagevarianten der A. suprascapularis zum M. scalenus anterior. (Nach ADACHI 1928)

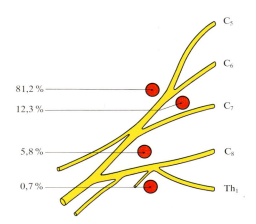

Abb. 356. Lagevarianten der A. suprascapularis zum Plexus brachialis. (Nach ADACHI 1928)

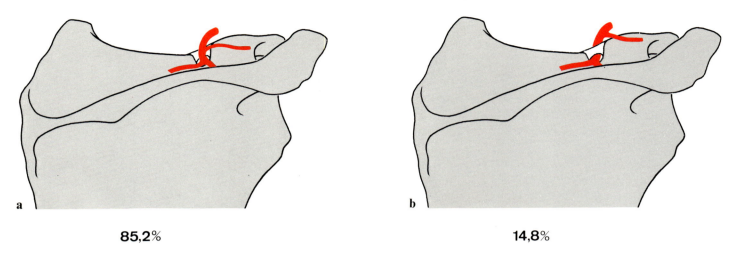

85,2%   14,8%

Abb. 357a, b. Lagevarianten der A. suprascapularis zum Ligamentum transversum scapulae superius. (Nach ADACHI 1928)

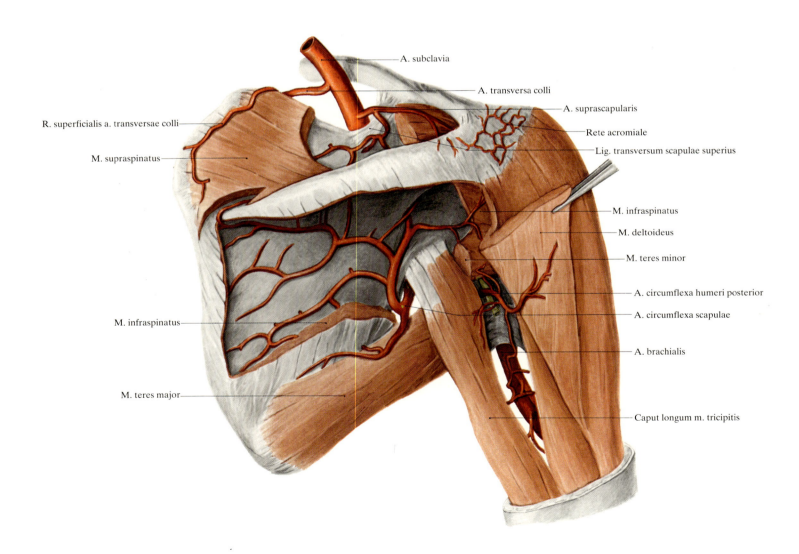

Abb. 358. Die Arterien der Regio scapularis

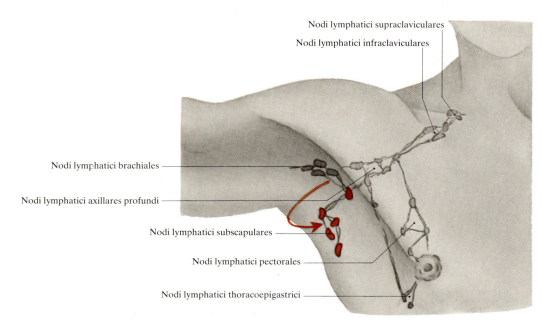

Abb. 359. **Die axillären Lymphknoten.** *Rot:* Lymphabfluß aus der Regio scapularis

b) Leitungen im Bereich der Incisura scapulae

Diese Leitungen sind für die Versorgung der dorsalen Schulterblatt-Arm-Muskeln bestimmt.

α) Vasa suprascapularia

Die A. suprascapularis entspringt meist dem *Truncus thyrocervicalis* und zieht vor dem M. scalenus anterior lateralwärts. Die Varianten sind in Abb. 354 u. 355 dargestellt. Sie zeigt ebenfalls ein variables Verhalten bei der Kreuzung mit dem Plexus brachialis (Abb. 356). Hinter der Clavicula verlaufend gelangt sie zur Incisura scapulae, wo sie das *Ligamentum transversum scapulae superius* meist über-, seltener unterkreuzt (Abb. 357). Sie tritt in die Fossa supraspinata ein, wo sie sich, direkt auf dem Periost liegend, stark verzweigt. Neben Ästen zum M. supraspinatus und zum Knochen gibt sie einen starken *Ramus acromialis* ab, der den Ansatz des M. trapezius durchbohrt und mit dem gleichnamigen Ast der *A. thoracoacromialis* das *Rete acromiale* bildet (Abb. 358). Ihr kräftiger Endast zieht um das Collum scapulae in die Fossa infraspinata, wo er mit der *A. circumflexa scapulae* anastomosiert.

β) N. suprascapularis

Der Nerv gehört zu den kurzen dorsalen Ästen des Plexus brachialis, der mit Fasern aus C_{4-6} unter dem *Ligamentum transversum scapulae superius* durch die Incisura scapulae zieht. In Begleitung der Vasa suprascapularia versorgt er die Mm. supra- et infraspinatus (Abb. 347).

c) Hiatus axillaris medialis

Durch die mediale Achsellücke treten die *Vasa circumflexa scapulae* in die Untergrätengrube ein. Die Arterie entstammt der *A. subscapularis*, aus der sie in der Axilla abzweigt. Das *Rete scapulare*, welches sie mit der *A. suprascapularis* aufbaut, liegt direkt auf dem Periost (Abb. 358). Von ihm aus werden die benachbarten Muskeln und der Knochen der Scapula ernährt. Durch die mediale Achsellücke treten keine Nerven.

d) Hiatus axillaris lateralis

Die laterale Achsellücke führt eigentlich nicht in die Regio scapularis, sondern in die Tiefe des Oberarms. Entlang des M. teres minor, der die craniale Begrenzung der Achsellücken darstellt, können sich aber allenfalls Krankheitsprozesse oder abnorme Flüssigkeitsansammlungen durch diese Lücke in die Axilla ausbreiten oder umgekehrt. Zudem erhält der M. teres minor einen Teil seiner Blutversorgung aus der *A. circumflexa humeri posterior* und seine ganze Innervation aus dem *N. axillaris*, also aus den Leitungen, welche den Hiatus axillaris lateralis durchsetzen (Abb. 348).

e) Versorgung des Raumes zwischen Schulterblatt und Brustwand

Der M. subscapularis wird von mehreren *Rami subscapulares* direkt aus der *A. axillaris* versorgt. Ebenso verlassen mehrere *Nn. subscapulares* mit Fasern aus C_{5-7} den nahegelegenen *Plexus brachialis* und innervieren die Mm. subscapularis et teres major.

Der M. serratus anterior bezieht seine Gefäßversorgung vorwiegend aus der *A. thoracica lateralis*, caudal auch aus der *A. thoracodorsalis*. Außerdem sind *Intercostalarterien* und der *Ramus profundus a. transversae colli* beteiligt. Die Innervation erfolgt über den *N. thoracicus longus* durch die Segmente C_{5-7}. Alle Gefäße, welche die beiden Mus-

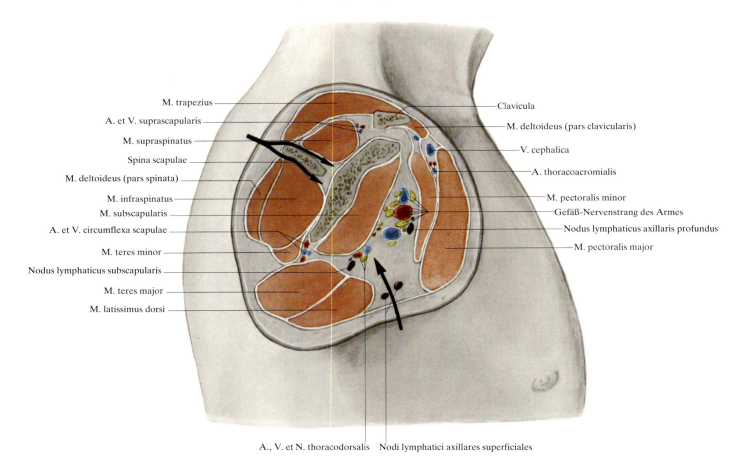

Abb. 360. **Zugänge zum Schulterblatt.** Sagittalschnitt durch die Schulter

keln versorgen, geben auch feinste Äste an das Verschiebegewebe zwischen ihnen ab.

f) Lymphabfluß

Lymphabfluß aus der Haut der Regio scapularis s.S. 113 sowie Abb. 122. Aus der Tiefe der Region ziehen die Lymphgefäße am lateralen Rand der Scapula vorbei zu den *Nodi lymphatici subscapulares,* welche entlang den *Vasa subscapularia* angeordnet sind (Abb. 359, 360).

5. Zugänge zum Schulterblatt

Das Schulterblatt erreicht man am besten von dorsal. Nach einem Hautschnitt über der Spina scapulae kann der Ansatz der mittleren Trapeziusportion durchtrennt und der M. supraspinatus cranialwärts abgeschoben werden. Durchtrennt man die dreieckige Ansatzsehne der Pars ascendens m. trapezii und allenfalls einen Teil des spinalen Deltoideusursprungs, gelangt man durch Abschieben des M. infraspinatus in die Untergrätengrube.

Soll der caudale Winkel der Scapula freigelegt werden, legt man den Hautschnitt entlang dem Margo vertebralis. Nach Durchtrennung des Trapeziusansatzes dringt man zwischen dem M. infraspinatus und dem M. teres minor in die Tiefe. Wenn das Auseinanderdrängen der Muskeln nicht genügt, sollte zur Schonung des N. suprascapularis der M. infraspinatus vom medialen Schulterblattrand abgelöst und im ganzen zurückgeschlagen werden.

Der transaxilläre Zugang ist weniger günstig, da das Schulterblatt hier sehr tief liegt und man mit den großen axillären Leitungen in Konflikt kommen kann. Hingegen kann hier allenfalls ein Senkungsabszeß, der vom Schulterblatt ausgeht und durch das Bindegewebe der medialen Achsellücke in die Axilla gelangt, eröffnet werden (Abb. 360).

B. Regio infrascapularis

Die Regio infrascapularis erstreckt sich von der 7.–12. Rippe. Sie wird medial von der Regio vertebralis und lateral von der hinteren Axillarlinie begrenzt. In ihr liegen Zugänge zum Brustkorb (s. Lanz/Wachsmuth, Bd. II/5 Thorax). Als Teil des Rückens ist sie klinisch von Bedeutung, weil heute ihre Haut mit dem darunterliegenden M. latissimus dorsi zur Deckung von Oberflächendefekten verwendet wird.

1. Bauplan

Die Region ist sehr einfach konstruiert. Der dorsolaterale Brustkorb wird von der ausgedehnten Platte des M. latissimus dorsi umschlungen (Abb. 79). Beide Teile sind funktionell und versorgungsmäßig weitgehend unabhängig voneinander.

2. Haut und Subcutis

Auch in der Regio infrascapularis ist die Haut ziemlich dick und derb. Erst gegen die Axilla und die seitliche Brustwand wird sie dünner und geschmeidiger. Ihre Behaarung ist spärlich.
Die Subcutis ist in der ganzen Region gut entwickelt und locker gebaut. Stärkere Retinacula findet man nicht, so daß die Haut sehr gut verschieblich ist.

a) Subcutane Gefäße

Die Hautgefäße treten aus dem M. latissimus dorsi an die Oberfläche. Es sind zum größeren Teil Endverzweigungen der A. thoracodorsalis. Daneben können aber gelegentlich auch kräftige Äste von Intercostalarterien bis an die Oberfläche dringen. In den Randbezirken sind auch die Gefäße der Nachbarregionen vertreten, medial die dorsalen Äste von Intercostalarterien, oben Äste der Aa. circumflexa scapulae et transversa colli und lateral Verbindungen zur A. thoracalis lateralis. Die Venen laufen den Arterien parallel und haben Verbindungen zur V. thoracoepigastrica.

b) Subcutane Nerven

Die Innervation der infrascapularen Haut erfolgt segmental durch die dorsalen Äste der mittleren thorakalen Spinalnerven. Da sich die Region im Wechselbereich der dorsomedialen und dorsolateralen Hautäste befindet, können beide Arten gefunden werden. Von lateral ragen Rami cutanei ventrales laterales in sie hinein (Abb. 361).

3. Muskulatur und Fascienverhältnisse

Der Hauptmuskel der Region ist der *M. latissimus dorsi*. Er ist auf S. 62 im Detail beschrieben. Der vor ihm liegende M. serratus posterior inferior ist für die Region von geringer Bedeutung, da er einerseits zur Fascia thoracodorsalis, andererseits zum Thorax gehört. Über den Bau der dorsolateralen Brustwand s.S. 40 und Lanz/Wachsmuth, Bd. II/5 Thorax.
Der M. latissimus dorsi ist von einer kräftigen Fascie eingehüllt, die jedoch nicht so filzig ist wie über dem M. trapezius. Sie schlägt am lateralen Rand auf die Vorderseite des Muskels um, wo sie dünner und durchscheinend einer-

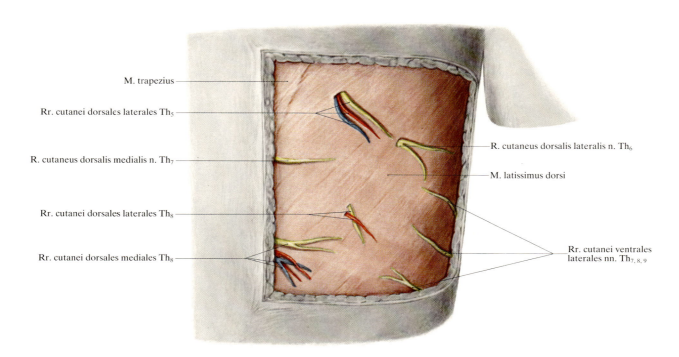

Abb. 361. Regio infrascapularis. Subcutanschicht

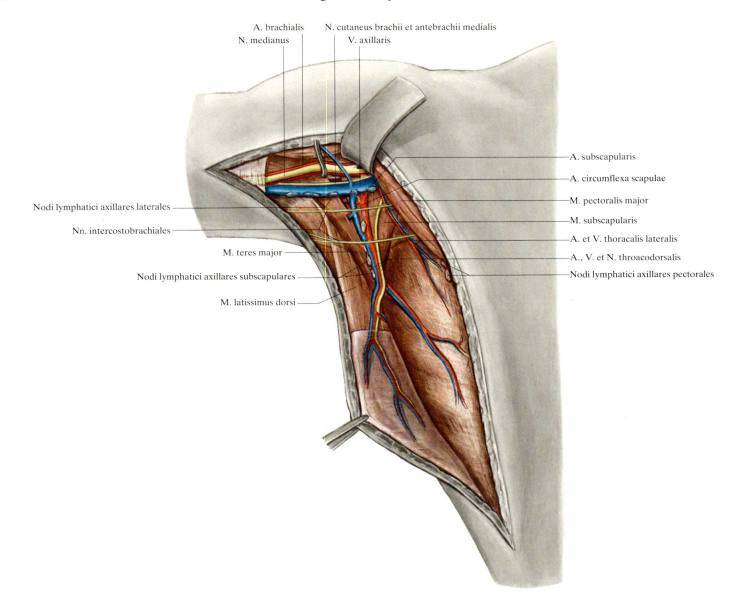

Abb. 362. Versorgung des M. latissimus dorsi

seits den Gefäß-Nervenstrang zum Muskel bedeckt, andererseits den Verschieberaum gegen die Brustwand abgrenzt (Abb. 362).

4. Versorgung

Die Hauptversorgung der Region stammt aus der Axilla.

a) Gefäße

Die **A. thoracodorsalis**, welche das Hauptgefäß der Region darstellt, entsteht in 92% zusammen mit der *A. circumflexa scapulae* aus der Teilung der *A. subscapularis* auf Höhe der medialen Achsellücke. In den ersten 2 cm besitzt sie oft eine oder mehrere Anastomosen zur A. thoracalis lateralis. Ebenso gibt sie in ihrer Anfangsstrecke in $^3/_4$ aller Fälle einen direkten *dorsoaxillären Hautast* ab. Dieser entspringt in ca. 25% in einem Abstand von 0,5–3 cm von der A. axillaris an gemessen. Bei den anderen beträgt diese Distanz 3–7 cm (CABANIÉ et al. 1980).

Auf Höhe des unteren Schulterblattwinkels entläßt die A. thoracodorsalis einen kräftigen Ast zum M. serratus anterior, während ihr Stamm sich dem M. latissimus dorsi anlegt (Abb. 362).

Die **A. subscapularis** zweigt aus der *A. axillaris* ab, wobei wir je nach der Lage zum M. pectoralis minor einen hohen, mittleren oder tiefen Ursprung unterscheiden (Abb. 363). Sie verläuft hinter der V. axillaris zu ihrer Teilungsstelle in die A. circumflexa scapulae und die A. thoracodorsalis. Sie mißt bis dahin 0,5 bis 5 cm (Mittel 3). Ihr äußerer Durchmesser variiert an der Abgangsstelle zwischen 3 und 6 mm.

Bei tiefem Ursprung entläßt sie oft (Japaner 40%, Engländer 7%) die A. circumflexa humeri posterior. Bei mittlerem und hohem Ursprung hat sie meist einen gemeinsamen Stamm mit der A. thoracalis lateralis. Einen gemeinsamen

Ursprung mit der *A. thoracoacromialis* weist sie in 2,6% auf (ADACHI 1928).

Die Aa. thoracodorsalis et circumflexa scapulae entspringen in etwa 8% selbständig aus der A. axillaris, wobei sie verschiedene Lagebeziehungen zu den Ästen des Plexus brachialis haben können (Abb. 364).

Die *V. thoracodorsalis* kann einfach oder doppelt geführt sein. Sie läuft parallel zur Arterie und nimmt meist eine Muskelvene aus dem M. serratus anterior sowie eine Hautvene von ca. 1 mm Durchmesser auf. Ihr eigener Durchmesser beträgt 1–3,5 mm. Sie vereinigt sich mit der *V. circumflexa scapulae* zur 3–6 mm weiten *V. subscapularis*, welche in die *V. axillaris* mündet. Sie weist oft Anastomosen zur *V. thoracalis lateralis* auf.

b) Lymphknoten

Die Lymphbahnen aus der Tiefe der Regio infrascapularis begleiten die Blutgefäße. Auf dem M. subscapularis liegen neben den Vasa thoracodorsalia die *Nodi lymphatici axillares subscapulares*, welche die Lymphe aus der ganzen Region filtern.

c) Nerven

Der motorische Nerv des M. latissimus dorsi ist der **N. thoracodorsalis**. Er ist ein sehr konstanter Ast aus den dorsalen Teilen des *Plexus brachialis*. Er zieht mit seinen

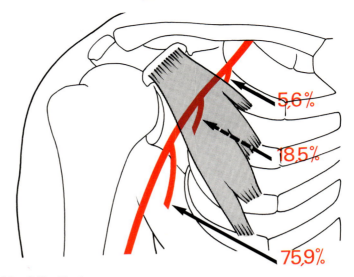

Abb. 363. Varianten der Ursprungshöhe der A. subscapularis. (Nach ADACHI 1928)

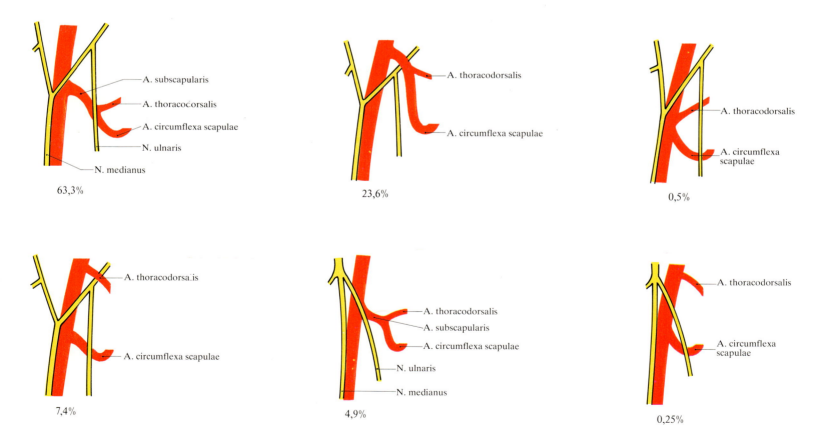

Abb. 364. Ursprungsvarianten der A. thoracodorsalis. Total 406 Fälle. (Nach ADACHI 1928)

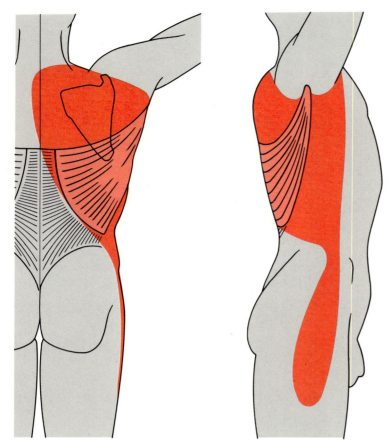

Abb. 365. Anfärbungsbereich der Haut nach Tuscheinjektion in die A. thoracodorsalis
Die Injektion wurde an der Leiche distal der Abgangsstelle der A. circumflexa scapulae vorgenommen. Die A. thoracodorsalis war proximal der Injektionsstelle ligiert und durchtrennt. Die vordere Begrenzung ist nicht so gerade, wie in der Seitenansicht dargestellt, überschreitet aber immer die vordere Axillarlinie

Fasern aus C_{6-8} gegen die dorsale Achselwand und verläuft über eine lange Strecke frei durch das tiefe Achselbindegewebe. Er ist beim Ausräumen der axillären Lymphknoten besonders gefährdet. Im Winkel zwischen der hinteren Achselwand und dem Thorax schließt er sich den Vasa thoracodorsalia an. Er ist mit diesen eng verflochten und verzweigt sich mit ihnen in den M. latissimus dorsi (Abb. 362). Meist innerviert er auch den M. teres major, wenn dieser nicht von einem selbständigen subscapularen Nerven versorgt wird.

5. Die musculocutane Latissimuslappen-transplantation

Die freie Verpflanzung musculocutaner Lappen mit mikrochirurgischer Gefäßrekonstruktion hat in letzter Zeit eine starke Verbreitung gefunden. Neben verschiedenen anderen Entnahmestellen (BIEMER u. DUSPIVA 1980, TAYLOR u. ROLLIN 1975, CONINCK et al. 1975) erfüllt der Latissimuslappen in sehr guter Weise die Anforderungen, die an ein solches Transplantat gestellt werden müssen: Axiale Versorgung, relativ konstanter und einfach zu präparierender Gefäßverlauf, variable Größe, nicht zu dicke Subcutis sowie ästhetisch und funktionell befriedigende Versorgung des Entnahmedefektes.

a) Versorgung

Für die Transplantation kann die *A. subscapularis* oder die *A. thoracodorsalis* verwendet werden. Die erstere erfordert mehr Präparationsarbeit, hat aber ein größeres Kaliber. Es läßt sich in jedem Fall ein Gefäßstiel von 6–10 cm Länge mit einem Arteriendurchmesser von minimal 1,5 mm, meist jedoch 3–6 mm, nutzbar machen. Verschiedentlich wurden die Grenzen des transplantierbaren Lappens durch Farbstoffinjektionen in die versorgende Arterie zu bestimmen versucht (BOECKX et al. 1976, CABANIÉ et al. 1980, CONINCK et al. 1975). Bei eigenen Tuscheinjektionen in die A. thoracodorsalis an der Leiche stellten wir fest, daß sich die Füllung der Hautgefäße ziemlich genau an die mediocaudale Muskelgrenze hielt. Der craniale und der laterale Muskelrand wurden jedoch immer weit überschritten. Regelmäßig füllte sich auch ein Streifen variabler Ausdehnung an der Außenseite des Oberschenkels (Abb. 365). Offenbar besitzt die A. thoracodorsalis zahlreiche Anastomosen nach oben (A. transversa colli) sowie nach lateral (A. thoracalis lateralis) aber nur wenige in der Lumbalgegend. Das axilläre Operationsfeld wird gekreuzt von den *Nn. intercostobrachiales*, lateralen Hautästen des 2. und 3. gelegentlich auch des 4. Intercostalnervs. Diese versorgen die Haut im oberen lateralen Teil des Lappens und können mit einem sensiblen Nerven der Empfängerregion anastomosiert werden.

b) Lappengröße

Latissimuslappen können in beträchtlicher Größe verpflanzt werden. WATSON et al. (1979) berichteten über ein erfolgreiches Transplantat von 15 × 26 cm. Bei 30 Lappen, über die CABANIÉ et al. (1980) berichteten, schwankte die Länge zwischen 12 und 19 cm, die Breite zwischen 4 und 14 cm.
Die Lappendicke hängt von der Dicke der Subcutis und der Stärke der Muskulatur ab, welche bei muskelkräftigen Personen u.U. störend wirkt. Da der Muskel nach der Verpflanzung jedoch atrophiert, ergeben sich auch hier nach einiger Zeit befriedigende Resultate.

c) Funktionsausfall am Arm

Der M. latissimus dorsi ist ein kräftiger Senker und Adductor des Arms. Bei Personen, die aus beruflichen Gründen auf diese Kraft angewiesen sind, sollte er deshalb erhalten bleiben. Für die üblichen Bewegungen des täglichen Lebens fällt jedoch sein Verlust nicht stark ins Gewicht. Die hintere Achselfalte bleibt durch den M. teres major erhalten, so daß auch das ästhetische Resultat annehmbar ist.

C. Regio lumbalis

Die Regio lumbalis erstreckt sich von der unteren Begrenzung des dorsalen Brustkorbes bis zum Darmbeinkamm. Medial wird sie vom Wulst des M. erector spinae und lateral von der hinteren Axillarlinie begrenzt.

1. Bauplan

An der oberen Grenze ragen die freien Enden der 11. und 12. Rippe in die Region (Abb. 373). Im übrigen stellt sie einen Teil der hinteren Bauchwand dar und ist vorwiegend aus Muskeln aufgebaut (Abb. 321).

2. Haut und Subcutis

Die Haut ist als Rückenhaut dick und derb, geht aber lateral bereits in die dünnere Bedeckung der seitlichen Rumpfwand über. Die Subcutis ist meist dicker als in den übrigen Rückenabschnitten. Ihr lockerer Bau verleiht der Haut eine gute Verschieblichkeit.

a) Subcutane Gefäße

Über dem M. latissimus dorsi wird die Haut von feinen Ästen aus der *A. thoracodorsalis* versorgt. An der Muskel-Sehnen-Grenze dringen gewöhnlich stärkere dorsolaterale Äste der *lumbalen Segmentgefäße 1–3* an die Oberfläche (Abb. 367). Der Lymphabfluß erfolgt in die oberflächlichen Leistenlymphknoten (Abb. 174, 323).

b) Subcutane Nerven

Die Haut der Region wird *medial* von dorsolateralen Ästen der Spinalnerven Th_{11}–L_2 und *lateral* von ventrolateralen Hautästen der Nerven Th_9–L_1 versorgt (Abb. 367).

3. Muskulatur und Fascienverhältnisse

a) Muskelanordnung

Die Muskulatur ist das Hauptbauelement der Regio lumbalis. Sie besteht einerseits aus dem breiten Rückenmuskel, andererseits aus den Muskeln der hinteren Bauchwand (Detailbeschreibung s.S. 62, 72 und 77). Oberflächlich füllt der *M. latissimus dorsi* einen großen Teil der Region aus. Lediglich lateral unten stellt der *M. obliquus externus abdominis* den oberflächlichsten Muskel dar.

Die seitliche Bauchwandmuskulatur schiebt sich mit ihrem hinteren Rand, bzw. ihrer Ursprungssehne von lateral her vor den M. latissimus dorsi. Je nach dem, wie weit lateral der Latissimusursprung und wie weit medial die Bauchmuskelursprünge reichen, ergeben sich in diesem Gebiet verschiedene Überlagerungsverhältnisse (Abb. 366).

Sind die Muskelplatten sehr breit, überlappen ihre Ränder bis zur Crista iliaca (Abb. 366a). Wenn sie weniger stark entwickelt sind, entsteht über dem Darmbeinkamm eine dreieckige Lücke zwischen lateralem Latissimusrand und medialem Rand des äußeren schrägen Bauchmuskels. Bei dieser Lücke handelt es sich um das *Trigonum lumbale inferius* (PETITI). Je nach Ausdehnung des M. obliquus abdominis internus wird das Dreieck in der Tiefe von Muskulatur abgedeckt (Abb. 366b), oder man stößt direkt auf das tiefe Blatt der Fascia thoracolumbalis (Abb. 366c). Da auch der M. quadratus lumborum in seiner Breite variabel ist, kann die Fascia thoracolumbalis im Bereich des unteren Lendendreiecks das einzige straffere Bauelement der Bauchwand sein. Fascienverhältnisse s.S. 98, Trigonum lumbale superius (GRYNFELT) s.S. 73 und Abb. 89.

b) Lendenhernien

Da die Trigona lumbalia schwache Stellen in der Bauchwand darstellen, können hier Hernien auftreten. Die Lendenhernien gehören in die Gruppe der seltenen Bauchwandbrüche, die insgesamt 1–2% aller Hernien ausmachen. Nach dem deutschen Schrifttum ist die *untere (Petitsche) Lendenhernie* häufiger. Nach NORA (1980) sollen in der Literatur insgesamt 250–300 Fälle beschrieben sein. Darunter seien die *oberen (Grynfeltschen) Lendenhernien* häufiger. Selten handelt es sich bei den Lendenbrüchen um echte Hernien mit einem peritonealen Bruchsack. Meist wird lediglich retroperitoneales Fett durch die Lücken gepreßt. In 10% kommt es zu Einklemmungserscheinungen.

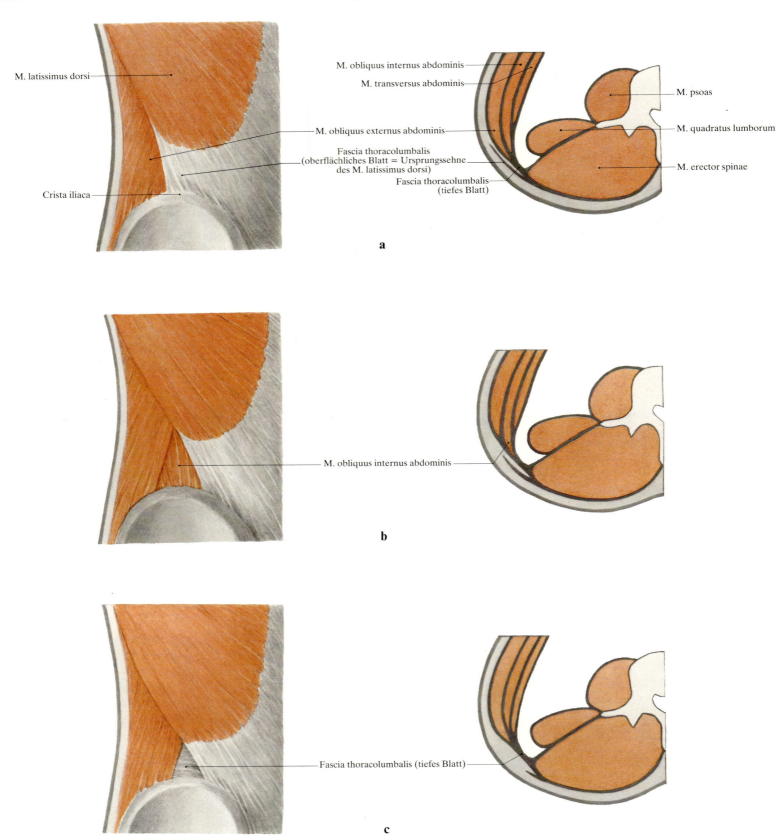

Abb. 366 a–c. Das Trigonum lumbale
a Latissimussehne und M. obliquus externus abdominis überlappen
b Latissimussehne und M. obliquus internus abdominis überlappen
c Keine Überlappung der Latissimussehne mit den seitlichen Bauchwandmuskeln

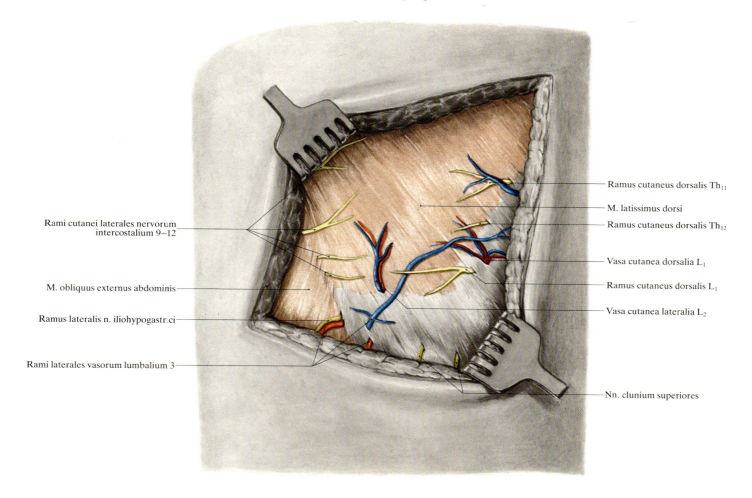

Abb. 367. **Regio lumbalis.** Epifasciale Schicht

4. Versorgung

Die Gefäß- und Nervenversorgung erfolgt segmental, und zwar subfascial durch die ventralen Äste aus den Segmenten Th_{11}–L_1, Gefäße und Nerven verlaufen von der Wirbelsäule her vor dem tiefen Blatt der Fascia thoracolumbalis und meist auch vor dem M. quadratus lumborum (Abb. 326). Sie durchbrechen die Ursprungssehne des M. transversus abdominis in der Nähe der Muskelgrenze und verlaufen in der Folge zwischen dem queren und dem inneren schrägen Bauchmuskel weiter lateralwärts (Abb. 370).

Am unteren Rand der 11. und 12. Rippe, bedeckt vom M. obliquus externus abdominis, findet man gelegentlich Lymphknoten, welche Lymphe aus der seitlichen Bauchwand und der Tiefe der Regio lumbalis aufnehmen (Abb. 368). Im übrigen fließt die Lymphe aus den subfascialen Schichten zu den *Nodi lymphatici lumbales*.

5. Der translumbale Weg zur Niere

Der Weg durch die Regio lumbalis wird häufig benutzt, um die Niere freizulegen. Man lagert den Patienten auf die Seite und unterpolstert die unten liegende Lende, damit der Raum zwischen Rippenbogen und Darmbeinkamm auf der Operationsseite möglichst groß wird.

Der *Hautschnitt* wird in der Verlaufsrichtung der 12. Rippe, von dieser gegen die Spina iliaca anterior superior geführt. Er soll jedoch nicht näher als 2 cm an die Crista iliaca heranreichen.

Nach Durchtrennung der Subcutis liegen die *Mm. latissimus dorsi et obliquus abdominis externus* frei (Abb. 367).

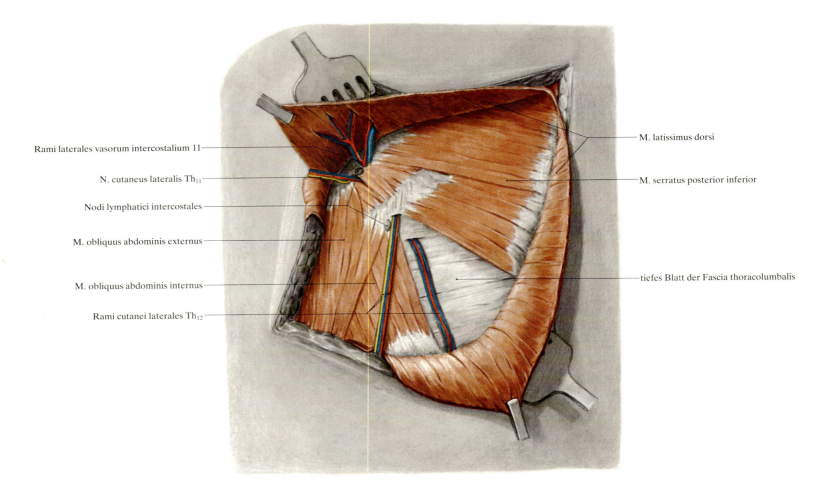

Abb. 368. **Regio lumbalis,** 2. Schicht (M. latissimus dorsi durchtrennt)

Der Rand des Latissimus wird mobilisiert und der Muskel quer zu seiner Faserrichtung durchtrennt. Man gewinnt einen Überblick über den *M. serratus posterior inferior* (Abb. 368), welcher ebenfalls quer durchtrennt wird. In dieser Schicht stößt man auf Zweige der ventralen Segmentalgefäße, die aber beiseitegeschoben, oder durchtrennt werden können.

Zugang zur Niere

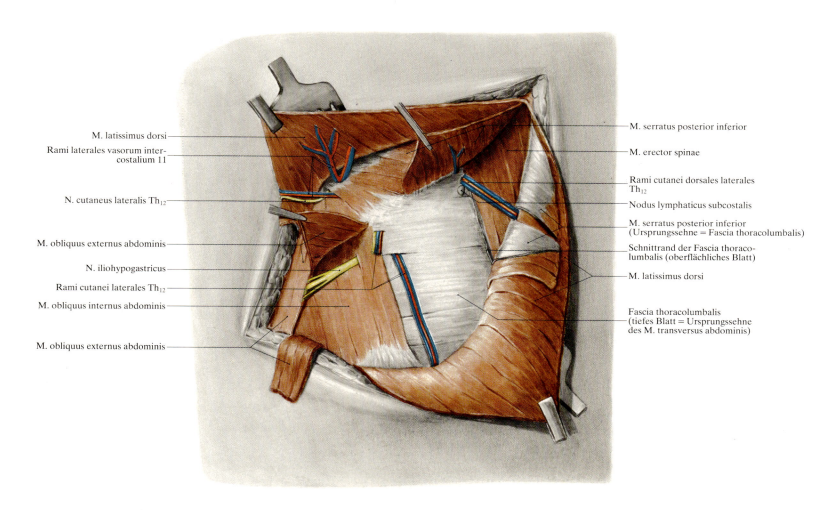

Abb. 369. Regio lumbalis, 3. Schicht
(Mm. obliquus abdominis externus et serratus posterior inferior durchtrennt)

Nun werden auch die schrägen Bauchmuskeln eingeschnitten und der dorsale Teil des *M. transversus abdominis* freigelegt. Dabei müssen die zwischen den seitlichen Bauchmuskeln verlaufenden *Nn. subcostalis, iliohypogastricus et ilioinguinalis* geschont werden, da sie motorische Fasern für die Bauchwand enthalten (Abb. 369, 370).

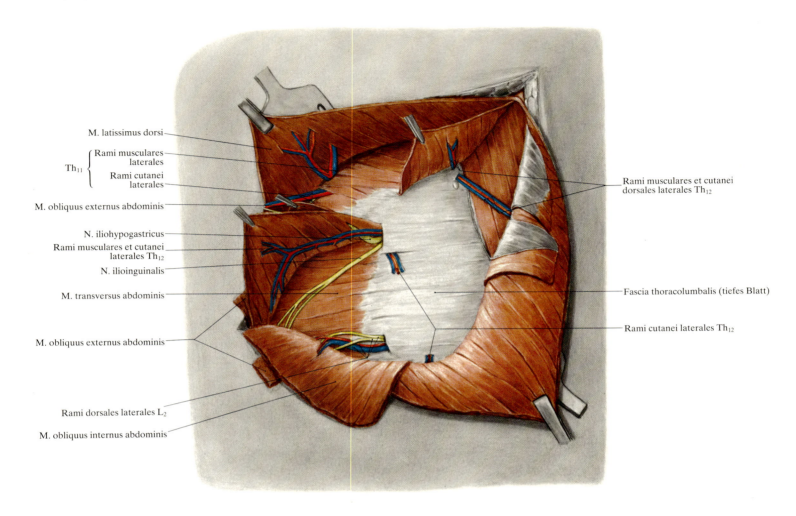

Abb. 370. Regio lumbalis, 4. Schicht
(M. obliquus internus abdominis durchtrennt)

Zugang zur Niere

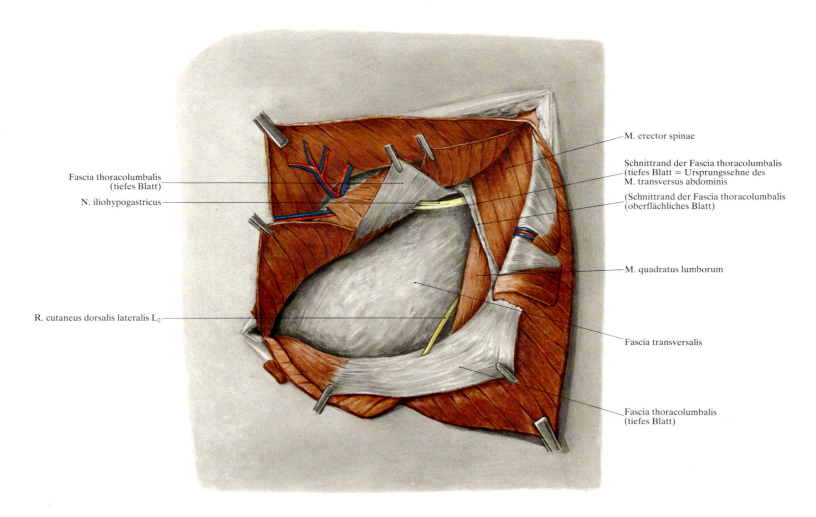

Abb. 371. Regio lumbalis, 5. Schicht
(M. transversus abdominis durchtrennt)

Nun kann vorsichtig die Ursprungsaponeurose des M. transversus abdominis (= tiefes Blatt der Fascia thoracolumbalis) gespalten werden. Zwischen ihr und dem Peritoneum liegt noch die *Fascia transversalis*, die ebenfalls durchtrennt wird, wenn sie sich nicht zusammen mit dem Bauchfell wegschieben läßt (Abb. 371).

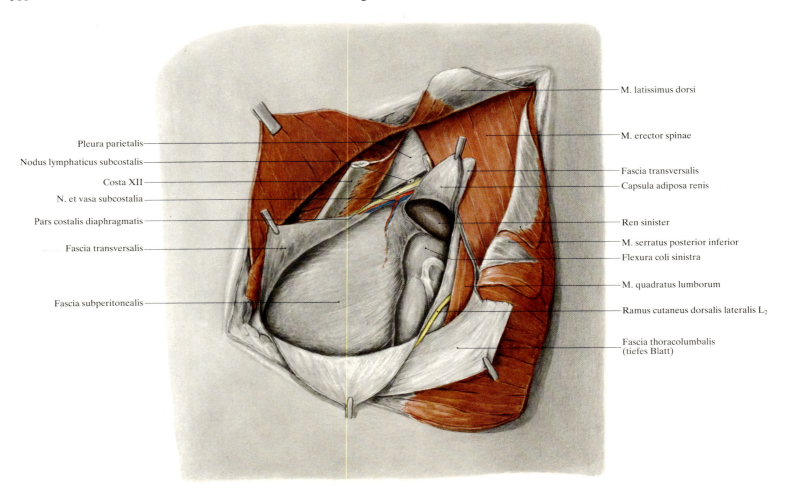

Abb. 372. **Regio lumbalis,** 6. Schicht

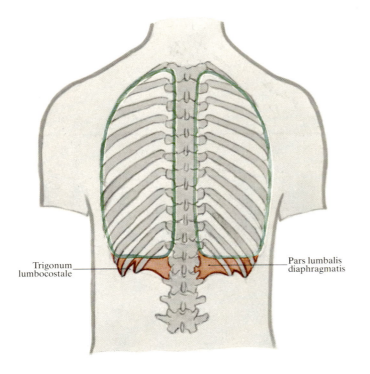

Abb. 373. **Grenzen der Pleura am Rücken und ihre Beziehung zur Pars lumbalis des Zwerchfells**

Schließlich wird der *Fasciensack der Niere* eröffnet und das Organ herausgeschält (Abb. 372).

Wenn der Zugang nach medial und oben nicht genügt, kann die 12. Rippe reseziert werden. Dabei ist zu beachten, daß diese im medialen Abschnitt immer Beziehung zur *Pleura parietalis* aufweist. Eine kurze 12. Rippe kann in ihrer ganzen Länge mit der Pleura in Kontakt sein (Abb. 372, 373).

Literatur

ABRAMS HL (1958) The relationship of systemic venous anomalies to the paravertebral veins. Am J Roentgenol 80:414
ADACHI B (1928) Das Arteriensystem der Japaner, Bd I und II. Kyoto
ADACHI B (1933) Das Venensystem der Japaner, I. Teil. Kyoto
ADACHI B (1940) Das Venensystem der Japaner, II. Teil. Kyoto
ADAMKIEWICZ A (1882) Die Blutgefässe des menschlichen Rückenmarkes, 2. Theil. Die Gefäße der Rückenmarksoberfläche. S-B Akad Wiss Wien, math-nat Kl, 3. Abt 85:101
ADKINS EWO (1955) Spondylolisthesis. J Bone Joint Surg [Br] 37:48
ADOLPHI H (1911) Ueber den Bau des menschlichen Kreuzbeins und die Verschiedenheit seiner Zusammensetzung in Prag und in Jurjew-Dorpat. Morphol Jahrb 44:101
ALBANESE A (1932) Sulle cosi dette „coste lombari". Ortop Traum Appar Mot 4:350. (Referat in Zentr Org ges Chir 60:35 (1933))
ANDRES KH (1967) Über die Feinstruktur der Arachnoidea und Dura mater von Mammalia. Z Zellforsch 79:272
ARBIT E, PATTERSON RH (1981) Combined transoral and median labiomandibular glossotomy approach to the upper cervical spine. Neurosurgery 8:672
ASCHOFF J, WEVER R (1958) Kern und Schale im Wärmehaushalt des Menschen. Naturwissenschaften 45:477

BAKKE SN (1931) Röntgenologische Beobachtungen über die Beweglichkeit der Wirbelsäule. Acta Radiol [Suppl] (Stockh) 13:1–75
BANNIZA VON BAZAN U (1978) Kaudales Regressionssyndrom und Diastematomyelie. Sep Th Z Orthop 116:65
BANTA JV (1978) Caudal aplasia syndrome. In: VINKEN PJ, BRUYN GW (eds) Handbook of clinical neurology, vol 32: Congenital malformations of the spine and spinal cord. North-Holland Publishing Company, Amsterdam New York Oxford, pp 347–354
BARSON AJ (1970) Spina bifida: The significance of the level and extent of the defect to the morphogenesis. Dev Med Child Neurol 12:129
BARTSCH W (1972) Die Pathogenese und Klinik der spinalen Durchblutungsstörungen. In: OLIVECRONA H, TÖNNIS W, KRENKEL W (Hrsg) Handbuch der Neurochirurgie, 7. Bd, II. Teil, Wirbelsäule und Rückenmark II. Springer, Berlin Heidelberg New York, S 607
BATSON OV (1957) The vertebral vein system Am J Roentgenol 78:195
BAUMGARTNER H (1981) Das spondylogene (pseudoradikuläre) Syndrom. In: MÜLLER W, WAGENHÄUSER FJ (Hrsg) Die Differentialdiagnose der Lumboischialgien, Fortb Rheumat Bd 6, Nr 7. Karger, Basel
BENINI A (1978) Das kleine Gelenk der Lendenwirbelsäule. Huber, Bern Stuttgart Wien
BENN RI, WOOD PHN (1975) Pain in the back: an attempt to estimate the size of the problem. Rheumatol Rehabil 14:121
BENNINGHOFF A (1950) Lehrbuch der Anatomie des Menschen, 3. Aufl.: Bd III. Urban & Schwarzenberg, München Berlin
BENNINGHOFF/GOERTTLER (1980) Lehrbuch der Anatomie des Menschen. 1. Bd. Allgemeine Anatomie, Cytologie und Bewegungsapparat, 13. Aufl. Bearb. von J Staubesand. Urban & Schwarzenberg, München Berlin Wien
BENTLEY JFR, SMITH JR (1960) Developmental posterior enteric remnants and spinal malformations. Arch Dis Child 35:76
BERQUET KH (1964) Untersuchungen über die Erblichkeit der Kreuzbeinkrümmungen. Z Orthop 99:202
BIEMER E, DUSPIVA W (1980) Rekonstruktive Mikrogefäßchirurgie. Springer, Berlin Heidelberg New York
BING R (1911) Kompendium der topischen Gehirn- und Rückenmarksdiagnostik, 1. Aufl. Urban & Schwarzenberg, Berlin Wien, S 208
BLACKWOOD W, MCMENEMEY WH, MEYER A, NORMAN RM, RUSSELL DS (1963) Greenfield's neuropathology, 2nd edn. Edward Arnolds Publishers, London, pp 324–440
BLUMENSAAT C, CLASING C (1932) Anatomie und Klinik der lumbosacralen Übergangswirbel (Sakralisation und Lumbalisation). Ergeb Chir Orthop 25:1
BOECKX WD, DE CONNINCK A, VANDERLINDEN E (1976) Ten free flap transfers: Use of intra-arterial dye injection to outline a flap exactly. Plast Reconstr Surg 57:716
BOGDUK N, LONG DM (1979) The anatomy of the so-called "articular nerves" and their relationship to facet denervation in the treatment of low-back pain. J Neurosurg 51:172
BOLK L (1898–1900) Die Segmentaldifferenzierung des menschlichen Rumpfes und seiner Extremitäten. Beiträge zur Anatomie und Morphogenese des menschlichen Körpers. I: Morphol Jahrb 25:465 (1898), II: Morphol Jahrb 26:91 (1898), III: Morphol Jahrb 27:630 (1899), IV: Morphol Jahrb 28:105 (1900)
BOOS R (1971) Pannikulose und Pannikulitis. Fortbildk Rheumatol, Bd 1: Der „Weichteilrheumatismus". Karger, Basel, S 35–48
BOYD DP, FARHA GJ (1965) Arteriovenous fistula and isolated vascular injuries secondary to intervertebral disc surgery. Ann Surg 161:524
BOYER P, BUCHHEIT F, THIEBAUT JB, ARROUF L, AL RIHAOUI S (1981) Etude anatomique des anastomoses radiculaires intradurales dans la région cervicale. Neurochirurgie (Paris) 27:191
BREIG A (1960) Biomechanics of the central nervous system. Almquist & Wicksell, Stockholm
BREITHAUPT DJ, JOUSSE AT, WYNN-JONES M (1961) Late causes of death and life expectancy in paraplegia. Can Med Assoc J 85:73
BREMER JL (1952) Dorsal intestinal fistula; accessory neurenteric canal; diastematomyelia. Arch Pathol (Chicago) 54:132
BROCHER JEW (1980) Die Wirbelsäulenleiden und ihre Differentialdiagnose. Thieme, Stuttgart
BROCHER JEW, WILLERT H-G (1980) Differentialdiagnose der Wirbelsäulenerkrankungen, 6. Aufl. Thieme, Stuttgart, S 49–168
BROCKLEHURST G (1978) Spina bifida. In: VINKEN PJ, BRUYN GW (eds) Handbook of clinical neurology, vol 32: Congenital malformations of the spine and spinal cord. North-Holland Publishing Company, Amsterdam New York Oxford, pp 519–578
BROMAGE PR (1978) Epidural analgesia. Saunders, Philadelphia London Toronto
BRÜGGER A (1960) Über vertebrale, radikuläre und pseudoradikuläre Syndrome. Doc Geigy, Basel. Acta Rheumatol 18
BRÜGGER A (1977) Die Erkrankungen des Bewegungsapparates und seines Nervensystems. Fischer, Stuttgart New York
BRÜGGER A (1980) Die Erkrankungen des Bewegungsapparates und seines Nervensystems, 2. Aufl. Fischer, Stuttgart New York
BRYCE TH (1923) Myology. In: Quain Elements of anatomy, vol 4. Longmans, Green, London
BUCHS P (1968) Maladie de Scheuermann: l'examen clinique. Praxis 57:1615

CABANIÉ H, GARBÉ J-F, GUIMBERTEAU J-C (1980) Anatomical basis for the thoracodorsal axillary flap with respect to its transfer by means of microvascular surgery. Anatomia Clinica 2:65
CARPENTER MB (1976) Human neuroanatomy, 7th edn. Williams & Wilkins, Baltimore
CAVIEZEL H (1973) Entwicklung der theoretischen Grundlagen der manuellen Medizin. Praxis 63:829
CHADE HO (1968) Metastasen der Wirbelsäule und des Rückenmarks. Schweiz Arch Neurol Neurochir Psychiatr 102:257
CLEMENS HJ (1961) Beitrag zur Histologie der Plexus venosi vertebrales interni. Z Mikrosk Anat Forsch 67:183
CLEMENS HJ (1961) Die Venensysteme der menschlichen Wirbelsäule. de Gruyter, Berlin

CLEMENS HJ (1962) Über die Gefäßverhältnisse in den Foramina intervertebralia. In: JUNGHANNS H (Hrsg) Die Wirbelsäule in Diagnostik und Therapie, Bd 25. Hippokrates, Stuttgart, S 110

CLEMENS HJ (1966) Beitrag des Morphologen zum Problem der spinalen Mangeldurchblutung. Verh Dtsch Kongr Inn Med 72:1059

CLOWARD RB (1958) The anterior approach to removal of ruptured cervical disks. J Neurosurg 15:602

COHEN J, SLEDGE CB (1960) Diastematomyelia – An embryological interpretation with report of a case. Am J Dis Child 100:257

CONINCK A DE, BOECKX W, VANDERLINDEN E, CLAESSEN G (1975) Autotransplants avec microsutures vasculaires. Anatomie des zones donneuses. Ann Chir Plast 20:163

COPEMAN WSC (1948) Textbook of the rheumatic diseases. Livingstone, Edinburgh, pp 306–328

CORBIN JL (1961) Anatomie et pathologie artérielles de la moelle. Masson, Paris

CROSBY EC, HUMPHRY T, LAUER EW (1962) Correlative anatomy of the nervous system. Macmillan, New York

CUSHING H, EISENHARDT L (1938) Meningioma. Their classification, regional behaviour, life history, and surgical end results. Thomas, Springfield Ill., pp 95–98

DAHLIN DC (1978) Bone tumors. General aspects and data on 6221 cases, 3rd edn. Thomas, Springfield Ill

DALE AJD (1969) Diastematomyelia. Arch Neurol 20:309

DEBRUNNER, H (1971) Die Gelenkmessung. Bulletin der Arbeitsgemeinschaft für Osteosynthesefragen, Bern (April 1971)

DELGADO TE, GARRIDO E, HARWICK RD (1981) Labiomandibular, transoral approach to chordomas in the clivus and upper cervical spine. Neurosurgery 8:675

DERBOLOWSKY U (1955) Chiropraktische Aspekte des unteren Kreuzes. Hippokrates 26:705

DESAUSSURE RL (1959) Vascular injury coincident to disc surgery. J Neurosurg 16:222

DIEM MP (1980) Vergleichende Längenmessungen an vorderen Nervenwurzeln bei Neugeborenen und Erwachsenen. Med Diss Zürich

DIETHELM L (1974) Fehlbildungen des Corpus vertebrale. In: DIETHELM L, HEUCK F, OLSSON O, RANNIGER K, STRNAD F, VIETEN H, ZUPPINGER A (Hrsg) Handbuch der medizinischen Radiologie, Bd 6, Teil 1: Röntgendiagnostik der Wirbelsäule, 1. Teil. Springer, Berlin Heidelberg New York, S 190–263

DJINDJIAN R (1970) L'angiographie de la moelle épinière. Masson, Paris

DJINDJIAN R (1978) Angiography in angiomas of the spinal cord. In: PIA HW, DJINDJIAN R (eds) Spinal angiomas. Advances in diagnosis and therapy. Springer, Berlin Heidelberg New York, pp 98–136

DOMISSE GF (1980) The arteries, arterioles and capillaries of the spinal cord. Surgical guidelines in the prevention of postoperative paraplegia. Ann R Coll Surg Engl 62:369

DREHMANN G (1927) Über angeborene Wirbeldefekte. Bruns Beitr Klin Chir 139:191

DREXLER L (1962) Röntgenanatomische Untersuchung über Form und Krümmung der Halswirbelsäule in verschiedenen Lebensaltern. In: JUNGHANNS H (Hrsg) Die Wirbelsäule in Forschung und Praxis, Bd 23. Hippokrates, Stuttgart

EBNER V v (1889) Urwirbel und Neugliederung der Wirbelsäule. S-B Akad Wiss Wien, math-nat Kl, 3. Abt 97:194

EDWARDS EA, DUNTLEY SQu (1939) The pigments and color of living human skin. Am J Anat 65:1

EISLER P (1912) Die Muskeln des Stammes. Gustav Fischer, Jena

ELSBERG CA, DYKE CG (1934) The diagnosis and localisation of tumors of the spinal cord by means of measurements made on the X-ray films of the vertebrae, and the correlation of clinical and X-ray findings. Bull neurol Inst NY 3:359

ELZE C (1957) Head'sche Zonen und Dermatome. Nervenarzt 28:465

EPPINGER H (1889) Ein neuer, abnormer quergestreifter Muskel (M. diaphragmatico-retromediastinalis). Wien Klin Wochenschr 2:291

EPSTEIN JA, EPSTEIN BS, LAVINE LS, CARRAS R, ROSENTHAL AD, SUMNER P (1973) Lumbar nerve root compression at the intervertebral foramina caused by arthritis of the posterior facets. J Neurosurg 39:362

ERDÉLYI M (1974) Variationen. In: DIETHELM L, HEUCK F, OLSSON O, RANNIGER K, STRNAD F, VIETEN H, ZUPPINGER A (Hrsg) Handbuch der medizinischen Radiologie, Bd 6, Teil 1: Röntgendiagnostik der Wirbelsäule, 1. Teil. Springer, Berlin Heidelberg New York, S 161–189

ERDMANN H (1964) Möglichkeiten und Grenzen in der Röntgendiagnostik der Wirbelsäule. In: Die Wirbelsäule in Forschung und Praxis, Bd 28. Hippokrates, Stuttgart

FARFAN HF (1979) Biomechanik der Lendenwirbelsäule. Hippokrates, Stuttgart

FERRI E, FRIGNANI L (1964) Osservazioni sulla modalità di passagio delle arterie e vene radicolari attraverso la parete della dura madre spinale. Ateneo Parmense 35:15

FICK R (1910) Handbuch der Anatomie und Mechanik der Gelenke, 2. Teil. Jena

FISCHEL A (1906) Untersuchungen über die Wirbelsäule und den Brustkorb des Menschen. Anat Hefte 31:459

FOERSTER O (1913) Zur Kenntnis der spinalen Segmentinnervation der Muskeln. Neurol Zentralbl 32:1202

FOERSTER O (1927) Die Leitungsbahnen des Schmerzgefühls und die chirurgische Behandlung der Schmerzzustände. Bruns Beitr Klin Chir 360:470

FOERSTER O (1936) Symptomatologie der Erkrankungen des Rückenmarks und seiner Wurzeln. In: BLUMKE O, FOERSTER O (Hrsg) Handbuch der Neurologie, Bd 5. Springer, Berlin, S 1–403

FORESTIER J, ROTÉS QUÉREOL J (1950) Hyperostose ankylosante vertébrale sénile. Rev Rhum Mal Osteoartic 17:525

FOSTER JB (1978) Hydromyelia. In: VINKEN PJ, BRUYN W (eds) Handbook of clinical neurology, vol 32: Congenital malformations of the spine and spinal cord. North-Holland Publishing Company, Amsterdam New York Oxford, pp 231–237

FRICK H, LEONHARDT H, STARCK D (1977) Allgemeine Anatomie – Spezielle Anatomie, Bd 1. Thieme, Stuttgart

FRIED K (1963) Der Wirbelblock. Radiol Diagn (Berl) 4:165

FRIEDE RL (1975) Developmental neuropathology. Springer, Wien New York, pp 240–242

FRYKHOLM R (1969) Die cervicalen Bandscheibenschäden. In: OLIVECRONA H, TÖNNIS W (Hrsg) Handbuch der Neurochirurgie, 7. Bd, 1. Teil: Wirbelsäule und Rückenmark. Springer, Berlin Heidelberg New York, S 73–163

GARDNER WJ (1973) The dysraphic states – from syringomyelia to anencephaly. Excerpta Medica, Amsterdam, 201 pp

GEGENBAUR, C (1896) Zur Systematik der Rückenmuskeln. Morphol Jahrb 24:205

GENTIL F, COLEY BL (1948) Sacrococcygeal chordoma. Ann Surg 127:432

GERLACH J (1978) Dermal sinuses and dermoids. In: VINKEN PJ, BRUYN GW (eds) Handbook of clinical neurology, vol 32: Congenital malformations of the spine and spinal cord. North-Holland Publishing Company, Amsterdam New York Oxford, pp 449–463

GERLACH J, HENSEN H-P (1969) Mißbildungen des Rückenmarks. In: OLIVECRONA H, TÖNNIS W (Hrsg) Handbuch der Neurochirurgie, 7. Bd, 1. Teil: Wirbelsäule und Rückenmark 1, Springer, Berlin Heidelberg New York, S 305–373

GILLESPIE HW (1949) Significance of congenital lumbo-sacral abnormalities. Br J Radiol 22:270

GILLILAN LA (1958) The arterial blood supply of the human spinal cord. J Comp Neurol 110:75

GILLILAN LA (1970) Veins of the spinal cord. Neurology (Minneap) 20:860

GIMENO A (1978) Arachnoid, neurenteric and other cysts. In: VINKEN PJ, BRUYN GW (eds) Handbook of clinical neurology, vol 32: Congenital malformations of the spine and spinal cord. North-Holland Publishing Company, Amsterdam New York Oxford, pp 393–448

GOODING MR, WILSON CB, HOFF JT (1975) Experimental cervical myelopathy – Effects of ischemia and compression of the canine cervical spinal cord. J Neurosurg 43:9

GREGORIUS FK, ESTRIN T, CRANDALL PH (1976) Cervical spondylotic radiculopathy and myelopathy. Arch Neurol 33:618

GROSSER O, FRÖHLICH A (1902) Beiträge zur Kenntnis der Dermatome der menschlichen Rumpfhaut. Gegenbaurs Morphol Jahrb 30:508

GRUBER W (1864) Ueber einen Fall von Einmündung der V. hemiazygos in das Atrium dextrum cordis beim Menschen. Müllers Arch S 729

GRUBER W (1866) Weitere Fälle von Einmündung der V. hemiazygos in das Atrium dextrum cordis beim Menschen. Müllers Arch S 224

GRUBER W (1876) Ueber den M. atlanto-mastoideus. Reicherts Arch Anat Physiol S 733

GÜNTZ E (1957) Die Kyphose im Jugendalter. Hippokrates, Stuttgart

GÜNTZ E (1958) Die klinische Untersuchung der Wirbelsäule. In: Handbuch der Orthopädie, Bd II. Thieme, Stuttgart
GUTMANN G (1968) Bewegungsdiagnostik der einzelnen Bewegungssegmente (Etagendiagnose). In: Die Wirbelsäule in Forschung und Praxis 40. Hippokrates, Stuttgart
GUTZEIT K (1956) Anamnese und Klinik der vertebragenen Erkrankungen. In: Wirbelsäule in Forschung und Praxis, Bd I. Hippokrates, Stuttgart

HAAGENSEN C-D, FEIND CR, HERTER FP, SLANETZ C-A, WEINBERG JA (1972) The lymphatics in cancer. Saunders, Philadelphia London Toronto
HADLER NM (1972) Legal ramification of the medical definition of back disease. Ann Intern Med 89:992
HAECKEL E (1866) Generelle Morphologie der Organismen. Reimer, Berlin
HAFFERL A (1969) Lehrbuch der topographischen Anatomie, 3. Aufl. Bearbeitet von W. Thiel. Springer, Berlin Heidelberg New York
HALLET CH (1848, 1849) An account of the varieties of the muscular system. Edinburgh Med Surg J 69 and 72, zit. nach EISLER (1912) Die Muskeln des Stammes. Gustav Fischer Jena
HANKINSON HL, WILSON CB (1975) Use of the operating microscope in anterior cervical discectomy without fusion. J Neurosurg 43:452
HANSEN K, SCHLIACK H (1962) Segmentale Innervation. Ihre Bedeutung für Klinik und Praxis, 2. Aufl. Thieme, Stuttgart
HARRISON RG (1978) Clinical embryology. Academic Press, London
HARTMANN K (1937) Zur Pathologie der bilateralen Wirbelkörperfehlbildungen und zur normalen Entwicklung der Wirbelsäule. Fortschr Roentgenstr 55:531–557
HARZER K, TÖNDURY G (1966) Zum Verhalten der Arteria vertebralis in der alternden Halswirbelsäule. Roentgenfortschritte 104:687
HASSLER R (1959) In: SCHALTENBRAND G, BAILEY P (Hrsg) Einführung in die stereotaktischen Operationen, Bd I. Thieme, Stuttgart, S 230
HAUBERG G (1958) Kyphosen und Lordosen. In: Handbuch der Orthopädie, Bd II. Thieme, Stuttgart, S 108
HAYMAKER W, WOODHALL B (1945) Peripheral nerve injuries; principles of diagnosis. Saunders, Philadelphia
HEAD H (1893, 1894) On disturbances of sensation with especial reference to the pain of visceral disease. Brain (London) 16:1; 17:339 (Die Sensibilitätsstörungen der Haut bei Viszeralerkrankungen. Hirschwald, Berlin 1898)
HENKE PJW (1863) Handbuch der Anatomie und Mechanik der Gelenke, Leipzig
HERREN RY, EDWARDS JE (1940) Diplomyelia (duplication of the spinal cord). Arch Pathol (Chicago) 30:1203
HERRINGHAM WP (1886) The minute anatomy of the brachial plexus. Proc R Soc Lond 41:423
HETZEL H (1965) Beitrag zur Klinik und pathologischen Anatomie vaskulärer Rückenmarksschädigungen. Paracelsus Beihefte, Heft 38. Hollinek, Wien
HILAL SK, MARTON D, POLLACK E (1974) Diastematomyelia in children. Radiology 112:609
HINTZE A (1922) Die „Fontanella lumbo-sacralis" und ihr Verhältnis zur Spina bifida occulta. Langenbecks Arch Klin Chir 119:409
HIS W (1887) Zur Geschichte des menschlichen Rückenmarkes und der Nervenwurzeln. Abh d math phys Klasse d k Sächsischen Ges Wiss (Leipzig) 13:477
HODLER F (1949) Untersuchungen über die Entwicklung von Sacralwirbel und Urostyl bei Amphibien. Rev Suisse Zool 56:747
HOEFFKEN W, WOLFERS H (1974) Spondylolistesis und Pseudospondylolistesis. In: DIETHELM L, HENK F, OLSSON O, RANNIGER K, STRNAD F, VIETEN H, ZUPPINGER A (Hrsg) Handbuch der medizinischen Radiologie, Bd 6, Teil 2: Röntgendiagnostik der Wirbelsäule, 2. Teil. Springer, Berlin Heidelberg New York, S 74–140
HOFMAN M (1898) Die Befestigung der Dura mater im Wirbelcanal. Arch Anat S 403
HOHL M (1964) Normal motion in the upper portion of the cervical spine. J Bone Joint Surg [Am] 46:1777
HOLMES HE, ROTHMAN RH (1979) The Pennsylvania Plan. An algorithm for the management of lumbar degenerativ disc disease. Spine 4:156
HOLSCHER EC (1968) Vascular and visceral injuries during lumbar-disc surgery. J Bone Joint Surg [Am] 50:383
HONNART F (1978) Voies d'abord en chirurgie orthopédique et traumatologique. Masson, Paris

HOPF A (1958) Die Verletzungen der Wirbelsäule. In: HOHMANN G, HACKENBROCH M, LINDEMANN K (Hrsg) Handbuch der Orthopaedie, Bd II. Thieme, Stuttgart, S 458–536
HORAL J (1969) The clinical appearances of low back disorders in the city of Gothenburg, Sweden. Comparisons of incapacitated probands with matched controls. Acta Orthop Scand [Suppl] 118:1
HORWITZ NH, RIZZOLI HV (1967) Postoperative complications in neurosurgical practise. William & Wilkins, Baltimore
HOUDART R, DJINDJIAN R, JULIAN H, MURTH M (1965) Données nouvelles sur la vascularisation de la moelle dorso-lombaire. Application radiologique et intérêt chirurgical. Rev Neurol (Paris) 112:472
HUECK H (1930) Über Anomalien der Lendenwirbelsäule, insonderheit die verschiedenen Formen der Lendenrippe. Langenbecks Arch Klin Chir 162:58
HUKUDA S, WILSON CB (1972) Experimental cervical myelopathy: effects of compression and ischemia on the canine cervical cord. J Neurosurg 37:631
HULT L (1954) The Munkfors investigation. Acta Orthop Scand [Suppl] 16:1
HUMES A, SAWIN R (1938) Homoeotic variations in the axial skeleton of mus musculus. Genetics 23:151
HYNDMAN OR (1942) Lissauer's tract section. A contribution to chordotomy for the relief of pain (preliminary report). J Int Coll Surg 5:394
HYRTL J (1882) Handbuch der Topographischen Anatomie, 7. Aufl: Bd I. Braumüller, Wien

JAMES CCM, LASSMAN LP (1972) Spinal dysraphism – Spina bifida occulta. Butterworths, London
JANDA V (1976) Muskelfunktionsdiagnostik. Steinkopf, Dresden
JEFFERSON G (1920) Fracture of atlas vertebra. Report of 4 cases, and review of those previously recorded. Br J Surg 7:407
JELLINGER K (1966) Zur Orthologie und Pathologie der Rückenmarksdurchblutung. Springer, Wien New York
JELLINGER K (1978) Pathology of spinal vascular malformations and vascular tumors. In: PIA HW, DJINDJIAN R (eds) Spinal angiomas. Advances in diagnosis and therapy. Springer, Berlin Heidelberg New York, pp 18–44
JOFFE R, APPLEBY A, ARJONA V (1966) „Intermittent ischemia" of the cauda equina due to stenosis of the lumbar canal. J Neurol Neurosurg Psychiatry 29:315
JONES PH, LOVE JG (1956) Tight filum terminale. Arch Surg 73:556
JUNGHANS H (1931) Spondylolisthese, Pseudospondylolisthese und Wirbelverschiebung nach hinten. Bruns Beitr Klin Chir 151:376–385
JUNGHANNS H (1977) Nomenclatura Columnae Vertebralis. Wörterbuch der Wirbelsäule. Hippokrates, Stuttgart
JUNGHANNS H (1979) Die Wirbelsäule in der Arbeitsmedizin, Teil I. Hippokrates, Stuttgart

KADYI H (1889) Ueber die Blutgefässe des menschlichen Rückenmarks. Gubrynowicz und Schmidt, Lemberg
KAHN EA (1947) The role of the dentate ligaments in spinal cord compression and the syndrome of lateral sclerosis. J Neurosurg 4:191
KAPLAN E (1953) Reference points in surgery of the vertebral column. Bull Hosp Joint Dis 14:292
KARPOWICZ S (1934) Une variation de la veine mediane des dos en coincidence avec le défaut de la veine azygos. C R Séances Soc Sci Varsovie 27:Classe 4
KEEGAN JJ (1947) Dermatome hypalgesia with posterolateral herniation of lower cervical intervertebral disc. J Neurosurg 4:115
KELSEY JL, WHITE AA (1980) Epidemiology and impact of low-back pain. Spine 5:133
KEMPE LG (1970) Operative neurosurgery, vol 2: Posterior fossa, spinal cord, and peripheral nerve disease. Springer, Berlin Heidelberg New York, pp 244–250
KEY A, RETZIUS G (1875) Studien in der Anatomie des Nervensystems und des Bindegewebes. Erste Hälfte. Samson & Wallin, Stockholm
KLIPPEL M, FEIL A (1912) Anomalie de la colonne vértébrale par absence des vértèbres cervicales; cage thoracique remontant jusqu'à la base du crâne. Bull Mem Soc Anat Paris 87:185
KNOBLAUCH H (1957) Operative Behandlungsergebnisse beim Scalenussyndrom. Chirurg 28:292
KÖHLER A, ZIMMER EA (1967) Grenzen des Normalen und Anfang des Pathologischen im Röntgenbild des Skelets, 11. Aufl. Thieme, Stuttgart

Krämer J (1973) Biochemische Veränderungen im lumbalen Bewegungssegment. Wirbelsäule Forsch Praxis Bd 58, Hippokrates, Stuttgart

Krämer J (1978) Bandscheibenbedingte Erkrankungen. Ursache, Diagnose, Behandlung, Vorbeugung, Begutachtung. Thieme, Stuttgart, 274 S.

Kraissl CJ (1951) The selection of appropriate lines for elective surgical incisions. Plast Reconstr Surg 8:1

Krassnig M (1913) Von der A. vertebralis thoracica der Säuger und Vögel. Anat Hefte 49:523

Krayenbühl H, Wyss Th, Ulrich SP (1968) Festigkeitsuntersuchungen an der Wirbelsäule. Neue Zürcher Zeitung, Beilage Technik, Mittagausgabe 497, S 9 (4. August 1968)

Kubik St (1966) Zur Topographie der spinalen Nervenwurzeln. Acta Anat 63:324

Kubik St (1980) Drainagemöglichkeiten der Lymphterritorien nach Verletzung peripherer Kollektoren und nach Lymphadenektomie. Folia Angiol 28:228

Kubik St (1981) Anatomie der Lumbalregion und des Beckens. Fortbildungskurse für Rheumatologie, Bd 6. Karger, Basel S 1–29

Kubik St, Müntener M (1967) Zur Topographie der spinalen Nervenwurzeln. Acta Anat 74:149

Kühne K (1934) Symmetrieverhältnisse und die Ausbreitungszentren der regionalen Grenzen der Wirbelsäule des Menschen. Z Morphol Anthropol 34:191

Kuhlendahl H (1966) Diskussion. Tgg Dtsch Ges Neurologie Wiesbaden. Verh Dtsch Kongr Inn Med 72:1052

Kuhlendahl H, Hensell V (1953) Der mediane Massenprolaps der Lendenbandscheiben mit Kaudakompression. Dtsch Med Wochenschr 78:332

Kuhlendahl H, Richter H (1952) Morphologie und funktionelle Pathologie der Lendenbandscheiben (unter Berücksichtigung klinischer Beziehungen). Langenbecks Arch Klin Chir 272:519

Kummer B (1931) Statik und Dynamik des menschlichen Körpers. In: Lehmann G (Hrsg) Handbuch der gesamten Arbeitsmedizin. Urban & Schwarzenberg, Berlin

Kux E (1954) Thorakoskopische Eingriffe am Nervensystem. Thieme, Stuttgart

Lakke JPWF (1969) Queckenstedt's test. Electromanometric examination of CSF pressure on jugular compression and its clinical value. Excerpta Medica Foundation, Amsterdam

Lang J, Emminger A (1963) Die Textur des Ligamentum denticulatum und der Pia mater spinalis. Z Anat Entwickl-Gesch 123:505

Lanz T v (1929) Über die Rückenmarkshäute. I. Die konstruktive Form der harten Haut des menschlichen Rückenmarks und ihrer Bänder. Wilhelm Roux' Arch Entwickl-Mech Org 118:252

Lassek AM, Rasmussen GL (1938) A quantitative study of the newborn and adult spinal cord of man. J Comp Neurol 69:371

Laurence KM (1969) The recurrence risk in spina bifida cystica and anencephaly. Dev Med Child Neurol [Suppl] 20:23

Lazorthes G, Poulhes J, Bastide G, Rouleau J, Chancolle AR (1957) Recherches sur la vascularisation artérielle de la Moelle. Applications à la pathologie médullaire. Bull Acad Nat Méd 41:464

Lazorthes G, Poulhes J, Bastide G, Rouleau J, Chancolle AR (1958) La vascularisation artérielle de la moelle. Recherches anatomiques et applications à la pathologie médullaire et à la pathologie aortique. Neurochirurgie (Paris) 4:3

Lazorthes G, Poulhes J, Bastide G, Rouleau J, Chancolle AR, Zadeh O (1962) La vascularisation de la moelle épinière. Etude anatomique et physiologique. Rev Neurol (Paris) 106:535

Le Double AF (1897) Traité des variations du système musculaire de l'homme. Paris

Leger W (1959) Die Form der Wirbelsäule. Enke, Stuttgart

Lewis T, Kellgren JH (1939) Observations relating to referred pain, visceromotor reflexes and other associated phenomena. Clin Sci 4:47

Lewit K (1978) Manuelle Medizin im Rahmen der medizinischen Rehabilitation. Urban u. Schwarzenberg, München

Liechti A (1948) Die Röntgendiagnostik der Wirbelsäule und ihre Grundlagen. 2. Aufl. Springer, Wien

Lindemann K (1958) Skoliosen. In: Handbuch der Orthopädie, Bd II. Thieme, Stuttgart, S 160

Lindemann K, Kuhlendahl H (1953) Die Erkrankungen der Wirbelsäule. Enke, Stuttgart

Lippert H (1970) Probleme der Statik und Dynamik von Wirbelsäule und Rückenmark. In: Trostdorf E, Stender HST (Hrsg) Wirbelsäule und Nervensystem. Thieme, Stuttgart, S 9–15

Lob A (1954) Die Wirbelsäulenverletzungen und ihre Ausheilung. 2. Aufl. Thieme, Stuttgart

Loew F, Jochheim KA, Kivelitz R (1969) Klinik und Behandlung der lumbalen Bandscheibenschäden. In: Olivecrona H, Tönnis W (Hrsg) Handbuch der Neurochirurgie, 7. Bd, 1. Teil: Wirbelsäule und Rückenmark, I. Springer, Berlin Heidelberg New York, S 164–237

Loose KE, Loose DA (1974) Die Chirurgie des sympathischen Nervensystems. In: Olivecrona H, Tönnis W, Krenkel W (Hrsg) Handbuch der Neurochirurgie, 7. Band, 3. Teil. Peripheres und sympathisches Nervensystem. Springer, Berlin Heidelberg New York S 537–575

Love JG, Walsh MN (1940) Intraspinal protrusion of intervertebral disks. Arch Surg 40:454

Love JG, Daly DD, Harris LE (1961) Tight filum terminale. Report of condition in three siblings. JAMA 176:31

Lübke P (1931) Das Kreuzbein und die Lumbosacralgegend. Langenbecks Arch Klin Chir 163:707

Lüdinghausen M v (1967) Die Bänder und das Fettgewebe des Epiduralraumes. Anat Anz 121:294

Lüdinghausen M v (1968) Die Venen der menschlichen Halswirbelsäule und ihre Funktion. Münch Med Wochenschr 110:20

Lysell E (1969) Motion in the cervical spine. Acta Orthop Scand [Suppl] 123:1

Mackenzie J (1893) Some points bearing on the association of sensory disorders and visceral diseases. Brain (London) 16:321

Maigne R (1961) Die manuelle Wirbelsäulentherapie. In: Die Wirbelsäule in Forschung und Praxis, Bd 22. Hippokrates, Stuttgart

Maresca C, Ghafar W (1980) The presacral nerve (plexus hypogastricus superior). Anatomia Clinica 2:5

Martins AN (1976) Anterior cervical discectomy with and without interbody bone graft. J Neurosurg 44:290

Martius H (1928) Sacralisation des 5. Lendenwirbels als Ursache von Rückenschmerzen. Münch Med Wochenschr 75:345

Maslowski (1962) Zit nach: Krayenbühl H, Richter HR: Die zerebrale Angiographie. Thieme, Stuttgart S 5

Massion J (1967) The mammalian red nucleus. Physiol Rev 47:383

Mathies H, Wagenhäuser FJ (1971) Klassifikation der Erkrankungen des Bewegungsapparates. Compendia Rheumatologica, Bd 4. Eular Publishers, Basel

Matson DD (1969) Neurosurgery of infancy and childhood, 2nd edn. Thomas, Springfield Ill., p 30

Matson DD, Woods RP, Campbell JB, Ingraham FD (1950) Diastematomyelia (congenital clefts of the spinal cord). Diagnosis and surgical treatment. Pediatrics 6:98

Matthiass HH (1966) Reifung, Wachstum und Wachstumsstörungen des Haltungs- und Bewegungsapparates im Jugendalter. Karger, Basel New York

Matthiass HH (1969) Frühdiagnose von Haltungsschäden. Therapiewoche 18:857

Matzdorff J (1976) Das äußere Winkelprofil der Brustwirbelsäule des Menschen in rassen-, geschlechts- und altersspezifischer Differenzierung. Hippokrates, Stuttgart

McCotter RE (1916) Regarding the length and extent of the human medulla spinalis. Anat Rec 10:559

McLetchie NGB, Purves JK, Saunders RL deCH (1954) The genesis of gastric and certain intestinal diverticula and enterogenous cysts. Surg Gynecol Obstet 99:135

Mechanik N (1926) Untersuchungen über das Gewicht des Knochenmarks des Menschen. Z Anat Entwickl-Gesch 79:58

Meckel JF (1823) Beschreibung einiger Muskelvarietäten. Meckels Arch Physiol 8

Meinecke FM (1979) Diagnostik der Wirbelsäulenerkrankungen. Hippokrates, Stuttgart

Melzack R, Wall PD (1965) Pain mechanisms: a new theory. Science 150:971

Mennell J (1952) Joint manipulation. Churchill, London

Merkel F (1899) Handbuch der topographischen Anatomie, Bd II. Vieweg, Braunschweig

Meyerding HW (1938) Spondylolisthesis as an etiologic factor in backache. JAMA 111:1971

MEYERDING HW (1941) Low backache and sciatic pain associated with spondylolisthesis and protruded intervertebral disc: incidence, significance, and treatment. J Bone Joint Surg 23:461
MILLER CA, DEWEY RC, HUNT WE (1980) Impaction fracture of the lumbar vertebrae with dural tear. J Neurosurg 53:765
MOES CAF, HENDRICK EB (1963) Diastematomyelia. J Pediat 63:238
MONAKOW C v (1902) Über den gegenwärtigen Stand der Frage nach der Lokalisation im Großhirn. Erg Physiol 1, Abt 2:534
MOONEY V, CAIRNS D (1978) Management in the patient with chronic low back pain. Orthop Clin North Am 9:543
MULLAN S, HOSOBUCHI Y (1968) Respiratory hazards of high cervical percutaneous cordotomy. J Neurosurg 28:291
MULLIGAN JH (1957) The innervation of the ligaments attached to the bodies of the vertebrae. J Anat (London) 91:455
MUMENTHALER M (1973) Neurologie, 4. neu bearb Aufl. Thieme, Stuttgart
MUMENTHALER M, SCHLIACK H (1965) Läsionen peripherer Nerven. Thieme, Stuttgart
MUNZINGER U, LOUIS R, SCHEIER H (1980) Zweiseitige vordere und hintere Spondylodese (anteroposteriore Spondylodese) bei Spondylolisthesis. Z Orthop 118:489

NACHEMSON A (1979) The lumbar spine, an orthopaedic challenge. Spine 1:59
NACHEMSON A, SCHULTZ AB, BERKSON MH (1979) Mechanical properties of human lumbar spine motion segments. Influences of age, sex, disc level and degeneration. Spine 4:1
NEWMAN PH (1965) Lumbo-sacral arthrodesis. J Bone Joint Surg [Br] 47:209
NITTNER K (1972) Raumbeengende Prozesse im Spinalkanal. In: Olivecrona H, Tönnis W, Krenkel W (Hrsg) Handbuch der Neurochirurgie, 7. Bd, II. Teil. Wirbelsäule und Rückenmark II. Springer, Berlin Heidelberg New York, S 1–606
NITTNER K (1976) Spinal meningiomas, neurinomas and neurofibromas and hourglass tumours. In: Vinken PJ, Bruyn GW (eds) Handbook of Clinical Neurology, Vol 20. Tumours of the spine and spinal cord, Part II. North-Holland Publishing Comp, Amsterdam Oxford, pp 177–322
NOESKE K (1958) Über die arterielle Versorgung des menschlichen Rückenmarks. Gegenbaurs Morphol Jahrb 99:455
NORA PF (1980) Operative surgery. Principles and techniques, 2. edn. Lea u. Febiger, Philadelphia

ORLOVSKY GN (1972) Activity of rubrospinal neurons during locomotion. Brain Res 46:85
OSWALD (1961) Untersuchungen über das Vorkommen von Sperrmechanismen in den Venae radiculares des Menschen. Med Diss Berlin
OTT VR, WURM H (1957) Spondylitis ankylopoetica. Steinkopff, Darmstadt

PANJABI M, WHITE A (1980) Basic biomechanics of the spine. Neurosurgery 7:76
PATERSON AM (1894) The origin and distribution of the nerves to the lower limb. J Anat Physiol 28:84
PAUTOT JX (1975) Anomalies majeures des apophyses costiformes lombaires. Thèse, Faculté de Médecine, Nancy
PEARSON AA (1938) The spinal accessory nerve in human embryos. J Comp Neurol 68:243
PENSA A (1905) Osservazioni sulla morfologia e sullo sviluppo della arteria intercostalis suprema e delle arteriae intercostales. Boll Soc Med Chir Pavia S 48
PERRET G (1957) Diagnosis and treatment of diastematomyelia. Surg Gynecol Obstet 105:69
PIA HW (1959) Zur Differentialdiagnose der Ischias und Indikation zur operativen Behandlung. Dtsch Med Wochenschr 84:101
PISCOL K (1972) Die Blutversorgung des Rückenmarkes und ihre klinische Relevanz. Springer, Berlin Heidelberg New York
PISCOL K (1974) Die spinalen Schmerzoperationen. In: Olivecrona H, Tönnis W, Krenkel W (Hrsg) Handbuch der Neurochirurgie, 7. Bd, 3. Teil. Springer, Berlin Heidelberg New York, S 577–677
PLATZER W (1975) Funktionelle Anatomie der Wirbelsäule. In: Bauer R. (Hrsg) Erkrankungen der Wirbelsäule. Thieme, Stuttgart
POIRIER P (1912) Traité d'anatomie humaine, Tome II. Masson, Paris
PORTMANN A (1969) Biologische Fragmente zu einer Lehre vom Menschen, 3. Aufl. Schwabe, Basel
PÜSCHEL J (1930) Der Wassergehalt normaler und degenerierter Zwischenwirbelscheiben. Beitr Pathol Anat 84:123
PUTZ R (1976) Charakteristische Fortsätze – Processus uncinati – als besondere Merkmale des 1. Brustwirbels. Anat Anz 139:442

QUAST H v (1961) Die Venen der Rückenmarksoberfläche. Gegenbaurs Morphol Jahrb 102:33

RAUBER, KOPSCH, TÖNDURY (1968) Lehrbuch und Atlas der Anatomie des Menschen, Bd I. Bewegungsapparat, 20. Aufl. Thieme, Stuttgart
RECKLINGHAUSEN F v (1886) Untersuchungen über die Spina bifida. Virchows Arch 105:243
REHN J (1968) Die knöchernen Verletzungen der Wirbelsäule (Bedeutung des Erstbefundes für die spätere Begutachtung). In: Junghans H (Hrsg) Die Wirbelsäule in Forschung und Praxis, Bd 40. Hippokrates, Stuttgart, S 131–138
RENSHAW B (1946) Central effect of centripetal impulses in axons of spinal vertebral roots. J Neurophysiol 9:191
REXED B (1954) A cytoarchitectonic atlas of the spinal cord in the cat. J Comp Neurol 96:415
RICHTER HR (1971) Fettgewebe „hernien". Fortbildk Rheumatol, Bd 1: Der „Weichteilrheumatismus". Karger, Basel, S 49–59
RICKENBACHER J (1964) Der suboccipitale und der intrakraniale Abschnitt der A vertebralis. Z Anat Entwickl-Gesch 124:171
RIPPSTEIN J (1963) Rev Med Suisse Romande 83:372
RIZZI M (1979) Die menschliche Haltung und die Wirbelsäule. Hippokrates, Stuttgart
ROBINSON RA, WALKER AE, FERLIC DC, WIECKING DK (1962) The results of anterior interbody fusion of the cervical spine. J Bone Joint Surg [Am] 44:1569
ROMANES GJ (1965) The arterial blood supply of the human spinal cord. Paraplegia 2:199
ROTHMAN RH, SIMEONE FA (1975) The spine, Vol I. Saunders, Philadelphia
RUBINSTEIN LJ (1972) Tumors of the central nervous system. Atlas of tumor pathology, 2nd ser, fascicle 6, Armed Forces Institute of Pathology. Washington DC
RÜDY K (1969) Zustandekommen und Folgeerscheinungen von Verletzungen der Wirbelsäule. Schweiz Med Wochenschr 99:1433
RUFLIN G, WÖRSDÖRFER O, MAGERL F (1980) Ergebnisse von interkorporellen Spondylodesen bei Spondylolyse-Olisthesis. Z Orthop 118:495
RYNBERK G VAN (1908) Versuch einer Segmentalanatomie. Erg Anat Entwickl-Gesch 18:353

SARTESCHI P, GIANNINI A (1960) La patologia vascolare del midollo spinale. Giardini, Pisa
SELJESKOG EL, CHOU SN (1976) Spectrum of the hangman's fracture. J Neurosurg 45:3
SHENNAN T (1934) Dissecting aneurysms. Medical Research Council, Special Report, Series 193:1
SHEPTAK PE (1978) Diastematomyelia – diplomyelia. In: Vinken PJ, Bruyn GW (eds) Handbook of clinical neurology, vol 32. Congenital malformations of the spine and spinal cord. North-Holland Publishing Company, Amsterdam New York Oxford, pp 239–254
SHERRINGTON CS (1898) Experiments in examination of the peripheral distribution of the fibres of the posterior roots of some spinal nerves, part II. Philos Trans R Soc Lond [Biol] 190:45
SHUCART WA, KLÉRIGA E (1980) Lateral approach to the upper cervical spine. Neurosurg 6:278
SIMEONE FA (1975) Intraspinal neoplasms. In: Rothman RH, Simeone FA (eds) The spine vol 2. Saunders, Philadelphia London Toronto, pp 823–835
SLOOF JL, KERNOHAN JW, MACCARTY CS (1964) Primary intramedullary tumors of the spinal cord and filum terminale. Saunders, Philadelphia London
SMITH GW, ROBINSON RA (1958) The treatment of certain cervical-spine disorders by anterior removal of the intervertebral disc and interbody fusion. J Bone Joint Surg [Am] 40:607
SOBOTTA, BECHER (1973) Atlas der Anatomie des Menschen, Bd 3, 17. Aufl. Herausgegeben und bearbeitet von H Ferner und J Staubesand. Urban u. Schwarzenberg, München Berlin Wien

Spiller WG, Martin E (1912) The treatment of persistent pain of organic origin in the lower part of the body by division of the anterolateral column of the spinal cord. JAMA 58:1489
Suh Th, Alexander L (1939) Vascular system of the human spinal cord. Arch Neurol Psychiat (Chicago) 31:659
Sutter M (1975) Wesen, Klinik und Bedeutung spondylogener Reflexsyndrome. Praxis 65:1352
Szentágothai J (1964) Neuronal and synaptic arrangement in the substantia gelatinosa Rolandi. J Comp Neurol 122:219
Schajowicz F (1938) Contributo alla struttura microscopica e alla patologia dei dischi intervertebrali nei giovani. Chir Organi Mov 24:5
Schattenfroh C (1962) Zur Klinik und Histologie der Caudaependymome. Acta Neurochir (Wien) 10:415
Schede F (1961) Grundlagen der körperlichen Erziehung. Enke, Stuttgart
Scheier H (1967) Prognose und Behandlung der Skoliose. Thieme, Stuttgart
Schiedt E (1955) Beitrag zur Ossifikation der Wirbelsäule. Langenbecks Arch Klin Chir 280:241
Schinz HR, Baensch WE, Friedl E, Uehlinger E (1952) Lehrbuch der Röntgendiagnostik. Bd 2. Skelett, 5. Aufl, 2. Teil. Thieme, Stuttgart, S 1419
Schlesinger H (1898) Beiträge zur Klinik der Rückenmarks- und Wirbeltumoren. Fischer, Jena
Schliack H, Stille D (1975) Clinical symptomatology of intraspinal tumours. In: Vinken PJ, Bruyn GW (eds) Handbook of Clinical Neurology, vol 19. Tumours of the spine and spinal cord, part 1. North-Holland Publishing Company, Amsterdam Oxford, pp 23–49
Schliep G (1978) Syringomyelia and syringobulbia. In: Vinken PJ, Bruyn GW (eds) Handbook of clinical neurology, vol 32. Congenital malformations of the spine and spinal cord. North-Holland Publishing Company, Amsterdam New York Oxford, pp 255–327
Schmid H (1980) Das Iliosakralgelenk in einer Untersuchung mit Röntgenstereophotogrammetrie und einer klinischen Studie. Act Rheumatol 5:163
Schmorl G, Junghans H (1956) Clinique et radiologie de la colonne vertébrale normal et pathologique. Doin, Paris
Schmorl G, Junghans H (1968) Die gesunde und die kranke Wirbelsäule in Röntgenbild und Klinik, 5 Aufl. Thieme, Stuttgart
Schneider RC, Crosby EC, Russo RH, Gosch HH (1973) Traumatic spinal cord syndromes and their management. Clin Neurosurg 20:424
Schober P (1937) Lendenwirbelsäule und Kreuzschmerzen. Münch Med Wochenschr 84:336
Steindler A (1955) Kinesiology. Thomas, Springfield
Stender A (1949) Concerning Queckenstedt and his test. J Neurosurg 6:337
Sterzi G (1904) Die Blutgefäße des Rückenmarks. Untersuchungen über ihre vergleichende Anatomie und Entwicklungsgeschichte. Anat Hefte 1. Abt 24:1
Stewart TD (1953) The age incidence of neural-arch defects in alaskan natives, considered from the standpoind of etiology. J Bone Joint Surg [Am] 35:937
Stoddard A (1961) Lehrbuch der osteopathischen Technik. In: Die Wirbelsäule in Forschung und Praxis, Bd 19. Hippokrates, Stuttgart
Stoddard A (1969) Manual of osteopathic practice. Harper and Row, New York
Stokes JM (1968) Vascular complications of disc surgery. J Bone Joint Surg [Am] 50:394
Strasser H (1913) Lehrbuch der Muskel- und Gelenkmechanik, II. Bd, Spezieller Teil. Springer Berlin, S 179–191
Stratz CH (1909) Wachstum und Proportionen des Menschen vor und nach der Geburt. Arch Antropol 8:287
Struppler A, Hiedl P (1977) Anatomie der schmerzleitenden und schmerzverarbeitenden Systeme des Menschen. In: Frey R, Gershagen MU (Hrsg) Schmerz und Schmerzbehandlung heute, Bd I. Fischer, Stuttgart New York

Taillard W (1955) Les lésions des petites articulations vertébrales dans les spondylolisthésis. Schweiz Med Wochenschr 86:971
Taillard W (1957) Les spondylolisthesis. Masson & Cie, Paris
Taillard W (1964) Die Klinik der Haltungsanomalien. In: Die Funktionsstörungen der Wirbelsäule. Huber, Bern
Tandler J (1902) Zur Entwicklungsgeschichte der Kopfarterien bei den Mammalia. Morphol Jahrb 30:275

Tandler J (1906) Zur Entwicklungsgeschichte der arteriellen Wundernetze. Anat Hefte 31:235
Taylor GI, Rollin KD (1975) The anatomy of several free flap donor sites. Plast Reconstr Surg 56:247
Testut L (1921) Traité d'Anatomie humaine, vol I, 7. edn. Doin, Paris
Theiler K (1947) Die Entwicklung der konstruktiven Form der Rückenmarkshäute beim Menschen. Med Diss Zürich
Theiler K (1953) Beitrag zur Analyse von Wirbelkörperfehlbildungen: Experimente, Genetik und Entwicklung. Z Menschl Vererb- u. Konstit-Lehre 31:271
Theiler K (1957) Über die Differenzierung der Rumpfmyotome beim Menschen und die Herkunft der Bauchmuskeln. Acta Anat 30:842
Theiler K (1959a) Schwanzmutanten bei Mäusen. Z Anat Entwickl-Gesch 121:155
Theiler K (1959b) Anatomy and development of the "truncate" (boneless) mutation in the house mouse. Am J Anat 104:319
Theiler K, Stevens LC (1960) The development of rib fusions, a mutation in the house mouse. Am J Anat 106:171
Theiler K (1968) Das Wirbel-Rippen-Syndrom. Schweiz Med Wochenschr 98:907
Theiler K (1968) Experimentelle Segmentierungsstörungen. Anat Anz 121, Erg Heft 557
Theiler K, Varnum DS, Southard JL, Stevens LC (1975) A new mutant with the „Wirbel-Rippen-Syndrom". Anat Embryol 147:161
Thévenoz F (1976) Prophylaxe der Discopathie. Doc Geigy, Basel. Folia Rheumatol
Todd TW (1922) Posture and the cervical rib syndrome. Ann Surg 75:105
Töndury G (1958) Entwicklungsgeschichte und Fehlbildungen der Wirbelsäule. In: Junghans H (Hrsg) Die Wirbelsäule in Forschung und Praxis, Bd 7. Hippokrates Stuttgart
Töndury G (1968) Der Wirbelsäulenrheumatismus. In: BelartW (Hrsg) Diagnose und Differentialdiagnose rheumatischer Krankheiten. Huber, Bern Stuttgart, S 115–146
Töndury G (1968) In: Rauber-Kopsch. Lehrbuch und Atlas der Anatomie des Menschen, Bd I, Bewegungsapparat, 20. Aufl. Thieme, Stuttgart
Töndury G (1981) Angewandte und topographische Anatomie, 5. Aufl. Thieme, Stuttgart
Tönnis D (1961) Mangeldurchblutung als Ursache von Rückenmarksschädigungen. Münch Med Wochenschr 103:1338
Tönnis D (1963) Rückenmarkstrauma und Mangeldurchblutung. Beiträge zur Neurochirurgie, Heft 5. Barth, Leipzig, S 167
Törmä T (1957) Malignant tumours of the spine and the spinal extradural space. A study based on 250 histologically verified cases. Acta Chir Scand [Suppl] 225:1
Travell J (1952) Myofascial genesis of pain in the neck and shoulder girdle. Postgrad Med II:425
Treitz W (1853) Über einen neuen Muskel am Duodenum des Menschen, über elastische Sehnen und einige andere anatomische Verhältnisse. Vierteljahrschr Prakt Heilk 37:113
Trost H (1981) Die Affektionen der Iliosakralgelenke und ihre Diagnose. In: Müller W, Wagenhäuser FJ (Hrsg) Die Differentialdiagnose der Lumboischialgien. Fortb Rheumat Bd 6, Nr 8
Trotter M, Letterman GS (1944) Variations of the female sacrum. Their significance in continuous caudal anesthesia. Surg Gynecol Obstet 78:419
Troup J, Hood CA, Chapman AE (1968) Measurements of the sagittal mobility of the lumbar spine and hip. Ann Phys Med 9:308
Truex RC, Taylor M (1968) Gray matter lamination of the human spinal cord. Anat Rec 160:502
Tureen LL (1938) Circulation of the spinal cord and the effect of vascular occlusion. Symposium on blood supply. Assoc Res Nerv Ment Dis 18:394
Turnbull JM, Breig A, Hassler O (1966) Blood supply of cervical spinal cord in man. A microangiographic cadaver study. J Neurosurg 24:951

U HS, Wilson CB (1978) Postoperative epidural hematoma as a complication of anterior cervical discectomy. J Neurosurg 49:288

Valentin B, Putschar W (1936) Dysontogenetische Blockwirbel- und Gibbusbildung (klinische und anatomische Untersuchungen). Z Orthop 64:338

Veleanu C, Grün U, Diaconescu M, Cocota E (1972) Structural peculiarities of the thoracic spine. Acta Anat 82:97

Veleanu C, Barzu St, Milos A, Badulescu F (1974) Evolution of the osteo-vasculo-nervous space at the height of the cervical intervertebral canal in man. Anat Anz 136:412

Verbiest H (1968) A lateral approach to the cervical spine: technique and indications. J Neurosurg 28:191

Vété F (1977) Die propriozeptive Informationsentstehung im Wirbelbogengelenk und die Verarbeitung dieser Afferenz. In: Wollf (Hrsg) Manuelle Medizin und ihre wissenschaftliche Grundlage, S 78

Villiger E (1946) Gehirn und Rückenmark, 14. Aufl. Bearb von E Ludwig, Schwabe, Basel

Virchow H (1907) Über die tiefen Rückenmuskeln des Menschen. Vorschläge zur Abänderung der Bezeichnung derselben. Verh Anat Ges Würzburg, Anat Anz 30:91

Virchow H (1911) Einzelbeträge bei der sagittalen Biegung der menschlichen Wirbelsäule. Anat Anz [Suppl] 38:176

Volkmann J (1952/53) Über Zwischenfälle bei fast 70000 Grenzstrangblockaden. Langenbecks Arch Klin Chir 273:750

Wagenhäuser FJ (1964) Die Untersuchung der Wirbelsäule. In: Belart W (Hrsg) Die Funktionsstörungen der Wirbelsäule. Huber, Bern Stuttgart, S 25–43

Wagenhäuser FJ (1966) Der degenerative Rheumatismus der Gelenke und der Wirbelsäule. Praxis 53:130

Wagenhäuser FJ (1968) Bewegungsdiagnostik der Wirbelsäule in ihrer Gesamtheit und in ihren Regionen. In: Die Wirbelsäule in Forschung und Praxis, Bd XI. Hippokrates, Stuttgart

Wagenhäuser FJ (1969) Die Rheumamorbidität. Eine klinisch-epidemiologische Untersuchung. Huber, Bern

Wagenhäuser FJ (1969) Die Klinik der Haltungsstörungen und des Morbus Scheuermann. Z Präv-Med 14:157

Wagenhäuser FJ (1972) Die klinisch-körperliche Untersuchung des Rückenpatienten. Z Allg Med 48:451

Wagenhäuser FJ (1973) Die Haltungsstörungen der Wirbelsäule. Fortb Rheumat, Bd 2, Karger, Basel, S 37

Wagenhäuser FJ (1977) Die Differentialdiagnose der Rückenschmerzen. In: Müller W, Schilling F, Labhardt F, Wagenhäuser FJ (Hrsg) Differentialdiagnose rheumatischer Erkrankungen. Aesopus, München, S 25–43

Wagenhäuser FJ (1977) Epidemiology of postural disorders in young people. In: Fehr K, Huskosson EC, Wilhelmi E (eds) Rheumatological research, and the fight against rheumatic diseases in Switzerland. Eular Bulletin, Monograph 1

Walter HE (1948) Krebsmetastasen. Schwabe, Basel

Wanke R (1937) Scalenussyndrom und Hals-Brust-Übergangswirbel. Langenbecks Arch Klin Chir 189:513

Watson J St, Chraig RDP, Orton CI (1979) The free Latissimus dorsi myocutaneus flap. Plast Reconstr Surg 64:299

Weber G (1950) Über lumbale Diskushernien. Z Rheumaforsch 9:223–255

Weintraub A (1972) Psychosomatik des Weichteilrheumatismus – therapeutische Konsequenzen in Kur und Praxis. Z Rheumaforsch 31:273

Weisman AD, Adams RD (1944) The neurological complications of dissecting aortic aneurysm. Brain 67:69

White AA, Panjabi MM (1978) Clinical biomechanics of the spine. Lippincott, Philadelphia

Willis TA (1929) Analysis of vertebral anomalies. Am J Surg 6:163

Wilkins RH, Odom GL (1978) Anterior and lateral spinal meningoceles. In: Vinken PJ, Bruyn GW (eds) Handbook of clinical neurology, vol. 32: Congenital malformations of the spine and spinal cord. North-Holland Publishing Company, Amsterdam New York Oxford pp 193–230

Wolfers H, Hoeffken W (1974) Fehlbildungen der Wirbelbögen. In: Diethelm L, Heuck F, Olsson O, Ranniger K, Strnad F, Vieten H, Zuppinger A (Hrsg) Handbuch der medizinischen Radiologie, Bd 6, Teil 1: Röntgendiagnostik der Wirbelsäule, 1. Teil. Springer, Berlin Heidelberg New York, pp 265–389

Wollenberg A (1922) Röntgenologie der Deformitäten. In: Gerhartz H (Hrsg) Leitfaden der Röntgenologie. Urban u. Schwarzenberg, Berlin Wien, S 163–191

Wood-Jones F (1913) The ideal lesion produced by judicial hanging. Lancet I:53

Woollam HHM, Miller JW (1955) The arterial supply of the spinal cord and its significance. J Neurol Neurosurg Psychiatry 18:97

Zaki W (1973) Aspects morphologique et fonctionnel de l'annulus fibrosus du disc intervertébrale de la colonne cervicale. Bull Assoc Anat 57:649

Zeitlin H, Lichtenstein BW (1936) Occlusion of the anterior spinal artery. Clinico-pathologic report of a case and review of the literature. Arch Neurol Psychiatr (Chicago) 36:96

Zenker W (1977) Das Rückenmark. In: Benninghoff/Goerttler (Hrsg) Lehrbuch der Anatomie des Menschen, 3. Bd, 10. Aufl: Nervensystem, Haut und Sinnesorgane, Urban u. Schwarzenberg, München Wien Baltimore

Zimmermann M (1968) Dorsal root potentials after C-fibres stimulation. Science 160:896

Zülch KJ (1954) Mangeldurchblutung an der Grenzzone zweier Gefäßgebiete als Ursache bisher ungeklärter Rückenmarksschädigungen. Dtsch Z Nervenheilk 172:81

Zülch KJ (1956) Pathologische Anatomie der raumbeengenden, intrakraniellen Prozesse. In: Olivecrona H, Tönnis W (Hrsg) Handbuch der Neurochirugie, 3. Bd. Springer, Berlin Göttingen Heidelberg, S 1–702

Sachverzeichnis

A. axillaris 375
A. canalis vertebralis anterior
  Rami ascendens et descendens 231
A. canalis vertebralis posterior 231
A. carotis interna 154
A. cerebelli inferior posterior 315, 363
A. cervicalis ascendens 62, 63, 66, 68, *101*, 109, 320
  Anastomosen 101, 304
  R. profundus 101
  Rr. musculares 101
  Rr. spinales 101
  Varianten 304
  Verlauf 101, 304
A. cervicalis profunda 63, 64, *103*, 231, 302
  Anastomosen 103, 304
  Rr. musculares 103
  Rr. spinales 103
  Varianten 304
  Verlauf 103, 303
A. cervicalis superficialis 57, 103, 302, 372
  Anastomosen 304
  Verlauf 304
A. circumflexa humeri posterior 78, 375, 378
A. circumflexa ilium profunda 73, 77
  Anastomosen 106
  Verlauf 106
A. circumflexa ilium superficialis 77
A. circumflexa scapulae 78, 375, 378
  Äste 104
  Verlauf 104
A. epigastrica inferior 77, 105
A. epigastrica superior 104
A. glutea inferior 71
A. glutea superior 71
A. iliolumbalis 69, 72, 73, 77
  Anastomosen 106
  R. iliacus 106, 352
  R. lumbalis 106, 352
  R. spinalis 106, 352
  Ursprungsvarianten 352
  Verlauf 106
A. intercostalis anterior 104
A. intercostalis posterior 75, 76, 328

A. intercostalis suprema 63, 66
  Äste 104
  Varianten 326
  Verlauf 326
A. lumbalis ima 106
A. musculophrenica 73, 104
A. occipitalis 57, 60, 69, *101*, 302
  Anastomosen 101
  R. descendens 101
  Rr. musculares 101
  Varianten 304
  Verlauf 101, 304
A. paracentralis 276
A. pharyngea ascendens 68
A. phrenica inferior
  Varianten 342
A. radicularis magna *272*, 300
  Aufteilung 272
  Länge 272
  Ligatur 281
  Lokalisation 272
A. radicularis magna posterior 272
  Durchmesser 274
  Lokalisation 274
A. sacralis lateralis 71
  Rr. anastomotici 106
  Rr. spinales 106
  Ursprungsvarianten 352
  Verlauf 106
A. sacralis mediana 231, 354
  Anastomosen 106
  Äste 106
  Verlauf 106
A. sacralis mediana accessoria 354
A. scapularis dorsalis 60, 78, 104, 372
A. spinalis anterior 145, 265, *274*
  Anastomosen 275
  Kaliber 275
  Kompression 265
  Rami cruciantes 275
  Zuflüsse 274
A. spinalis anterior-Syndrom 180, 281
A. spinalis posterior 275
A. sternocleidomastoidea 60
A. subclavia 155, 370
A. subcostalis
  Anastomosen 104
  Verlauf 104

A. subscapularis *104*
  Äste 104
  Maße 378
  Varianten 378
  Verlauf 104, 378
A. suprascapularis 57, 60, 78, *104*, 370
  Anastomosen 104
  Lagevarianten 373
  R. acromialis 104
  Rr. musculares 104
  Ursprungsvarianten 373
  Verlauf 104
A. thoracica lateralis 77, 78, 375, 378
A. thoracoacromialis 375
A. thoracodorsalis 62, 78, 104, 375
  Hautversorgungsbereich 380
  Maße 378
  Varianten 378
  Verlauf 378
A. thyroidea inferior 63, 155, 304, 318
A. thyroidea sup. 60
A. transversa colli 57, 62, 63, 304
  Lagevarianten 370
  Ursprungsvarianten 370
A. transversa colli, R. profundus *104*
  Anastomosen 104
  Verlauf 104
A. transversa colli, R. superficialis *103*
  Anastomosen 103
  Verlauf 103
A. vertebralis 63, 66, 68, 69, *101*, 155, 179, 305, 318
  Altersveränderungen 307
  Anastomosen 101
  Durchblutungsstörungen 307
  Freilegung 320
  Kaliber 308
  Kompressionen 180
  Punktion 308
  R. meningeus 101, 308, 315
  Rr. musculares 101, 308
  Rr. spinales 101, 308
  Verlauf 101, 307
  Verlaufsvarianten 307

A. vertebralis thoracalis 326, 334
  absteigende 327
  aufsteigende 327
  Varianten 327
Aa. axis ascendentes 231
Aa. circumflexae humeri anterior et posterior 62
Aa. cornu anterioris 276
Aa. cornu posterioris 276
Aa. epigastricae 73
Aa. fissurae 276
Aa. iliacae communes 347
Aa. intercostales posteriores 57, 60, 62, 64, 66, 77, 78, *104*
  Anastomosen 104
  R. collateralis 104
  R. cutaneus lateralis 104
  R. dorsalis 104
  R. spinalis 104
  Ursprungshöhen 222
  Ursprungsvarianten 221
  Verlauf 104
Aa. interfuniculares 276
Aa. lumbales 69, 72, *105*, 347
  Anastomosen 105
  R. dorsalis 105
  Varianten 221, 342
  Verlauf 105
Aa. marginales 276
Aa. nervomedullares 270
Aa. pericardiacophrenicae 74
Aa. phrenicae inferiores 74, 347
Aa. phrenicae superiores 74
Aa. radiculares anteriores
  Kaliber 270
  Verteilung 272
  Zahl 270
Aa. radiculares posteriores
  Kaliber 272
  Zahl 272
Aa. sacrales laterales 231
Aa. spinales anterolaterales 275
Aa. spinales laterales 275
Aa. spinales posteriores 275
Aa. spinales posterolaterales 275
Aa. sulci
  Gesamtzahl 275
  Kaliber 275
  Verteilung 275
Abnorme Geradehaltung 178, 201

Achillessehnenreflex 143, 259
Achsenorgan 177
Achsenstauchschmerz 206
Acromion 7
Adductorenreflex 143
Amyelie 144
Amyotrophische Lateralsklerose 285
Analreflex 143
Angiographie 180
Angiome, arteriovenöse 281
   Gefäßzuflüsse 282
   Höhenverteilung 282
   Symptome 282
   Therapie 282
Angulus costae 40
Angulus venosus sinister 117
Ansa subclavia 155
Antischweremuskeln 188
Anulus fibrosus 27, 260
Aorta 155
   Aneurysma dissecans 281
Aorta abdominalis 347
Aorta thoracica 328
Aortenbifurkation
   Variation der Höhe 347
Apophysen 17
Arachnoidea spinalis *239*
   Arachnoidealzotten 240
   Wurzelsepten 240
Arachnoidealcysten 245
Arachnoidealzotten 240, 300
Arcus costarum 40
Armvorhaltetest 196
Arnold-Chiari-Mißbildung 147
Articulatio atlantoaxialis mediana 311
Articulatio sacroiliaca *42*
   Bänder 42
   Beweglichkeit 357
   Bogenwulst 42
   Gelenkfläche 42
   klinische Untersuchung 357
   Nervenversorgung 43
   Palpation 359
   Röntgenaufnahme 43
   Röntgenuntersuchung 360
   Varietäten 43
   Zugang 360
Ascensus medullae 121
Assimilation 23
   Atlas 23
Assimilationsvorgänge 23
   cervicothorakal 215
   lumbosacral 220
   thoracolumbal 215
Astrocytome 300
   Höhenverteilung 297
Atemlähmung 319
Atlantoaxialgelenke
   Blutversorgung 231
Atlantooccipitalgelenk
   Blutversorgung 231
Atlas 18
   Assimilation 23
   Blutversorgung 231
   Knochenkerne 16, 17

Ponticulus lateralis 307
Atlas und Axis
   lateraler Zugang 323
   transoraler Zugang 321
Atmung 288
Atonische Blase 284
Aufgerichtete Haltung 195
Aufrechte Haltung 3, 139
Aufrechter Stand
   Sicherung 93
Aufrichtung
   aktive 201
   bipede 185
Axis 18
   Blutversorgung 231
   Knochenkerne 16, 17
Azygossystem *222, 328*
   Varianten 328
   Verbindungen 328
   Wurzeln 328

Babinski-Reflex 143, 283
Bahnen
   absteigende 137
   aufsteigende 129
Bandapparat 34
Bändertests
   Ligamenta sacroiliaca 360
   Ligamentum iliolumbale 360
   Ligamentum sacrotuberale 360
Bandscheiben *27*
   Faserring 27
   Gallertkern 27
   Punktion 362
   Uncovertebralgelenke 27
Bandscheibenhernien *259*
   Erstsymptome 259
   Lokalisation 259
   Operation 265
   Operationskomplikationen 267
   Pathogenese 259
   segmentäre Verteilung 260
   Symptomatik 262
Bauchdeckenreflex 143, 257
Becken
   Kippungswinkel 189
Beckenkippung 183
Beckenneigung 183
Beckenschiefstand 184, 358
Beckenstand 183
Beckenstellung 184
Beckenverwringung
   Beurteilung 359
Behandlungsplan 177
Beinlänge
   Beurteilung 358
Beinlängendifferenz 196, 358
   variable 359
Bewegungsablauf
   Palpation 198
Bewegungsdiagnostik 176, 197
Bewegungshemmungen 203
Bewegungsmessung nach Schober 205
Bewegungsprüfungen *197, 202*

   aktive 197
   passive 202
Bewegungssegmente *36*, 177, 260
   Beweglichkeit 202, 261
   Lockerung 202
Bewegungsstörungen
   segmentale 202
Bewegungsumfang
   Flexion–Extension 32, 261
   Rotation 32
   Seitenneigung 32
Bicepsreflex 143, 257
Biegungsachse 27, 29
Blaseninnervation 283
Blasenlähmung
   Prognose von Rückenmarksgeschädigten 283
   Stadien 284
Blasenverletzung 268
Blockierungen 178
   segmentale 203
Blockwirbel 45, 219
Bogenwulst 42
Bogenwurzelabstand 37
Brachialgie 180
Brown-Séquard 288
Brustgrenzstrang 155
Brustkorb, dorsaler 40
Brustwirbel 20
Brustwirbelsäule 33
   Bandapparat 34
   Beweglichkeit 197, 261
   passive Beweglichkeit 203
Brustwirbelsäule, Zugänge
   dorsolateraler Zugang 335
   dorsomediale Zugänge 334
   laterale Zugänge 335
   transaxillärer Zugang 337
   Zugang zum thorakolumbalen Übergang 338
   Zwerchfelldurchtrennung 338
Bulbocavernosusreflex 284

Canalis centralis *124*
Canalis neurentericus 120, 145
Canalis vertebralis 37
Canalis vertebralis cervicalis 311
Capillaren
   intramedulläre 276
Capsula interna 137
Cauda equina 121, 342
   Claudicatio intermittens 260
Cauda equina-Syndrom 259
Caudaaplasie 144
Caudaläsion 283
Cavitas epiduralis *245*
   Ausdehnung 245
   Druckverhältnisse 250
   Inhalt 245
   Verbindungen 245
Cavitas subarachnoidealis *240*
   Cisterna lumbalis 240
   Recessus laterales obliqui 240
   Septum subarachnoideale dorsale 240
Centrum ciliospinale 154

Cervicobrachiale Syndrome 179
Cervicocephale Syndrome 179
   pathogenetische Faktoren 180
Chorda dorsalis 14, 118
   persistierende 45
   Spaltung 44, 245
Chordasegmente 14, 27
Chordome 299
   Lokalisation 299
Chordotomie 209, 288, 363
Cisterna cerebellomedullaris 315
Cisterna chyli 116
Cisterna lumbalis 240
Colliculus cranialis 131, 137, 140
Collum costae 40
Columna lateralis 125
Columnae ventrales et dorsales 125
Commissura alba 125, 131, 136, 137
Commotio spinalis 294
Compressio spinalis 294
Computer-Tomogramm 39, 180, 292
   Atlas 248
   Halswirbel 248
   Lumbalwirbel 39, 249, 250
   Thorakalwirbel 249
Contusio spinalis 294
Conus medullaris (terminalis) 122, 300, 342
Conusläsion 283
Cornu dorsale 125, *128*
   Apex 128
   Basis 128
   Caput 128
   Cervix 128
   Kerne 128
   Zellen 128
Cornu ventrale 125, *128*
   Fasern 128
   Gliederung 129
   Pars centralis 129
   Zellen 128
Corona radiata 137
Corona vasorum 276
Corpus adiposum sacrococcygeum 245
Corpus coccygeum 106
Corpus vertebrae binucleare 44
Cortex cerebri 131
Cortex vermis cerebelli 131
Costotransversektomie 334
Cremasterreflex 143
Cristae sacrales 351

Darmverletzung 268
Deafferenzierte Blase 284
Decussatio pyramidum 137, *144*
   Läsionen 144
   Struktur 144
Decussatio tegmenti dorsalis 137
Decussatio tegmenti ventralis 137

Deefferenzierte Blase 285
Denervierte Blase 284
Dermalsinus 147
   Infektionswege 149
Dermatome 156, 157
   Anordnung 157
   Mamillarlinie 157
   Scapularlinie 157
   Stufenbildung 157
   Untersuchungsmethoden 157
Diaphragma 255
   Crus laterale 72
Diaphragma, pars lumbalis 74
   Ansatz 74
   Blutversorgung 74
   Centrum tendineum 74
   Crus dextrum 74
   Crus intermedium 74
   Crus laterale 74
   Crus mediale 74
   Crus sinistrum 74
   Innervation 74
   Ursprung 74
   Variationen 74
Diaschisis 283
Diastematomyelie 145
   Höhenverteilung Knochensporn 145
Discektomie
   ventrale 266
Disci intervertebrales
   Ernährung 231
   Innervation 234
Discus intervertebralis 27
   Anulus fibrosus 27
   Nucleus pulposus 27
Discushernien 180, 255, 259
   Erstsymptome 259
   Lokalisation 259
   Operation 265
   Operationskomplikationen 267
   Pathogenese 259
   segmentäre Verteilung 260
   Symptomatik 262
Dissoziierte Empfindungsstörung 285
Dornfortsätze 19
Dorso-enterische Fistel 147
Druckdolenzen 206
Ductus lymphaticus dexter 117
Ductus thoracicus 112
   Nachbarschaftsbeziehungen 116
   Varianten 117
   Verlauf 116
   Wurzeln 116
Dura mater spinalis
   Bau 241
   Lig. craniale 241
   Lig. interspinale cervicale 241
   Lig. lumbosacrale 241
   Lig. terminale 241
   Verstärkungsbänder 241
Duralsack
   caudales Ende 242
   Filum spinale 242

Filum terminale externum 242
   Mißbildungen 245
   Variationen 245

Eigenreflexe 143
Elektromyographie 180, 206
Endorphin 209
Enterischer Sinus 147
Enterogene Cysten 120, 145, 147
Enterogenes Divertikel 147
Enterotome 156, 163
Ependymome 285, 300
   Höhenverteilung 297
Epiduralraum
   Ausdehnung 245
   cervicaler 311
   Druckverhältnisse 250
   Inhalt 245
   lumbaler 342
   Punktion 362
   sacraler 352
   thorakaler 328
   Verbindungen 245
Epimer 54, 55
Epiphysenfuge 17
Extensionsfrakturen 293
Exteroceptivität 130
Extrapyramidalmotorisches System 137

Facet denervation 234
Fascia cervicalis
   Lamina prevertebralis 67, 154, 303, 320
Fascia iliaca 70
   Senkungsabszeß 341
Fascia musculi trapezii 303
Fascia nuchae 88, 100, 303, 325
Fascia thoracia externa 75
Fascia thoracica interna 77
Fascia thoracolumbalis 72, 73, 325, 341
   Entwicklung 54
   oberflächliches Blatt 99
   tiefes Blatt 100
Fascia transversalis 73
Fasciculi gracilis et cuneatus 131, 288
   Hinterstrangkerne 131
   Lokalisation 131
   Sinnesqualität 131
   Verlauf 131
Fasciculi interfascicularis et septomarginalis 131
   ovales Feld von Flechsig 141
   Phillippe-Gombaultsches Dreieck 141
   Schultzesches Komma 141
Fasciculi proprii 137, 141, 144
Fasciculus longitudinalis medialis 139, 140
α-Fasern 128
γ-Fasern 128
Faserring 27
Federtest 360

Fehlformen 184, 190, 193
   klinische Bedeutung 190
Fehlhaltungen 184, 190, 193
   klinische Bedeutung 190
Fettgewebe „hernien"
   Einklemmungserscheinungen 223
   Lokalisation 223
   Operation 231
Fila radicularia 151
   Anastomosen 150
   Ramus dorsalis n. spinalis 151
   Ramus ventralis n. spinalis 151
Filum spinale 122
Filum terminale 121, 342
   abnormes 148
Filum terminale externum 122
Fingerbeugereflex 143
Finger-Boden-Abstand (FBA) 205
Fischwirbeldeformation 293
Fissura mediana ventralis 124, 137
Fixpunkte
   topographische 196
Flachrücken 196
Flèche 205
Flexionsfrakturen 293
Foramen magnum 121
Foramen processus transversi 19
Foramen venae cavae 347
Foramina intervertebralia 328, 342
   Brustwirbelsäule 254
   Halswirbelsäule 254
   Inhalt 251
   Lendenwirbelsäule 254
   Röntgendarstellung 214
   Topographie 251
Foraminotomie 266
Formatio reticularis 140, 144
Formatio reticularis medullae 136, 140
Formatio reticularis mesencephali 136
Formatio reticularis pontis 136
Fortsatzfrakturen 294
Fremdreflexe 143
Friedreichsche Ataxie 288
Funiculäre Myelose 288
Funiculus dorsalis 124
Funiculus lateralis 124
Funiculus ventralis 124
Funktionskontrolle
   palpatorische 205
Funktionsprüfungen 197
   allgemeine 202
Funktionsstörungen 197

Gallertkern 27
Gang
   aufrechter 3
Ganglia lumbalia 155
Ganglia sacralia 156

Ganglia thoracica 155
Ganglion cervicale inferius 155, 318
Ganglion cervicale medium 154
Ganglion cervicale superius 154
Ganglion cervicothoracicum (stellatum) 155
   Punktion 319
Ganglion coeliacum 155
Ganglion impar 156
Ganglion renale 155
Ganglion splanchnicum 155
Ganglion thoracicum 1 318
Ganglion vertebrale 155
Gate control theory 207
Gefäßmißbildungen
   arteriovenöse Angiome 281
   Genese 281
Gefäßverletzung 268
Gelenkfortsätze 30
Gelenkkapseln 31
Geradehaltung
   abnorme 178, 201
   fixierte 190
Gesamthaltung 186
   psychische 188, 193
   somatische 188
Gibbus 190, 293
Gleichgewicht 139
Gliederung, segmentale 13
Glioblasten 121
Glutäalfalten 358
Grenzstrang
   Abschnitte 154
   Verbindungen 154
Grenzstrang, cervicaler 315
Grenzstrang, lumbaler
   Anästhesie 348
   Freilegung 349
   Lage 348
   Punktion 348
Grenzstrang, sacraler 357
Grenzstrang, thorakaler
   Lage 334
   thorakoskopische Durchtrennung 334
   Zugang 334
Grenzstrangblockade 156
Grenzstrangdurchtrennung
   Indikationen 156
Grenzzonen 276
   hämodynamische 278
Grenzzonensyndrom 281
Gyrus precentralis 137

Habituelle Haltung 195
Halsgrenzstrang 154
   Freilegung 318
   Lagebeziehungen 315
   Läsionen 315
   Varianten 315, 316
Halsmarksquerschnitt 283
Halsrippen 24, 215
Halswirbel 31

Halswirbelsäule
  Beweglichkeit 197, 203, 261
  passive Prüfungen der Beweglichkeit 203
Halswirbelsäule, Zugänge 321
  dorsaler Zugang 320
  ventrolateraler Zugang 320
  ventromedialer Zugang 321
  Zugänge zu Atlas und Axis 321
Haltung *184*
  anthropologische Teilaspekte 184
  aufrechte 3, 185, 186
  Behandlungsprinzipien 193
  Beurteilung 184
  Evolutionsproblem 185
  klinisches Problem 186
  menschliche 185
  Promontorium 185
  psychologisches Problem 193
  Sammelbegriff 186
  Schwerelinie 189
  somatisch-klinische Teilaspekte 184
  terminologisches Problem 193
Haltungsanomalien 197
Haltungsbegriffe 188, 193
Haltungsbeurteilung *195*
  aufgerichtete Haltung 195
  habituelle Haltung 195
  Haltungswechsel 195
  Inspektion 195
  klinische 188, 195
  morphologische 196
  Ruhehaltung 195
Haltungsbild
  individuelles 188
Haltungsinsuffizienz 188, 190
Haltungsleistung 188, 190
Haltungsleistungsfähigkeit 188, 196
Haltungsmuster 190, 193
Haltungsnomenklatur 193
Haltungsproblem 185
Haltungsprüfung *195*
Haltungsschäden 184
Haltungsschwäche 188, 196
Haltungsstrukturelemente 188
Haltungssystem *188*
  funktionell-dynamische Elemente 188
  Strukturelemente 188
Haltungstherapie 188
  psychologische 193
Haltungsverfall 188, 194
Haltungswechsel 195, 196
Hämatomyelie 294
Hartspann 179, 205
Haut *167*
Hautäste
  dorsolaterale 173
  dorsomediale 173
Headsche Maximalpunkte 163
Headsche Zonen 165
Hemilaminektomie 266, 320
Herpes zoster 162, 255, 285

Hiatus
  cervicothorakaler 173
  lumbosacraler 173
Hiatus aorticus 74, 116
Hiatus axillaris lateralis 375
Hiatus axillaris medialis 375
Hiatus oesophageus *74*
Hiatusproblem 173
Hinterstrang 124
Hinterstrangbahnen 132, 133
Hinterstrangkerne 131
Hinterwurzelarterien
  Kaliber 272
  Zahl 272
Hohlrunder Rücken 190, 196
Hornersches Syndrom 156, 285, 315, 319
Hydrogoniometer 205
Hydromyelie 147, 285
Hyperabduktionstest 359
Hyperalgesie 163
Hypermobilität 178
Hypomer 54, *55*
Hypothenar 257
Hypotonien 205

Iliosacralgelenk (ISG)
  Beweglichkeit 357
  klinische Untersuchung 206, 357
  Palpation 359
  Röntgenuntersuchung 360
  Zugang 360
Innervation, segmentale *156*
Inspektion *182*
Insufficientia intervertebralis 178
Insuffizienz
  basiläre 180
Interarticularportionen
  Röntgendarstellung 214
Intercostalneuralgien 180
Intercostalraum 40
  Leitungskanal 328
Intersegmentalarterien 14
Intumescentia cervicalis 122
Intumescentia lumbosacralis 122, 272
  Gefäße 272
Irritationsphänomene
  sympathische 179
Irritationszonenpalpation 360
Ischialgie 180
ISG-Syndrom
  Hypermobilität 357
  Hypomobilität 357
  klinische Untersuchung 358
  Symptomatik 358
  Ursachen 358

Jendrassikscher Handgriff 143

Keilwirbel 45, 219
Kennmuskeln 163, 255

Kern für viscerale Afferenzen 128, 137
Kinn-Sternum-Abstand (KSA) 205
Kippungswinkel 189
Klinische Leitsymptome 178
Klinische Symptomatik 177
Klinische Untersuchung 176, 177, *206*
  ergänzende 206
Klippel-Feil-Syndrom 45
Knips-Reflex 143
Knochenkerne 17
Kompressionsfrakturen 289
Kompressionssyndrome 179, *180*
  Leitsymptomatik 180
Kopfrotation 203
Körperfascie
  oberflächliche 98
Kreuzbein 22, 27, 42
  Geschlechtsunterschiede 26
  Spaltbildung 26
Kreuzbeinfontanelle 245
Kreuzschmerzen
  Häufigkeit 5
Kyphometer 205
Kyphose 10, 11, 178, 190, 193, 196, 201
Kyphosierung 188, 193
  thorakale 185

Lamina prevertebralis fasciae cervicalis 154, 303, 320
Laminektomie 266, 320
Langsitz 202
Längsterritorien, arterielle 278
Lasèguesches Zeichen 198, 202, 263
Latissimuslappentransplantation, musculocutane 380
Lemniscus medialis 131, 207
Lendenhernien 381
Lendensteife 201
Lendenwirbel 21
Lendenwirbelsäule
  Beweglichkeit 197, 261
  passive Bewegungsprüfung 204
Lendenwirbelsäule, Zugänge
  dorsale 349
  laterale 349
  ventrale 349
Levade 204
Lhermittesches Zeichen 264
Lig. craniale durae matris 244
Lig. terminale 241
Lig. terminale durae matris 243
Ligamenta flava 35
  Excision 266
Ligamenta iliolumbalia 73, 100, 350, 360
Ligamenta interarcualia 35
Ligamenta interspinalia 35
Ligamenta sacroiliaca 350, 360
Ligamenta sacroiliaca dorsalia 42, 351

Ligamenta sacrotuberalia 42, 351, 360
Ligamentosen 178
Ligamentum arcuatum laterale 72, 74
Ligamentum arcuatum mediale 70, 74
Ligamentum arcuatum medianum 74
Ligamentum cruciforme atlantis 35
Ligamentum denticulatum *235*
  Durchtrennung 266
  Faserverlauf 239
  Rautenplatte 235
Ligamentum longitudinale
  anterius 35
  posterius 35
Ligamentum lumbocostale 73, 100
Ligamentum lumbosacrale durae matris 342
Ligamentum nuchae 35
Ligamentum sacrococcygeum 35, 245
Ligamentum supraspinale 35
Ligamentum transversum atlantis 35
Ligamentum transversum scapulae superius 375
Ligamentverdickungen
  degenerative 180
Liquor cerebrospinalis *240*
  chemische Normalwerte 241
  Druck 240
  physikalische Normalwerte 241
  Produktion 240
  Volumen 240
  Zellen 240
  Zirkulation 240
Lissauersche Randzone 131
Lockerungen
  segmentale 203, 205
Lordose 10, 11, 178, 190, 193, 196
Lordosierung 188, 193
  cervicale 185
  lumbale 185
Luftembolie 267
Lumbalanaesthesie 363
Lumbalisation 23, 220
Lumbalmarksquerschnitt 283
Lumbalpunktion 363
Lumbosacralwinkel 28
Lymphsystem Haut
  Areale 169
  Kollektor 169
  lymphatische Wasserscheide 169
  Lymphcapillaren 169
  Präkollektoren 169
  Territorien 169
  Zonen 169

M. abductor pollicis brevis 257
M. atlantobasilaris internus 68

M. atlantomastoideus 92
M. axobasilaris 68
M. biceps brachii 257
M. brachioradialis 257
M. cleidocervicalis 61
M. cleidooccipitalis 61
M. coccygeus 71
M. deltoideus 257, 369
M. detrusor 283
M. diaphragmaticoretromediastinalis 75
M. dilatator pupillae 154
M. erector spinae 65, 80
M. extensor hallucis longus 259
M. flexor pollicis brevis 257
M. iliacus 70
  Verspannung 359
M. iliocostalis *80*
  Innervation 80
  M. iliocostalis cervicis 80
  M. iliocostalis lumborum 80
  M. iliocostalis thoracis 80
  Variationen 80
M. iliopsoas 70
M. infraspinatus *78*, 365
M. latissimus dorsi *62*, 377, 381
  Ansatz 62
  Bursa subtendinea 62
  Funktion 63
  Innervation 63
  Ursprung 62
  Variationen 63
M. levator scapulae *62*, 369
  Ansatz 62
  Blutversorgung 62
  Funktion 62
  Innervation 62
  Ursprung 62
  Variationen 62
M. longissimus *81*
  Innervation 81
  M. longissimus capitis 81
  M. longissimus cervicis 81
  M. longissimus lumborum 81
  M. longissimus thoracis 81
  Variationen 81
M. longus capitis
  Ansatz 68
  Blutversorgung 68
  Funktion 68
  Innervation 68
  Ursprung 68
  Variationen 68
M. longus colli
  Abschnitte 67
  Ansatz 66
  Blutversorgung 66
  Funktion 68
  Innervation 67
  Ursprung 66
  Variationen 68
M. multifidus *89*
  Brustabschnitt 89
  Halsabschnitt 89
  Innervation 89
  Lendenabschnitt 89
  Variationen 89

M. obliquus capitis inferior 92
  Innervation 93
  Variationen 93
M. obliquus capitis superior
  Innervation 93
  Variationen 92
M. obliquus externus abdominis 381
  Ansatz 77
  Blutversorgung 77
  Innervation 77
  Ursprung 77
  Variationen 77
M. obliquus internus abdominis
  Ansatz 77
  Blutversorgung 77
  Innervation 77
  Ursprung 77
  Variationen 77
M. omohyoideus 318
M. opponens pollicis 257
M. peroneus brevis 259
M. peroneus longus 259
M. piriformis
  Ansatz 71
  Blutversorgung 71
  Innervation 71
  Ursprung 71
  Variationen 71
M. pronator teres 257
M. psoas *69*, 155, 349
  Ansatz 69
  Blutversorgung 69
  Funktion 71
  Innervation 71
  M. psoas accessorius 71
  M. psoas major 71
  M. psoas minor 71
  Ursprung 69
  Variationen 71
M. quadratus lumborum *72*
  Ansatz 72
  Blutversorgung 72
  Innervation 72
  Ursprung 72
  Variationen 72
M. quadriceps femoris 258
M. rectus capitis anterior
  Ansatz 68
  Blutversorgung 68
  Innervation 68
  Ursprung 68
  Variationen 68
M. rectus capitis anterior medius 68
M. rectus capitis lateralis
  Ansatz 69
  Blutversorgung 69
  Innervation 69
  Ursprung 69
  Variationen 69
M. rectus capitis lateralis longus 69
M. rectus capitis posterior major
  Innervation 93
  Variationen 91

M. rectus capitis posterior minor 91
  Innervation 93
  Variationen 92
M. rhomboideus *60*
  Ansatz 60
  Blutversorgung 60
  Funktion 62
  Innervation 60
  Ursprung 60
  Variationen 60
M. sacrococcygeus dorsalis 85
M. sacrococcygeus ventralis 71
M. sacrospinalis 80
M. scalenus anterior 318, 370
M. semispinalis *86*
  M. semispinalis capitis 87
  M. semispinalis cervicis 87
  M. semispinalis lumborum 88
  M. semispinalis thoracis 86
  Variationen 88
M. serratus anterior *77*, 369, 375
M. serratus posterior inferior
  Ansatz 66
  Blutversorgung 66
  Innervation 66
  Ursprung 66
  Variationen 66
M. serratus posterior superior
  Ansatz 64
  Blutversorgung 64
  Innervation 66
  Ursprung 64
M. sphincter urethrae 283
M. spinalis *84*
  Innervation 85
  M. spinalis capitis 85
  M. spinalis cervicis 85
  M. spinalis lumborum 85
  M. spinalis thoracis 84
  Variationen 85
M. splenius *81*
  Ansatz 83
  Gliederung 83
  Innervation 83
  M. splenius capitis 82
  M. splenius cervicis 82
  Ursprung 83
M. sternocleidomastoideus *60*, 318, 320
  Varianten 61
M. submultifidus 90
M. subscapularis *78*, 365, 375
M. supraspinatus *78*, 365
M. suspensorius duodeni 75
M. teres major *78*
M. teres minor *78*, 365
M. tibialis anterior 258
M. tibialis posterior 259
M. transversus abdominis
  Ansatz 73
  Blutversorgung 73
  Fascia transversalis 73
  Innervation 73
  Ursprung 73
  Variationen 74

M. trapezius *57*, 369
  Ansatz 57
  Blutversorgung 59
  Funktion 60
  Innervation 59
  Lagebeziehungen 57
  Ursprung 57
  Variationen 59, 61
  Verlauf 57
M. triceps brachii 257
M. triceps surae 259
Mamillarlinie 157
Manual-therapeutische Untersuchung 179
Manuelle Diagnostik 178, 202
Maximalpunkte 163
Medulla oblongata 121, 137
Medulläres Syndrom 180
Megacauda 245
Membrana atlantooccipitalis
  anterior 35
  posterior 315
Membrana gliae externa 235
Membrana tectoria 35
Meningeome 255, 300
  Höhenverteilung 297
Meningocelen
  anteriore 244
  dorsale 147
  laterale 244
  ventrale 244
Meningomyelocele 147
Meningomyelocystocele 147
Meninx primitiva 121
Meniskoide Gelenkeinschlüsse 30
  Aufgaben 31
  Vorkommen 31
Mennellsche Prüfung 206, 359
Metamerie 13
Metastasen 255, 299
  Herkunft 299
  Höhenverteilung 297, 299
Michaëlis-Raute 7, 358
Miktion 284, 288
Mißbildungen 281
  sirenoide 215
Mißbildungen Rückenmark *144*
  abnormes Filum terminale 148
  Amyelie 144
  Caudaaplasie 144
  Dermalsinus 147
  Diastematomyelie 145
  enterogene Cysten 145
  Hydromyelie 147
  Spina bifida 147
  Syringomyelie 147
Mißbildungen Rückenmarkshäute *244*
  Arachnoidealcysten 245
  Megacauda 245
  Meningocelen 147, 244
  Wurzelcysten 245
  Wurzelscheidenauftreibungen 245

Mißbildungen Wirbelbogen *48*
   Querfortsätze 49
   Spalten 48
   Spina bifida 48
   Spondylolisthesis 48
   Spondylolyse 48
Mißbildungen Wirbelkörper *44*
   Blockwirbel 45
   Chorda dorsalis, persistierende 45
   Formalgenese 46
   Keilwirbel 45
   Sacralagenesie 44, 144, 215
   Schrägwirbel 46
   Spalten, frontale 44
   Spalten, sagittale 44
   unvollständige Wirbelkörper 45
   Wirbelaplasie 45
   Wirbelkörperepiphyse, persistierende 47
Mißbildungen Wirbelsäule *44*, 281
   kausale Genese 44
   Sacralagenesie 44, 144
   tierexperimentelle Befunde 44
Mittelhirn 137
Mm. intercostales externi *75*
   Ansatz 75
   Blutversorgung 75
   Innervation 75
   Ursprung 75
   Variationen 76
Mm. intercostales interni et intimi *76*
   Ansatz 76
   Blutversorgung 76
   Innervation 76
   Ursprung 76
   Variationen 76
Mm. interossei 257
Mm. interspinales *85*
   Innervation 86
   Mm. interspinales cervicis 85
   Mm. interspinales lumborum 85
   Mm. interspinales thoracis 85
   Variationen 85
Mm. intertransversarii *83, 84*
   dorsale 83
   Innervation 84
   Mm. intertransversarii laterales lumborum 84
   Mm. intertransversarii mediales lumborum 83
   Mm. intertransversarii posteriores cervicis 83
   Mm. intertransversarii thoracis 83
   Variationen 84
   ventrale 84
Mm. levatores costarum
   Ansatz 66
   Blutversorgung 66
   Funktion 66
   Innervation 66
   Ursprung 66

   Variationen 66
Mm. rhomboidei 60, 369
Mm. rotatores *90*
   Innervation 91
   Mm. rotatores breves 90
   Mm. rotatores cervicis 91
   Mm. rotatores longi 90
   Mm. rotatores lumborum 91
   Mm. rotatores thoracis 90
   Variationen 91
Mm. scaleni *63*
   Funktion 64
   M. scalenus anterior 63
   M. scalenus medius 63
   M. scalenus minimus 63
   M. scalenus posterior 63
Mm. subcostales 76
   Innervation 77
   Variationen 77
Mm. suboccipitales *91*
   Innervation 93
Mm. supracostales posteriores 76
Mongolenfleck 168
α-Motoneurone 128
   laterale Gruppe 129
   Lokalisation 129
   mediale Gruppe 129
Muskelfunktionsdiagnostik 202, 206
Muskeln am Rücken *54*
   Entwicklung 54
   somatische Muskeln 54
   viscerale Muskeln 57
Muskulatur, ischiocrurale
   Kontrakturen 202
Myelogramm 180, 247
Myelom 293
Myelopathie 264
Myogelosen 205, 263
Myotom 156, *162*
   Bauchfortsätze 54
   Differenzierung 54
   Epimer 54
   Hypomer 54

N. accessorius 57, 60, 113, 320, 372
   Radices spinales 310
N. axillaris 375
N. cardiacus cervicalis inferior 155
N. cardiacus cervicalis medius 155
N. cardiacus cervicalis superior 154
N. caroticus internus 154
N. dorsalis scapulae 62, 372
N. femoralis 71
N. genitofemoralis 349
N. iliohypogastricus 349, 385
N. ilioinguinalis 349, 385
N. intercostalis 75, 76
N. jugularis 154
N. laryngeus recurrens 116, 155

N. occipitalis major 302, 309
N. occipitalis minor 302
N. occipitalis tertius 302, 310
N. phrenicus 155, 318, 320
   Ramus dorsalis 74
   Ramus ventralis 74
N. pudendus 283
N. radicularis 150
N. sinuvertebralis 152
   Radix spinalis 234
   Radix sympathica 234
N. spinalis C_1 308
N. spinalis C_2 309
N. subcostalis 385
N. suboccipitalis 308
N. suprascapularis 375
N. thoracicus longus 375
N. thoracodorsalis 63, 379
N. vagus 154
N. vertebralis 155
Nackenmuskeln 302
   kurze 92
Naevi
   blaue 168
   segmentale 162
Nervenleitgeschwindigkeit 180
Neuralleiste 118
   Differenzierung 119
Neuralplatte 118
Neuralrinne 118
Neuralrohr
   Bodenplatte 121
   Deckplatte 121
   Differenzierung 119, 121
   Flügelplatten 121
   Grundplatten 121
   Mantelzone 121
   Matrix 121
   Myelinisierung 121
   Neuroepithel 121
   Proliferationszone 121
   Randschleier 121
   Wachstum 121
Neuralwulst 118
Neurinome 255, 300
   Höhenverteilung 297
Neuroblasten 121
Neuroepithel 121
Neurologische Untersuchung 206
Neuroporus
   anterior 118
   posterior 118
Neurulation 118
Niere
   translumbaler Zugang 383
Nierenfascie 349
Nn. cardiaci thoracici 155
Nn. clunium medii 351
Nn. hypogastrici 357
Nn. intercostobrachiales 113
Nn. pelvici 283
Nn. spinales C_{3-8} 309
Nn. splanchnici 154
   lumbales 156
   N. splanchnicus imus 155
   N. splanchnicus major 155

   N. splanchnicus minor 155
   sacrales 156
Nn. subscapulares 375
Nociceptoren 207
Nodi lymphatici cervicales superficiales 113, 302
Nodi lymphatici iliaci communes 116
Nodi lymphatici inguinales superficiales 113, 116
Nodi lymphatici intercostales 113
Nodi lymphatici jugulares 113, 116
Nodi lymphatici lumbales 116, 155, 348, 383
Nodi lymphatici mastoidei (retroauriculares) 113, 302
Nodi lymphatici mediastinales posteriores 116
Nodi lymphatici occipitales 113, 302
Nodi lymphatici parasternales 116
Nodi lymphatici sacrales 116, 354
Nodi lymphatici subscapulares 113, 376
Nodi lymphatici supraclaviculares 113
Normalhaltung 184, *188*
Nuclei gracilis et cuneatus 131, 144
Nuclei olivares accessorii medialis et dorsalis 137
Nucleus accessorius spinalis 129
Nucleus centralis 129
Nucleus cornucommissuralis dorsalis 128
Nucleus cornucommissuralis ventralis 129
Nucleus cuneatus accessorius 131
Nucleus dorsalis 128, 131
Nucleus dorsolateralis 129
Nucleus dorsomedialis 129
Nucleus intermediolateralis 128, 154, 315
Nucleus intermediomedialis 128
Nucleus lumbosacralis 129
Nucleus n. hypoglossi 129
Nucleus nervi phrenici 129
Nucleus posteromarginalis 128
Nucleus proprius columnae dorsalis 128
Nucleus pulposus 27, 260
Nucleus reticularis pontis caudalis 140
Nucleus retrodorsalis 129
Nucleus ruber 137
Nucleus spinalis nervi trigemini 131, 144
Nucleus supraspinalis 129, 144
Nucleus ventralis 129
Nucleus ventralis posterolateralis thalami 131

Sachverzeichnis

Nucleus ventralis posteromedialis thalami 131
Nucleus ventrocaudalis parvocellularis 207
Nucleus ventrolateralis 129
Nucleus ventromedialis 129
Nucleus ventroposterolateralis thalami 207
Nucleus vestibularis lateralis 137, 139
Nucleus vestibularis medialis 140

Oberflächenrelief *6*
Oberflächensensibilität
 Receptoren 130
Oesophagusperforation 267
Ossifikation 15
Osteoporose 293

Palpatorische Untersuchung *205*
Panniculose 174
Paravertebrale Halsmuskulatur 302
Pars spinalis nervi accessorii 144
Partielle Querschnittsläsion
 Halbseitenläsion 288
 Läsion der grauen Substanz 285
 Läsion des Rückenmarkszentrums 285
 Läsion im hinteren Seitenstrang 288
 Läsion im Hinterstrang 288
 Läsion im Tractus dorsolateralis (Lissauer) 285
 Läsion im vorderen Seitenstrang 288
Patellarsehnenreflex 143, 258
Patrick-Phänomen 359
Pedunculus cerebellaris caudalis 131
Pedunculus cerebellaris cranialis 136
Peitschenhiebsyndrom 289
Pennsylvania-Plan 5
Periaquäduktale Grausubstanz 209
Periostosen 178
Pia mater spinalis *235*
 Faserverlauf 239
 Lamina externa (Epipia) 235
 Lamina interna (Intima pia) 235
 Ligamentum denticulatum 235
 Rautenplatte 235
 Sondereinrichtungen 239
Pleura parietalis 155
 Grenzen am Rücken 388
Pleurakuppel 155, 318, 337
Plexus aorticus abdominalis 155, 156, 347
Plexus basilaris 278
Plexus cardiacus 155
Plexus caroticus internus 154

Plexus cervicalis 60
Plexus coeliacus 156
Plexus hypogastricus
 Verletzung 268
Plexus hypogastricus inferior (pelvinus) 283, 357
Plexus hypogastricus superior 156, 349, *357*
 Durchtrennung 357
 Erectionsstörungen 357
Plexus lumbalis 70, 155
Plexus lumbosacralis 356
Plexus pelvinus 156
Plexus sacralis 357
Plexus venosi vertebrales 234
Plexus venosi vertebrales externi 278
 anterior, posterior 110
Plexus venosi vertebrales interni 245, 278, 311
 anterior, posterior 110
 funktionelle Bedeutung 278
Plexus venosus sacralis 112, 354
Plexus venosus suboccipitalis 107, 109, 305, 308
Plexus venosus vertebralis externus 109, 305
Plexus vertebralis 155, 307
Pneumothorax 319
Poliomyelitis 255, 285
Pons 137
Ponticulus lateralis 307
Potenzstörung 268
Prävertebrale Muskeln *66*, 303
Primitivknoten 118
Primitivstreifen 118
Proatlas 17
Processus accessorii 19
Processus costales (costarii) 19
Processus uncinatus 31
Projektionsschmerzen
 periphere 179
Promontorium 10, 11, 185, 186, 350
Proportionen *7*
Proportionsverschiebungen 8
Proprioceptivität 130
Pseudo-Lasègue 199, 202, 359
Pseudoradiculäre Schmerzen 179, 262
Pseudoradiculäre Syndrome *179*
Pseudospondylolisthesis 49
Psoasarkade 70, 74
Psoasfascie 349
Punktion
 Bandscheiben 362
 CI/CII 363
 Cisterna cerebellomedullaris 363
 Epiduralraum 362
 Ganglion cervicothoracicum (stellatum) 319
 lumbal 363
 Medulla spinalis 363
 Sacralkanal 364
 Subarachnoidealraum 362

 suboccipital 363
 Wirbelkanal 362
 Wirbelkörper 362
Pyramiden 144
Pyramidenbahnsystem 137
Pyramidenkreuzung *144*
 Läsionen 144
 Struktur 144
Pyramidenläsion 288
Pyramis 137

Quadratusarkade 74
Queckenstedtscher Test 298
Querfortsätze 19
 Mißbildungen 49
Querschnittsläsion
 Blasenlähmung 283
 Cauda 283
 Conus 283
 Halsmark 283
 Lumbalmark 283
 parterielle 285
 Thorakalmark 283
 totale 283
Querschnittsterritorien 280

Radiculäres Schmerzsymptom 202
Radiculäres Syndrom 179
Radiculopathie 262
Radiusperiostreflex 143
Radix nervi spinalis
 Pars intrasaccularis 151
 Pars intravaginalis 151
Rami communicantes *154*, 155
 Rami communicantes profundi 154
 Rami communicantes superficiales 154
 Ramus communicans albus 152, *154*
 Ramus communicans griseus 152, *154*
Rami cruciantes 275
Rami interganglionares 152
Rami subscapulares 375
Rami vasculares 154, 155, 156
Rami viscerales 154, 155
Ramus dorsalis 151
Ramus meningeus (N. sinuvertebralis) 152
Ramus trapezius 372
Ramus ventralis 151
Randepiphysen 17
Randleiste 17
Recessus laterales obliqui 240
Recessus lateralis 37
Recessus retrooesophageus 116
Reflexblase 284
Reflexbögen *141*
 Elemente 141
 monosynaptische 141
 polysynaptische 141
Reflexe *140*
 somatische 141

 viscerale 141
 viscerosomatische 141
Reflexstörungen *143*
Reflexsyndrome
 spondylogene 179
Regio infrascapularis
 Bauplan 377
 Haut 377
 Lymphabfluß 379
 Muskulatur, Fascienverhältnisse 377
 subcutane Gefäße 377
 subcutane Nerven 377
 Versorgung 378
Regio lumbalis
 Bauplan 381
 Haut 381
 Lymphabfluß 383
 Muskulatur, Fascienverhältnisse 381
 subcutane Gefäße 381
 subcutane Nerven 381
 Versorgung 383
Regio nuchalis 301
 Haut, Subcutis 301
 Muskulatur, Fascienverhältnisse 302
 subcutane Gefäße 302
 subcutane Nerven 302
 Versorgung 303
Regio sacralis
 Haut 350
 Muskulatur, Fascienverhältnisse 351
 Subcutis 350
 Versorgung 352
Regio scapularis
 Bauplan 365
 Haut 365
 Lymphabfluß 376
 Muskulatur, Fascienverhältnisse 365
 subcutane Gefäße 365
 subcutane Nerven 365
 Versorgung 370
Regio sternocleidomastoidea 318
Regio vertebralis *213*
 Bauplan 213
 Grenzen 12
 klinische Bedeutung 213
 Pars cervicalis 13, 301
 Pars lumbalis 13, 338
 Pars sacralis 13, 350
 Pars thoracalis 13, 324
 Versorgung 220
Regio vertebralis lumbalis
 Muskulatur, Fascienverhältnisse 341
 subcutane Gefäße 338
 subcutane Nerven 341
 Versorgung 342
Regio vertebralis thoracalis
 Muskulatur, Fascienverhältnisse 325
 Subcutanschicht 325
 Versorgung 326

Regionengrenzen *23*, 25
  Atlas, Assimilation 23
  Halsrippen 24
  Lumbalisation 23
  Merkmale 25
  Sacralisation 23
  Variationsmöglichkeiten 23
Regiones paravertebrales
  Grenzen 12
  Regio infrascapularis 13
  Regio lumbalis 13
  Regio scapularis 13
Reithosenanästhesie 265
Reizsyndrome
  klinische Symptome 179
  spondylogene 179
  vasomotorische Störungen 179
Reliefänderung
  Muskelkontraktion 6
  verschiedene Stellungen 7
Reliefunterschiede
  geschlechtsbedingte 8
Renshaw-Zellen 129
Restharn 284
Rete acromiale 104, 375
Rete scapulare 375
Retinacula cutis 168
Rexed-Laminae 130
Rhachischisis 48, 144
Rhizotomie 209
Riesenpyramidenzellen, Betzsche 137
Rippen *40*
  Angulus costae 40
  Bewegungsachse 41
  Collum costae 40
  Flächenkrümmung 40
  Gelenke 40
  Kantenkrümmung 40
  Sulcus costae 40
  Torsion 40
  Tuberculum costae 40
Rippenanlagen 19
Röntgendiagnostik 176
Röntgenuntersuchungen 206
Rotationsblockierung 203
Rotationsverletzungen 293
Rückenarterien
  Längsanastomosen 106
Rückenhaut
  Anhangsgebilde 168
  Blutverteilung 169
  Gefäßversorgung 168
  Haarstrichmuster 167
  Innervation 172
  Lymphsystem 169
  Pigmentgehalt 168
  Spaltlinien 167
  Spannungslinien 167, 168
  Stauchungsfurchen 167
  Struktur 167
  Verankerung 168
Rückenleiden 207
  Häufigkeit 3
Rückenmark *118*
  Aufhängeapparat 235

äußere Form 121
  Bewegungseinflüsse 239
  Binnengefäße 275
  Blutversorgung *268*
  Conus medullaris (terminalis) 122
  Differenzierung 121
  Durchmesser 122
  Eigenapparat 140
  Entwicklung 118
  extradurale Abflüsse 278
  extramedulläre Zuflüsse 269
  Gefäßversorgung 120
  Gewicht 124
  Gliederung 124
  graue Substanz, Feinbau 125
  Grenzen, Ausdehnung 121
  innerer Aufbau 124
  Intumescenzen 122
  Länge 122
  Mißbildungen 144
  Myelinisierung 121
  Oberflächenrelief 124
  oberflächliches Arteriennetz 274
  Querschnitte 125
  Übergang Hirnstamm 143
  vasculäre Erkrankungen 280
  Venen 276
  Wachstum 121
  Zentralkanal 124
Rückenmarkgrau 129
  Gliederung in Laminae 129
Rückenmarkseinbau *235*
Rückenmarksgefäße
  Aa. nervomedullares 270
  Aa. radiculares 270
  arterielle Längsterritorien 278
  Entwicklung 268
  funktionelle Gliederung 278
  Querschnittsterritorien 280
  Versorgungsbereiche 280
  Vv. radiculares 277
Rückenmarkshäute *235*
Rückenmarksläsionen *283*
  operative 267
  Prognose *283*
  Querschnittsläsion 283
  Symptome 283
  Tumoren 294
  Ursachen 289
  Verletzungen 289
Rückenmarkssegmente 250
  Länge 252
Rückenmuskulatur, autochthone, genuine 84, 86
  Blut- und Nervenversorgung 231
  Funktion 93
  lateraler Trakt 78
  medialer Trakt 84
  spinales System 84
  Synergisten, Antagonisten 94
  transversospinales System 86
Rückenschmerzen
  epidemiologische Häufigkeit 176

Ruhehaltung 195
Rumpfneigungswinkel 29
Rundrücken 190, 193
Rutschtest 202
Rüttelschmerz 205

Sacralagenesie 44, 144, 215
Sacralanästhesie 364
Sacralinclination 350
Sacralisation 23, 220
Sacralwirbel
  Variationen 26
Sacrum
  Blutversorgung 231
  Geschlechtsunterschiede 26
  Spaltbildung 26
Sacrum acutum 220
Sanduhrgeschwülste 300
Scapula
  Bewegungsmechanik 369
  Zugänge 376
Scapulare Erhebung 156, 173
Scapularlinie 157, 257
Schaltneurone 125, 128
Scherungsfrakturen 293
Schipperfraktur 294
Schmerz 207
  pseudoradikulär 262
  radikulär 202, 262
Schmerzchirurgie *208*, 285, 288
  Chordotomie 209
  destruktive Methode 208
  elektrische Stimulation 208
  Rhizotomie 209
  Thalamotomie 209
Schmerzleitung *207*
  Anatomie 207
  Gehirn 207
  Peripherie 207
  Rückenmark 207
  Substantia gelatinosa 207
  Thalamus 208
  Tractus spinoreticulothalamicus 207
  Tractus spinothalamicus lateralis 207
Schmerzprojektionen 179
Schmerzreceptoren 207
Schonhaltungen 262
Schrägwirbel 46
Schulterblatt
  Bewegungsmechanik 369
  Zugänge 376
Segmentale Funktionsstörung 178
Segmentale Haltungsveränderung 178
Segmentale Leistungsstörungen 178
Segmentale Störungen 177
Segmentinnervation
  Haut 157
  Muskeln 164
Segmentverschiebung 156, 174
Seitausbiegung 178
Seitenstrang 124

Semimembranosus-Semitendinosus-Reflex 143
Senkungsabszeß 341
Sensibilität
  epikritische 130
  protopathische 130
Sensible Einheit 130
Septum medianum dorsale 124, 235
Septum posticum 240
Septum subarachnoideale dorsale 240
Sinnesqualitäten
  Oberflächensensibilität 130
  Tiefensensibilität 130
  Überlagerung 162
  Viscerosensibilität 130
Sinus atlantooccipitalis 278, 308
Sinus durae matris encephali 278
Sinus petrosus inferior 277
Sinus sigmoideus 107
Skoliose 11, 178, 193
  strukturelle 190, 196
Skoliotische Schiefhaltung 190, 193
Somatosensibilität 130
Spaltwirbel 44, 219
Spastizität 288
Spatium intervasculare 347
Spezialabklärungen *206*
  angiologische 206
Sphincterstörungen 264
Spina bifida 48, 281
  Formen 147
  Häufigkeitsverteilung 147
  Höhenverteilung 49
  Meningocelen 147
  Meningomyelocele 147
  physiologische 15
  Varianten 50
  Vorkommen 147
Spinale Stenose 266
Spinaler Schock 283
Spinalganglien *150*
  aberrierende 151
  Lokalisation 151
Spinalganglion C_2
  Einbau 244
Spinalkanal 37
Spinalnerven *151*, 328
  Äste 151
Spinalnerven, lumbale 342
Spinalnervenwurzeln *150*
  Beziehung zur Dura 151
  Durascheide 251
  Fila radicularia 150
  Nervus radicularis 150
  Verlaufsrichtung 250
Split notochord syndrome 144
Spondylarthrose 260
Spondylodese 266
Spondylogene Syndrome *178*
Spondylolisthesis 48, 255
Spondylolyse 48, 218
Spondylose 255, 260
Status dysraphicus 144

Stimmbandparesen 267
Strangzellen 125
Stratum subdeltoideum 369
Strukturelle Skoliosen 196
Subarachnoidealraum
   cervicaler 315
   Cisterna lumbalis 352
   lumbaler 342
   Punktion 362
   sacraler 352
Subcutis 174
Suboccipitalpunktion 315, 363
Substantia gelatinosa 128, 131, 144, 207
Substantia grisea centralis 131, 137
Substantia intermedia centralis 125
Sulcus a. vertebralis 307
Sulcus costae 40
Sulcus dorsolateralis 124
Sulcus intermedius dorsalis 124
Sulcus medianus dorsalis 124
Sulcus ventrolateralis 124
Sympathektomie, lumbale 350
Sympathicus Grenzstrang
   Rami communicantes 152
   Zusammensetzung 152
Sympathicusläsionen 315
Syringomyelie 147, 281, 285
Szintigraphie 180, 206

Tabes dorsalis 288
Tegmentum 315
Teilhaltungen 188
Tendinosen 178
Tendomyosen 178, 205, 263
Tendomyosenketten 179, 205
Tendoperiostose 263
Thalamotomie 209
Thalamus 208
Thorakalmarksquerschnitt 283
Tibialis posterior-Reflex 143
Tiefensensibilität
   Receptoren 130
Torsionsskoliosen 196
Torsionssymptome 198
Tractus corticospinalis lateralis *137*, 138
Tractus corticospinalis ventralis *137*, 138
Tractus cuneocerebellaris 131
Tractus dorsolateralis (Lissauer) 131, 141, 144
Tractus reticulospinalis *140*, 288
   Tractus bulboreticulospinalis 140
   Tractus pontoreticulospinalis 140
Tractus rubrospinalis *137*, 139
Tractus spinalis nervi trigemini *131*, 135, 144
Tractus spinocerebellaris dorsalis *131*, 136, 137
   Sinnesqualität 131
   Ursprung 131

   Verlauf 131
Tractus spinocerebellaris ventralis *131*, 136
   Sinnesqualität 131
   Ursprung 131
   Verlauf 131
Tractus spinocorticalis 136
Tractus spinoolivaris 137
Tractus spinopontinus 136
Tractus spinoreticularis *136*
Tractus spinoreticulothalamicus 207
Tractus spinotectalis *131*, 135, 285
   Afferenzen 131
   Lokalisation 131
   Sinnesqualität 131
   Ursprung 131
   Verlauf 131
Tractus spinothalamicus anterior 133
Tractus spinothalamicus lateralis *131*, 134, 207
   Afferenzen 131
   Lokalisation 131
   Sinnesqualität 131
   Ursprung 131
Tractus spinothalamicus ventralis *131*, 285, 288
   Afferenzen 131
   Lokalisation 131
   Sinnesqualität 131
   Ursprung 131
Tractus spinovestibularis 137
Tractus tectospinalis *137*, 139, 288, 315
Tractus trigeminothalamicus 131
Tractus vestibulospinalis *139*
Transplantation
   Latissimuslappen 380
Tricepsreflex 143, 257
Trigger points 179
Trigonum colli laterale 61
Trigonum lumbale inferius (Petit) 72, 381
Trigonum lumbale superius (Grynfelt) 72, 74
Trigonum lumbocostale 74
Trigonum sacrale 7
Truncus costocervicalis 303, 326
Truncus intestinalis 116
Truncus jugularis 113
Truncus lumbalis 116
Truncus nervi spinalis *151*
   Ramus dorsalis 151
   Ramus meningeus (N. sinuvertebralis) 152
   Ramus ventralis 151
Truncus subclavius 113
Truncus sympathicus *152*, 153
   Abschnitte 154
   Durchtrennung 156
   Pars cervicalis 154, 315
   Pars lumbalis 155, 348
   Pars sacralis 156, 357
   Pars thoracica 155, 334

   Rami communicantes 152, 155
   Rami vasculares 155
   Rami viscerales 155
   Verbindungen 154
   Zusammensetzung 152
Truncus thyrocervicalis 304, 318, 370
Tuberculum costae 40
Tumoren 180
Tumoren Rückenmark
   epidurale 294
   intradural-extramedulläre 294
   intramedulläre 294
   segmentäre Verteilung 297
   Symptome 294
Tumoren Wirbelsäule 294
   segmentäre Verteilung 297

Uncoforaminotomie 266
Uncovertebralgelenke 27
Untersuchungsplan 176, 181
Untersuchungstechniken
   manuelle 177
Ureterverletzung 268

V. auricularis posterior 107
V. axillaris 109
V. azygos 110, 112
V. azygos dorsi 169
V. brachiocephalica 110
V. cava inferior 155, 349
   Maße 347
   Variationen 347
V. cava superior 112
V. cervicalis profunda 107, 308
   Klappen 305
   Rr. musculares 109
   Verlauf 109, 305
   Wurzeln 109
V. cervicalis superficialis 109
V. circumflexa ilium profunda 112
V. hemiazygos 110, 112
V. hemiazygos accessoria 110, 112
V. iliaca communis 110
V. iliolumbalis 112
V. intercostalis superior dextra 110
V. intercostalis superior sinistra 110
V. intercostalis suprema 110, 221
V. intervertebralis 110, 328
V. jugularis externa 302
   Verlauf 107
V. jugularis interna 154
V. lumbalis ascendens 110, 112, 328
   Verlauf 342
V. occipitalis 107
V. radicularis magna anterior 277

V. radicularis magna posterior 278
V. retromandibularis 107
V. sacralis lateralis 112
V. sacralis mediana 112
V. scapularis dorsalis 109
V. spinalis anterior 277
V. spinalis posterior 277
V. subclavia 107
V. subcostalis 110
V. subscapularis 109
V. suprascapularis 107
V. terminalis 277
V. transversa colli
   Verlauf 109
   Wurzeln 109
V. vertebralis 110, 305, 318
   Rr. musculares 107
   Verlauf 107
   Wurzeln 107
V. vertebralis accessoria 107
V. vertebralis anterior 109
Valleixsche Druckpunkte 206
Varicosis spinalis 180
Vasa radicularia
   mittlere Anzahl pro Segment 273
Vasa radicularia magna
   Segmentverteilung 274
Vasculäre Erkrankungen 280
   Arteria spinalis anterior-Syndrom 281
   arteriovenöse Angiome 281
   Gefäßmißbildungen 281
   Grenzzonensyndrom 281
   Rückenmarksischämie 280
Ventrale Wurzeln
   Länge 252
Ventralisationsprüfung 360
Ventriculus terminalis 124
Verletzungen Rückenmark *289*
   Commotio spinalis 294
   Compressio spinalis 294
   Contusio spinalis 294
   Hämatomyelie 294
Verletzungen Wirbelsäule *289*
   Distorsionen 289
   Frakturen 289
   Kompressionsfrakturen 289
   Luxationen 293
   Luxationsfrakturen 293
Verschieblichkeit
   Haut 206
Vertebra prominens 7, 32
Vertebrales Syndrom *178*, 197, 201
   abnorme Geradehaltung 178
   Kyphose 178
   lokalisiertes 198
   Lordose 178
   reaktive Weichteilveränderungen 178
   reversible Seitausbiegung 178
   segmentale Funktionsstörung 178

Vertebrales Syndrom (Forts.)
  segmentale Haltungsveränderung 178
  Skoliose 178
  Weichteilveränderungen 205
Vertebrobasiläre Insuffizienz 307
Vertebrobasilärer Insult 307
Visceroceptivität 130
Visceromotorik
  Bahnen 140
Viscerosensibilität
  Bahnen 137
  Receptoren 130
Vorderhornzellen 137, 150
Vorderstrang 124
Vorderwurzelarterien
  Kaliber 270
  Verteilung 272
  Zahl 270
Vorlaufphänomen 359
Vv. basivertebrales 234
Vv. cardinales inferiores 112
Vv. cornu posterioris 276
Vv. fissurae 276
Vv. iliacae communes
  Vereinigungswinkel 347
Vv. intercostales anteriores 110
Vv. intercostales posteriores
  Mündungsvarianten 221
  R. dorsalis 110
  Wurzeln 110
Vv. interfasciculares 276
Vv. intervertebrales 107, *278*
Vv. lumbales 110
Vv. marginales 276
Vv. radiculares anteriores 277
Vv. radiculares posteriores 278
Vv. spinales anterolaterales 277
Vv. spinales posterolaterales 277
Vv. sulci 276
Vv. thoracicae internae 110
Vv. transversales obliquae 276
Vv. vertebrales
  Klappen 308
  Verlauf 308

Weichteilveränderungen, reaktive 178
Willkürmotorik
  Bahnen 137
Wirbelaplasie 45

Wirbelbogenapophysen 49
Wirbelbogenfrakturen 294
Wirbelentwicklung
  Blastemstadium 14
  Chorda dorsalis 14
  Chordasegmente 14
  Intervertebralspalte, v. Ebner's 14
  Knochenkerne 15
  Ossifikation 15, 16
  Verknorpelung 14
Wirbelfrakturen 255, *289*
Wirbelgelenke *30*
  Innervation 234
  Röntgendarstellung 214
Wirbelkanal *37*
  cervicaler 311
  Form 38
  Inhalt 236
  Kaliber 37
  lumbaler 342
  Punktion 362
  Recessus lateralis 37, 39
  sacraler 352
  thorakaler 328
  Verbindung Intercostalraum 328
Wirbelkörper 19
  Punktion 362
Wirbelkörperepiphyse
  persistierende 47
Wirbelkörperfrakturen
  Häufigkeitsverteilung 289
  Kompressionsfrakturen 289
Wirbelluxationen
  doppelseitige 293
  einseitige 292
  reitende 293
Wirbelrippengelenke *40*
Wirbel-Rippen-Syndrom 45
Wirbelsäule 281
  Beweglichkeit 261
  Bewegungsmöglichkeiten 197
  Blut- und Nervenversorgung 231
  Formentwicklung 186
  Funktions-, Leistungs- und Belastungsfähigkeit 176
  Mißbildungen 44
  radiologische Messung 197
  Röntgenbild 214
  S-Form 185

Wirbelsäulenanamnese 181
Wirbelsäulenarterien
  A. laminaris posterior 231
  A. nutricia 231
  Aa. axis ascendentes 231
  Aa. canalis vertebralis 231
  Rami articulares 231
  Rami centrales anteriores 231
  Rami centrales posteriores 231
Wirbelsäulenbeweglichkeit
  Parameter 204
Wirbelsäulenerkrankungen 178
  Behandlungsplan 177
  Bewegungsdiagnostik 176
  charakteristische Beschwerden 181
  funktionelle Untersuchungstechnik 176
  klinische Diagnostik 176
  klinische Symptomatik 177
  klinische Untersuchung 176, 177
  Laboruntersuchungen 206
  Röntgendiagnostik 176, 206
  Untersuchungsplan 176
  Untersuchungstechnik 177
Wirbelsäulenkrümmungen
  beim Adulten 11
  Entwicklung 8
  Kyphose 10, 11
  Lordose 10, 11
  Neugeborenes 10
  Säugling 10
  Skoliose 11
Wirbelsäulennerven
  N. sinuvertebralis 234
  Ramus meningeus 234
Wirbelsäulenschmerzsyndrom 181
Wirbelsäulenuntersuchung *182*
  klinisch-körperliche 182
  Technik 182
Wirbelsäulenvenen
  Plexus venosi vertebrales 234
  Vv. basivertebrales 234
Wirbeltypen *19*
Wirbelzahl, Variationen
  Assimilationsvorgänge 215
  Gesamtzahl 214
Wurzelcysten 245
Wurzeleinstrahlungszone 150

Wurzelfelder, sensible 157
Wurzelläsion *255*
Wurzelscheidenauftreibungen 245
Wurzelsepten 240
Wurzelsyndrom
  C_3/C_4 255
  C_5 255
  C_6 257
  C_7 257
  C_8 257
  thorakal 257
  L_3 258
  L_4 258
  L_5 259
  S_1 259
Wurzelverletzung 268
Wurzelzellen 125

Zentralkanal 120, *124*
  Ventriculus terminalis 124
Zona intermedia *128*, 137
Zona marginalis 128
Zona spongiosa 128
Zonen
  analgetische 162
  anästhetische 162
  Headsche 163
  hyperalgetische 166
  lymphatische 169
Zungenbeinmuskulatur
  Wirkung auf Halswirbelsäule 69
Zwerchfell *74*
  Ansatz 74
  Blutversorgung 74
  Centrum tendineum 74
  Crus dextrum 74
  Crus intermedium 74
  Crus laterale 74
  Crus mediale 74
  Crus sinistrum 74
  Innervation 74
  Pars lumbalis 74
  Ursprung 74
  Variationen 74
Zwerchfelldurchtrennung 338
Zwickelfascie 61, 98
Zwischenneurone 137
Zwischenwirbelscheiben *27*
  Ernährung 231
  Innervation 234